化学工业出版社"十四五"普通高等教育规划教材

食品营养与安全卫生学

第二版

姜忠丽　赵秀红　主编

李苏红　纪淑娟　贾振宝　副主编

金征宇　主审

U0231035

化学工业出版社

·北京·

内容简介

本书全面系统地阐述了食品营养学和食品安全学的基础理论和实际应用的知识与方法。包括食品营养与安全的主要概念、研究内容、发展历程及我国在食品营养与食品安全方面的现状及政策措施,人体需要的七大营养素——蛋白质、脂类、碳水化合物、矿物质、维生素、水和膳食纤维,以及食品污染及其防治、食物中毒及其防治、各类食品(包括转基因食品)的卫生及其管理等。

本书可作为高等学校食品科学与工程专业、食品质量与安全专业教材使用,也可供食品科技工作者、生产经营者、营养与卫生工作者参考,亦可作为家庭生活的参考书。

图书在版编目(CIP)数据

食品营养与安全卫生学 / 姜忠丽,赵秀红主编. —
2版. — 北京:化学工业出版社,2024.3
化学工业出版社"十四五"普通高等教育规划教材
ISBN 978-7-122-44528-5

Ⅰ.①食… Ⅱ.①姜… ②赵… Ⅲ.①食品营养-高
等学校-教材②食品卫生-高等学校-教材 Ⅳ.①R15

中国国家版本馆 CIP 数据核字(2023)第 230637 号

责任编辑:赵玉清　　　　　　　　文字编辑:周　偶
责任校对:边　涛　　　　　　　　装帧设计:关　飞

出版发行:化学工业出版社
　　　　　(北京市东城区青年湖南街 13 号　邮政编码 100011)
印　　装:大厂聚鑫印刷有限责任公司
787mm×1092mm　1/16　印张 22　字数 590 千字
2024 年 3 月北京第 2 版第 1 次印刷

购书咨询:010-64518888　　　　　售后服务:010-64518899
网　　址:http://www.cip.com.cn
凡购买本书,如有缺损质量问题,本社销售中心负责调换。

定　　价:66.00 元

前　言

食品营养和安全关系到广大人民群众的身体健康和生命安全，关系到经济健康发展和社会稳定。随着我国经济的不断发展，人们的生活水平有了大幅度的提高，合理营养，平衡膳食，通过改善饮食条件与食品组成，发挥食品本身的生理调节功能以提高人类健康水平日益成为人们的共识。天然、营养、具有特殊生理活性的食品也成为健康的最佳选择。随着生活水平的提高，人们的食品消费观念也在进步，尤其是对营养学的基本原理、食品的安全知识、各类食品的营养与保健功能、营养失调与疾病、食品营养与抗衰老等更为关注。为此，普及营养科学知识十分重要。

本书全面系统地阐述了食品营养学和食品安全学的基础理论和实际应用的基本知识与方法，包括食物的消化吸收、营养与能量平衡、人体需要的营养素、各类食品的营养价值、膳食结构和膳食平衡、营养与疾病防治、食品的营养强化、食品污染及其防治、食物中毒及其防治、各类食品（包括转基因食品）的卫生及其管理、食品安全质量的监督与管理，并附录了中国居民膳食营养素参考摄入量（DRI）、各种活动的能量消耗率、食物一般营养成分、食品营养强化剂使用标准（GB 14880—2012）等内容。在编写过程中结合了科研实践与经验，将基础理论与实际应用相结合，力求突出科学性与先进性。

本书由沈阳师范大学食品科学与工程专业姜忠丽教授、赵秀红副教授担任主编；由沈阳农业大学李苏红教授、纪淑娟教授，中国计量大学贾振宝副教授担任副主编；沈阳师范大学涂向辉副教授、朱旻鹏副教授、李哲副教授，江南大学谢正军教授，沈阳农业大学胡晓沛老师参加编写。其中姜忠丽、谢正军主要负责第一章和第九章、第十章、第十一章（第九节、案例分析）的编写工作；赵秀红主要负责第六章、第七章（第一、四、五节，案例分析）、第八章（第一、四节，案例分析）、第十二章的编写工作；李苏红、胡晓沛主要负责第四章、第五章的编写工作；涂向辉主要负责第二章、第三章、第十一章（第四节）的编写工作；贾振宝主要负责第十一章（第六、七、八节）的编写工作；朱旻鹏主要负责第七章（第二、三节）及第十一章（第一、二、三节）的编写工作；李哲主要负责第十一章（第五节）及附录的编写工作；纪淑娟主要负责第八章（第二、三节）的编写工作。沈阳师范大学的许青老师提出许多宝贵意见。姜忠丽及赵秀红负责全书内容设计及统稿工作。

本书由中国工程院院士、江南大学金征宇教授审稿，金征宇教授对本书提出了许多修改意见，为本书的完成花费了大量心血，做出了重要贡献，在此表示诚挚的谢意。本书在出版过程中得到了化学工业出版社编辑的大力帮助和支持，在此致以最真挚的谢意。

由于编者水平有限，不当之处在所难免，敬请广大读者提出宝贵意见，以便再版时补充修正。

编　者

目 录

第五章　食品的营养价值 /076

第六章　膳食结构与膳食平衡 /116

第七章　营养与疾病防治 /150

第八章　食品的营养强化 /170

第九章　食品污染 /181

第十章　食物中毒 /229

附录 /309

参考文献 /339

第一章
绪 论

 课前小提问

　　民以食为天，食以安为先，营养是关键。这句话充分体现了食品营养与食品安全卫生在人们生活中的重要地位。2016年，中共中央、国务院印发《"健康中国2030"规划纲要》，规划纲要的核心是"以人民健康为中心"。请谈谈你认为的人民健康是什么样的？

第一节　食品营养与安全卫生研究的内容

　　"食品营养与安全卫生"虽为一门课程，但它包括了既密切联系又有区别的两个学科，即营养学和食品安全与卫生学。虽然两门学科的研究对象、内容、理论体系、工作方法和研究方法各不相同，但是它们都涉及人们摄取的食物，所以它们又是密切相关的。

　　食品营养学是研究食品和人体健康关系的一门科学。它教给人们在最经济的条件下获得最合理的营养。其主要内容为：食品的营养成分及人体需要的营养素；营养素的作用机制和它们之间的相互关系；人体对食品的摄取、消化、吸收、代谢和排泄；营养与膳食问题；营养与疾病防治；以及食品加工对营养素的影响等。

　　上述最后一点阐述的即是食品加工与营养的关系问题。由于食品营养学与食品科学或食品工艺学关系密切，可以认为，食品营养学是研究食品对人体的影响，或者是人体以最有益于健康的方式来利用食品的科学。对于从事食品科学或食品加工的人员来说，则应在了解普通营养学知识的基础上更多地了解食品加工对营养的影响。

　　食品安全与卫生学是研究食品安全的一门科学，研究的主要内容包括食品生产与消费链中危害物质和因素的分析、安全性评价以及控制与管理等。

　　食品危害是指食品中有可能含有或者被污染的对人体健康产生不良后果的物质。这里所说的危害通常称为食源性危害。就目前来讲，食源性危害大致可以分为物理性危害、化学性危害以及生物性危害三大类。当前影响较大的危害物主要有以下几种：①农业化学控制物质，如兽药、饲料添加剂、农药、化肥、动物激素与植物激素等。这些物质的残留对食品安全产生重大的影响。β-兴奋剂（如瘦肉精）、类固醇激素（如己烯雌酚）、镇静剂（如氯丙嗪、利血平）等是畜牧业中常见的滥用违禁药品；目前食品中农药残留已成为全球性的共性问题和一些国际贸易纠纷的起因，也是当前我国农畜产品出口的重要限制因素之一。②食品添加剂的使用对食品产业的发展起着重要的作用，但若不科学地使用或违规使用会带来很大的负面影响。③动植物天然毒素。由食品传播的真菌毒素主要是霉菌（mould）产生的，它主要包括了黄曲霉毒素、赭曲霉毒素、杂色曲霉毒素、镰孢菌毒素、展青霉毒素等。在我国发生的食源性致病菌食物中毒以沙门氏菌、变形杆菌和金黄色葡萄球菌食物中毒较为常见，其次为副溶血弧菌、蜡样芽孢杆菌食物中毒等；致病性病毒主要有轮状病毒、星状病毒、腺病毒、杯状病毒、甲型肝炎病毒和戊型肝炎病毒等。

第二节 营养学概述

一、基本概念

1. 食品

食品，有时也称食物。《中华人民共和国食品安全法》中定义的食品，指各种供人食用或者饮用的成品和原料以及按照传统既是食品又是中药材的物品，但是不包括以治疗为目的的物品。

按上述定义可将食品细分为四类：①各种供人食用或饮用的成品，如糕点、面制品、调味品、茶叶等。②各种供人食用或饮用的原料（包括半成品），如粮食、蔬菜、肉类、水产品类等。③按照传统既是食品又是药品的物品，如生姜、枣、黑芝麻、甘草、白果（银杏）、鱼腥草、薄荷、罗汉果等。④口香糖和已经添加、残留于食品中的物质。通常，人们将食物原料称为食物，而将经过加工后制成的成品即第一类称为食品，但也可将其统称为食物或食品。

一般来说，食品的作用有两个：一是为机体提供一定的能量和营养素，满足人体需要，即食品的营养作用，这是主要的作用。二是满足人们的感官要求，即满足人们不同的嗜好，如对食品色、香、味等的需要。此外，某些食品还可以具有第三种作用，即对身体的生理调节作用，这又直接或间接地与防病、保健有关。对于既具有上述营养（第一功能）和感官（第二功能）的基本要求，又具有特定调节和改善人体生理活动（第三功能）的食品通常称为功能食品（functional food）或健康食品（health food），在我国亦称为保健食品。

2. 营养

营养（nutrition），根据《中国营养科学全书》中的定义，营养是指机体通过摄取食物，经过体内消化、吸收和代谢，利用食物中对身体有益的物质作为构建机体组织器官、满足生理功能和体力活动需要的过程。

3. 营养素

营养素（nutrient）是人体用以维持正常生长、发育、繁殖和健康生活所必需的物质。目前已研究明确并得到公认的人体营养素有 44 种，其中包括 9 种必需氨基酸、2 种必需脂肪酸（亚油酸和 α-亚麻酸）、14 种维生素、7 种常量元素、10 种微量元素、1 种碳水化合物（葡萄糖）和水。它们通常被分为六大类，即碳水化合物、脂肪、蛋白质、维生素、矿物质和水。其中碳水化合物、脂肪和蛋白质在食品中存在和摄入的量较大，称为宏量营养素或常量营养素（macronutrient）；而维生素和矿物质在平衡膳食中仅需少量，故称为微量营养素（micronutrient）。近年来不少学者把膳食纤维也列为营养素，并称为第七类营养素。

有一些营养物质人体可能需要，但尚未确定，如硅、硼等。有一些营养物质如牛磺酸、肉碱在婴幼儿体内不能合成。

4. 营养密度

食品的营养密度是指食品中以单位热量为基础所含重要营养素（维生素、矿物质、蛋白质）的浓度。通常，乳和肉（瘦肉）就其每千焦（kJ）所提供的营养素来说既多且好，故营养密度较高。肥肉的营养密度则低，因其每千焦所提供的上述营养素很少。若为纯糖块，主要是提供能量而无维生素、矿物质、蛋白质等营养素，则无营养密度可言。

5. 营养价值

食品的营养价值通常是指在特定食品中的营养素及其质和量的关系。食品营养价值的高低，取决于食品中的营养素是否齐全，数量多少，相互比例是否适宜，以及是否易于消化、吸收等。一般，食品中所提供的营养素种类及其含量越接近人体需要，则该食品的营养价值就越高，例如母乳对婴儿来说，其营养价值就很高。

不同食品因营养素的构成不同，其营养价值也不相同。例如粮谷类食品，其营养价值主要体现在能提供较多的碳水化合物，其所含蛋白质的质和量都相对较低；蔬菜、水果可提供丰富的维生素、矿物质和膳食纤维，但蛋白质和脂肪的含量很少。对于人们通常所说的动物蛋白的营养价值比植物蛋白高，主要是就其质而言的，因为动物蛋白所含必需氨基酸的种类和数量以及相互的比例关系更适合人体的需要。因此，食品的营养价值是相对的，即使是同一种食品，由于其产地、品种、部位，以及烹调加工方法的不同，其营养价值亦有所不同。

6. 营养学

（1）**营养学**（nutrition 或 nutriology）　是研究人体营养与健康关系的一门学科。随着营养学的发展，出现了许多营养学分支学科，如人类（基础）营养学（human nutrition）、临床（医学）营养学（clinical nutrition）、食品营养学（food nutrition）等。

（2）**食品营养学**（food nutrition）　主要研究食物、营养与人体生长发育及健康的关系，以及提高食品营养价值的方法和食物资源的开发。

（3）**膳食营养素参考摄入量**（dietary reference intake，DRI）　指一组每日平均膳食营养素摄入量的参考值，包括 7 项内容指标：

① 平均需要量（estimated average requirement，EAR）　指满足某一特定性别、年龄及生理状况群体中 50％个体需要量的摄入水平。

② 推荐摄入量（recommended nutrient intake，RNI；相当于过去使用的 recommended dietary allowance，RDA）　指满足某一特定性别、年龄及生理状况群体中 97％～98％个体需要量的摄入水平。如果需求量呈正态分布，则 RNI＝EAR＋2SD（标准差），如果 EAR 的变量不足以计算 SD 时，可假设 10％EAR＝1SD，则 RNI＝1.2EAR。

③ 适宜摄入量（adequate intake，AI）　指通过观察或实验获得的健康人群对某种营养素的摄入量。一般大于 EAR，也可能大于 RNI，但小于 UL。AI 不一定是一个理想摄入量。在个体需要量的研究资料不足，不能计算 EAR，也不能求得 RNI 时，可设定 AI 来代替 RNI。

④ 可耐受最高摄入量（tolerable upper intake level，UL）　指某一生理阶段和性别的人群，几乎对所有个体健康都无任何不良反应和危险的平均每日营养素最高摄入量。目的是限制膳食和来自强化食物及膳食补充剂中某一营养素的总摄入量，以防止该营养素引起不良作用。

⑤ 宏量营养素可接受范围（acceptable macronutrient distribution ranges，AMDR）　指蛋白质、脂肪和碳水化合物理想的摄入量范围，该范围可以提供这些必需营养素的需要，并且有利于降低发生慢性非传染性疾病的危险，常用占能量摄入量的百分比表示。

⑥ 预防非传染性慢性病的建议摄入量〔proposed intakes for preventing non-communicable chronic diseases，PI-NCD，简称建议摄入量（PI）〕　是以慢性非传染性疾病的一级预防为目标，提出的必需营养素的每日摄入量。当慢性非传染性疾病易感人群某些营养素的摄入量达到建议摄入量时，可以降低发生慢性非传染性疾病的风险。提出建议摄入量的值包括维生素 C、钾、钠。

⑦ 特定建议值（specific proposed levels，SPL） 是指膳食中这些成分的摄入量达到这个建议水平时，有利于维护人体健康。提出特定建议值的有：大豆异黄酮、叶黄素、番茄红素、植物甾醇、氨基葡萄糖、花色苷、原花青素。

7. 健康

（1）**健康（health）** 根据世界卫生组织（WHO）的定义，健康是指身体、心理及社会适应三个方面全部良好的一种状况，而不仅仅是没有生病或者体格健壮。

可见，健康不仅指躯体健康，而且还包括心理健康、社会适应良好和道德健康等几个方面。健康的标志主要包括：①充沛的精力，能从容不迫地担负日常工作和面对生活压力而不感到过分紧张和疲劳；②处世乐观，态度积极，乐于承担责任，事无大小，不挑剔；③善于休息，睡眠好；④应变能力强，能适应外界环境中的各种变化；⑤能够抵御一般感冒和传染病；⑥体重适当，身体匀称，站立时头、肩位置协调；⑦眼睛明亮，反应敏捷，眼睑不发炎；⑧牙齿清洁，无龋齿，不疼痛，牙龈颜色正常，无出血现象；⑨头发有光泽，无头屑；⑩肌肉丰满，皮肤有弹性。

（2）**亚健康（inferior health 或 sub-health）** 指身体存在某种或多种不适，但无身体器质性病变的状态。

（3）**营养不良（malnutrition）** 或称营养失调，是指由于一种或几种营养素的缺乏或过剩所造成的机体健康异常或疾病状态。营养不良包括两种表现，即营养缺乏（nutrition deficiency）和营养过剩（nutrition excess）。

二、营养学的形成与发展

营养学是一门古老而又新兴的应用科学，它有着漫长的发展历史。人类对营养的认识逐渐由感性经验发展到科学理论，积累了丰富的知识，保障了人类的健康。

营养学历史源远流长。在我国约 3000 年前的西周时期，官方医政制度中就设有食医，列众医之首。

《周礼·天官冢宰》中记载有"食医，掌和王之六食、六饮、六膳、百馐、百酱、八珍之齐"，说明了食医的要责。中医理论典籍《黄帝内经·素问》提出了"五谷为养、五果为助、五畜为益、五菜为充"的平衡膳食模式，成为世界上最早最全面的"膳食指南"，至今仍有重要价值。

在防治疾病方面，也有许多与营养和饮食有关的记载。在东汉时期，《神农本草经》中有"海藻疗瘿"的具体描述。南朝齐梁时期陶弘景（公元 493 年）提出了"以肝补血、补肝明目"的见解。东晋葛洪（公元 300 年）在《肘后备急方》中有用海藻酒治疗甲状腺肿的记载。唐代名医孙思邈（公元 581—682 年）在《千金翼方》中提到吃米汤可治疗脚气病，并对这种病的症状、流行情况和预防等作了详细论述。我国古代有"药食同源"的重要思想，滋补与食疗历史悠久，先后有几十部关于食物本草与食疗本草类的食物药理学著作。例如，明代李时珍所著《本草纲目》，记载了 350 多种药食两用的动植物，并区分为寒、凉、温、热，有毒和无毒等性质，对指导人们的营养与食疗有重要价值。明代姚可成在 1520 年编成的《食物本草》一书中，列出 1017 种食物，并以中医的观点逐一加以描述，分别加以归类，这在世界历史上处于前列地位。此外，我国历史上还有《食经》《千金食治》等书籍，都反映了我国古代在营养学方面的成就。

国外最早关于营养方面的记载是在公元前 400 多年的著作中。《圣经》中有关于将肝汁挤到眼睛中治疗眼病的描述。当时西方人经常将食物用作化妆品或药品。古希腊的名医，世称医学之父的 Hippocrates，在公元前 300 多年首先认识到食物营养对于健康的重要性。他认为健康只有通过适宜的饮食和卫生才能得到保障，提出"食物即药"的观点。这同中国古典营养学提出的"药食同源"的说法具有相似之处。当时西方人还用海藻治疗粗脖子病（甲状腺肿）及用宝剑淬过火的铁水治疗贫血。无论东方还是西方，受当时自然科学发展的局限，对营养学的认识只是对感性经验的总结和假说，是一种朴素的营养学。

现代营养学奠基于18世纪中叶，有"营养学之父"的法国化学家Lavoisier（1743—1794年）首先阐明了生命过程是一个呼吸过程，并提出呼吸是氧化燃烧的理论。整个19世纪到20世纪初是发现和研究各种营养素的鼎盛时期。可以说真正的现代食品营养学的创立是随着生物化学、生理学、化学、农学以及食品科学等学科的发展，并通过医学家、营养学家和食品科学家等共同努力的结果。19世纪初发现了钠、钾、钙、硫、氯、磷等元素，1810年发现第一种氨基酸——亮氨酸，1838年首次提出蛋白质概念。1842年德国化学家、农业化学和营养化学奠基人之一Liebig提出，机体营养过程是对蛋白质、脂肪、碳水化合物的氧化过程，后来他的几代学生又通过大量的生理学和有机分析实验，先后创建了氮平衡学说，确定了三大营养素的能量系数，提出了物质代谢理论。1912年发现了第一个维生素——维生素B_1，之后35年又陆续发现了其他13种维生素。1929年亚油酸被证明是人体必需脂肪酸。1935年最后一种必需氨基酸——苏氨酸被发现。当时，科学界逐渐接受坏血病、脚气病、佝偻病、癞皮病、干眼病等致残、致死性疾病是营养素缺乏所致的观点。

20世纪30年代后，科学界掀起了微量元素的研究热潮。1931年发现人的斑釉牙与饮水中氟含量过多有关，1937年确认锰也是人体的必需元素。在以后的40多年，陆续发现了锌、铜、硒、钼等多种微量元素为人体所必需，并得以确认。我国研究人员首先发现缺硒是克山病的主要致病因素，硒营养的研究处于世界领先水平。近年来，人们对某些营养素的研究不断有更深入的认识。例如，对多不饱和脂肪酸特别是n-3系列α-亚麻酸及其在体内形成的二十碳五烯酸（EPA）和二十二碳六烯酸（DHA）的研究颇为重视；对膳食纤维以及某些植物化学物质如有机硫化物、异硫氰酸盐、多酚、黄酮和异黄酮等非传统营养素进行了研究，并认识到它们对人体有益，特别是对某些疾病有防护和保健作用。

20世纪中后期，营养学的研究工作日益深入。在微观方面，营养素尤其是维生素、微量元素对人体的重要生理作用机制不断得到深入研究，营养与疾病的关系也得到进一步的阐明，食物中非营养成分的生理功能及对健康的作用成为新的研究热点，分子营养学应运而生。在宏观方面，包括营养调查、监测及各种人群营养干预研究在内的公共营养学有了新的发展，并在各国政府改善国民健康的决策中发挥着重要作用。

三、我国居民营养状况及今后工作重点

1. 我国居民营养状况

新中国成立后我国国民经济持续发展，人民生活水平有了明显提高，膳食结构发生了明显变化，居民的膳食营养状况也随之发生了显著变化。

我国分别于1959年、1982年、1992年、2002年、2010—2012年和2015—2017年进行了6次全国性营养调查。中国疾病预防控制中心营养学首席专家、中国疾病预防控制中心营养与健康所研究员赵文华在《国民营养与健康长期变化趋势及未来改善》文章中提到：1982年第二次全国营养调查显示，全国平均每人日摄入谷类为510克，干豆及其制品15克，动物性食物（猪牛羊等畜肉、鸡鸭鹅等禽肉、鱼虾等水产品、蛋类、奶及奶制品）合计仅有66克，烹调用动植物油合计17克，新鲜蔬菜300克。1992年第三次全国营养调查显示，全国平均每人日摄入谷类为439克；干豆及其制品11克；动物性食物合计116克，其中畜禽肉58克，奶、蛋及水产品分别为14克、16克及28克；烹调用动植物油合计29克；新鲜蔬

菜 312 克。2002 年第四次全国营养调查显示，全国平均每人日摄入谷类为 402 克；干豆及其制品 16 克；动物性食物合计 158 克，其中畜禽肉 79 克，奶、蛋及水产品分别为 27 克、24 克及 30 克；烹调用动植物油合计 42 克；新鲜蔬菜 276 克。2010—2012 年第五次全国营养调查显示，全国平均每人日摄入谷类为 337 克；干豆及其制品 11 克；动物性食物合计 162 克，其中畜禽肉 77 克，奶、蛋及水产品分别为 25 克、24 克及 24 克；烹调用动植物油合计 42 克；蔬菜 269 克。2015—2017 年第六次全国营养调查显示，全国平均每人日摄入谷类为 306 克；干豆及其制品 10.3 克；动物性食物合计 162 克，其中畜禽肉 75 克，奶、蛋及水产品分别为 26 克、23 克及 24 克；烹调用动植物油合计 43 克；新鲜蔬菜 266 克。

营养调查数据显示：膳食能量来自谷类食物的比例逐渐减少；来自动物性食物的优质蛋白质摄入量不断增加，膳食蛋白质质量提升，但是来自豆类食物的蛋白质下降；膳食脂肪摄入量显著增加，且脂肪供能比突破 30% 的上限；新鲜蔬菜摄入下降。

以上结论结合国民生活现状，看到我国居民膳食营养存在的问题主要表现在以下几个方面：

① 居民营养不足已经不再是主要问题，超重肥胖成为营养不良的主要表现形式。

② 城乡居民粮谷类食物摄入量持续减少同时出现了主食精细化的问题。

③ 动物性食物摄入量不断提高，其中猪牛羊肉摄入量偏高而奶类和水产品城乡间及人群间摄入不平衡。

④ 烹调用油摄入量持续升高，大大超过推荐的 25 克。

⑤ 高盐饮食习惯仍未改变，烹调盐摄入量偏高，与每日 5 克的推荐量相比差距仍然较大。

⑥ 儿童少年经常喝含糖饮料，青年人在外就餐和点外卖成为经常性进餐方式。

2. 今后我国食品营养工作的重点

总结《"健康中国 2030"规划纲要》《国民营养计划（2017—2030 年）》，国民营养工作被提升到国家发展与民族振兴的重要位置。结合专家的观点，归纳起来，我国今后一个阶段的食品营养工作重点如下。

① 预防营养不良，全面提高国民身体素质。超重肥胖成为营养不良的主要表现形式。近 30 年来，居民职业劳动强度普遍降低、家务明显减少、出行日益方便，然而主动进行锻炼健身人数比例依然较低，普遍存在身体活动不足，加之静态行为时间的增加，导致个体能量摄入与支出不平衡，人群体重普遍增加，超重肥胖问题凸显。目前，我国成年居民超重肥胖率高达 50.7%，6～17 岁、6 岁以下超重肥胖率分别达到 19% 和 10.4%，超重肥胖成为影响全人群健康的最主要营养不良问题。

② 大力发展传统食养服务，加强传统食养指导。发挥中医药特色优势，制定符合我国现状的居民食养指南，引导养成符合我国不同地区饮食特点的食养习惯。通过多种形式促进传统食养知识传播，推动传统食养与现代营养学、体育健身等有效融合。开展针对老年人、儿童、孕产妇及慢性病人群的食养指导，提升居民食养素养，预防慢性病，增进健康，延长寿命。

③ 科学地发展农业与食品工业，满足人们对食物营养的需要。农业上以营养为导向，重构农业产业链，针对食物生产存在的优质产品供给不足、微量营养素下降明显等严峻挑战，迫切需要转变理念，由"产量为主"转向"产量营养并重"。一是加快推进农产品营养标准体系建设，优先制定一批技术成熟、产业急需的示范性标准，引导协会、企业等各方主体积极参与标准建设，推动食物生产加快向营养转型。二是将营养品质纳入并作为育种和生产的重要目标，加快构建包括营养品质、感官品质、加工品质在内的综合品质评价体系，培

育更多高营养密度、优质专用的动植物新品种。三是加快研发一批营养导向的种植、养殖调控新技术，生产更多具有特定营养功能的优质农产品。推动杂粮产业提质增效，大力促进杂粮和全谷物消费。

未来食品工业的主题将是营养健康食品。人民生活开始进入营养型阶段，更加追求营养、健康、安全、方便、美味、多样化的食品。

食品加工方面提倡适度加工、精准加工，推动农产品加工减损增效，推进营养导向型食品加工体系建设。一是系统研究农产品全产业链营养品质变化规律，为适度、精准加工技术创新提供理论支撑。二是提升产地初加工和商品化处理水平，避免过度处理。引导企业合理确定小麦、稻谷等口粮品种加工精度，发展专用粉、全麦粉和专用米、糙米等新型健康产品。三是充分利用麦麸米糠、果皮果渣等开发植物油、膳食纤维、蛋白质制品等产品，提高食物综合利用效率。

④ 加强营养学与食品科学的基础与应用研究，为进一步改善居民膳食营养状况提供理论与技术支持。在营养学方面，应用现代生物学技术更深入地认识食物中营养素及活性成分的生理功能，观察其对基因表达、细胞功能的影响，防止疾病基因的表达，探讨更科学的膳食营养措施等，均是需要加强的领域。在食品科学方面，以营养学为指导，以居民营养现状为依据，应用各种高新技术，加强营养强化食品、不同人群的营养食品、新资源食品、保健食品、工程食品以及主食工业化的研究与开发，也都是今后的重要发展方向。

⑤ 完善营养法规政策标准体系。推动营养立法和政策研究，开展营养相关立法的研究工作，进一步健全营养法规体系。研究制定临床营养管理、营养监测管理等规章制度。制定完善营养健康相关政策。研究建立各级营养健康指导委员会，加强营养健康法规、政策、标准等的技术咨询和指导。完善标准体系。加强标准制定的基础研究和措施保障，提高标准制定、修订能力。科学、及时制定以食品安全为基础的营养健康标准。大力宣传食物营养科学知识，倡导平衡膳食与健康生活方式，提高居民的自我保健意识和能力。

⑥ 大力反对食物浪费。我国餐饮消费浪费严重，谷物、蔬菜浪费量较大。细化完善反食品浪费法配套规定，建立反食品浪费的长效机制势在必行。鼓励"分餐制""小份餐"，支持餐饮企业对消费者浪费行为适当加收费用。积极倡导文明、健康、科学的饮食文化，增强全社会的反食品浪费意识，遏制餐饮行业食品浪费。

第三节　食品安全与卫生学概述

食品安全问题不仅危害人类的身体健康和生命安全，而且对社会和政治造成重大危害和影响。食品安全问题同样会对社会经济造成直接和间接的影响。食品安全事件对消费者信心的打击可导致一个产业的崩溃；食品安全事件对一个企业、一个国家形象的伤害可造成其产品贸易（特别是国际贸易）机会的减少或丧失。

一、基本概念

1. 食品安全

根据1996年世界卫生组织（WHO）的定义，食品安全（food safety）是对食品按其原定用途进行制作和食用时不会使消费者受害的一种担保。按照我国新《食品安全法》对食品安全的定义是：食品无毒、无害，符合应当有的营养要求，对人体健康不造成任何急性、亚急性或者慢性危害。从目前的研究情况来看，在食品安全概念的理解上，国际社会已经基本形成共识，即食品的种植、养殖、加工、包装、贮藏、运输、销售、消费等活动符合国家强制标准和要求，不存在可能损害或威胁人体健康的有毒有害物质致消费者病亡或者危及消费者及其后代的隐患。

在自然界，物质的有毒有害特性是同剂量紧密联系的，离开剂量便无法讨论其有毒有害或有益性。例如，成人每日摄入硒的量为 $50\sim200\mu g$ 时则有利于健康，如果每日摄入量低于 $50\mu g$ 时就会出现心肌炎、克山病等疾病，并诱发免疫功能低下和老年性白内障等疾病的发生；如果每日摄入量在 $200\sim1000\mu g$ 之间，则出现中毒，如果每日摄入量超过 $1000\mu g$ 则可导致死亡。

此外，有学者将上述定义称为狭义的"食品安全"，相对而言，广义的食品安全除包括狭义食品安全所有的内涵以外，还包括由于食品中某种人体必需营养成分的缺乏或营养成分的相互比例失调，人们长期摄入这类食品后所出现的健康损伤等。

2. 食品卫生

根据 1996 年世界卫生组织的定义，食品卫生（food hygiene）是指"为确保食品安全性和适合性在食物链的所有阶段必须采取的一切条件和措施"。卫生的英文 sanitation 一词来源于拉丁文"sanitas"，意为健康。对食品而言，食品卫生意在创造和维持一个清洁并且有利于健康的环境，使食品生产和消费在其中进行有效的卫生操作。1986 年，世界卫生组织在题为《食品安全在卫生和发展中的作用》的文件中，曾把"食品安全"与"食品卫生"作为同义词，定义为："生产、加工、储存、分配和制作食品过程中确保食品安全可靠，有益于健康并且适合人消费的种种必要条件和措施。"

1996 年世界卫生组织在其发表的《加强国家级食品安全性计划指南》中则把食品安全性与食品卫生作为两个概念，用不同的用语加以区别。

3. 食品安全与卫生学

食品安全与卫生学是研究食品中存在或从环境中可能进入食品、能威胁人体健康的有害物质和因素及其评价方法、预防与控制措施，以提高食品卫生质量，保证食用者安全的学科。它的研究内容主要有食品原料的生产、加工、贮运和产品销售与消费整个过程中可能存在的主要有害物质和因素的种类、来源、性质、作用、含量水平、监督管理以及预防与控制措施，各类食品的主要安全与卫生问题，特别是食物中毒及其预防、控制和管理等。

二、食品安全与卫生学的形成与发展

食品安全与卫生学的发展经历了漫长的历史过程。人类在远古时期学会了使用火对食物进行加热制备的方法，古代发明了食物干燥方法，几千年前发明了酿造等方法，这些方法除了有利于改善食品风味或延长食品贮藏期以外，还是有效的保障食品安全的方法，这些标志着古典食品安全与卫生学的建立与发展。中国早在 3000 年前的周朝，不仅能控制一定卫生条件制造出酒、醋、酱等发酵食品，而且已经设置了"凌人"，专门负责掌管食品冷藏防腐。中国古代最杰出的思想家孔子对食品安全也有深刻的见解，在 2500 年前就讲授过著名的"五不食"原则："鱼馁而肉败，不食。色恶，不食。臭恶，不食。失饪，不食。不时，不食。"这是文献中有关饮食安全的最早记述。《唐律》规定了处理腐败食品的法律准则，如"脯肉有毒曾经病人，有余者速焚之，违者杖九十；若放与人食，并出卖令人病者徒一年；以故致死者，绞。"在古医籍中，孙思邈的《千金翼方》中对于鱼类引起的组胺中毒，就有很深刻而准确的描述。"食鱼面肿烦乱，芦根水解。"这些均体现了预防食物中毒的原理与方法。

在国外，这种早期对食品卫生的经验性认识和管理的论述也有类似的记载。如公元前400 年 Hippocrates（希波克拉底）所著《论饮食》一书中提及的中世纪罗马设置的专管食品卫生的"市吏"，16世纪俄国古典文学作品《治家训》，18世纪法国记者梅尔斯撰写的《巴黎景象》等就是例证。古代的食品安全与卫生学只停留在感性认识和个别现象总结阶段，未能构成一门系统学科，直到19世纪初，自然科学的迅速发展，给现代食品安全与卫生学的诞生与发展奠定了科学基础。1837年施旺（Schwann，1810—1882年，德国生理学家，细胞理论的创立者）与1863年巴斯德（Pasteur，1822—1895年，法国化学家，生物学家，微生物学奠基人之一）分别提出了食品腐败是微生物作用所致的论点；1855—1888年，沙尔门（Salmon，美国细菌学家）等人发现了沙门氏菌，这些都是现代食品安全与卫生学早期发展的里程碑。此外，英国、美国、法国、日本等国是最早建立有关食品安全与卫生法律、法规的国家。如1860年英国的《防止饮食品掺假法》、1906年美国的《食品、药品、化妆品法》、1851年法国的《取缔食品伪造法》、1947年日本的《食品卫生法》等。这些发达国家的食品安全与卫生管理已逐步实现了法治化管理，有关食品安全与卫生的法律、法规十分周密细致。

随着第二次世界大战的结束，工农业生产有了很大的发展。但由于盲目开发资源和无序生产，环境污染、公害泛滥导致食品的严重污染，使人们不得不竭尽全力开展相关的调查和研究，如食品中危害因素、种类、来源的调查，危害物性质的研究，含量水平的检测以及各种监督管理与控制措施的建立和完善等。同时与其相关的学科如食品化学、食品微生物学、食品毒理学、预测微生物学、卫生统计学以及现代食品生产和贮运技术的不断发展，各种分析仪器设备精密度的提高，使以前食品中检测不出的污染物也被检测出来，使食品安全与卫生的科学研究和调查评估工作能够大力开展，大大丰富了食品安全与卫生学的内容。

近年来由于政府监督管理部门、食品企业和学术界的共同努力，食品安全与卫生学得到了长足发展。随着科学技术的进步、社会的发展和人们生活水平的不断提高，食品的安全与卫生显得越来越重要，其在保障消费者的健康、促进国际食品贸易以及发展国民经济方面发挥了重要的作用。

三、我国食品安全现状及所面临的问题

随着全球经济一体化、贸易自由化和旅游业的发展，中国食品安全形势同其他国家一样，面临许多新的挑战。特别是近几年，我国食品工业快速发展，随之而来的食品安全问题也更加突出。

食品是人类赖以生存、繁衍、维持健康的基本物质。随着食品需求量的增大，不仅要增强食品的营养保健性，还要提高食品的安全性。目前，中国食品安全面临的问题归纳起来主要有以下几个方面。

（1）微生物污染问题　在微生物污染中，细菌性污染是涉及面最广、影响最大、问题最多的一种污染，占98％以上。在食品的加工、储存、运输和销售过程中，由于原料受到环境污染、杀菌不彻底、贮运方法不当以及卫生操作不合格等都是造成细菌和致病菌超标的主要原因。

（2）食品源头的污染问题　农药和兽药污染是食品源头污染的主要表现，其次还有过量使用化肥、工业污染、乱采滥伐造成的生态环境恶化，以及在食品生产加工环节不规范使用食品添加剂等。

兽药安全性较低，有滥用和超标使用抗生素、激素的现象；饲料中添加违禁药品，违法使用瘦肉精等饲料添加剂等均会对食品造成很大的污染。

（3）违法生产经营食品问题　一些个体工商户及家庭式作坊使用劣质原材料加工、制造食品，对食品安全构成极大威胁，直接危害了人们的身体健康。

（4）食品工业中使用新资源、新工艺给食品安全带来的新问题　现代生物技术（如转基因技术）、益生菌和酶制剂等技术在食品中的应用以及食品新资源的开发等，既是国际上关注的食品问题，也是我们需要研究和重视的问题。

（5）关键检测技术、关键控制技术不够完善　对于一些重要食源性危害，其检测技术不够完善，不能满足食品安全控制的需要。如"瘦肉精"和激素等兽药残留的分析技术要求达痕量（10^{-9}）水平；而二噁英及其类似物的检测技术属于超痕量（10^{-12}）水平；中国某些产品出口欧洲和日本时，国外要求检测 100 多种农药残留，显然，要求一次能进行多种农药的多残留分析就成为技术关键。

在食品中应用良好农业规范（GAP）、良好兽医规范（GVP）、良好操作规范（GMP）以及危害分析与关键控制点（HACCP）等食品安全控制技术，对保障产品质量安全十分有效。而在实施 GAP 和 GVP 的源头治理方面，中国现有的科学数据还不充分，需要进一步研究。

（6）食品安全技术标准体系与国际不接轨　目前，国际有机农业和有机农产品的法规与管理体系主要分为 3 个层次，即联合国层次、国际性非政府组织层次和国家层次。联合国层次的有机农业和有机农产品标准是由联合国粮食与农业组织（FAO）与世界卫生组织（WHO）制定的，它是《食品法典》的一部分，目前还属于建议性标准。《食品法典》的标准结构、体系和内容等基本上参考了欧盟有机农业标准以及国际有机农业运动联盟（IFOAM）的基本标准。

联合国有机农业标准能否成为强制性标准目前还不清楚，但其重要性在于可以为各个成员国提供有机农业标准的制定依据。一旦成为强制性标准，就会成为 WTO 仲裁有机农产品国际贸易的法律依据，是各个成员国必须遵守的。因此，中国安全食品的标准制定应参照WHO 和 FAO 以及 IFOAM 标准，这方面中国除有机食品等同采用、绿色食品部分采用外，其他标准还存在不小的差距。

（7）食品安全意识不强，监管部门工作有待进一步提高　受我国经济发展水平不平衡的制约，一些食品生产企业的食品安全意识不强，食品生产过程中食品添加剂超标使用，污染物、重金属超标现象经常发生。此外，还存在少数不法生产经营者在食品生产经营中掺假的现象。目前，安全食品生产与管理之间不协调，未将常规食品、无公害食品、绿色食品和有机食品的生产、经营及管理有机结合起来。

四、食品安全展望

解决食品安全问题需要全社会的共同努力。无论从提高我国人民的生活质量出发，还是从加入 WTO、融入经济全球化潮流考虑，都要求我国尽快建立起食品安全体系，以保证食品安全。

① 加大人力和物力的投入力度，进行相关理论的研究和技术的开发；研究食物中毒的新病原物质，提高食物中毒的科学评价水平和管理水平；对食品生产的环境开展有害物的背景值调查，对各种食品中的危害因子进行系统检测与分析，为食品安全的有效控制提供基础数据和信息；提高食品毒理学、食品微生物学、食品化学等学科的研究水平，并将这些研究领域的成果恰当充分地应用于食品安全保障工作之中。

② 不断完善相应的法律法规，加强法制管理，明确执法机构人员的职责；不断制定和修订各项食品安全与卫生技术规范，并加以落实。

③ 进一步推广良好操作规范（GMP）和危害分析与关键控制点（HACCP）等有效的现代管理与控制系统。

④ 对全体国民加强现代技术和食品安全基本常识的宣传与教育，加强相关法律法规的教育，提高广大民众的食品安全意识。

⑤ 积极开展新技术、新工艺、新材料加工食品的安全性评价技术研究。

⑥ 建立健全食品召回制度。食品生产者如果确认其生产的食品存在安全危害，应当立即停止生产和销售，主动实施召回；对于故意隐瞒食品安全危害、不履行召回义务或由于生产者过错造成食品安全危害扩大或再度发生的，将责令生产者召回产品。

⑦ 加强国际合作，同 FAO、WHO 等国际专门机构或组织进行经常性的沟通与合作，研究 WTO 规则中有关食品安全的条例，充分应用和有效应对国际食品贸易中与食品安全相关的技术壁垒，以保护我国的经济利益和广大民众的生命安全。

 思考题

1. 简述什么是营养、营养素和营养密度、营养价值、膳食营养素参考摄入量及食品安全、食品卫生。

2. 目前我国居民是怎样的营养状况？

3. 食物、营养与人体健康的关系如何？

4. 食品营养学的发展趋势有哪些？

5. 我国食品安全面临的问题有哪些？

6. 试述国内外发生的食品安全事件。

7. 如何提高我国食品安全的总体水平？

第二章
食物的消化吸收

 课前小提问

　　食物经由人体消化系统分解成小分子物质后进入体内，并在体内发生分解、合成或转化等代谢反应，营养物质由血液循环或淋巴循环运送到全身各处，从而发挥其生理作用。根据你的认知，请以某一食物为例谈一谈其消化及营养吸收的过程。

第一节　消化系统的概况

　　人体在生命活动过程中，必须不断地从外界摄取营养物质，以供新陈代谢的需要，这是由人体的消化系统来完成的。营养物质主要来自食物，人体摄入的食物必须被分解成小分子物质后才能进入体内，这种将食物分解为小分子物质的过程称为消化。分解后所形成的小分子物质透过消化道黏膜进入血液或淋巴的过程称为吸收。消化与吸收是两个紧密联系的过程，不能被吸收的物质残渣则由消化道末端排出体外。

一、人体消化系统的组成及功能

　　人体消化系统由消化道和消化腺两大部分组成，消化道由口腔、咽、食道、胃、小肠和大肠组成，是食物消化的场所；肝胆提供帮助脂肪消化与吸收的胆汁，胰腺提供小肠内食物消化的酶类如蛋白酶、淀粉酶和脂肪酶等。消化系统的组成如图 2-1 所示。

1. 消化道

　　消化道是指由口腔至肛门粗细不等的弯曲管道，长约 9m。据位置、形态、功能不同分为口腔、咽、食道、胃、小肠、大肠等。

2. 消化腺

　　消化腺是分泌消化液的器官，有的存在于消化道的管壁内，如胃腺和小肠腺，其分泌物直接进入消化道内；有的则存在于消化道外，如唾液腺、胰腺和肝，它们经专门的腺导管将消化液送入消化道内。

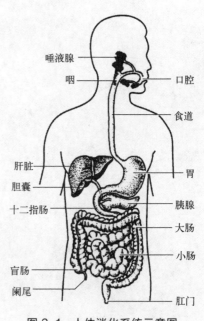

图 2-1　人体消化系统示意图

人体消化系统的组成及功能总结如下：

```
        ┌ 消化道 ┬ 口腔
        │        │ 咽
        │        │ 食道
        │        │ 胃
        │        │           ┌ 小肠很长，约 5 ～ 6 米
        │        │ 小肠：结构特定 ┤ 小肠内表面有许多皱襞和小肠绒毛，增加了内表面积
结构 ┤        │           └ 小肠绒毛壁很薄，只有一层上皮细胞
        │        └ 大肠
        │
        │ 消化腺 ┬ 唾液腺：分泌唾液，进入口腔；唾液含有淀粉酶
        │        │ 胃腺：分泌胃液，进入胃；胃液能初步消化蛋白质
        └        ┤ 肝脏：分泌胆汁，进入小肠；胆汁不含消化酶
                 │ 胰腺：分泌胰液，进入小肠；胰液含有多种消化酶
                 └ 肠腺：分泌肠液，进入小肠；肠液含有多种消化酶

        ┌ 消化食物 ┬ 淀粉 ──酶──→ 麦芽糖 ──酶──→ 葡萄糖
        │          │ 蛋白质 ──酶──→ 氨基酸
功能 ┤          └ 脂肪 ──胆汁──→ 脂肪微粒 ──酶──→ 脂肪酸＋甘油
        │
        │ 吸收营养 ┬ 方式：营养物质经消化道壁进入循环系统
        └          │ 部位：胃 —— 吸收少量水
                   │ 小肠 —— 吸收葡萄糖、氨基酸、脂肪酸、甘油、水、维生素、无机盐
                   └ 大肠 —— 吸收少量水、无机盐和部分维生素
```

二、各种消化液的成分及作用

1. 唾液

唾液是由唾液腺分泌的无色、无味液体，pH＝6.6～7.1，其中水分约占 99%，有机物主要为黏蛋白，此外还含有唾液淀粉酶、溶菌酶、氨基酸、尿素等。唾液中的无机物有 Na^+、K^+、Ca^{2+}、HCO_3^- 和微量的 CNS^-。唾液中还含有少量的气体 O_2、N_2、CO_2 等。正常人每天分泌唾液 1～1.5L。

食物在口腔内经咀嚼后与唾液充分混合成团。唾液的作用为：①润湿和溶解食物，以引起味觉；②清洁和保护口腔，当有害物质进入口腔后，唾液可起冲洗、稀释及中和作用，其中的溶菌酶可杀死进入口腔内的微生物；③唾液中的黏蛋白可使食物黏合成团，便于吞咽；④唾液中的淀粉酶可对淀粉进行简单的分解，但这一作用很弱，且唾液淀粉酶仅在口腔中起作用，当进入胃后，pH 下降，此酶迅速失活。

2. 胃液

胃液为透明、淡黄色的酸性液体，pH 为 0.9～1.5。正常人日分泌量为 1.5～2.5L。胃液主要成分包括水、HCl、Na^+、K^+ 等无机物以及黏蛋白、胃蛋白酶等有机物。

（1）胃酸　胃酸由盐酸构成，由胃黏膜的壁细胞分泌。胃酸主要有以下功能：①激活胃蛋白酶原，使之转变为有活性的胃蛋白酶，以利于水解蛋白质；②维持胃内的酸性环境，为胃内的消化酶提供最合适的 pH，使钙、铁等矿物质元素处于游离状态，有助于小肠对铁和钙等的吸收；③抑制和杀灭胃内细菌；④胃酸进入小肠后能刺激胰液和小肠液的分泌，并引起胆囊收缩排出胆汁；⑤造成蛋白质变性，使其更容易被消化酶所分解；胃酸分泌过少会

引起消化不良，出现明显的食欲减退并有饱闷感等；胃酸过多对胃壁和十二指肠壁有损伤作用。

（2）**胃蛋白酶**　胃蛋白酶是由胃黏膜的主细胞以不具活性的胃蛋白酶原的形式所分泌的，胃蛋白酶原在胃酸的作用下转变为具有活性的胃蛋白酶。胃蛋白酶可对食物中的蛋白质进行简单分解，主要作用于含苯丙氨酸或酪氨酸的肽键，形成肽和胨，但很少形成游离氨基酸，当食糜被送入小肠后，随 pH 升高，此酶迅速失活。

（3）**黏液**　由胃黏膜表面的上皮细胞和胃腺中的黏液细胞分泌。主要成分是糖蛋白，其次为黏多糖等大分子。黏液覆盖在胃黏膜的表面，形成一个厚约 $500\mu m$ 的凝胶层。黏液具有润滑作用，使食物易于通过；黏液膜还可保护胃黏膜不受食物中粗糙成分的机械损伤；黏液为中性或弱碱性，可降低 HCl 酸度和减弱胃蛋白酶的活性，故可保护胃黏膜，使其免于受到 HCl 和胃蛋白酶对胃黏膜的消化作用。

（4）**内因子**　正常胃液中含有"内因子"，它是分子量为 53000 的一种糖蛋白。由壁细胞分泌，可与维生素 B_{12} 结合成复合体，保护并促进回肠上皮细胞对维生素 B_{12} 的吸收。

3. 胆汁

胆汁是由肝细胞合成，储存于胆囊，经浓缩后由胆囊排出至十二指肠。成人每日约分泌 $0.8\sim1L$。胆汁是一种金黄色或橘棕色有苦味的浓稠液体，其中的有机物主要是胆汁酸盐、磷酸、胆固醇、胆色素、黏蛋白等，无机物除水外还有 Na^+、K^+、Ca^{2+}、HCO_3^-。胆汁 pH 为 7.4 左右。一般认为胆汁中不含消化酶。胆汁的作用是：①胆盐可激活胰脂肪酶，使其催化脂肪水解的作用加速；②胆汁中的胆盐、胆固醇和卵磷脂可作乳化剂，使脂肪乳化成细小的微粒，增加了胰脂肪酶的作用面积，使其对脂肪的分解作用大大加速；③胆盐还可与脂肪酸、甘油一酯结合形成水溶性复合物，促进了脂肪的吸收；④通过促进脂肪的吸收，间接帮助了脂溶性维生素的吸收。此外，胆汁还是体内胆固醇排出体外的主要途径。

4. 胰液

胰液是由胰腺的外分泌腺部分所分泌，分泌的胰液进入胰管，经位于十二指肠处的胆总管（胰管与胆管合并成胆总管）开口进入小肠。胰液是无色无臭的弱碱性液体，pH 约为 $7.8\sim8.4$，成人每日约分泌 $1\sim2L$。胰液中的无机物主要为碳酸氢盐，其作用是中和十二指肠中的胃酸，使肠黏膜免受强酸的侵蚀，同时也为小肠中的多种消化酶提供了最适 pH；有机物则为多种消化酶，如胰淀粉酶、胰脂肪酶、胰蛋白酶、糜蛋白酶等。

5. 小肠液

小肠液是由十二指肠腺细胞和肠腺细胞所分泌的一种弱碱性液体，pH 约为 7.6。成人每日分泌 $1\sim3L$。小肠液中的消化酶主要包括氨基肽酶、麦芽糖酶、乳糖酶、蔗糖酶、α-糊精酶、磷酸酶、肠脂酶等；无机物主要为碳酸氢盐；小肠液中还含有肠致活酶，可激活胰蛋白酶原。小肠液的作用是进一步分解肽类、二糖和脂类使其成为可被吸收的物质。

6. 大肠液

大肠液为大肠黏膜分泌的少量碱性液体，pH 约为 $8.3\sim8.4$，主要成分是黏液蛋白。大肠液含酶量很少，一般并不进行消化，主要起保护肠黏膜和润滑粪便的作用。大肠中的物质主要受细菌的分解作用。其中的糖类经细菌发酵后的产物有乳酸、醋酸、CO_2、CH_4 等；脂类发酵产物有脂肪酸、甘油、胆碱等；蛋白质经细菌发酵分解后产生氨基酸、氨、硫化氢、苯酚、吲哚等，其中有些成分是有毒的。细菌代谢产物中有少量维生素 K 和某些 B 族维生素，其中一部分可被人体吸收。

第二节　食物的消化

消化包括机械性消化和化学性消化，机械性消化是指靠消化道的运动把大块食物磨碎的物理性消化过程，化学性消化是指通过消化液及消化酶的作用把食物中的大分子物质分解成可被吸收的小分子物质的消化过程。

一、碳水化合物的消化

食物中的碳水化合物主要为谷类和薯类淀粉，以及少量存在于动物肌肉和肝脏中的糖原。食物中的多糖不能够被人体直接吸收利用，必须被体内消化酶水解为单糖后才能被人体吸收。

人体从食物中摄入的淀粉首先被口腔中的唾液淀粉酶水解，口腔内唾液腺分泌的唾液中含有α-淀粉酶，它对α-1,4-糖苷键具有专一性，可将淀粉水解成糊精和麦芽糖。当食物进入胃中以后，淀粉酶在酸性条件下便失去了活性。

小肠是淀粉消化的主要场所。淀粉在小肠中可被来自胰液中的α-淀粉酶水解为α-糊精和麦芽糖，其余少量淀粉被胃中的盐酸以及小肠中的肠淀粉酶所消化水解，水解的产物为麦芽糖。之后，麦芽糖可被小肠中的麦芽糖酶水解为葡萄糖，它是人体可以利用的主要单糖。此外，在小肠中含有丰富的α-糊精酶，可将α-糊精水解为葡萄糖。人体摄入的乳糖和蔗糖可被小肠中的乳糖酶和蔗糖酶水解为半乳糖和果糖，然后进一步被水解为葡萄糖。碳水化合物消化示意图见图 2-2。

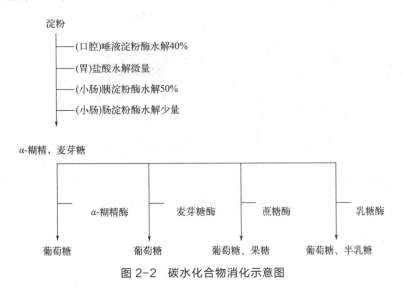

图 2-2　碳水化合物消化示意图

二、脂类的消化

脂类的消化是从食物进入口腔后开始的，唾液腺分泌的脂肪酶可水解部分食物脂肪。成人的这种消化能力很弱，而婴儿口腔中的脂肪酶则可有效地分解奶中的短链和中链脂肪酸。脂类消化主要在小肠中进行，小肠中存在着小肠液以及由胰腺和胆囊分泌的胰液和胆汁。胃首先对脂肪进行初步的乳化，后进入十二指肠，食物脂类在小肠腔内由于肠蠕动的搅拌作用和胆汁中含有的胆酸盐的作用下，乳化分散为细小的乳胶粒，同时，胰腺分泌的脂肪酶在乳化颗粒的水油界面上，催化甘油三酯、磷脂和胆固醇酯水解。①甘油三酯的水解：胰脂肪酶能特异性地催化甘油三酯的 α-酯键（即第 1、3 位酯键）水解，产生 β-甘油一酯并释放出两分子游离脂肪酸。②胆固醇酯的水解：胆固醇酯酶作用于胆固醇酯，使胆固醇酯水解为游离胆固醇和脂肪酸。③磷脂的水解：由磷脂酶 A2 催化磷脂的第二位酯键水解，生成溶血磷脂和一分子脂肪酸。

脂肪酶的酶解反应只在疏水的脂肪滴与溶解于水的酶蛋白之间的界面进行，所以乳化的脂肪成分会更容易被消化。胆汁中的胆酸盐和胆固醇等都可乳化脂肪，此外，食品乳化剂如卵磷脂等也起着促进脂肪乳化和分散的重要作用。

胰液中含有的胰脂肪酶可将脂肪分解为甘油和脂肪酸。首先食物中的甘油三酯受脂肪酶的作用被分解为脂肪酸和甘油二酯，甘油二酯再分解为脂肪酸和甘油一酯，最终被分解为脂肪酸和甘油。脂肪的消化示意图见图 2-3。

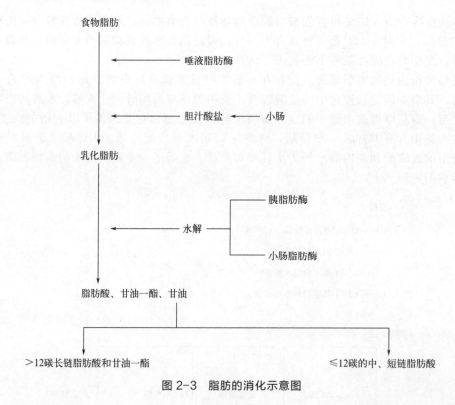

图 2-3　脂肪的消化示意图

三、蛋白质的消化

膳食中的单纯蛋白质主要是在胃和小肠中被消化。胃腺分泌的胃蛋白酶原，在胃酸或胃蛋白酶的作用下，活化成胃蛋白酶，胃蛋白酶可将蛋白质水解为多肽和䏡，以及少量肽和氨基酸。胃蛋白酶主要水解由苯丙氨酸或酪氨酸组成的肽键，对亮氨酸或谷氨酸组成的肽键也有一定的作用。

胰液中的蛋白酶分为内肽酶和外肽酶两大类。胰蛋白酶、糜蛋白酶属于内肽酶，通常均以非活性的酶原形式存在于胰液中。无活性的胰蛋白酶原可被小肠液中的肠致活酶激活成具有活性的胰蛋白酶。具有活性的胰蛋白酶还可以将糜蛋白酶原活化成糜蛋白酶。酸和胰蛋白酶本身也具有活化胰蛋白酶原的作用。

胰蛋白酶、糜蛋白酶及弹性蛋白酶都可以专一性地水解蛋白质肽链中的肽键。胰蛋白酶主要水解由赖氨酸及精氨酸等碱性氨基酸残基的羧基组成的肽键，产生羧基端为碱性氨基酸的肽；糜蛋白酶主要作用于由苯丙氨酸、酪氨酸等芳香族氨基酸残基的羧基组成的肽键，产生羧基端为芳香族氨基酸的肽，有时也作用于由亮氨酸、谷氨酰胺及蛋氨酸残基的羧基组成的肽键；弹性蛋白酶可以水解各种脂肪族氨基酸，如缬氨酸、亮氨酸、丝氨酸等残基组成的肽键。

外肽酶主要是羧肽酶 A 和羧肽酶 B。前者可以水解羧基末端为中性氨基酸残基组成的肽键，后者主要水解羧基末端为碱性氨基酸残基组成的肽键。因此，经糜蛋白酶及弹性蛋白酶水解生成的肽可被羧肽酶 A 进一步水解，而经胰蛋白酶水解产生的肽则可被羧肽酶 B 进一步水解。

蛋白质经胰酶水解所得的产物中仅有约 1/3 为氨基酸，其余为寡肽，它们可以被位于肠黏膜细胞的刷状缘及胞液中的寡肽酶所水解。寡肽酶中的氨肽酶和羧肽酶可以分别从肽链的氨基末端和羧基末端逐步水解肽键，水解的最终产物为氨基酸。

膳食中的结合蛋白质，如核蛋白、血红蛋白等，在消化道中酶的作用下首先进行辅基与蛋白质部分的分离，蛋白质部分按照上述过程逐步水解成氨基酸，而辅基部分则分别在相应的酶催化下进行分解。

蛋白质的消化示意图见图 2-4。

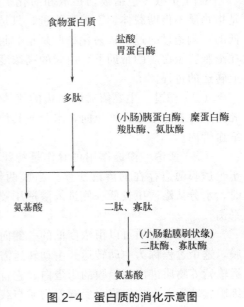

图 2-4　蛋白质的消化示意图

第三节　食物的吸收

吸收是指食物成分被分解后通过肠黏膜上皮细胞进入血液或淋巴从而进入肝脏的过程。食物经消化后，大分子物质变成小分子物质，其中多糖分解成为单糖，蛋白质分解成氨基酸，脂肪分解成脂肪酸和甘油一酯等，维生素和矿物质则在消化过程中从食物中被释放出来。这些小分子物质透过肠壁进入血液，随血液循环到达身体各部分，被组织和细胞所利用。

一、吸收部位

小肠上端的十二指肠和空肠是食物吸收的主要部位，碳水化合物、脂肪和蛋白质的消化产物大部分是在十二指肠和空肠中被吸收。回肠被认为是吸收机能的储备，但是它能主动吸收胆酸盐和维生素 B_{12}。而在口腔和食道内，食物基本上是不被吸收的。胃只吸收少量酒精和水分，大肠主要吸收水、无机盐和部分未被小肠吸收的养分。

小肠长度约为 4m，其内壁上布满了环状皱褶，并拥有大量指状突起的绒毛以及微绒毛（图 2-5），经过这些环状皱褶、绒毛和微绒毛的放大作用，使小肠的吸收面积达到约 $200\sim400m^2$。并且小肠的此种结构使其内径变细，延长了食物在小肠内停留的时间（3～8h），使食物在小肠内能够更充分地被吸收。

二、吸收形式

小肠黏膜对食物的吸收主要有被动转运和主动转运两种方式。被动转运过程主要包括扩散、滤过和渗透等作用。

（1）**扩散**　包括被动扩散和易化扩散两种形式。被动扩散是指物质不借助载体，不消耗能量，只是从浓度高的一侧向浓度低的一侧透过的过程；易化扩散是指非脂溶性物质或亲水物质需在细胞膜蛋白质的帮助下，由膜的高浓度一侧向低浓度一侧扩散或转运的过程。

（2）**滤过**　主要依靠膜两边的流体压力差来进行，如果肠腔内压力超过毛细血管压时，水分或其他物质可借压力差滤入毛细血管内。

（3）**渗透**　渗透作用可看作是特殊情况下的扩散，它有赖于半透膜两边存在的渗透压差。当膜两侧产生不相等的渗透压时，水分从渗透压较低一侧进入渗透压较高一侧，达到渗透压的平衡。

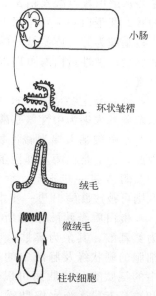

图 2-5　小肠结构示意图

某些营养物质可以由浓度低的一侧向浓度高的一侧穿过细胞膜，这个过程称为主动转运。主动转运需要消耗能量并需要细胞上的载体协助。载体是一种运输营养物质进出细胞膜的脂蛋白，它首先在细胞膜同营养物质结合成复合物，复合物通过细胞膜转运入上皮细胞之后营养物质与载体分离而释放入细胞中，而载体又回到细胞膜外表面。载体具有特异性，即每一系统的载体只能运载某些特定的营养物质。主动转运所需的能量来自腺苷三磷酸的分解。

三、主要营养物质的吸收

（1）**碳水化合物消化产物的吸收**　碳水化合物的吸收主要是在小肠的上段完成的，肠道内单糖主要有葡萄糖及少量的半乳糖和果糖等。各种单糖的吸收速度是不同的，比如，若以葡萄糖的吸收速度为100计，则D-半乳糖为110、D-果糖为70、木糖醇为36、山梨糖醇为29、甘露糖则为19。这主要是由于其吸收机制不同，一般戊糖和多元醇以被动扩散的方式被吸收，即由高浓度区经细胞膜渗透到低浓度区，吸收速度相对较慢；而己糖则借助载体的主动转运方式被吸收，是一个逆浓度梯度进行的耗能过程。由于载体转运有特异性，小肠黏膜细胞膜上运载的载体要求糖的结构为吡喃型单糖，并在其第二位碳上有自由羟基，所以葡萄糖、半乳糖等能与载体结合而迅速吸收。果糖可以在微绒毛载体的帮助下使达到扩散平衡的速度加快，以易化扩散的形式被吸收。糖类被吸收后进入血液，经门静脉入肝脏，在肝内贮存或参加全身循环。

（2）**脂类消化产物的吸收**　脂类吸收的部位主要在十二指肠的下部和空肠的上部，消化与吸收是同时进行的。脂类消化后产生的游离脂肪酸、甘油和甘油一酯等具有较大极性，它们能够扩散到胆汁微团中形成微细的混合微团。这种混合微团体积很小且带有极性，可以通过覆盖在小肠绒毛表面的水层进入肠黏膜细胞。

长链脂肪酸和甘油一酯在小肠黏膜细胞内合成为甘油三酯，然后与载脂蛋白、磷脂、胆固醇等生成乳糜微粒，经淋巴进入血液循环；中、短链脂肪酸构成的甘油三酯经胆盐乳化后被吸收，在肠黏膜细胞内的脂肪酶作用下，生成脂肪酸及甘油，通过门静脉进入血液循环；胆固醇的吸收较其他脂类慢且不完全，被吸收的胆固醇大部分被再酯化生成胆固醇酯，后者大部分参与乳糜微粒，少量参与组成极低密度脂蛋白，经淋巴进入血液循环。

（3）**蛋白质的吸收** 蛋白质是在小肠内分解为氨基酸后被吸收的，氨基酸的吸收主要在小肠的上段进行，吸收形式为主动转运过程。

转运氨基酸的载体存在于小肠黏膜细胞膜上，其能与氨基酸及钠离子先形成三联结合体，再转入细胞内，三联结合体上的 Na^+ 在转运过程中则借助钠泵主动排出细胞，使细胞内的 Na^+ 浓度保持稳定。氨基酸的结构不同，其转运系统也不同。中性氨基酸转运系统对中性氨基酸有亲和力，可转运芳香族氨基酸（色氨酸、酪氨酸和苯丙氨酸）、脂肪族氨基酸（丙氨酸、丝氨酸、苏氨酸、缬氨酸、亮氨酸和异亮氨酸）、含硫氨基酸（蛋氨酸、半胱氨酸），以及组氨酸、胱氨酸、谷氨酰胺等，此类载体系统转运速度较快；碱性氨基酸转运系统可转运赖氨酸及精氨酸，转运速度较慢；酸性氨基酸转运系统主要转运天冬氨酸和谷氨酸；亚氨基酸和甘氨酸转运系统则转运脯氨酸、羟脯氨酸，转运速度较慢。

此外，小肠黏膜细胞上还存在着吸收二肽和三肽的转运体系，用于二肽和三肽的吸收，吸收的二肽和三肽在胞浆中氨基酸肽酶的作用下彻底分解为游离氨基酸。吸收入肠黏膜细胞中的氨基酸，进入肠膜下的中心静脉而入血液，经门静脉进入肝。

新生儿可以通过肠黏膜细胞的胞饮作用摄入完全蛋白质，但这种作用仅在出生后前两周存在，这与乳母维持初乳分泌的时间相一致，婴儿可以这种方式从母乳中获取具有免疫效果的抗体、乳铁蛋白、溶菌酶等。成人不存在这种方式的吸收，而且如果直接从食物中吸收异源蛋白可导致过敏反应。

（4）**维生素的吸收** 水溶性维生素主要以简单扩散的方式被人体吸收，吸收的主要场所为小肠，维生素分子量越小越容易被吸收；而脂溶性维生素溶于脂类物质，它们随着脂类的吸收而被人体吸收，所以脂肪可促进脂溶性维生素的吸收。

与其他维生素的吸收方式不同，维生素 B_{12} 需要与内因子结合成一个大分子物质才能够被吸收，此内因子是由胃黏膜壁细胞合成的分子量为 53000 的一种糖蛋白。

（5）**水分的吸收** 小肠是水分吸收的主要场所，在小肠中水分主要依靠其他营养素被吸收后所形成的渗透压，以被动扩散的形式吸收到肠黏膜细胞中；未被小肠吸收的剩余水分则由大肠继续吸收，在大肠中水分则主要靠净水压的作用而被动吸收。

（6）**矿物质的吸收** 人体从食物中摄入的矿物质可以通过单纯扩散被动吸收，也可通过特殊转运途径而主动吸收。以前种方式吸收的矿物质主要包括钠、钾、氯等，它们的吸收主要取决于肠内容物与血液之间的渗透压差、浓度差和 pH 差等因素。而以后种方式吸收的矿物质，它们的吸收则与矿物质的化学形式，其与食物中其他物质的相互作用，以及机体的机能作用等密切相关。

钠和氯通常以氯化钠的形式摄入，根据电中性原则，溶液中的正负离子电荷必须相等，因此，在钠离子被吸收的同时，必须有等量电荷的阴离子朝同一方向，或有另一种阳离子朝相反方向转运，所以氯离子至少有一部分是随钠离子一同吸收的。钾离子的吸收是随着水的吸收而被动吸收的。

钙的吸收是通过主动转运途径进行的，并需要有维生素 D 的存在。钙离子在肠道中易与草酸、植酸及脂肪酸等阴离子形成不溶性钙盐，所以吸收率很低，只有 $20\% \sim 30\%$。机体缺钙时钙的吸收率会增大。

铁的主要吸收部位是小肠上段及十二指肠。食物中以化合态存在的铁需要在胃酸的作用下解离为亚铁离子才能被吸收，维生素 C 能将高价铁还原成亚铁离子而促进其吸收。铁经肠黏膜吸收后可暂时贮存在细胞内，然后慢慢转移至血浆中。肠黏膜吸收铁的能力取决于黏膜细胞内的铁含量，当黏膜细胞刚刚吸收的铁尚未转移至血浆中时，肠黏膜将暂时失去吸收铁的能力。

案例分析

▶ **案例 1** ◀

汤泡饭吃出胃病。

很多人都喜欢吃汤泡饭，这样吃起来好像更开胃，很多饭量小的人，用汤泡饭可以吃很多。实际上，喜欢吃汤泡饭的人很多都有胃病。这是为什么呢？

分析：

口腔是第一大消化器官，人类吃东西的时候，首先要咀嚼食物，充分利用这一道消化工具将食物初步分解消化，因为坚硬的牙齿可以将大块的食物切、磨成细小的粉末、颗粒状，便于下咽，也方便下一步继续消化吸收。在不断咀嚼的过程中，口腔中的唾液腺才有唾液不断分泌出来，咀嚼的时间长，唾液分泌就多。唾液能把食物湿润，其中有许多消化酶，有帮助消化吸收及解毒等功能，食物在口腔中较好地得到初步消化和分解，胃的消化吸收工作就减轻了负担，对肠胃健康是十分有益的。汤泡饭水分较多，饭会比较松软，很容易吞咽，人们因此咀嚼时间减少，食物还没经咀嚼烂就连同汤一起快速吞咽下去，胃和胰脏产生的消化液不多，这就加重了胃的消化负担，日子一久，就容易导致胃病的发作。

▶ **案例 2** ◀

小王最近工作不顺，公司业绩考核严格，小王心理压力比较大，心情郁闷下经常暴饮暴食，食用大量鸡鸭鱼肉等肉制品。经过一段时间后小王突然发现面部出现肿胀，去医院检查后医生告知是蛋白质中毒引起的消化不良反应。

问题：

请你分析一下资料中小王的病情原因。

分析：

蛋白质中毒是指人类在短时间内摄入大量蛋白质物质，比如鸡、鸭、鱼、肉、蛋，无法被及时消化吸收利用，大量未完全消化的蛋白质在肠道菌群的作用下产生大量含氮类物质无法排除而产生的不良反应。一天三餐的食物必须经过胃的胃酸和小肠的胆汁、胰液、肠液加工消化，将蛋白质分解为氨基酸，脂肪分解为甘油、脂肪酸，碳水化合物分解为葡萄糖，然后通过肠壁吸收，进入血液循环。但是这一过程都有一个限度，超过这个限度就会影响胃肠的正常功能，出现急性胃扩张、急性胃肠炎、急性胰腺炎等疾病，甚至出现急性中毒反应。

小王吃了大量的鸡、鸭、鱼、肉、蛋，蛋白质含量过高，造成胃肠消化液不足，引起胃肠道蛋白质分解异常，产生大量氨进入血液，引起急性中毒。更要引起重视的是大量未完全消化的蛋白质会在肠道腐败，产生羟基、酚、吲哚等有害物质，危害人体健康，严重者可能导致昏迷。

 思考题

1. 唾液有何作用？

2. 小肠内的消化酶有哪些？
3. 胆汁在消化过程中有何作用？
4. 简述蛋白质的消化吸收过程。
5. 简述脂肪的消化吸收过程。
6. 简述碳水化合物的消化吸收过程。

第三章
营养与能量平衡

 课前小提问

　　一切生物都需要能量来维持生命活动，人体所需能量主要来源于食物中三大宏量营养素：碳水化合物、脂肪、蛋白质。根据你的认知，请谈谈你的饮食供能情况，能量供给是否合理？哪些食物包含了哪种供能营养素？

第一节　能量与能量单位

　　能量（energy）是机体赖以生存的基础，人体为了维持生命及从事各项体力活动，必须每日从各种食物中获得能量以满足需要。不仅体力活动需要能量，即使机体处于安静状态时也需要能量来维持体内器官的正常生理活动，如心脏的跳动、血液循环、肺呼吸及腺体分泌等。

　　能够提供这些能量的营养素叫做产能营养素，即食物中的糖类、脂肪和蛋白质。它们在体内经酶的作用进行生化氧化所释放出的热能，其中一部分用以维持体温和向外界环境散发热量，另一部分以腺苷三磷酸（ATP）形式贮存在高能磷酸键中。而食物中的无机盐和维生素并不能供给能量。

　　国际单位和我国法定计量单位规定各种形式的能（包括热能）的单位为焦耳（Joule，J），简称焦，1J 表示 1N 的力使 1kg 物质移动 1m 所消耗的热能。过去营养学上用卡（cal）或千卡（kcal）表示能量，1kcal 表示 1L 水从 15℃ 升高到 16℃ 时所吸收的热量，1cal＝4.185J 或 1J＝0.239cal。

第二节　能值及其测定

一、食物能值与生理能值

　　食物能值是指食物彻底燃烧时所测定的能量，也称为物理燃烧值。在人体摄取的所有营养素中，只有碳水化合物、脂肪和蛋白质能够在体内产生能量，营养学上将它们称为"产能营养素"。每克碳水化合物、脂肪和蛋白质在体外燃烧时分别释放 17.15kJ、39.54kJ 和 23.64kJ 的能量。

　　这些营养素在体内的氧化过程和在体外的燃烧有相似之处，但由于在体内消化吸收的影响及其最终产物的不同，所以产生的能量是不完全相同的。在三大产能营养素中，糖类和脂肪在体内氧化与体外燃烧的最终产物是一样的，都是 CO_2 和 H_2O；蛋白质在体内氧化并不完全，氨基酸中的氮并未全部氧化成氮氧化物，而有一部分是以尿素、尿酸、肌酐等形式从尿中排出，这些含氮有机物在体外燃烧仍能放出 5.44kJ 的热量。

三种产能营养素在人体内并不能完全被消化吸收。在营养学中，将每克产能营养素在体内氧化分解后为机体提供的净能称为生理能值。在一般混合膳食中，正常人对碳水化合物、脂肪和蛋白质的消化吸收率分别为 98%、95% 和 92%。考虑到消化吸收中的损失，每克产能营养素在体内氧化产生的生理能值分别为：

碳水化合物　$17.15 \times 98\% = 16.8$（kJ）

脂肪　$39.54 \times 95\% = 37.6$（kJ）

蛋白质　$(23.64 - 5.44) \times 92\% = 16.7$（kJ）

因为植物性食品消化率低，其生理能值相应低于动物性食品，尤其是植物蛋白的消化率更低。目前我国居民膳食蛋白质的主要来源是植物性食品，充分认识这一点对估计我国居民膳食蛋白质营养有实际意义。

二、能值的测定

1. 食物能值的测定

食物能值通常用氧弹热量计进行测量，它是一个弹式的密闭高压容器，其内充以高压氧气，并置于已知温度和体积的水浴中。弹体内有一白金坩埚，其中可以盛放待测的食物样品。用电流引燃食物样品，使其在氧气中完全燃烧，所产生的热量使水温升高，由热量计测定水温升高的温度，并由此计算出该食物样品所产生的能量。氧弹热量计和氧弹剖面图见图 3-1 和图 3-2。

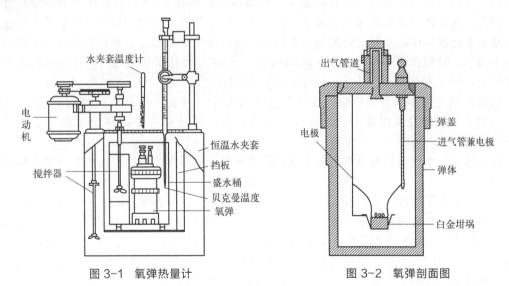

图 3-1　氧弹热量计　　　　　　　　　　图 3-2　氧弹剖面图

2. 人体能量消耗的测定

（1）**直接测定法**　此法是直接收集并测量人体所散发的全部热能的方法。让受试者进入一特殊装备的小室，小室的四周被水管包围并与外界隔热。人体散发出的热量被水吸收，并经过金属的传导进行测定。此法可以测定受试者在小室中进行不同强度活动所产生的热能。此法原理简单，但是费用较高，且不适于复杂的现场测定，现已基本不用。

（2）**间接测定法**　该法主要根据人体的耗氧量来推算所消耗的能量。比如通过收集人体所呼出的气量（如用 Douglas 袋等）来分析其中氧气和二氧化碳的比例。由于空气中含氧量一定，故可根据人体吸入空气和呼出气体中含氧量之差，来计算出一定时间内机体的耗氧量。

另一种方法是利用自记呼吸量测定器，如 Kofranyi Michaelis 仪测量耗氧量。它是用一种简单的气箱或气袋收集呼出的气体，将其除去产生的二氧化碳或转回到原测定器中，根据气体下降的体积和时间得出耗氧速度，由耗氧量计算出所消耗的能量。

还有一种方法是利用双标记水测定人体日常生活和工作中进行各种活动时总能量的消耗。通过让受试者摄入一定量的双标记水（$^2H_2^{18}O$），机体被这两种稳定的同位素所标记。当它在体内达到平衡时，^2H 参加 H_2O 的代谢，而 ^{18}O 参加 H_2O 和 CO_2 的代谢。通过对它们代谢速率常数的测定和一定的计算，从而测定其在一段时间内活动的能量消耗。此法精密度和准确度高，但对材料、技术和设备要求较高，因此有一定的局限性。

第三节　影响人体能量需要的因素

人体能量需要与消耗是一致的，主要包括以下四个方面，即维持基础代谢所需的热能、从事劳动所消耗的热能、食物特殊动力作用所消耗的能量和生长发育所需的热能。其中正常成人能量消耗主要用于基础代谢、体力活动和食物的热效应，而孕妇、乳母、婴幼儿、儿童、青少年和刚病愈的机体还包括生长发育所需的能量。

一、基础代谢

基础代谢（basal metabolism，BM）是维持基本生命活动所必需的能量消耗，指人体处于清醒、神经肌肉完全放松与空腹状态下，亦即机体静卧在 $18\sim25℃$ 的环境中，完全处于休息状态，既无体力劳动也无脑力劳动，而且在 12h 前已停止进食，消化系统也处于静止状态，基本上是维持体温和器官内脏最基本生命活动所需的最低能量。基础代谢的水平用基础代谢率表示。基础代谢率（basal metabolic rate，BMR）是指单位时间内人体基础代谢所消耗的能量，单位为 $kJ/(m^2 \cdot h)$、$kJ/(kg \cdot h)$ 或 MJ/d。

基础代谢受许多因素的影响，主要是身体的大小（身长、体重）、性别、年龄、气候等。一般来说，男性基础代谢比女性高，儿童和青少年比成人高，寒冷气候下比温热气候下高。

在实际工作中，可根据身高、体重求出体表面积，然后再按照体表面积表查出人体的基础代谢率。

体表面积（m^2）＝0.00659×身高（cm）＋0.0126×体重（kg）－0.1603

一般说来，在普通情况下，成年男子每 $1m^2$ 体表面积每小时基础代谢平均为 1167.4kJ，或每 1kg 体重每 1h 平均消耗能量 4.18kJ。以 65kg 体重的男子计，则 24h 的基础代谢约为 4.18×65×24＝6520.8kJ。女性基础代谢比男性低约 5%。总之，人体的基础代谢常是以体表面积乘以基础代谢率（见表 3-1），再乘以 24h 计算出来的。

表 3-1　人体基础代谢率

年龄	男		女	
	$kJ/(m^2 \cdot h)$	$kcal/(m^2 \cdot h)$	$kJ/(m^2 \cdot h)$	$kcal/(m^2 \cdot h)$
1～3	221.8	53.0	221.8	53.0
3～5	214.6	51.3	214.2	51.2
5～7	206.3	49.3	202.5	48.4
7～9	197.7	47.3	200.0	45.4
9～11	189.9	45.2	179.1	42.8

年龄	男		女	
	kJ/(m²·h)	kcal/(m²·h)	kJ/(m²·h)	kcal/(m²·h)
11～13	179.9	43.0	175.7	42.0
13～15	177.0	42.3	168.6	40.3
15～17	174.9	41.8	158.8	37.9
17～19	170.7	40.8	151.9	36.3
19～20	164.0	39.2	148.5	35.5
20～25	161.5	38.6	147.7	35.3
25～30	156.9	37.5	147.3	35.2
30～35	154.0	36.8	146.9	35.1
35～40	152.7	36.5	146.4	35.0
40～45	151.9	36.3	146.0	34.9
45～50	151.5	36.2	144.3	34.5
50～55	149.8	35.8	139.7	33.9
55～60	148.1	35.4	139.3	33.3
60～65	146.0	34.9	136.8	32.7
65～70	143.9	34.4	134.7	32.2
70～75	141.1	33.8	132.6	31.7
75～80	138.9	33.2	131.0	31.3
80 以上	138.1	33.0	129.3	30.9

二、体力活动所消耗的热能

体力活动（劳动）的能量消耗也称运动的生热效应（TEE），它是人体总能量消耗的重要部分。从事劳动所消耗的热能与劳动强度、劳动持续时间及工作熟练程度有关，即劳动强度越大，持续时间越长，工作越不熟练，能量消耗越多。体力活动一般包括职业活动、社会活动、家务活动和休闲活动等，因职业不同造成的能量消耗差别最大。伴随着中国经济发展、职业活动（劳动）强度及条件的改善，已建议将中国人群的劳动强度由 5 级调整为 3 级，即轻、中、重 3 级（表 3-2），根据不同等级的体力活动水平（physical activity level，PAL）值可推算出能量消耗量。美国在 1989 年将职业劳动强度分为休息、极轻、轻、中和重体力劳动 5 个等级，估算出综合能量指数（integrative energy index，IEI）（表 3-3）。

表 3-2　建议中国成人活动水平分级

活动水平	职业工作时间分配	工作内容举例	PAL	
			男	女
轻	75%时间坐或站立，25%时间站着活动	办公室工作、修理电器钟表、售货员、酒店服务员、化学实验操作、讲课等	1.55	1.56
中	25%时间坐或站立，75%时间特殊职业活动	学生日常活动、机动车驾驶、电工安装、车床操作、金工切割等	1.78	1.64
重	40%时间坐或站立，60%时间特殊职业活动	非机械化农业劳动、炼钢、舞蹈、体育运动、装卸、采矿等	2.10	1.82

注：PAL，即 24h 总能量消耗量除以 24h 基础代谢。

资料来源：中国营养学会，2000. 中国居民膳食营养素参考摄入量. 北京：中国轻工业出版社。

表 3-3　各种活动的能量消耗量

活动类别		综合能量指数(IEI)
休息	睡眠,躺着	BMR×1.0
极轻	坐或站着活动、绘画行业、开车、实验室工作、打字、缝纫、熨衣、烹饪、玩纸牌、玩乐器	BMR×1.5
轻	平地步行(2.5~3.0km/h)、修车厂工作、供电行业、木工业、酒店业、房屋清洁、航海、打乒乓球、照顾小孩、打高尔夫球	BMR×2.5
中	平地步行(3.5~4.0km/h)、除草锄地、骑自行车、滑雪、打网球、跳舞	BMR×5.0
重	负重上坡、砍树、重体力挖掘、打篮球、爬山、打橄榄球、踢足球	BMR×7.0

注：综合能量指数（IEI）为按规定时间活动的能量消耗量除以同一时期的基础代谢。

资料来源：中国营养学会，2000. 中国居民膳食营养素参考摄入量. 北京：中国轻工业出版社。

三、食物特殊动力作用

食物特殊动力（specific dynamic action，SDA）作用是指人体摄入食物后，可以使安静状态下的机体发生能量代谢增高，机体向外界散失的热量比进食前有所增加的现象。它是人体摄入食物后一系列消化、吸收、合成活动及营养素和营养素代谢产物之间的转化过程中所消耗的能量，只是增加机体的能量消耗，并非增加能量来源。各种营养素或食品都表现食物特殊动力作用，蛋白质最强，相当于蛋白质本身所产生热能的 30%，碳水化合物约为其本身所产生热能的 5%~6%，脂肪约为 4%~5%。一般情况下，摄取普通混合膳食时，食物特殊动力作用所引起的额外能量消耗约为 627~836kJ，相当于基础代谢的 10%。

四、生长发育

正在生长发育的机体，如婴幼儿、儿童、少年需要额外的能量来维持机体的生长。生长发育所需的能量主要用于形成新的组织及新组织的新陈代谢。3~6 个月的婴儿每天约有 15%~23% 的能量储存于机体形成新的组织。而孕妇生长发育的能量消耗主要用于子宫、乳房、胎盘、体内胎儿的生长发育及体脂贮备，乳母分泌乳汁等也需额外补充能量。

第四节　能量的供给与食物来源

一、能量的供给

能量的供给必须满足机体对能量的需求，一般成人能量的摄入和消耗保持平衡，就能维持人体的健康和正常的生活活动与劳动的需要。人体对能量的需求受劳动强度、年龄、性别、生理状况、气候和体型等的影响。

在正常情况下，人体的能量需要与其食欲相适应，当正常食欲得到满足时，其能量需要一般也可以满足。成人的体重是评定膳食能量摄入适当与否的重要标志，如能量供给量过多或不足时，则体重将增加或减轻，导致人体肥胖或消瘦。

儿童和青少年正处在生长发育时期，其身高、体重和活动量皆与日俱增，所以能量的供给量应随之增加才能满足其生长发育的需要。中年以后，人体基础代谢率下降，活动量减少，因而能量供给量应适当降低，以避免发胖。孕妇和乳母的能量供给量应适当增加，以保证胎儿的正常发育和泌乳的需求。

二、能量的食物来源

人体所需要的能量，主要来源于食物中的碳水化合物，其次是食物中的脂肪和蛋白质。碳水化合物、脂肪和蛋白质这三大产能营养素在体内各有其特殊的生理作用且又相互影响。尤其是碳水化合物与脂肪在很大程度上可相互转化，对蛋白质具有节约作用，故合理的膳食要求产能营养素之间应有适当的比例。根据我国人民的饮食习惯和生理需要，碳水化合物提供的能量应占总能量的50％～65％，脂肪占20％～30％，蛋白质占10％～15％。

食物产生能量的高低取决于它的能量密度，即每克食物所含的能量。一般含脂肪多的食物产生的能量较高，肥肉比瘦肉的脂肪含量高，产能也就相对较高。蔬菜和水果中含膳食纤维与水分较多，而脂肪与蛋白质含量相对低，因此产能就少，但坚果类的花生、核桃等例外。为此，人们应根据实际需要合理地选择食物，使人体所需的能量和各种营养素之间保持一定的平衡关系。

 案例分析

▶ **案例** ◀

《中国儿童肥胖报告（2017）》表明，我国超重肥胖儿童的检出率呈持续增长趋势，7岁及以上学龄儿童超重率和肥胖率分别由1984年的2.1％和0.5％增至2014年的12.2％和7.3％。儿童肥胖已成为一个日趋严重的危害我国儿童健康的公共卫生问题。根据调查发现，肥胖儿童常见的饮食行为有经常食用西式快餐、大量或经常食用肉类、含糖饮料、油炸食品或蛋糕、曲奇、薯条等零食。

问题：
肥胖儿童数量持续增长的原因是什么？

分析：
食物和能量摄入增加的饮食行为是肥胖儿童快速增长的关键因素。西式快餐是指主要以油炸、煎、烤为主要烹饪方式的快餐食品。其烹饪方式和食物选择倾向于高油脂高蛋白质，能量密度高，长期食用西式快餐容易导致能量摄入过高，而且经常食用西式快餐的个体在非正餐时间也喜食高能量密度的食物，从而增加超重肥胖的风险。

水是生命中不可或缺的一种物质，约占人体组织主要成分的50％～70％。水在儿童生长发育各个环节都至关重要，随着年龄增加，儿童的代谢能力加快，身体活动增加，饮水量也随之增多，儿童的饮水量不足或者过多都会对身体产生一定的影响，足量饮水有助于降低能量摄入。常见的饮水种类主要包括白水和饮料。白水是最经济实惠、零能量且符合人体需要的饮品；含糖饮料是指含糖量＞5％的饮料，包括碳酸饮料、果蔬饮料、功能性饮料、咖啡、茶饮料及其他热饮等，在制作过程中人工添加糖，如蔗糖、高果糖、玉米糖浆、蜂蜜和其他糖浆等，儿童日常摄入含糖饮料越多，饮用白水次数越少，从而使摄入能量增加而代谢减慢导致肥胖。

广义的"零食"指正餐以外的任何时间、场合进食的任何种类的食物，但人们对"零食"的一般理解是能量密集、营养价值低、限制营养素（糖、钠和/或饱和脂肪）含量高的食品，如蛋糕、曲奇、薯条和其他咸点心以及含糖饮料。儿童的零食消费增加，尤其是经常食用能量密度高的零食（通常包括烘焙食品、冰淇淋、薯片、加糖苏打水），会造成糖、脂肪以及能量日常摄入过高，从而导致肥胖。

 思考题

1. 试分析影响不同生理人群能量需要量的主要因素。
2. 如何测定或估算某一人体或人群的能量消耗量。

第四章
人体需要的营养素

 课前小提问

在整个生命周期中，膳食是人体生长发育和健康最直接和至关重要的因素。长期规律的合理膳食，均衡摄取营养素能维持和促进人体健康，提高机体免疫力，抵御各种疾病。食物中的蛋白质、碳水化合物、脂质等都是人体所需的营养素，且各类营养素均具有不同的生理功能。其中，蛋白质是构成机体和维持生命活动的基础物质，那么它在促进人体健康方面发挥什么功能作用？又该如何评价和衡量蛋白质质量的优劣？

人体健康取决于多种因素，如食物营养、遗传、生活习惯、环境状况等，其中食物营养素是影响人体健康的重要因素。人体需要不断从食物中获得营养素以保持人体与外界环境的能量平衡和物质代谢的平衡，以维持健康。食物中碳水化合物、脂肪和蛋白质等营养素为人体提供生命活动和体力活动所需要的能量，蛋白质、脂类等营养素参与机体组织组成，同时各类营养素均具有不同的生理调节功能。

目前已知人体需要的营养素约四十余种，可归纳为7大类，即蛋白质、脂肪、碳水化合物、维生素、矿物质、水和膳食纤维，此外还包括其他一些生物活性物质。

第一节　蛋白质

蛋白质由氨基酸组成，是构成机体和维持生命活动的基础物质，也是各种细胞原生质的主要成分，占细胞原生质固体质量的90%。它不仅是构成人体组织的基本材料，而且是机体合成多种具有特殊生理功能物质的原料，同时也是一种产能营养素。蛋白质在遗传信息的控制、高等动物的记忆及识别、新陈代谢的调节等方面都具有十分重要的作用。

蛋白质主要含碳、氢、氧、氮四种元素，有的蛋白质还含有硫和磷，少量蛋白质还含有铁、铜、锌、碘等微量元素。蛋白质是人体中唯一的氮的来源。

一、蛋白质和氨基酸的分类

1. 氨基酸的分类

（1）必需氨基酸与非必需氨基酸　生物体中绝大多数蛋白质都是由20种具有不同侧链的氨基酸组成的。对人类而言，按是否能在体内合成，把20种氨基酸分为必需氨基酸（essential amino acid，EAA）和非必需氨基酸（non-essential amino acid，NEAA）。所谓必需氨基酸是指那些不能在体内合成或合成量很少、不能满足机体需要的氨基酸，必须由食物蛋白质提供，分别为缬氨酸、亮氨酸、异亮氨酸、苏氨酸、色氨酸、甲硫氨酸（蛋氨酸）、苯丙氨酸和赖氨酸。另外，组氨酸为婴儿所必需，因此婴儿的必需氨基酸为9种。人体没有它们就无法合成所需的蛋白质，因此必须经常食用那些含有各种必需氨基酸的食物。

非必需氨基酸并非机体不需要，它们都是蛋白质的构成材料，并且必须以某种方式提供，只是因为可在机体内通过某些糖代谢中间体的转氨基作用合成，可以不必由食物供给。非必需氨基酸通常有13种：甘氨酸、丙氨酸、丝氨酸、胱氨酸、半胱氨酸、天冬氨酸、天冬酰胺、谷氨酸、谷氨酰胺、酪氨酸、精氨酸、脯氨酸和羟脯氨酸。

在必需氨基酸中，甲硫氨酸在体内可以合成胱氨酸，故胱氨酸可节约甲硫氨酸；同样，苯丙氨酸可以合成酪氨酸，故酪氨酸也可节约苯丙氨酸。因此，当膳食中胱氨酸及酪氨酸的含量丰富时，体内即不必耗用甲硫氨酸和苯丙氨酸来合成这两种非必需氨基酸，从而减少机体对甲硫氨酸和苯丙氨酸的需要量。因此，人们将胱氨酸和酪氨酸称为"半必需氨基酸"。

还有一些氨基酸虽然可在人体内合成，但受发育和病理等因素的影响合成受限。通常把这些在某些条件下合成受限的氨基酸称为条件必需氨基酸，如半胱氨酸、脯氨酸、丝氨酸、精氨酸、酪氨酸、牛磺酸等。

（2）**氨基酸模式和限制性氨基酸** 食物蛋白质被机体利用的程度取决于组成食物的蛋白质中必需氨基酸含量和相互比例。只有当膳食中蛋白质所提供的必需氨基酸的数量和比例与人体组织蛋白质的氨基酸比例接近时，食物蛋白质才能达到最高的利用率。FAO/WHO联合专家委员会分别于1973年和1985年提出不同年龄人群每日必需氨基酸需要量及氨基酸需要量模式，见表4-1。氨基酸需要量模式是指每克蛋白质中含有各种必需氨基酸的质量（mg），为方便起见，将某种蛋白质中含量最少的色氨酸作为1，来计算其他必需氨基酸的相应比值。

表 4-1　每日必需氨基酸需要量及氨基酸需要量模式

氨基酸	需要量/[mg/(kg·d)]				氨基酸模式	比值
	婴儿（3～4个月）	儿童（2岁）	学龄儿童（10～12岁）	成人		
组氨酸	28	（?）	（?）	（8～12）		
异亮氨酸	70	（31）	30（28）	10	40	4.0
亮氨酸	161	（73）	45（44）	14	70	7.0
赖氨酸	103	（64）	60（44）	12	55	5.5
蛋氨酸＋胱氨酸	58	（27）	27（22）	13	35	3.5
苯丙氨酸＋酪氨酸	125	（69）	27（22）	14	60	6.0
苏氨酸	87	（37）	35（28）	7	40	4.0
色氨酸	17	（12.5）	4（3.3）	3.5	10	1.0
缬氨酸	93	（38）	33（25）	10	50	5.0
总计	714	（352）	261（216）	84	360	

注：1. 此表所示婴儿EAA需要量与人乳的模式稍有不同，它高于含硫氨基酸和色氨酸，总EAA中未包括组氨酸。

2. 表中未加括号的数字来自WHO technical report series，1973：522；括号内的数字摘自周才琼，周玉林主编. 食品营养学. 北京：中国计量出版社，2006。

如果食物蛋白质中一种或几种必需氨基酸含量偏低时，则人体组织蛋白质的合成只能进行到这一氨基酸用完，其他氨基酸虽然含量丰富，其利用率也受到限制。同理，膳食中蛋白质所提供的某种氨基酸的数量过多，会降低在结构上与其近似的其他氨基酸的利用。所以，一种食物蛋白质必须同时具备种类齐全、数量充足、比例适当的必需氨基酸，才具有较高的营养价值。

食物中蛋白质消化吸收后的必需氨基酸模式越接近人体需要模式，其实际被利用的效价就越高，营养价值也越高，参见表 4-2。鸡蛋的氨基酸很接近人体需要量，故通常将这类蛋白质称为参考蛋白质。当某种食物蛋白质中某种或几种必需氨基酸缺乏或不足时，则合成组织蛋白质受到限制，这些氨基酸称为限制性氨基酸。按缺乏程度依次为第一、第二、第三限制性氨基酸等。例如，小麦、大米的第一限制性氨基酸为赖氨酸，第二限制性氨基酸为苏氨酸，第三限制性氨基酸为缬氨酸。而花生、大豆的第一限制性氨基酸为蛋氨酸，第二限制性氨基酸为色氨酸，第三限制性氨基酸为苏氨酸。若不同食物适当混合食用，可使食物中的蛋白质相互补偿，使之比值接近人体需要模式，以提高蛋白质的营养价值。

表 4-2　人体及几种食物的氨基酸模式

氨基酸	人体	全鸡蛋	鸡蛋白	牛奶	瘦猪肉	牛肉	大豆	面粉	大米
异亮氨酸	4.0	2.0	3.3	3.0	3.4	3.2	3.0	2.3	2.5
亮氨酸	7.0	4.0	5.6	6.4	6.3	5.6	5.1	4.4	5.1
赖氨酸	5.5	3.1	4.3	5.4	5.7	5.8	4.4	1.5	2.3
蛋氨酸＋半胱氨酸	3.5	2.3	3.9	2.4	2.5	2.8	1.7	2.7	2.4
苯丙氨酸＋酪氨酸	6.0	3.6	6.3	6.1	6.0	4.9	6.4	5.1	5.8
苏氨酸	4.0	2.1	2.7	2.7	3.5	3.0	2.7	1.8	2.3
缬氨酸	5.0	2.5	4.0	3.5	3.9	3.2	3.5	2.7	3.4
色氨酸	1.0	1.0	1.0	1.0	1.0	1.0	1.0	1.0	1.0

注：摘自王亚伟主编. 食品营养与检测. 北京：高等教育出版社，2005。

2. 蛋白质的分类

根据蛋白质的组成成分，可把蛋白质分为单纯蛋白质和结合蛋白质。单纯蛋白质只含氨基酸，而结合蛋白质除蛋白质部分外，还含有非蛋白质部分，是蛋白质的生物活性或蛋白质代谢所必需的，常见的有色素化合物、糖类、脂类、磷酸、金属离子及核酸等。

根据蛋白质的营养价值，又可把蛋白质分为完全蛋白质、半完全蛋白质和不完全蛋白质。

（1）完全蛋白质　所含必需氨基酸种类齐全、数量充足、比例恰当，不但能维持成人的健康，并能促进儿童的生长发育。动物性来源的蛋白质大多为完全蛋白质，如奶中的酪蛋白、乳白蛋白，蛋类中的卵白蛋白、卵黄磷蛋白，肉类中的白蛋白、肌蛋白和大豆中的大豆蛋白等。

（2）半完全蛋白质　所含必需氨基酸种类齐全，但有的数量不充足、比例也不恰当，可以维持生命，但不能促进儿童的生长发育。如小麦、大麦中的麦胶蛋白等。

（3）不完全蛋白质　所含必需氨基酸种类不全，既不能维持生命，也不能促进生长发育。如玉米胶蛋白，动物结缔组织、蹄筋胶质及动物皮中的胶原蛋白等。

二、蛋白质的生理功能

蛋白质是生物功能的载体，可以说没有蛋白质就没有生命。蛋白质在生命与健康的维持方面发挥重要生理功能。食物中蛋白质在胃肠道被消化成氨基酸后被吸收入血，并随血液循环被运送到全身各处，发生合成或分解代谢，从而发挥生理作用。

1. 构成机体、修复组织

人体的蛋白质含量仅次于人体中水的含量，约占体重的18%。除脂肪和骨骼以外，其他组织中蛋白质含量比碳水化合物和脂类都多，是构成各种组织的主要有机成分。血液中的氨基酸可合成蛋白质，构成机体细胞组织，促进机体生长发育。胶原蛋白和弹性蛋白在骨骼、肌腱和结缔组织中起支架作用；核蛋白在细胞生长和增殖中起作用。蛋白质是机体结构如皮肤、韧带、肌膜、肌肉、膜及器官的核心成分。更为重要的是，人体中的蛋白质不断地在新陈代谢过程中进行组织的更新和修复。红细胞的寿命只有3～4个月，消化道黏膜细胞只能存活3天。几乎所有的细胞都要经过不断地死亡和更新这个过程。同时活细胞内部，自身的蛋白质也处在不断地合成和分解之中，食物中的蛋白质可以支持所有的细胞更新和机体的生长发育。如蛋白质供给不足，成人表现为体质下降、免疫功能低下等，儿童则会影响生长发育。

2. 合成具有生理功能的活性成分

蛋白质可合成具有催化、调节、转运、免疫作用等生理功能的活性成分，对维持机体健康、调节机体生理生化反应发挥重要作用。酶是活细胞中最重要的蛋白质之一。单个细胞中就有成千上万种酶，它们以催化剂的形式按一定的顺序和方向参与生物体内各种新陈代谢。机体分泌的含氮激素的化学本质是蛋白质或其衍生物，如生长激素、促甲状腺素、肾上腺素、胰岛素等，参与调节机体物质代谢和能量代谢。机体还可用酪氨酸合成黑色素，而色氨酸是血清素和烟酸的合成原料。蛋白质载体帮助机体运输所需的各种物质，如脂类、矿物质和氧。蛋白质构成血液凝固因子及提供网架以供血液凝固。机体的免疫功能与蛋白质密切相关。形成免疫细胞和抗体、补体都需要充足的蛋白质。如吞噬细胞的作用与摄入蛋白质的量有关；大部分免疫细胞在骨髓、胸腺、脾脏及淋巴组织中发生、分化成熟和发生免疫应答，若长期缺乏蛋白质，这些组织将明显萎缩，失去制造免疫细胞和抗体的能力，使机体抗病能力降低，易感染疾病。

3. 维持机体内环境的稳定

维持内环境的稳定就是保持血液和细胞间液的温度、渗透压和pH值的稳定。蛋白质可维持水分在体内的正常分布，保障正常人血浆与组织液间的水分不断地进行交换，保持动态平衡。血浆胶体渗透压是由蛋白质（以白蛋白为主）的浓度决定的。机体长期摄入蛋白质过低，可使血浆蛋白质浓度下降，血浆胶体渗透压也随之下降，组织间水分滞留，可出现水肿。

正常情况下，机体不断地产生酸性物质和碱性物质，大多由血液运输到相应器官进行代谢。血液有非常完善的缓冲系统使自身的pH值处于正常范围。蛋白质是两性物质，它与碳酸盐、磷酸盐等均为维持血液酸碱平衡的重要物质。

4. 提供能量

当碳水化合物和脂肪所供能量不足，或蛋白质摄入量超过体内蛋白质更新的需要时，蛋白质也能通过氧化分解提供能量。但是蛋白质在分解代谢过程中会产生含氮化合物，增加肝肾的负担。

三、蛋白质的营养评价

由于各种食物的蛋白质含量和氨基酸模式不一样，以及人体对不同蛋白质的消化、吸收和利用程度也存在差异，所以对蛋白质质量做出正确的评价，有利于食品品质的鉴定，指导膳食蛋白质营养，开发和利用各种食物蛋白质资源。衡量蛋白质质量的优劣，是在考虑其含量的基础上，以人体摄入后的效果即生物利用率为主要参考依据。作为一种蛋白质尽管被机体消化、吸收及利用程度很高，但如果含量太少，其应有的作用则无法充分发挥。

1. 蛋白质含量

食物蛋白质含量的多少是评价食物蛋白质营养价值的基础。如果食物蛋白质含量低，不能满足人体的需要量，则无法满足机体的氮平衡，也就无法发挥食物蛋白质的作用。食物蛋白质的测量通常用凯氏定氮法测定其总氮量，然后再换算成蛋白质含量。蛋白质平均含氮为16%，故食物总氮量乘以 6.25（100/16）就是蛋白质的含量。各种食物蛋白质中的含氮量略有差别，为准确换算其蛋白质含量，可用食物总氮量乘以不同的蛋白质换算系数，可参见表 4-3。

表 4-3　常用食物蛋白质的换算系数

食品	蛋白质换算系数	食品	蛋白质换算系数	食品	蛋白质换算系数
大米	5.95	玉米	6.25	蛋	6.25
全小麦	5.83	花生	5.46	肉	6.25
大豆	5.71	棉籽	5.30		
芝麻	5.30	奶	6.38		

注：摘自王亚伟主编．食品营养与检测．北京：高等教育出版社，2005。

值得注意的是凯氏定氮法测定的总氮量包含嘌呤、嘧啶、游离氨基酸、肽、维生素、肌酸、肌酐和氨基糖及少量非氨基酸和非肽氮。

2. 生物学评价

按美国官方分析化学师协会（AOAC）规定的方法和程序饲喂试验动物，根据试验所得数据来计算各种指标，并进行营养评价。常见指标如下所述。

（1）蛋白质的消化率　蛋白质的消化率（digestibility）是指该食物蛋白质被消化酶分解、吸收的程度。消化率越高，被机体利用的可能性越大。常用机体吸收氮与食物氮的比值表示。

$$消化率 = \frac{吸收氮}{食物氮} \times 100\% \tag{4-1}$$

食物蛋白质在人体内消化率的高低是评价食物蛋白质营养价值的一个重要方面。食物蛋白质的消化率用该蛋白质中被消化、吸收的氮量与蛋白质的含氮总量的比值表示，并根据是否考虑内源粪代谢氮因素，将蛋白质消化率分为表观消化率（apparent digestibility，AD）和真消化率（true digestibility，TD）。

粪中蛋白质绝大部分来自未消化吸收的食物氮，但也包括消化道脱落的肠黏膜细胞和代谢废物中的氮，以及极少量肠道微生物的氮，后两者称为粪代谢氮。粪代谢氮是在人体进食足够热量但完全不摄取蛋白质的情况下在粪便中测得的。如在测定中不计粪代谢氮时，所得的结果称为表观消化率，反之为真消化率。

$$AD = \frac{食入氮 - 粪氮}{食入氮} \times 100\% \tag{4-2}$$

$$TD = \frac{食入氮 - （粪氮 - 粪代谢氮）}{食入氮} \times 100\% \tag{4-3}$$

由于表观消化率比真消化率数值低，用其估计蛋白质的营养价值数值会偏低，具有较大的安全系数，而且测定方便易行，因而常用表观消化率表示蛋白质的消化率。

蛋白质的消化率受人体和食物两方面因素的影响，如人的饮食习惯、身体状态和消化功能及食物的种类、烹调加工方式。一般动物性蛋白质比植物性蛋白质消化率高。

（2）蛋白质生物价　蛋白质生物价（biological value，BV）是反映食物蛋白质被机体吸收后的储留程度即利用程度的指标,最大值为 100%。

$$BV = \frac{储留氮}{吸收氮} \times 100\%$$ (4-4)

$$= \frac{食物中氮-(粪氮-粪代谢氮)-(尿氮-尿内源氮)}{食物中氮-(粪氮-粪代谢氮)} \times 100\%$$

式中,尿内源氮是指试验对象在无氮条件下,由尿中排出的来自体内原有蛋白质的氮,也可从无氮对照组的尿中测得。

常见食物蛋白质的生物价见表 4-4。

表 4-4 部分食物蛋白质的生物价

食物名称	生物价/%	食物名称	生物价/%	食物名称	生物价/%
鸡蛋白	83	虾	77	小米	57
鸡蛋黄	96	小麦	67	玉米	60
脱脂牛奶	85	生大豆	57	花生	59
鱼	83	熟大豆	64	马铃薯	67
牛肉	76	蚕豆	58	甘薯	72
猪肉	74	白面	52	大米	77

注:摘自王亚伟主编.食品营养与检测.北京:高等教育出版社,2005;霍军生主编.营养学.北京:中国林业出版社,2008。

（3）**蛋白质净利用率**　蛋白质净利用率（net protein utilization，NPU）反映了摄入蛋白质被实际利用的程度,即机体利用的蛋白质占食物中蛋白质的百分比,包含了食物蛋白质的消化和利用两个方面,因此更全面。

$$NPU = \frac{氮储留量}{食物中氮} \times 100\%$$ (4-5)

$$= \frac{食物中氮-(粪氮-粪代谢氮)-(尿氮-尿内源氮)}{食物中氮} \times 100\%$$

NPU 实际为生物价与消化率的乘积。

（4）**蛋白质功效比**　蛋白质功效比（protein efficiency ratio，PER）或称蛋白质效价,一般按规定方法（AOAC 法）测定生长发育中的幼小动物摄入 1g 蛋白质所增加的体重(g),表示蛋白质被机体利用的程度。一般用含 10% 的蛋白质饲喂雄性断奶大鼠 28 天,然后计算相当于 1g 蛋白质所增加的体重(g)。

$$PER = \frac{动物增加体重(g)}{摄入蛋白质(g)}$$ (4-6)

为了方便测定结果的相互比较,在进行待测蛋白质实验的同时,常用经过标定的酪蛋白（PER 为 2.5）作为对照组进行测定,将测定结果以酪蛋白为参考蛋白质进行换算,可得到校正的 PER 值。

$$校正 PER = \frac{实测 PER 值 \times 2.5}{参考酪蛋白的实测 PER 值}$$ (4-7)

PER 指标已被美国官方分析化学师协会（AOAC）推荐为评价食物蛋白质营养价值的必测指标,其他国家都在广泛使用。

（5）**蛋白质净比值**　蛋白质净比值（net protein ratio，NPR）或称净蛋白比,是指受试动物摄入 1g 蛋白质增重加上对照组动物失重与蛋白质消耗量的比值。

$$NPR = \frac{实验动物增重(g)+对照组动物失重(g)}{实验动物蛋白质消耗量} \times 100\%$$ (4-8)

本方法对照组动物饲喂无蛋白质饲料,实验组蛋白质水平为 10%,饲养 7~10 天,记录增加体重与降低体重（g）。

蛋白质营养价值生物学评价方法的优点是能直接反映出供试动物对待测蛋白质的消化、吸收及利用状况，一种蛋白质价值的高低直接由供试动物体内的氮代谢与平衡及体重的增减而定。缺点是较费时间，且要经过较繁琐的过程。而且蛋白质在试验动物（通常是大鼠）与在人体中的代谢并不完全相同，因此生物测定评价的结果不一定能完全代表蛋白质在人体中的消化、吸收和利用的真实情况。

3. 化学评价

这类评价一般不需要进行复杂而费时的动物试验，而是根据供试蛋白质氨基酸组成比例与参照蛋白质的氨基酸组成及其比例的比较分析，尤其是用必需氨基酸模式来评价供试蛋白质的价值，或根据经验方法来测定。通常，以全鸡蛋或人乳中必需氨基酸模式，或根据人体所必需氨基酸量提出的假设模式，作为评价食物蛋白质营养价值的标准。该方法是目前常采用的一种评价方法，也是最简单的评价蛋白质质量的方法，称为氨基酸评分（amino acid score，AAS），即计算受试蛋白质中第一限制性氨基酸与理想氨基酸模式中相应氨基酸的比值。

$$AAS = \frac{被测蛋白质每克氮（或蛋白质）中氨基酸（mg）}{理想模式或参考蛋白质每克氮（或蛋白质）中氨基酸（mg）} \quad (4-9)$$

例如，食物中赖氨酸在每克氮中为150mg，而理想模式中为340mg（见表4-5），则氨基酸评分为150/340＝0.44（或44%）。AAS的值越接近于1，与理想模式氨基酸组成越接近，蛋白质价值就越高。

表 4-5 氨基酸的评分理想模式

氨基酸	每克氮（或蛋白质）中的含量/(mg/g)	氨基酸	每克氮（或蛋白质）中的含量/(mg/g)
异亮氨酸	250	苏氨酸	250
亮氨酸	440	色氨酸	60
赖氨酸	340	缬氨酸	310
蛋氨酸＋胱氨酸	220	总计	2200
苯丙氨酸＋酪氨酸	330		

注：摘自王亚伟主编.食品营养与检测.北京：高等教育出版社，2005。

鉴于过去常用的蛋白质功效比值法或氨基酸评分法都有局限性和不确定性，没有考虑食物蛋白质的消化率，因此FAO/WHO于1991年正式公布经消化率修正的氨基酸评分法（protein digestibility corrected amino acid score，PDCAAS），可用于对除孕妇和1岁以下婴儿以外的所有人群的食物蛋白质进行评价。被欧美国家采用于食品监督工作。

$$PDCAAS = AAS × 真消化率 \quad (4-10)$$

表4-6为几种食物蛋白质经消化率修正的氨基酸评分。

表 4-6 几种食物蛋白质经消化率修正的氨基酸评分

食物蛋白质	经消化率修正的氨基酸评分	食物蛋白质	经消化率修正的氨基酸评分
酪蛋白	1.00	斑豆	0.63
鸡蛋	1.00	燕麦粉	0.57
大豆分离蛋白	0.99	花生粉	0.52
牛肉	0.92	小扁豆	0.52
豌豆粉	0.69	全麦	0.40
菜豆	0.68		

注：摘自周才琼，周玉林主编.食品营养学.北京：中国计量出版社，2006。

化学评价法的优点是方法简单，只要详细的氨基酸分析资料即可，回避了生物学方法的繁琐和昂贵。但该方法通常是与某一标准蛋白质对照分析，而且有些指标如 AAS 仅是测定其中单一必需氨基酸的相对值，不一定能反映体内氨基酸平衡代谢的真实水平。

四、蛋白质的互补作用

1. 蛋白质互补作用的概念

不同食物蛋白质所含必需氨基酸的种类和数量不同，将两种或两种以上的食物蛋白质适当混合食用，使其所含的氨基酸之间取长补短，相互补偿，改善必需氨基酸之间的比例关系，从而提高食物蛋白质的营养价值，这种作用称为蛋白质的互补作用（complementary action）。

2. 蛋白质互补作用的原则

（1）所搭配食物的种属越远越好　食物种属越近，其蛋白质所含必需氨基酸的种类和数量可能越相似，两者搭配，必需氨基酸之间取长补短的效果越差。食物种属越远，其蛋白质所含必需氨基酸的种类和数量差异可能越大，必需氨基酸之间取长补短的效果就越好。因此，动、植物性食物之间搭配比单纯植物性食物之间搭配的效果要好。

（2）所搭配食物的种类越多越好　不同种类的食物蛋白质所含必需氨基酸的种类和数量各不相同，所搭配的食物种类越多，必需氨基酸之间取长补短的机会越多，效果就越好。例如，小麦和大豆搭配的效果就不及小麦、大豆和牛肉搭配的效果。

（3）所进食食物的时间间隔越短越好　合成蛋白质所需的各种氨基酸应该同时具备才能发挥组装效果，而从食物中消化吸收的氨基酸在体内储留的时间通常只有 4~5h，时间间隔越长，效果就越差。

五、蛋白质、氨基酸在食品加工中的变化

食品加工通常是为了杀灭微生物或钝化酶来保存食品、破坏某些营养抑制剂和毒性物质、提高消化率和营养价值、增加方便性以及维持或改善感官性状等。在完成这些食品加工目的的同时，常常对蛋白质、氨基酸造成负面影响，如何保持它们良好的营养价值不受损害，更为人们所重视。

1. 热加工

热处理可造成蛋白质的变性、分解、氨基酸氧化、氨基酸键之间的交换、氨基酸新键的形成等。

（1）适度的热加工，对保持食品蛋白质的营养价值是有益的　加热杀菌和钝化酶是食品保藏最普遍和有效的方法。加热使蛋白质变性，可提高其消化率；还可破坏食品中的某些毒性物质、酶抑制剂和抗生素，提高其营养价值。例如，生大豆中含有抗胰蛋白酶、红细胞凝集素和其他有害成分，通过热加工可以破坏这些有害物质，同时提高大豆蛋白的消化率和其中含硫氨基酸的利用率。

凝固变性的蛋白质若在水中继续加热，其中一部分会逐渐水解生成一些多肽类的中间产物，最终生成各种氨基酸。这也是小火煲汤、炖肉味道鲜美的道理。肉类食物的胶原蛋白在水中受热时，可水解成结构比较简单、易于被人体消化吸收的白明胶。1％的白明胶即可在15℃左右凝结成富有弹性的胶冻。

（2）过度的加热过程会导致蛋白质营养价值下降

① 氨基酸的破坏　牛奶的传统加热杀菌可使赖氨酸和胱氨酸含量分别下降 10％ 和 13％，其生理价值降低约 6％。肉类罐头加热灭菌时，胱氨酸的损失可高达 44％。普通面包

在焙烤时，可利用赖氨酸损失率为 $10\%\sim15\%$，烤制温度越高，持续时间越长，损失就越大。

② 蛋白质结构的改变 加热可影响蛋白质分子的空间结构，蛋白质发生热变性。实验表明：鱼类、肉类在高温下可引起胱氨酸显著破坏，赖氨酸偶有损失，其他氨基酸则基本没有改变。但是，氮的消化率及许多氨基酸的可利用性等，往往严重下降。

③ 蛋白质与非蛋白质分子的反应 当含有还原糖的蛋白质食品受热时会发生羰氨反应，产生褐变，蛋白质损失较为严重，其中最容易损失的是赖氨酸和胱氨酸。

2. 碱处理

碱可用于处理多种含蛋白质食物，可以用于蛋白质的溶解和纯化，制备植物浓缩蛋白等；在进行上述食品加工时，需要考虑碱对蛋白质的影响。碱处理可使蛋白质发生异构化，并在分子间或分子内形成交联键，生成某些新的氨基酸如赖丙氨酸等。赖丙氨酸的形成妨碍蛋白质的消化作用，降低赖氨酸的利用率。碱处理也可使色氨酸、赖氨酸等发生构型变化，从而降低蛋白质的营养价值。

3. 冷冻加工

对食品进行冷冻加工能抑制微生物和酶的作用，防止蛋白质腐败，有利于食品的保存。但在冷冻食品时，细胞内和细胞间隙的自由水和一部分结合水结冰，使存在于原生质中的蛋白质分子的一部分侧链暴露出来，同时由于结冰导致体积膨胀，冰晶的挤压使蛋白质发生凝聚沉淀，形成不可逆的蛋白质变性，导致蛋白质持水能力丧失，造成食物性状的改变。例如牛乳经过冷冻会分层，即使解冻也不能恢复原状。

蛋白质在冷冻条件下的变性程度与冻结速度有关。一般说来，冻结速度越快，冰晶越小，挤压作用也越小，变性程度就越小，越能够保持食品原有的风味。

4. 脱水与干燥

食品在脱水干燥时，温度过高，时间过长，会使蛋白质失去结合水而变性，从而使食品的复水性降低，硬度增加，风味变劣。冷冻真空干燥能使蛋白质分子外层的水化膜和蛋白质分子间的自由水先结冰，然后在真空条件下升华蒸发，达到干燥的目的，不仅蛋白质分子变性少，而且还能保持食品的色、香、味。

5. 氧化

在高温下，氧化剂和过氧化脂质能和蛋白质的氨基酸残基反应，降低蛋白质的营养价值。其中以色氨酸、蛋氨酸、组氨酸和赖氨酸等比较容易受到破坏。在日光的长期照射下，与色素同存的蛋白质易被光氧化发生变化。

总之，从营养的角度考虑，食品加工对蛋白质和氨基酸的影响既有利又有弊。关键是如何将食品加工时的损害减少到最小。

六、蛋白质的摄入量和食物来源

1. 蛋白质的摄入量

考虑到我国居民的膳食结构特点，中国营养学会提出了蛋白质的每日推荐摄入量：7～12 月龄婴儿 17g，1～2 岁幼儿 25g，3～11 岁儿童 25～55g，随着年龄不断增长，男性的蛋白质推荐摄入量略高于女性。如果按膳食能量比值计算，蛋白质的膳食热比值以 $11\%\sim14\%$ 为宜，其中儿童和青少年为 $13\%\sim14\%$，成年人为 $11\%\sim12\%$。

2. 蛋白质的食物来源

人体蛋白质的食物来源主要包括动物蛋白质和植物蛋白质两大类，其中动物蛋白质，如畜肉、禽肉、鱼肉、蛋类、乳类等来源；植物蛋白质，如谷类、薯类、水果蔬菜、杂豆类、坚果类等来源。为了提高日常膳食中蛋白质的营养价值，应当注意食物蛋白质来源的多样化，使动物蛋白、豆类蛋白、谷类蛋白合理搭配，以发挥蛋白质的互补作用，提高食物蛋白质的利用率。

除上述传统的动植物食物外，近年来大力开发的一些新食物资源也是蛋白质的良好来源。例如，由微生物培养制成的单细胞蛋白、食用菌类及一些优质的昆虫蛋白。

第二节　脂类

脂类（lipid）是指不溶于水而易溶于有机溶剂的一大类有机化合物，主要是由碳、氢、氧三种元素组成，有的含有少量的磷、氮等元素，它是重要的食物成分，在活细胞结构中具有极为重要的生理作用。

一、脂类物质的分类

脂类可分为中性脂肪和类脂两大类。通常根据脂肪在室温下所呈现的状态不同，将中性脂肪分为油和脂，油在常温下呈液态，而脂在常温下呈固态，日常食用的动植物油脂均属此类；类脂是一种在某些理化性质上与中性脂肪相似的物质，种类很多，主要包括磷脂、糖脂和固醇等。食物中的脂类95％是中性脂肪，5％是其他脂类；人体内储存的脂类中，中性脂肪可高达99％。

1. 中性脂肪

中性脂肪是由一分子甘油和三分子脂肪酸组成的三酰甘油酯，亦称甘油三酯，是油和脂的统称。油脂的性质与组成它们的脂肪酸有很大关系。常温状态下，一般由饱和脂肪酸构成的甘油三酯呈固态，如猪油、羊油等，但鱼油除外；由不饱和脂肪酸构成的甘油三酯呈液态，如花生油等，但棕榈油、椰子油和可可脂除外。

2. 类脂类

类脂的种类很多，主要有磷脂、糖脂和固醇等，也包括脂溶性维生素和脂蛋白，有着重要的生物学意义。磷脂有卵磷脂、脑磷脂和肌醇磷脂，以卵磷脂最多；糖脂有脑苷脂类和神经节苷脂；脂蛋白有极低密度脂蛋白（VLDL）、低密度脂蛋白（LDL）、高密度脂蛋白（HDL）和乳糜微粒（CM）。

二、脂类的生理功能

1. 构成机体组织

脂类是人体的重要组成部分，它以多种形式存在于各种组织中，正常人体含脂肪约占体重的15％～25％，胖人可达30％～60％。皮下脂肪是机体的储存组织，绝大部分以三酰甘油酯形式存在。类脂是多种组织和细胞的组成成分，如细胞膜由磷脂、糖脂和胆固醇等组成类脂层；脑髓和神经组织含有磷脂和糖脂；固醇还是机体合成胆汁酸和固醇类激素的必需物质。

2. 供能与保护机体

脂肪富含能量，每克脂肪供能可高达37.6kJ，比碳水化合物和蛋白质高约一倍。若机体摄食能量过多，体内储存脂肪增加，人就会发胖。若机体三天不进食，则80％的能量来自脂肪。机体不能利用脂肪酸分解合成葡萄糖以供脑和神经细胞能量需要，所以在饥饿、供能不足时就必须消耗肌肉组织中的糖原和蛋白质。这正是过分节食减肥的危害之一。

脂肪还能够隔热、保温，支持和保护体内各种脏器，使之不受损伤，从而具有保护机体的作用。

3. 提供必需脂肪酸与促进脂溶性维生素的吸收

人体所需的必需脂肪酸是靠食物脂肪提供的。它们主要用于磷脂合成，是构成细胞膜的重要组成部分，还具有保持皮肤微血管正常通透性等重要生理功能。此外，脂类中还含有脂溶性维生素，食物脂肪有助于脂溶性维生素的消化吸收。

4. 增加饱腹感和改善食品感官性状

脂类在胃中停留时间较长［胃排空速度：碳水化合物＞蛋白质（排空较慢）＞脂肪（更慢）］，一次进食含50g脂肪的高脂膳食，需4～6h才能在胃中排空，因而使人有高度饱腹感。脂肪还可改善食品的感官性状，如油炸食品等特有的美味感。

三、脂肪酸

自然界约有七八十种不同的脂肪酸，最重要的是能被人体吸收利用的偶数碳原子脂肪酸。奇数碳原子脂肪酸是由微生物产生的，很少见；还有少数的含环脂肪酸和极少数带侧链的脂肪酸。表 4-7 中所列为常用食用油中主要脂肪酸的组成。根据化学结构不同，脂肪酸可分为饱和脂肪酸（saturated fatty acid，SFA）和不饱和脂肪酸（unsaturated fatty acid，UFA）。按其空间结构不同分为顺式脂肪酸（*cis*-fatty acid）和反式脂肪酸（*trans*-fatty acid）。脂肪酸还可按其碳链的长短不同分为短链脂肪酸（碳原子个数小于 6 个）、中链脂肪酸（碳原子个数 6～12）、长链脂肪酸（碳原子个数大于 12）。

表 4-7　常用食用油中主要脂肪酸的组成　　　　　　　　　单位：%

食用油	饱和脂肪酸	不饱和脂肪酸			其他脂肪酸
		油酸	亚油酸	亚麻酸	
可可油	93	6	1	—	—
椰子油	92	0	6	2	—
橄榄油	10	83	7	—	—
菜籽油	13	20	16	9	42①
花生油	19	41	38	0.4	1
茶油	11	79	10	—	1
葵花籽油	14	19	63	5	—
豆油	16	22	52	7	3
芝麻油	15	38	46	0.3	1
玉米油	15	27	56	0.6	1
米糠油	20	43	33	3	—
棕榈油	42	44	12	—	—
牛油	62	29	2	1	7
羊油	57	33	3	2	3
黄油	56	32	4	1.3	4

① 主要为芥酸。

注：摘自吴朝霞，张建友主编．食品营养学．北京：中国轻工业出版社，2020。

1. 饱和脂肪酸

脂肪酸的碳链中只含单键的为饱和脂肪酸（saturated fatty acid，SFA）。动植物油脂中所含的饱和脂肪酸主要有硬脂酸、软脂酸、花生酸和月桂酸等。软脂酸常与硬脂酸一起存在于所有的脂肪中，多数动物油含有丰富的软脂酸，牛、羊脂中含量可达 20％～25％。花生油里含有大量的花生酸，椰子油中含有较多的月桂酸。

食物中的饱和脂肪酸可影响血浆中胆固醇的含量，增加肝脏合成胆固醇的速度，提高血胆固醇的浓度。过多地摄取饱和脂肪酸会增加患冠心病的危险。

2. 不饱和脂肪酸

碳链之间有不饱和键存在的脂肪酸为不饱和脂肪酸（unsaturated fatty acid，UFA），主要有油酸（$C_{18:1}$）、亚油酸（$C_{18:2}$）、亚麻酸（$C_{18:3}$）、花生四烯酸（$C_{20:4}$）、二十碳五烯酸 EPA（$C_{20:5}$）和二十二碳六烯酸 DHA（$C_{22:6}$）。其中只有一个碳碳双键的，为单不饱和脂肪酸（MUFA），如油酸。油酸普遍存在于动植物油脂中，芝麻油、花生油、牛羊脂、乳脂中都含有油酸。油酸在室温下呈液态，没有气味和滋味，容易发生氧化酸败。含有两个或两个以上碳碳双键的，为多不饱和脂肪酸（PUFA），如亚油酸、亚麻酸。亚油酸几乎存在于所有的植物油中，特别是豆油、亚麻油和葵花籽油中含量较多。亚油酸有两个不饱和双键，比油酸更容易酸败。

不饱和脂肪酸根据 n 或 ω 编号系统（按离羧基端最远碳原子定位），可分为 n-3、n-6、n-7 和 n-9 系列或称 ω-3、ω-6、ω-7 和 ω-9 系列。如油酸属于 n-9 系列，亚油酸属于 n-6 系列，α-亚麻酸属于 n-3 系列。

多不饱和脂肪酸具有特殊的生理功能：在细胞中一系列酶的催化下，可转变为前列腺素、血栓素及白细胞三烯等重要衍生物，几乎参与所有的细胞代谢活动；使胆固醇酯化，降低血中胆固醇和甘油三酯，降低血液黏稠度，改善血液微循环；保持细胞膜的相对流动性，以保证细胞的正常生理功能；提高脑细胞的活性，增强记忆力和思维能力。但不容忽视的是多不饱和脂肪酸易发生脂质过氧化反应，产生自由基和活性氧等物质，对细胞和组织有一定的伤害。因而饱和脂肪酸、单不饱和脂肪酸和多不饱和脂肪酸三者应按合适比例摄取。

另有研究证实，单不饱和脂肪酸在降低胆固醇、甘油三酯和低密度脂蛋白胆固醇方面，与多不饱和脂肪酸具有相近的作用。但大量摄入多不饱和脂肪酸如亚油酸却在降低低密度脂蛋白胆固醇的同时，降低了对人体有益的高密度脂蛋白胆固醇，而大量摄入油酸时则没有此现象。而且单不饱和脂肪酸没有类似于多不饱和脂肪酸的潜在不良作用，在膳食中需要降低饱和脂肪酸时，以单不饱和脂肪酸取代部分饱和脂肪酸有重要意义。

3. 必需脂肪酸

必需脂肪酸（essential fatty acid，EFA）不能被机体合成，却又为人的生命活动所必需、一定要由食物供给的脂肪酸。目前被确认的人体必需脂肪酸是亚油酸和 α-亚麻酸。必需脂肪酸的含量与组成是衡量食物油脂营养价值的重要方面。一般认为必需脂肪酸应占每日膳食能量的 3％～5％。

必需脂肪酸在人体内具有重要的生理功能：①必需脂肪酸是组成磷脂的重要成分，对维持细胞膜的完整性和生理功能有重要作用；②与脂质代谢有密切联系，可参与调节胆固醇代谢，如亚油酸与胆固醇结合成的高密度脂蛋白可将胆固醇运往肝脏代谢，发挥降脂作用；③动物的精子形成也与必需脂肪酸有关，膳食中长期缺乏必需脂肪酸，动物可出现不孕症，授乳过程亦可发生障碍；④必需脂肪酸可以保护皮肤免受射线损伤；⑤必需脂肪酸是机体前列腺素在体内合成的原料。

动物脂肪中必需脂肪酸的含量较少，而在植物油中含量较多，如棉籽油、大豆油、玉米油和芝麻油等，海产鱼类中含有长链多不饱和脂肪酸。

4. 反式脂肪酸

植物油由液态油进行浓缩（固化）的过程，即"氢化"的过程中，引入了氢分子，将液态不饱和脂肪酸变成易凝固的饱和脂肪酸，在这个过程中，有一部分剩余不饱和脂肪酸发生了"构型转变"，从天然的"顺式"结构异化成"反式"结构，从而形成反式脂肪酸。氢化油产品有人造奶油、起酥油、氢化植物油、部分氢化植物油等。此外，高温加热过程中，光、热和催化剂作用也会使植物油脂肪酸异化成反式脂肪酸。反式脂肪酸曾被归类为不饱和脂肪酸，视为取代饱和脂肪酸的较符合健康的取代品。然而越来越多的研究表明反式脂肪酸的过量摄入会危害人体健康。反式脂肪酸不但升高血液中被称作恶性胆固醇的低密度脂蛋白胆固醇，同时还降低被称作良性胆固醇的高密度脂蛋白胆固醇，这两种变化都会引发动脉阻塞而增加心血管疾病的危险性；增加患糖尿病危险；可能会诱发肿瘤；反式脂肪酸能通过胎盘以及母乳转运给胎儿，使其易患上必需脂肪酸缺乏症，对视网膜、中枢神经系统和大脑功能的发生、发展产生不利影响。

四、胆固醇

胆固醇（cholesterol）是重要的动物固醇，在人体的各组织中均含有胆固醇。其性质较稳定，基本不受酸、碱、热等加工因素的影响。胆固醇通常只存在于动物性食物中，尤其在动物的脑和神经组织以及蛋黄中含量特别高，在动物肝、肾和表皮组织中的含量较为丰富，在海产、软体动物中的含量也较多，植物性食物中不含胆固醇。

胆固醇是人体正常的组织成分，是维持人体健康必不可少的营养素。胆固醇在体内发挥着重要的生理功能：胆固醇是维持生物膜结构和功能的重要物质；是机体中脂类运输的载体；是机体中合成类固醇激素及维生素 D 等的重要物质；与机体的免疫功能密切相关。

但有研究表明，血胆固醇水平与心血管疾病的发病率之间呈现正相关性。原因在于血液中胆固醇浓度过高时，容易在血管壁上沉淀而使得血管壁变厚，降低血管的弹性和流通性。另外，有研究发现，胆固醇过低同样不利于人体健康。胆固醇偏低不利于机体的新陈代谢，而且会导致某些微量元素（如锌、镁等）的缺乏，还会增加其他原因所导致的疾病的死亡率等。由此可见，对于一般人而言，膳食中胆固醇含量过高固然不好，但刻意限制膳食胆固醇的摄入也没有必要。血胆固醇只有保持在适宜水平才是有益的。在限制摄入胆固醇的同时，更要注意热能摄入平衡，预防内源性胆固醇水平的升高。

五、脂肪的营养价值评价

从营养的观点来说，食用脂肪营养价值评价的主要依据有以下几个方面。

（1）**脂肪的含量**　脂肪含量是脂肪营养价值评价的基础指标，但不是主要指标。

（2）**脂肪的消化率**　脂肪的消化吸收率与熔点成反比，熔点在 $50℃$ 以上的不容易消化吸收，熔点越低或越接近人的体温，消化率越高。脂肪消化率还与不饱和双键的多少有关，双键数目越多，其消化吸收率越高。植物油的不饱和双键一般多于动物脂肪，人体对植物油的消化吸收较好，而对牛油和羊油的吸收较差。鱼油中不饱和脂肪酸多，而畜肉的硬脂酸、软脂酸含量高，因此，鱼油的营养价值大于畜肉脂肪。但总体来说，脂肪的消化率都较高。

（3）**脂肪酸的种类与含量**　必需脂肪酸的含量和组成是衡量食物油脂营养价值的重要方面，包括饱和脂肪酸、单不饱和脂肪酸与多不饱和脂肪酸之间比例的平衡，必需脂肪酸的摄入量以及 n-3 与 n-6 脂肪酸的比例。一般来说，单一油脂很难达到 n-3 与 n-6 脂肪酸的平衡，所以需通过不同油脂的调和提高油脂的营养价值。

（4）**脂溶性维生素的含量**　脂溶性维生素主要是指维生素 A、维生素 D、维生素 E、维生素 K，一般认为脂溶性维生素含量高的脂肪，营养价值也高。植物油中富含维生素 E，尤其是谷类种子的胚油中。动物的储存脂肪中几乎不含维生素，但肝脏特别是海产鱼类的肝脏脂肪、乳和蛋黄的脂肪中维生素 A、维生素 D 含量极多，更因为其脂肪呈分散细小微粒状，很容易消化吸收，所以它们的营养价值较高。

（5）**油脂稳定性**　油脂在空气中长时间放置或受不利因素影响会发生变质酸败，不仅有异味，且营养价值下降，其中的维生素、脂肪酸被破坏，发热量下降，甚至产生有毒物质。因此耐储存、稳定性高，也是考察脂肪优劣的条件之一。植物油脂中含有丰富的维生素 E，其是一种天然抗氧化剂，有助于提高植物油脂的稳定性。

六、脂类在食品加工中的变化

脂肪在食品加工中对食品的成形及风味特色带来有益的作用。但是如果方法不当，脂肪会发生一些不利于人体健康的变化，严重影响加工原料的营养价值。

1. 增加食品的色、香、味

利用食用油脂导热性良好、沸点高及加热后散热较慢等物理特性，可以使热加工速度加快，让质地鲜嫩的原料在加热过程中减少水分及部分营养素损失。例如，油炸可使肉表面温度很快达到 120℃ 或高于 120℃，使肉料表面形成一层结实的膜，既可减少肉中可溶性物质（包括可溶性的营养素）的流失，还可使其形成一定的形态。食物中含有酯、酚、醇等有机物质，而油脂是呈香物质的良好溶剂，对呈香味物质具有较好的亲和力，可把加热形成的芳香物质，由可挥发性的游离态转变为结合态，形成食品特有的香味。

不同油脂具有不同的色泽和风味，可对食品产生一定的影响。此外，油脂经过加热，温度很快升高，促使各种食品原料发生多种化学反应，形成一定色泽和香味，如蛋白质中的氨基酸与油脂发生反应，能使菜肴、糕点产生金黄色泽和诱人的香味。淀粉加热可生成有机酸、酚类等呈香气的成分。脂肪在热、酸、碱、酶的作用下还可以发生水解反应，在水中能水解成脂肪酸和甘油，使汤汁具有肉香味，并有利于人体的消化；脂肪酸与酒中的乙醇发生酯化反应，生成具有芳香气味的酯类物质。

2. 油脂的氧化酸败

油脂对空气中的氧极为敏感，尤其是不饱和脂肪酸，能自动氧化生成具有不良气味的醛类、酮类、酯类和芳香族与脂肪族化合物，这些物质是油脂哈喇味的主要来源。不饱和脂肪酸的氧化分解，造成油脂中必需脂肪酸和脂溶性维生素不同程度的破坏，营养价值降低，并且产生对人体健康有害的物质，不能食用。

3. 水解酸败

水解酸败是指脂肪在高温加工或在酸、碱、酶的作用下最终生成甘油和脂肪酸。水解本身对脂肪营养价值无太多影响。但随温度升高，加热时间加长，游离脂肪酸含量增加，会引起发烟点（发烟点是油脂加热到表面冒出青白色烟时的温度）的降低。油脂发烟点越低，则质量越差，严重影响了油炸食品的风味和质量。

4. 脂类在高温时的热分解和热聚合

在高温下，脂肪发生部分水解，生成甘油和脂肪酸。当温度超过 200℃ 时，分子间开始脱水，缩合成分子量较大的环状化合物。当油温达到 250～260℃ 时，则可分解成酮类和醛类物质，同时生成多种形式的聚合物，如己二烯环状单聚体、二聚体、三聚体和多聚体，它们都有一定的毒性。

油在达到发烟点温度时会发出油烟，油烟中带有大量的丙烯醛。丙烯醛是甘油在高温下脱水生成的，它是具有挥发性和强烈辛辣气味的物质，对人的鼻腔、眼黏膜有强烈的刺激作用，长期接触会对人体健康造成伤害。

油脂过度加热后的结果：颜色变深，黏度增大，折射率变化，酸价升高，碘价降低，发烟点下降，泡沫增多，必需脂肪酸分解，抗氧化剂分解，产生有毒物质。因此，油脂应尽量避免持续过高的温度，一般不要超过200℃；不要重复高温使用，若反复使用时，应该随时加入适量新油，以减少有害物质的生成；对已变色变味的油脂，不能再使用。

为了防止油炸用油的潜在毒性，许多国家已通过了有关油炸用油的不同管理法规，规定其极性组分最大在20%～27%之间，在一些欧洲国家还用三酰甘油低聚体含量来评价油炸用油的质量，某些国家法定最大量为10%，而其他则许可到16%。

七、脂肪的参考摄入量与食物来源

1. 脂肪的摄取

（1）脂肪的推荐摄入量　脂肪的摄入受民族、地区、饮食习惯，以及季节、气候条件等影响，变动范围很大。许多国家都将脂肪供能所占总能摄取量的百分比限制在30%以下。近20年来，我国居民膳食中总脂肪含量显著升高，饱和脂肪酸的比例升高，而不饱和脂肪酸的比例下降。

随着人们对脂肪摄入量，尤其是饱和脂肪酸摄入量过高引发心血管疾病及癌症等认识的深入，认为必须降低脂肪的摄食量。我国2023年修订的中国居民膳食营养素参考摄入量规定，按脂肪能量所占总能量的百分比，成人脂肪的适宜摄入量为20%～30%，其中饱和脂肪酸小于10%，n-6多不饱和脂肪酸占2.5%～9.0%，n-3多不饱和脂肪酸占0.5%～2.0%。

（2）脂肪推荐摄入量中不同脂肪酸的组成比例　目前很多国家除对脂肪的摄入总量有所建议外，对不同脂肪酸的组成比例也非常重视。不同脂肪酸的组成比例包括两个方面：一方面是饱和脂肪酸（S）、单不饱和脂肪酸（M）与多不饱和脂肪酸（P）之间的比例，多数国家提出S∶M∶P=1∶1∶1；另一方面是多不饱和脂肪酸中n-6和n-3多不饱和脂肪酸之间的比例，加拿大提出n-6/n-3多不饱和脂肪酸比例为（4～10）∶1，日本提出比例为4∶1，美国推荐3∶1，中国营养学会提出比例为（4～6）∶1。

2. 脂肪的食物来源

（1）动物性食物及其制品　动物性食物如猪肉、牛肉、羊肉，以及它们的制品如各种肉类罐头等都含有大量脂肪。禽蛋类和鱼类脂肪含量稍低。乳本身的脂肪含量不高，但全脂乳粉的脂肪含量可达约30%，而黄油的脂肪含量可高达80%以上。通常，畜类脂肪含饱和脂肪酸较多，而禽类和鱼类脂肪含多不饱和脂肪酸较多。鱼类，尤其是海鱼脂肪更是EPA和DHA的良好来源。

（2）植物性食物及其制品　植物性食物以油料作物如大豆、花生、芝麻等含油量丰富。大豆含油量约20%，花生可在40%以上，而芝麻更可高达60%。它们本身既可直接加工成各种含油量不同的食品食用，又可以提制成不同的植物油供人们烹调和在食品加工时使用。植物油含不饱和脂肪酸多，并且是人体必需脂肪酸的良好来源，因而也是人类食用脂肪的良好来源。某些坚果类含油量也很高，如核桃、松子的含油量可高达60%，但它们在人们日常的食物中所占比例不大。至于谷类食物含脂肪量较少，水果、蔬菜的脂肪含量则更少。烹调用油是膳食脂肪的重要来源。许多食品（如上述各种食品）和加工食品，特别是许多糕点、饼干和油炸食品等都含有大量油脂。

（3）油脂替代品（oil and fat substitute）　油脂在食品加工中赋予食品良好的风味和口感，但过多摄入油脂，特别是饱和脂肪酸却又被认为对身体健康有害。人们开发了许多不同的油脂替代品。一类是以脂肪酸为基础的油脂替代品；另一类则是以碳水化合物或蛋白质为基础的油脂模拟品。例如，蔗糖聚酯是由蔗糖与脂肪酸合成的酯化产品，它不被吸收、不提供能量，但却具有类似脂肪的性状，已被美国 FDA 于 1996 年批准许可用于马铃薯片、饼干等食品的生产。燕麦素是从燕麦中提取，以碳水化合物为基础的油脂模拟品，主要用于冷冻食品如冰激凌、沙拉调味料和汤料中。因该产品含大量纤维素，不仅可作为油脂替代品，还有一定的降胆固醇作用。油脂替代品并非脂肪的食物来源，它以降低食品脂肪含量而不致影响食品的口感、风味等为目的。这对当前低能量食品，尤其是低脂肪食品的发展有一定意义。

第三节　碳水化合物

碳水化合物（carbohydrate）是由碳、氢和氧三种元素组成的有机化合物，分子式通常以 $C_n(H_2O)_m$ 来表示。碳水化合物是肌肉运动时的主要能源，同时也是人类能量的最经济和最重要的来源。碳水化合物从化学角度上可分为糖类、低聚糖和多糖类；从营养学角度上，根据碳水化合物是否提供能量，可将其分为可利用碳水化合物和不可利用碳水化合物。可利用碳水化合物包括单糖、双糖和多糖中的淀粉、糖原和糊精等，不可利用碳水化合物主要包括纤维素等。

一、碳水化合物的生理功能

虽然人体内碳水化合物的含量只占 1%，但是由它们提供的能量占人体摄入总能量的 40%～80%。食物中碳水化合物的生理功能如下所述。

（1）提供和储存能量　食物中碳水化合物是人类最主要和最有效的能量来源，每克碳水化合物可提供约 16.8kJ（约 4kcal）的能量，与蛋白质相同但少于脂肪，并且它在人体内消化吸收较蛋白质和脂肪迅速和完全。有效的碳水化合物在体内被消化后，可以被组织细胞吸收以提供直接能量，也可以转化成糖原并贮存在肝脏和肌肉中，还可以转变成脂肪储备较大的能量。

（2）节约蛋白质　人体的一切生命活动都要以能量为基础，当能量供应不足时，机体将消耗蛋白质和脂肪来弥补能量。碳水化合物是机体最直接的能量来源，因此，当人体摄入足够的碳水化合物时，机体将首先使用碳水化合物作为能量，从而减少体内蛋白质的消耗，使其参与组织构成。

（3）调节脂肪代谢　脂肪在体内正常代谢需要有碳水化合物的参与。脂肪在体内代谢所产生的乙烯基必须与葡萄糖代谢产物草酰乙酸结合，进入三羧酸循环才能被彻底氧化。如果碳水化合物的摄入量很少，则脂肪不能被完全氧化，而产生过量的代谢中间产物——酮体（丙酮、乙酰乙酸等），体内的酮积累会导致酮血症。足量碳水化合物的摄入可以使酮形成的物质完全被代谢，所以碳水化合物具有抗酮的作用。

（4）保肝解毒　碳水化合物可以增加肝糖原的储备，肝糖原充足可增强肝脏对某些有害物质如细菌毒素的解毒作用，葡萄糖醛酸可直接参与肝脏解毒。

（5）构成机体的重要物质　碳水化合物参与构成机体的重要物质，并参与细胞的多种活动。如糖和脂肪形成的糖脂是细胞膜和神经组织的重要成分，糖与蛋白质结合形成的糖蛋白是抗体、酶、激素、核酸的组成部分，具有重要的生理功能。

（6）促进肠道健康　碳水化合物中的纤维素、半纤维素、果胶和戊聚糖等，并不为机体提供营养，但它们能够吸收水分，并为肠中容纳食物提供容积，由此刺激消化道的蠕动和减少食物通过的时间，促进短链脂肪酸的生成和有益菌增殖，有利于肠道健康。

二、食品中重要的碳水化合物

食品根据其含糖量的多少可分为：高糖食品，如蜂蜜和白糖；低糖食品，如蔬菜和肉类；无糖食品，如油类。根据 FAO/WHO 的新分类，将食品中的碳水化合物按其化学组成、生理功能和健康意义，分为糖（单糖、双糖和糖醇）、低聚糖（低聚异麦芽糖等）和多糖（淀粉和非淀粉多糖）三类（表 4-8）。

表 4-8　食品中碳水化合物分类

分类	亚组	组成
糖	单糖	葡萄糖、半乳糖、果糖
	双糖	蔗糖、乳糖、麦芽糖、海藻糖
	糖醇	山梨糖醇、甘露糖醇、木糖醇
低聚糖	低聚异麦芽糖	麦芽糊精
	其他寡糖	棉子糖、水苏糖、低聚糖
多糖	淀粉	支链淀粉、直链淀粉、抗性淀粉、变性淀粉
	非淀粉多糖	纤维素、半纤维素、果胶、亲水胶质等

1. 糖

按照 FAO/WHO 的分类，糖是指能够准确测定的碳水化合物，包括单糖、双糖和糖醇。通常意义上的糖是指纯蔗糖。

（1）**单糖**　单糖是最简单的碳水化合物，每个单糖分子中含有 3～7 个碳原子，根据碳原子数目的多少，依次称为丙糖、丁糖、戊糖、己糖和庚糖，自然界存在最多的是戊糖和己糖。食品中的单糖主要是葡萄糖和果糖，半乳糖很少单独存在，而是乳糖的组成成分，其他还有少量的核糖、脱氧核糖、阿拉伯糖和木糖等。

① 葡萄糖　葡萄糖是最重要的单糖，它是一种醛糖（右旋糖），是人体空腹时唯一游离存在的六碳糖，广泛存在于各种植物性食品中。葡萄糖是被机体吸收、利用得最好的单糖。葡萄糖不需要通过消化过程就能直接被人体小肠吸收，向人体提供能量，并与其他物质一起构成机体的重要成分，如糖蛋白、核糖核酸、糖脂等。葡萄糖主要由淀粉水解而来，还可来自蔗糖、乳糖等的水解。

② 果糖　果糖被称为水果糖或左旋糖，它是糖类中最甜的糖，其甜度约为蔗糖的 1.75 倍。在机体中，果糖主要由肠道的二糖酶将蔗糖水解为葡萄糖和果糖而来，部分果糖被肠黏膜细胞转变成葡萄糖和乳糖而被吸收。肝脏是直接利用果糖的唯一器官，它可将果糖迅速转化，所以整个血液循环中果糖的含量很低。此外，果糖在肠道中的吸收速度比蔗糖和葡萄糖慢，不刺激胰岛素的分泌，其代谢也不受胰岛素的制约，因此糖尿病可少量食用果糖。

果糖是食品工业中重要的甜味物质，以"果葡糖浆"的形式广泛用于食品工业中。由于果糖甜度高，溶解度高，保湿性强，不容易结晶，可用来制作面包、糕点、果酱、蜜饯、罐头等食品。

③ 半乳糖　半乳糖是乳糖的重要组成成分，它与葡萄糖结合构成乳糖。其甜度为蔗糖的 33%。半乳糖只有在转变成葡萄糖后才能被人体吸收。半乳糖是合成神经组织半乳糖苷的物质，软骨蛋白中也含有半乳糖的化合物。半乳糖醛酸为植物果胶和半纤维素的成分之一。

（2）**双糖**

① 蔗糖　蔗糖是由一分子葡萄糖和一分子果糖结合后，失去一分子水形成的，广泛分

布于植物界，常大量存在于植物的根、茎、叶、花、果实和种子内，尤以甘蔗和甜菜中含量最高。它是食品工业中最重要的含能甜味物质，是食品工业重要的甜味剂，在人类营养上也有重要意义。蔗糖是主要的食用糖，日常食用的绵白糖、砂糖、红糖都是蔗糖。但是食用过多的蔗糖对人体健康也会带来不利的影响，如引起体重过高、糖尿病、龋齿，以及动脉硬化和心肌梗死等疾病。

蔗糖在口腔中经发酵可产生溶解牙齿釉质和矿物质的物质，它可被牙垢中的某些细菌和酵母作用后，在牙齿上形成一层黏着力很强的不溶性葡聚糖，同时产生酸，引起龋齿。

② 异构蔗糖　异构蔗糖又称异麦芽酮糖，它是由葡萄糖与果糖以 α-1,6-糖苷键相连而成的右旋糖。它在蜂蜜和甘蔗汁中微量存在，也可通过 α-葡糖基转移酶将蔗糖转化制取。异构蔗糖的甜味品质极似蔗糖，品感纯正，但甜度比蔗糖低，约为蔗糖的 42%。它比蔗糖有更高的耐酸性，如 20% 的蔗糖溶液在 pH2.0 的条件下，经 100℃ 加热 60min，可全部水解为葡萄糖和果糖，而异构蔗糖尚未酸解。

异构蔗糖是一种能源物质，摄入后可在小肠中被异构蔗糖酶分解为葡萄糖和果糖，参与人体的代谢吸收。而且口腔中的细菌、酵母菌不能将其发酵和产酸，也不能产生强黏着力的葡聚糖，故不引起龋齿。现在许多国家已经将异构蔗糖用来代替蔗糖，作为甜味剂在食品工业中应用。

③ 麦芽糖　麦芽糖是由两分子葡萄糖以 α-1,4-糖苷键连接而成的，其甜度约为蔗糖的33%，一般在植物中含量很少，在谷物种子发出的芽中麦芽糖含量较多，尤其在麦芽中含量最多。

麦芽糖是淀粉断裂的中间产物，食品工业中主要由淀粉水解生产麦芽糖。人们在吃米饭和馒头时，在细细咀嚼中感到的甜味就是由淀粉水解的麦芽糖产生的。麦芽糖在饴糖、高粱饴、玉米浆中大量存在，是食品工业中重要的糖质原料。

④ 乳糖　乳糖由一分子半乳糖和一分子葡萄糖组成，其甜度约为蔗糖的 16%，是唯一没有在植物中发现的糖。乳糖是哺乳动物乳汁中的主要成分，通常人乳中约含 7%，它是婴儿食用的主要碳水化合物。乳糖对婴儿的重要意义在于它能够维持肠道中最适合的菌群比例，并促进对钙的吸收。故在婴儿食品中可添加适量的乳糖。

有些人体内缺乏裂解乳糖分子成为葡萄糖和半乳糖的乳糖酶，当他们摄入牛奶或乳制品时，就不能正常地消化乳糖，未分解的乳糖分子在肠道细菌的作用下发酵分解为低分子的有机酸，造成肠腔内容物渗透压增加，使肠壁水分返流入肠腔，出现水样腹泻，发酵产生的气体还可引起腹胀，出现急性腹痛和腹泻的反应。这种由于摄食乳糖或含乳糖的乳制品后出现的不良症状，称为"乳糖不耐症"。

⑤ 异构乳糖　异构乳糖由一分子半乳糖和一分子果糖组成，其甜度约为蔗糖的一半。自然界中无天然存在的异构乳糖，它是由乳糖异构得来。但是乳制品经过某些加工处理后其中可含有一定量的异构乳糖，如超高温杀菌的乳中含有 5～71.5mg/100mL 的异构乳糖，而瓶装杀菌乳中异构乳糖的含量可大于 71.5mg/100mL。

人体中没有分解异构乳糖的酶，所以不能将其消化、吸收。但是异构乳糖有利于肠道中双歧杆菌的生长，产生的乳酸和己酸等有机酸能降低肠道的 pH 值，从而又有抑制肠道中碱性腐败菌生长的作用。异构乳糖还可以促进肠道中双歧杆菌自行合成维生素 B_1、维生素 B_2、维生素 B_6、维生素 B_{12}、烟酸和泛酸等。并且由于异构乳糖不被消化、吸收，所以其还有整肠、通便的作用。目前人们已进一步用人工的方法将乳糖异构化，生产大量的异构乳糖。

（3）糖醇

① 山梨糖醇　山梨糖醇又称葡萄糖醇，其甜度约为蔗糖的一半，广泛存在于植物中，

苹果、梨、葡萄等中均有存在。工业上常由葡萄糖氢化制得。

山梨糖醇在体内的代谢不受胰岛素的控制，可作为糖尿病、肥胖症患者食品的甜味剂。山梨糖醇具有良好的吸湿、保湿性，可防止食品的干裂、老化，保持新鲜柔软及色、香、味，延长食品货架期。

② 木糖醇　　木糖醇是木糖代谢的正常中间产物，分子式为$C_5H_{12}O_5$，是一种五碳糖醇。木糖醇为白色晶体，外表和蔗糖相似，味凉，它是多元醇中最甜的甜味剂，甜度相当于蔗糖，热量相当于葡萄糖。在自然界中，木糖醇广泛存在于各种水果、蔬菜中，但含量很低。商品木糖醇是用玉米芯、甘蔗渣等农作物，经过深加工而制得的，是一种天然健康的甜味剂。

木糖醇的代谢不受胰岛素的调节，不会引起血糖值升高，是适合糖尿病患者食用的营养性的食糖代替品。木糖醇能促进肝糖原合成，对肝病患者有改善肝功能和抗脂肪肝的作用，治疗乙型迁延性肝炎、乙型慢性肝炎及肝硬化有明显疗效，是肝炎并发症患者的理想辅助药物。木糖醇不被口腔中产生龋齿的细菌发酵利用，抑制链球菌生长及酸的产生，减少了细菌在牙齿表面的吸附，从而减少了牙齿的酸蚀，防止龋齿和减少牙菌斑的产生，木糖醇的防龋齿特性在所有的甜味剂中效果最好。

③ 麦芽糖醇　　麦芽糖醇是由麦芽糖氢化而得到的糖醇，主要通过由淀粉酶解制得的含多种组分的"葡萄糖浆"氢化后制得。它实际上是一种含有多种糖醇和氢化葡萄糖的混合物，其中麦芽糖醇的含量从50%～90%不等。麦芽糖醇具有与蔗糖相同的甜度，且甜味温和，没有杂味。麦芽糖醇具有显著的吸湿性，利用这种吸湿性可以作为各种食品的保湿剂，或防止蔗糖的结晶析出。

麦芽糖醇在体内很难被消化代谢，它在小肠内的分解量仅为麦芽糖的1/40，是很好的低能量甜味剂。麦芽糖醇在膳食中的作用，还表现在当它与高脂食品同食时，能抑制脂肪在人体中的贮存。麦芽糖醇不易被霉菌、酵母及乳酸菌利用，可防龋齿。人体摄入麦芽糖醇时，血糖不会迅速升高，不刺激胰岛素分泌。

④ 乳糖醇　　乳糖醇是由乳糖催化加氢制成，甜度为蔗糖的30%～40%，热量约为蔗糖的一半。乳糖醇在体内几乎不被消化和吸收，不会引起血糖的明显升高。乳糖醇也有防龋齿的作用。

2. 低聚糖

低聚糖是由3～9个单糖通过糖苷键聚合而成的糖。

（1）大豆低聚糖　　大豆低聚糖是大豆中所含可溶性低聚糖的总称，主要由水苏糖和棉子糖等组成，成熟后的大豆约含有10%低聚糖。大豆低聚糖是一种低甜度、低热量的甜味剂，其甜度为蔗糖的70%，其热量仅是蔗糖的1/2。大豆低聚糖的保湿、吸湿性比蔗糖小，但优于果葡糖浆。水分活性接近蔗糖，可用于清凉饮料和焙烤食品，也可用于降低水分活性、抑制微生物繁殖，还可达到保鲜、保湿的效果。

大豆低聚糖有洁肠通便作用，试验证明，健康人每天摄取3g大豆低聚糖，就能促进双歧杆菌生长，产生通便作用。大豆低聚糖还能通过促进肠蠕动加速排泄。此外，长期摄入大豆低聚糖能减少体内有毒代谢物质产生，减轻肝脏解毒的负担，所以在防治肝炎和预防肝硬化方面也有一定的作用。

（2）低聚异麦芽糖　　低聚异麦芽糖是由2～5个葡萄糖单位构成，且其中至少有一个糖苷键是以α-1,6-糖苷键结合的一类低聚糖。其主要成分包括异麦芽糖、异麦芽三糖、异麦芽四糖、异麦芽五糖等，并占总糖量的50%以上。自然界中低聚异麦芽糖极少以游离状态存在，但作为支链淀粉或多糖的组成部分，在某些发酵食品如酱油、黄酒或酶法葡萄糖浆中有少量存在。工业上以淀粉为原料经 α-葡萄糖苷酶水解生产低聚异麦芽糖。通常低聚异麦芽糖的甜度为蔗糖的 30%～60%，并且其甜度随三糖、四糖、五糖等聚合度的增加而降低。

低聚异麦芽糖有很好的抗龋齿性，不易被蛀牙病原菌发酵，所以产生的酸少，牙齿不易腐蚀，它与蔗糖并用时，也能阻碍蔗糖不易被变异链球菌作用而产生水不溶性的高分子葡聚糖，抑制蔗糖的蛀牙性。低聚异麦芽糖能有效地促进人体内有益细菌——双歧杆菌的生长繁殖，故又称为"双歧杆菌生长促进因子"，简称"双歧因子"。

（3）低聚果糖　又称蔗果低聚糖，是由 1～3 个果糖基通过 β-1,2-糖苷键与蔗糖中的果糖基结合生成的蔗果三糖、蔗果四糖和蔗果五糖等的混合物。甜度为蔗糖的 0.3～0.6 倍，它保持了蔗糖的纯正甜味性质，又比蔗糖甜味清爽。工业上常用果糖基转移酶由发酵法制取低聚果糖。

低聚果糖能明显改善肠道内微生物种群比例，增加肠内双歧杆菌的数量，减少和抑制肠内腐败物质的产生，抑制有害细菌的生长，调节肠道内平衡；能促进微量元素铁、钙的吸收与利用，以防止骨质疏松症；可减少肝脏毒素，能在肠中生成抗癌的有机酸，有显著的防癌功能。因为人体内没有可以水解低聚果糖的酶，所以它不被人体吸收，适于糖尿病患者食用。

（4）低聚木糖　低聚木糖又称木寡糖，是由 2～7 个木糖分子以 β-1,4-糖苷键结合而成的功能性聚合糖。其中木二糖含量越高，低聚木糖产品质量越好。低聚木糖可由玉米芯、棉籽壳、甘蔗渣等原料中提取木聚糖后，通过木聚糖酶水解木聚糖制得。

低聚木糖可以选择性地促进肠道双歧杆菌的增殖活性。其双歧因子功能是其他聚合糖类的 10～20 倍。低聚木糖的能量值几乎为零，既不影响血糖浓度，也不增加血糖中胰岛素水平，并且不会形成脂肪沉积，因此糖尿病患者和肥胖病患者均可放心食用。

3. 多糖

多糖是由 10 个或 10 个以上的单糖分子通过糖苷键聚合而成的，通常无甜味，在自然界中分布广泛。常见的多糖主要有淀粉、糖原、纤维素等。

（1）淀粉　淀粉是由单一葡萄糖聚合而成的多糖，其分子式为 $(C_6H_{10}O_5)_n$，分子量约为 50000～200000。食物中绝大部分碳水化合物以淀粉形式存在，淀粉是人们膳食中主要的供能物质。淀粉有两种类型：①直链淀粉，一种重复的葡萄糖分子的直链结构，其葡萄糖分子以 α-1,4-糖苷键连接，易溶于水；②支链淀粉，一种高分支化合物，除具有与直链淀粉一样的线性结构外，还有许多支链，各分支点以 α-1,6-糖苷键连接，不溶于水。淀粉的特性取决于直链淀粉与支链淀粉的比例，一般谷物淀粉含支链淀粉在 70% 以上，含有 100% 支链淀粉的淀粉称为蜡质。

淀粉无甜味，从植物中获得的新鲜淀粉呈颗粒状，完全不溶于冷水。当淀粉加热时，淀粉颗粒吸水膨胀，颗粒的壁破裂，称为淀粉的糊化，此过程与消化酶的作用相似。摄入人体的淀粉由消化酶分解成糊精、麦芽糖，最终分解为葡萄糖，供细胞吸收和利用。

淀粉是食品工业中重要的原料，广泛应用于焙烤制品，如面包、饼干、糕点等食品中。此外，天然淀粉可以经适当处理，使其物理性质发生变化，以适应特定的需要，这种淀粉称为改性淀粉，改性后的淀粉凝胶能力增强，可作为稳定剂或增稠剂等。

（2）糖原　糖原是葡萄糖储藏在动物体内的主要形式，俗称动物淀粉。它是一种易溶于水的多分支的己聚糖，由 3000～60000 个葡萄糖分子结合而成，每个支链上又含有 12～18 个葡萄糖分子。人体内的糖原主要分布在肝脏和肌肉中，其中约有 1/3 的糖原存在于肝脏，称为肝糖原；约有 2/3 存在于肌肉，称为肌糖原。人体内糖原的储备主要由激素、高血糖素、胰岛素和肾上腺素控制，当人体摄入过多的碳水化合物而又未被完全利用时，多余部分就会转变为糖原储存在肝脏和肌肉中；当人体内缺糖时，糖原就会分解为葡萄糖供给身体需要。

（3）纤维素 纤维素分子是由葡萄糖分子以 β-1,4-糖苷键连接的聚合物，其分子量约为 6×10^5，不溶于水。纤维素是自然界中最丰富的一种多糖，占全部有机碳的 50%。纤维素是重要的食物成分，但人体内缺乏分解纤维素所需要的酶，因此不能够从纤维素获得能量。天然纤维素也可以经过一定处理，使其性质改变以适应特殊的需要，这种纤维素称为改性纤维素。如羧甲基纤维素钠，它具有良好的持水性和黏稠性，在食品工业中广泛用作增稠剂。

三、食品加工对碳水化合物的影响

食品中的碳水化合物在加工中主要发生水解、褐变，以及淀粉的糊化和老化等反应。

淀粉在酸水解或酶水解的作用下可生成糊精。食品工业中常用大麦芽为酶源水解淀粉，得到糊精和麦芽糖的混合物饴糖，饴糖是甜味食品生产的重要糖质原料。淀粉在 α-淀粉酶和葡萄糖淀粉酶作用下进行水解时，可得到葡萄糖，再用葡萄糖异构酶使其异构成果糖，最后可得到 58% 的葡萄糖和 42% 的果糖组成的糖浆。含果糖 55% 的高果糖浆是食品工业中重要的甜味物质。

碳水化合物的褐变反应分为美拉德反应和焦糖化反应。美拉德反应又称羰氨反应，是指含碳水化合物的食物在加热或长期贮存时，其中的还原糖的羰基与氨基化合物的氨基发生的缩合反应。生成的类黑色素在消化道不能水解，故无营养价值。美拉德反应与酶无关，故也称为非酶褐变。焦糖化反应是指碳水化合物在加热到 150～200℃ 时，生成焦糖等黑褐色物质的反应。焦糖化反应在食品工业中用来生产焦糖色。

淀粉糊化是指淀粉在加水、加热情况下，淀粉颗粒吸水膨胀破碎，产生半透明、胶状物质的现象。糊化后的淀粉容易被淀粉酶水解，易被人体消化吸收。未糊化的淀粉称为 β-淀粉，较难消化。淀粉缓慢冷却后可再次回变为 α-淀粉，即称为淀粉老化。

四、碳水化合物的摄取与食物来源

碳水化合物是人类最容易获得的能量来源，它们在体内大部分用于能量的消耗，人们应该从碳水化合物中获得合理比例的热量摄入。膳食中碳水化合物的缺乏可能导致酮症、组织蛋白质过量分解等情况的发生。在合理的膳食分配中，碳水化合物在膳食总能量中所占的比例应在 50%～65% 为宜。此外，蔗糖和其他添加糖为空白能量食物，有研究认为其与龋齿、肥胖等有关，因此 WHO 建议控制其在总能量的 10% 以内，即不超过 50g/d，最好能控制在 25g/d 以内。

碳水化合物主要来源于植物性食物中的谷物（如水稻、小麦、高粱等）、根茎类（如马铃薯）、豆类等。此外，坚果类、水果、蔬菜中也含有一定量的碳水化合物。动物性食品中，奶是重要的碳水化合物的来源，提供乳糖。膳食中其他的碳水化合物来源还有食糖、蜂蜜、糖浆等，其中含有丰富的碳水化合物，主要给人们提供热量。

第四节 矿物质

一、矿物质概述

人体中能检出的矿物质有 70 多种，约占人体的 4%。它们不能在人体内合成，必须从食物和饮水中摄取。根据其在体内的含量和膳食中需要量的不同，可分为两类：一是常量元素，包括钙、镁、钾、钠、磷、硫、氯七种，在人体中含量超过 0.01%，需要量在每天100mg 以上；二是微量元素，包括铁、铜、碘、锌、锰、硒、铬、钴、钼和氟等，在人体中含量低于 0.01%，需要量在每天 100mg 以下。

1990 年 FAO/WHO 重新界定了必需微量元素的概念。一些微量元素为人体内生理活性物质、有机结构中的必需成分，必须通过食物摄入，当摄入量减少到某一低限值时，会导致某一种或某些生理功能的损伤，称为必需微量元素。必需微量元素分为三类：

第一类为人体必需的微量元素有铁、铜、碘、锌、硒、铬、钴、钼八种。

第二类为人体可能的必需微量元素有锰、硅、镍、硼、矾等。

第三类为具有潜在毒性，但低剂量时又可能是必需微量元素，有氟、铅、镉、汞、砷、铝、锡和锂。

二、矿物质的生理功能

1. 常量元素的生理功能

① 构成机体组织的重要成分。如骨骼和牙齿中含有大量的钙、磷、镁，蛋白质中含有硫、磷等，软组织中含钾较多。

② 与蛋白质一起调节细胞膜的通透性，控制水分，维持正常的细胞内、外液的渗透压和酸碱平衡，维持神经、肌肉兴奋性。

③ 构成酶的成分或激活酶的活性，参加物质代谢。

2. 人体必需微量元素的生理功能

① 酶和维生素必需的活性因子。许多金属酶均含有微量元素，如碳酸酐酶含有锌、呼吸酶含铁和铜、谷胱甘肽过氧化酶含有硒等。

② 构成某些激素或参与激素的作用，如甲状腺素含碘、胰岛素含锌、铜参与肾上腺类固醇的生成等。

③ 参与核酸代谢，核酸含有多种适量的微量元素，并需要铬、锰、钴、铜、锌等维持核酸的正常功能。

④ 协助宏量营养素和常量元素发挥作用，不同的微量元素参与蛋白质、脂肪、碳水化合物的代谢。常量元素要借助微量元素起化学反应，如含铁血红蛋白可携带并输送氧到各个组织。

三、食品中的矿物质含量与生物有效性

1. 食品中的矿物质含量

食物中矿物质的含量比较丰富，一般都能满足机体的需要。只有当膳食调配不当，偏食或患某些疾病时，才容易造成缺乏。从实用营养学的观点出发，比较容易缺乏的元素是钙和铁，在特殊地理环境或其他特殊条件下也可能造成碘、锌、硒的缺乏。一些元素也可因摄入过量而发生中毒。

不同食品中矿物质的含量差异很大。这主要取决于生产食品的原料品种的遗传特性，农业生产的土壤、水分或动物饲料等。其他因素也很重要。据报告，影响食品中铜含量的环境因素就有：土壤中的铜含量、地理位置、季节、水源、化肥、农药、杀虫剂和杀真菌剂等。经测定，我国不同食物 100g 食部的铜含量分别为：大米 0.30mg，小米 0.54mg，马铃薯0.12mg，黄豆 1.35mg，油菜 0.06mg，菠菜 0.10mg 等。

值得特别提出的是，同一类食物不同品种，其每 100g 食部铜含量变化很大，如一般苹

果的铜 0.06mg，而红香蕉苹果为 0.22mg，可是安徽砀山县香玉苹果的每 100g 食部铜含量仅为 0.01mg，彼此相差数倍乃至数十倍。对于动物不同部位的铜含量亦不相同，如猪肉（肥瘦）每 100g 食部的铜含量为 0.06mg，而猪肝则为 0.65mg，彼此差别也很大。

2. 矿物质的生物有效性

考察一种食物的营养价值时，不仅要考虑其中营养素的含量，还要考虑这些成分被生物体利用的实际可能性，即生物有效性。矿物质的生物有效性指食品中的矿物质实际被机体吸收、利用的程度。影响矿物质生物有效性的因素主要如下所述。

① 食物的可消化性 如果食物不易消化，即使营养成分丰富也得不到利用。如麸皮、米糠中含很多 Fe、Zn，但这些物质的可消化性很差，因而不能利用。

② 矿物质的化学与物理形态 在消化道中呈溶解状态的矿物质才能被吸收，矿物质颗粒的大小会影响可消化性和溶解度，因而也是影响生物有效性的因素。

③ 与其他营养物质的相互作用 饮食中一种矿物质过量往往会干扰对另一种必需矿物质的利用，如 Ca^{2+}、Mg^{2+}。此外，草酸、植酸等会与 Ca^{2+} 形成不溶物而减少 Ca^{2+} 的吸收，而 Ca^{2+} 与乳酸成盐，铁与氨基酸成盐，都使这些矿物质形成可溶态，有利于吸收。

④ 加工方法 如磨碎、增加细度可提高难溶元素的生物有效性，发酵可提高面团中锌的生物有效性。

⑤ 生理因素 人体的机能状态对矿物质的吸收、利用影响很大。

四、食品加工对矿物质含量的影响

食品加工时矿物质的变化，随食品中矿物质的化学组成、分布以及食品加工的不同而异。其损失可能很大，也可能由于加工用水及所用设备不同等原因不但没有损失，反而有所增加。

（1）烫漂对食品中矿物质含量的影响 食品在烫漂或蒸煮时，若与水接触，则食品中的矿物质损失可能很大，损失程度的差别则与它们的溶解度有关。

（2）烹调对食品中矿物质含量的影响 烹调对不同食品的不同矿物质含量影响不同。烹调过程中，矿物质很容易从汤汁内流失。马铃薯在烹调时的铜含量随烹调类型的不同而有所差别，铜在马铃薯皮中的含量较高，煮熟后含量下降，而油炸后含量却明显增加。

（3）碾磨对食品中矿物质含量的影响 谷类是矿物质的一个重要来源，谷类中的矿物质主要分布在其糊粉层和胚组织中，所以碾磨可使其矿物质的含量减少，而且碾磨越精，其矿物质损失越多。矿物质不同，其损失率亦可有不同。

（4）大豆深加工对其矿物质含量的影响 大豆可加工成脱脂大豆蛋白粉，并进一步制成大豆浓缩蛋白与大豆分离蛋白。在上述加工过程中，其微量元素除硅外无明显损失，而铁、锌、铝等元素反而都浓缩了。这可能由于大豆深加工后提高了蛋白质的含量，上述元素与蛋白质组分相结合，因而得到浓缩。

此外，食品中的矿物质还可因加工用水、设备，以及与包装材料接触而有所增加。食品加工时使用的食品添加剂更是食品中矿物质增加的重要原因。通常用于食品强化的矿物质有钙、铁、锌、铜、碘等。

五、重要的矿物质元素

在常量矿物质元素中，钙在体内含量最多，每日需要量最大，发挥着非常重要的生理功能。钙是我国居民最容易缺乏的矿物质元素之一，通过膳食合理补钙对预防和改善钙营养不良状况具有重要意义。

铁是维持人体正常生理功能所必需且需要量最大的一种微量矿物质元素。缺铁性贫血是由单一营养素失衡所引起的世界性疾患。我国居民缺铁性贫血的患病率较高，成为影响我国国民体质的一大营养问题。另外需要重视的几种矿物质元素为碘、硒、锌等。

1. 钙

钙是人体中含量最多的一种无机元素，相当于体重的 1.5%～2.0%，其中的 99% 是以羟磷灰石结晶形式集中存在于骨骼和牙齿中；其余 1%，有一半与柠檬酸螯合或与蛋白质结合，另一半则以离子状态存在于软组织、细胞外液和血液中，统称为混溶钙池，这部分钙与骨骼钙维持着动态平衡，为体内细胞正常生理状态所必需。

（1）生理功能　①构成骨骼和牙齿；②调节心脏和神经的正常活动，维持肌肉一定的紧张力；③参与凝血过程；④调节酶的活性，参与激素分泌；⑤构成生物膜，维持细胞内胶质完整性；⑥调节细胞膜的通透性，维持细胞渗透压和体液的酸碱平衡。

（2）参考摄入量及食物来源　2023 年中国营养学会公布的中国居民膳食营养素参考摄入量中，成年人钙的推荐摄入量（RNI）为 800mg/d。

奶与奶制品含钙丰富，吸收率也高，是理想的钙来源。水产品中小虾皮含钙特别多，其次是海带。豆和豆制品以及油料种子和蔬菜含钙也不少，特别突出有黄豆及其制品、黑豆、赤小豆及各种瓜子、芝麻酱等。硬水中含有相当量的钙，也是一种钙的来源。

2. 磷

磷是人体必需的常量矿物质之一，成人体内含磷约为 600～700g，占体重的 1% 左右。其中的 85%～90% 与钙一起以羟磷灰石结晶形式储存在骨骼和牙齿中，约 10% 的磷用于构成软组织，其余的分布于肌肉、皮肤、神经等组织及膜的成分中。

（1）生理功能　①人体内的磷与钙一起作用于骨骼与牙齿的形成、细胞的生长、心肌的收缩，并作用于肾的功能；②对维生素的利用和将食物转变成能量也起帮助作用；③人体内必须保持钙、磷、镁三者的平衡，如果这一平衡被破坏，任何一种矿物质过多或过少，都会对身体产生不良影响；④维生素 D 可帮助磷的吸收，过量的磷能影响钙的吸收；⑤磷也是软组织结构的重要成分，许多结构蛋白、细胞膜上的磷脂及细胞内的 DNA 和 RNA 均含有磷。

（2）参考摄入量及食物来源　动物性食物和植物性食物中均含有丰富的磷，当膳食中能量与蛋白质供给充足时不会引起磷的缺乏。我国居民膳食中，随年龄不断增长，磷的推荐摄入量（RNI）呈现先多后少的变化趋势，15～29 岁时达到最大值（RNI 为 720mg/d）。

磷普遍存在于各种食品中。瘦肉、鱼、禽、蛋、乳、豆类等均是磷的良好来源。谷类种子中的磷主要以植酸形式存在，它与钙结合而难以利用。

3. 铁

铁是人体必需且极为重要的一种微量矿物质元素，也是人体必需的微量矿物质元素中含量最多的一种。从食物中摄取的铁，称为外源性铁；体内红细胞破坏后被重新吸收的铁，称为内源性铁。约有 25% 的铁以铁蛋白和含铁血黄素的形式存在于肝脏、脾脏、骨骼中，构成人体的储存性铁；60%～75% 存在于血红蛋白中，3% 存在于肌红蛋白中，1% 为含铁的酶类，这部分铁统称为功能性铁。

（1）生理功能　①参与肌红蛋白、血红蛋白的合成，与体内氧气的运输密切相关；②构成机体组织器官（肌肉、肝脏、脾脏、骨髓等）的成分；③参与体内某些酶（如细胞色素酶、过氧化氢酶等）的构成，与体内的氧化还原反应密切相关。

（2）参考摄入量及食物来源　铁在人体内可反复利用，所以人对铁的需求量不大。我国居民膳食铁的参考摄入量：成年男性为 12mg/d，成年女性为 18mg/d，无月经成年女性为 10mg/d。

铁在食物中的分布广泛，但不同食物中铁的含量和生物有效性有较大差异。动物的肝脏、血液、肉类和鱼类等，不仅含铁量高，而且生物有效性好，是铁的最佳食物来源。菌藻类、豆类及其制品、芝麻酱、瓜子、桂圆等是铁的良好食物来源。水果蔬菜、谷类薯类、蛋类、乳类等，含铁量一般不高，且吸收率低，是铁的一般食物来源。

4. 碘

碘是人体必需的一种微量元素。人体内含碘总量约 20～50mg，约 30% 存在于甲状腺中，其余的碘存在于肌肉等组织中。人体内碘含量虽然很低，但对人体具有非常重要的生理意义，尤其在促进婴儿中枢神经系统发育方面意义重大，故有"智慧元素"之称。

（1）**生理功能** 碘是甲状腺激素的重要组成成分，其生理功能是通过甲状腺激素完成的。主要生理功能包括：①调节机体内的氧化作用和热能代谢，促进机体的正常生长发育；②促进生长发育和神经系统正常发育，碘缺乏会导致不同程度的不可逆性脑发育滞后；③促进糖脂代谢。

（2）**参考摄入量及食物来源** 对于中国居民每日膳食中碘的参考摄入量，中国营养学会建议：成人的推荐摄入量（RNI）为 $120\mu g/d$。

碘在食物中的含量受土壤地质化学状况的影响较大，因此不同地区食物中含碘量差异较明显。海洋食物含碘丰富，而在远离海洋的一些内陆地区，其食物中含碘量不高。一般而言，海产品是碘的良好食物来源，陆地食物中的动物性食物含碘量较植物性食物要高，植物性食物如蔬菜、水果等含碘量低。食盐加碘是预防人群碘缺乏的有效措施。GB 26878—2011 指出，食用盐中碘强化剂包括碘酸钾、碘化钾和海藻碘，但根据修订后的中华人民共和国国务院令第 163 号《食盐加碘消除碘缺乏危害管理条例》的规定，应主要使用碘酸钾。在食用盐中加入碘强化剂后，碘盐中碘含量的平均水平（以碘元素计）为 20～30mg/kg，允许波动范围为 ±30%，且各地区应根据当地人群实际碘营养水平，选择适合本地情况的食用盐碘含量平均水平。

5. 硒

过去一直认为硒对人体有毒，到 20 世纪 50～60 年代，才确认硒是人体必需的一种微量元素。它广泛分布于人体组织、器官和细胞中，以指甲、头发、肝脏、肾脏为主。人体内含硒总量约 14～21mg，含量虽然很低，但对人体具有非常重要的生理意义，尤其在预防癌症方面意义重大。

（1）**生理功能** ①硒具有很强的抗氧化活性，可与过氧化氢酶、超氧化物歧化酶、谷胱甘肽、维生素 E、类胡萝卜素和抗坏血酸共同调节机体氧化还原稳态，维持细胞膜的完整性。②参与解毒作用：硒与重金属有很强的亲和力，在体内可与汞、镉、铅等结合成金属硒蛋白复合物而解毒，并促进有毒重金属排出体外；硒还可降低黄曲霉毒素 B_1 的毒性。③维持心血管和心肌的正常功能。④硒是谷胱甘肽过氧化物酶的重要组成成分，通过抗氧化作用提高机体免疫力。⑤抗癌作用：硒预防和抑制恶性肿瘤的作用机理是多方面的，包括清除自由基、促进 DNA 的修复等。动物试验结果证实，硒具有很好的抗化学致癌功效。适量补硒可作为抵抗恶性肿瘤侵袭的一种安全而又简便的手段。

（2）**参考摄入量及食物来源** 对于中国居民每日膳食中硒的参考摄入量，中国营养学会建议，成人的 RNI 为 $60\mu g/d$，UL 为 $400\mu g/d$。

一般而言，动物性食物中的海产品、肉类、内脏等含硒较高，是硒的良好食物来源。植物性食物如蔬菜水果等含硒量较低。硒在食物中的含量受多种因素的影响，尤其以地球环境条件的影响最大，因此不同地区食物中含硒量差异较大。缺硒地区的居民应注意食用一些外来食物，以补充膳食中硒的供应量。

6. 锌

锌是人体必需的一种微量元素。锌广泛地分布于人体组织、器官、体液和分泌物中。皮肤、头发、指甲中的锌水平通常可反映人体锌的营养状况，成年人体内含锌量约 $1.4 \sim 2.3g$。我国居民日常膳食中锌的平均吸收率约为 $20\% \sim 30\%$，膳食营养调查结果显示锌的供应不足在我国较为普遍。

（1）**生理功能**　①催化功能：锌是体内许多酶的组成成分或酶的激活剂，参与许多酶活性的调节，在组织呼吸和物质代谢中起着重要作用；②促进生长发育和组织再生：锌能调节 DNA、RNA 的复制、翻译和转录，与体内蛋白质和核酸的合成，细胞的生长、分裂及分化等过程密切相关；③维持细胞膜稳定，减少毒素吸收和组织损伤；④锌在维持免疫功能系统的细胞复制中起着重要作用，参与机体免疫功能；⑤参与激素的合成及功能；⑥促进维生素 A 的代谢：锌在体内可促进维生素 A 的合成和构型转化，参与肝脏中维生素 A 的动员，维持血浆中维生素 A 浓度的稳定，维护机体正常的暗适应能力；⑦维持味觉功能，促进食欲。

（2）**参考摄入量及食物来源**　对于中国居民每日膳食中锌的参考摄入量，中国营养学会建议：成年男性 RNI 为 12.0mg/d，成年女性 RNI 为 8.5mg/d。

锌在食物中广泛存在，但不同食物中含锌量差异较大，锌的吸收率也有所不同。动物性食物中的贝类、虾蟹、螺蛳、肉类、内脏等含锌丰富且吸收率比较高，为人体锌的主要食物来源。植物性食物的干果类、谷类胚芽和麦麸、花生等含锌量较高，油脂类和果蔬类的含锌量都很低。

7. 铜

铜存在于各种器官、组织中，成人体内含铜总量约 $50 \sim 120mg$，所含浓度较高的是肝、肾、心、头发和脑、脾、肺。

（1）**生理功能**　维持正常的造血功能，铜主要以酶的形式起作用；维护中枢神经系统的完整性；促进骨骼、血管和皮肤健康；促进抗氧化作用；与胆固醇代谢、心脏功能、免疫功能、激素分泌等有关。

（2）**参考摄入量及食物来源**　铜广泛存在于各种天然食物中，正常的膳食中不易缺乏。中国营养学会建议成人铜 RNI 为 0.8mg/d。

一般动植物食品都含铜，但其含量随产地、土壤条件而有较大差别。牡蛎、贝类、动物肝肾及坚果类、谷类胚芽、豆类等含铜较多，牛奶、绿叶蔬菜含铜较少。

8. 氟

氟是唯一能降低儿童和成人龋齿患病率、减轻龋齿病情的营养素，过量会引起中毒。成人体内约有 0.007% 的氟，体内的氟约 95% 分布于骨和牙齿中，其次分布于指甲、毛发，极少量分布于其他器官、组织和体液中。

（1）**生理功能**　主要是增强骨和牙齿的结构稳定性、保护骨和牙齿的健康。氟可部分取代羟基磷灰石晶体中的羟基，形成溶解度更小、晶体颗粒更大和更稳定的含氟磷灰石，成为骨盐的组成成分。此外，适量的氟有利于钙和磷的利用，加速骨骼的形成，保护骨骼健康。有助于牙齿的坚硬，防止龋齿发生。此外，氟是糖代谢中烯醇化酶的强抑制剂，因此，还有抑制口腔微生物的糖酵解、减少酸性物质生成的作用。

（2）**参考摄入量及食物来源**　中国营养学会推荐成年人氟的 RNI 为 1.5mg/d。

因为天然氟化合物的水溶性高，所以饮用水是氟的重要来源。各地水的含氟量有明显差异，南方高温多雨地区，氟易流失，土壤、水体中含氟量较低。食物中含氟量高的有茶叶、红枣、莲子、籼米、面、海带、紫菜、南苜蓿和苋菜等。

第五节　维生素

一、维生素概述

1. 维生素的共同特点

维生素是维持人体正常生理功能所必需的一类有机化合物。它们种类繁多、性质各异，但具有以下共同特点：

① 维生素或其前体都在天然食物中存在，但是没有一种天然食物含有人体所需的全部维生素；

② 它们在体内不提供热能，一般也不是机体的组成成分；

③ 它们参与维持机体正常生理功能，需要量极少，通常以毫克、有的甚至以微克计，但是绝对不可缺少；

④ 它们一般不能在体内合成，或合成的量少，不能满足机体需要，必须经常由食物供给。

近年来，对于维生素的研究有了一些新发现，证明维生素不仅是防治多种缺乏症的必需营养素，而且对多种慢性退化性疾病具有保健功能。另外，有些营养物质的活性极似维生素，通常称为"类维生素"，如生物类黄酮、肌醇、肉碱、牛磺酸、泛醌等。它们在体内能合成，一般不会缺乏，但对于早产儿、人工喂养儿、长期肠外营养者因合成能力降低，应注意补充。

2. 维生素命名

维生素有三种命名系统，这三种命名系统在使用上没有严格规范，可以互相通用。

（1）按发现的历史顺序，以英文字母顺次命名　如维生素 A、维生素 B、维生素 C、维生素 D、维生素 E 等；或根据其营养作用的第一个词的第一个字母命名，如维生素 K 具有凝血作用，它的发明者荷兰科学家用荷兰文的凝血因子（koagalation factor）的第一个字母将其命名。

（2）按其特有的功能命名　如抗干眼病维生素、抗癞皮病维生素、抗坏血酸等。

（3）按其化学结构命名　如视黄醇、硫胺素、核黄素等。

3. 维生素分类

虽然各类维生素之间化学结构差异很大，但它们的生理作用都与其溶解性有密切关系。通常按照溶解性质将其分为脂溶性维生素、水溶性维生素。还有一些化合物，它们的活性类似维生素，称为类维生素。

二、脂溶性维生素

脂溶性维生素包括维生素 A、维生素 D、维生素 E、维生素 K。它们的共同特点是：①化学组成只含碳、氢、氧；②不溶于水而溶于脂肪和有机溶剂；③在食物中与脂类共存；④在肠道吸收时随脂肪经淋巴系统吸收，少量从胆汁排出；⑤大部分储存在脂肪组织中；⑥缺乏症状出现缓慢；⑦营养状况不能用尿进行评价；⑧大剂量摄入时易引起中毒。

1. 维生素 A（视黄醇，抗干眼病维生素）

（1）维生素 A 的化学结构与性质　维生素 A 又称视黄醇（retinol），是最早被发现的维生素，包括维生素 A 和维生素 A 原，即所有具有视黄醇活性的一大类物质。高等动物和海鱼中存在的全反式视黄醇（维生素 A₁）是维生素 A 类物质的最基本形式。淡水鱼中的脱氢视黄醇 (dehydroretinol，维生素 A₂)，其生物活性仅为维生素 A₁ 的 40％。棕榈酸视黄酯是视黄醇主要的储存形式。

视黄醇分子末端的—CH_2OH 在体内可以氧化成—CHO，称为视黄醛。11-顺式视黄醛在光的作用下转变为全反式视黄醛，是与视觉功能有密切关系的维生素 A 的活性形式。视黄酸是视黄醛的氧化产物，对细胞的增生和分化有重要作用，但对视觉功能无作用。

部分类胡萝卜素可在体内转化为维生素 A，因此被称为维生素 A 原类胡萝卜素。目前发现约有 50 种天然类胡萝卜素能转化为维生素 A。其中比较重要的有 β-胡萝卜素、α-胡萝卜素、γ-胡萝卜素等，以 β-胡萝卜素的活性最高，它常与叶绿素并存。由 β-胡萝卜素转化成的维生素 A 约占人体维生素 A 需要量的 2/3。食物中最常见的维生素 A（视黄醇）的化学结构如图 4-1 所示。

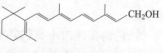

图 4-1 维生素 A 的化学结构

（2）维生素 A 的生理功能

① 维持正常视觉 人体的视网膜内有两种感觉细胞：视锥细胞和视杆细胞。视锥细胞与明视觉和色觉有关，而视杆细胞对弱光敏感，与暗视觉有关，其感光物质视紫红质由 11-顺式视黄醛和视蛋白构成，视紫红质对光敏感，当其被光照射时可引起一系列变化，经过各种中间构型，最后由 11-顺式视黄醛转变为全反式视黄醛，并释放视蛋白，引起神经冲动传至大脑，形成视觉，这个过程称为光适应。人进入暗处，因视紫红质消失，所以不能看到物体，只有当足够的视紫红质再生后才能在一定照射光下看到物体，这个过程称为暗适应。若视网膜处有足够的视黄醛积存，即可在酶的作用下转变为 11-顺式视黄醛，再与视蛋白结合成视紫红质。因此暗适应的快慢和体内维生素 A 的营养状况密切相关。另外，视黄酸还具有促进眼睛各组织结构的正常分化和维持正常视觉的作用。如图 4-2 所示为视黄醇在参与视觉形成中的循环过程。

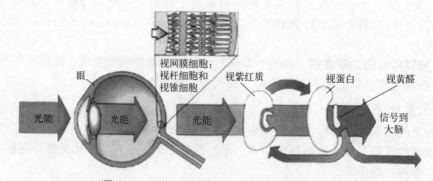

图 4-2 视黄醇在参与视觉形成中的循环过程

② 维持上皮组织的完整和健全 维生素 A 对上皮组织的生长和分化是必需的，可参与间质组织黏多糖的合成，促进基底上皮细胞分泌黏蛋白，抑制表皮角化。同时，维生素 A 也为促进骨骼生长、促进胚胎和胎儿发育所必需。

③ 增强人体的抵抗力和免疫力 维生素 A 通过调节细胞免疫和体液免疫来提高免疫功能，可能与增强巨噬细胞和自然杀伤细胞的活力以及改变淋巴细胞的生长或分化有关。此外，维生素 A 有促进上皮细胞的完整性和分化的作用，也有抵抗外来致病因子的作用。

④ 提高铁的吸收 有研究表明维生素 A 和 β-胡萝卜素都有提高铁吸收的作用。可能是

它们在肠道内与铁络合，维持了较高的溶解度，保护铁不受植酸和多酚类物质的影响。

⑤ 拮抗癌的形成　维生素 A 或其衍生物对致癌原引发癌症具有拮抗作用，可促进细胞分化，影响和控制特殊蛋白质的转录过程，能诱导巨噬细胞，增强抗癌免疫，同时可减少由吸烟所致癌症的发生率。类胡萝卜素的抑癌作用可能与其抗氧化性有关，它能清除氧自由基，猝灭单线态氧，提高抗氧化防御能力。

（3）维生素 A 的参考摄入量（DRI）与食物来源

① 维生素 A 的参考摄入量　2013 年版的中国居民膳食营养素参考摄入量（DRI）中将我国居民膳食维生素 A 的推荐摄入量（RNI）定为（以 RAE 计）：成年男性为 $800\mu g/d$，成年女性为 $700\mu g/d$。维生素 A 成人的可耐受最高摄入量（UL）定为 $3000\mu g/d$。膳食或食物中全部具有视黄醇活性的物质常用视黄醇活性当量（RAE）来表示。

$$1\mu g\ RAE=膳食或补充剂来源全反式视黄醇(\mu g)+1/2\ 补充剂纯品全反式\ \beta\text{-}胡萝卜素(\mu g)$$
$$+1/12\ 膳食全反式\ \beta\text{-}胡萝卜素(\mu g)+1/24\ 其他膳食维生素\ A\ 原类胡萝卜素(\mu g)$$
$$(4\text{-}11)$$

维生素 A 生物活性物质的量也可用国际单位（IU）表示，1000IU 的维生素 A 相当于 $300\mu g$ 的视黄醇。

② 维生素 A 的食物来源　人体从食物中获得的维生素 A 主要有两类：一类是来自动物性食物的维生素 A，多数以酯的形式存在于动物肝脏、奶及奶制品（未脱脂）和禽蛋中；另一类是维生素 A 原即各种类胡萝卜素，主要存在于深绿色或红黄色蔬菜和水果等植物性食物中，含量较丰富的有菠菜、苜蓿、豌豆苗、红心甜薯、胡萝卜、青椒和南瓜等。

2. 维生素 D（钙化醇，抗佝偻病维生素）

（1）维生素 D 的化学结构与性质　维生素 D（calciferol）是指具有钙化醇生物活性的一大类物质，它们属于类固醇的衍生物。其中以维生素 D_2（麦角钙化醇）和维生素 D_3（胆钙化醇）最为常见，二者的结构十分相似（图 4-3）。酵母菌或植物中的麦角固醇经日光或紫外线照射后可转化成维生素 D_2，并能被人体吸收。维生素 D_3 是储存于皮下的 7-脱氢胆固醇在紫外线照射下转变而成的。在中性及碱性条件下对热稳定，但光及酸能促使其异构化。维生素 D 的油溶液加抗氧化剂后稳定。过量辐射照射，可形成少量具有毒性的化合物。

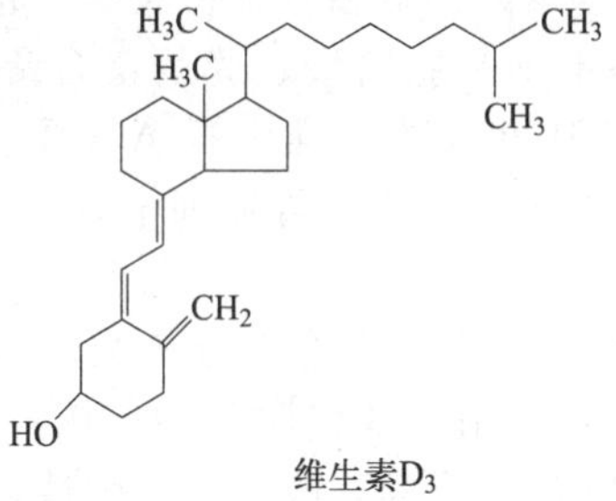

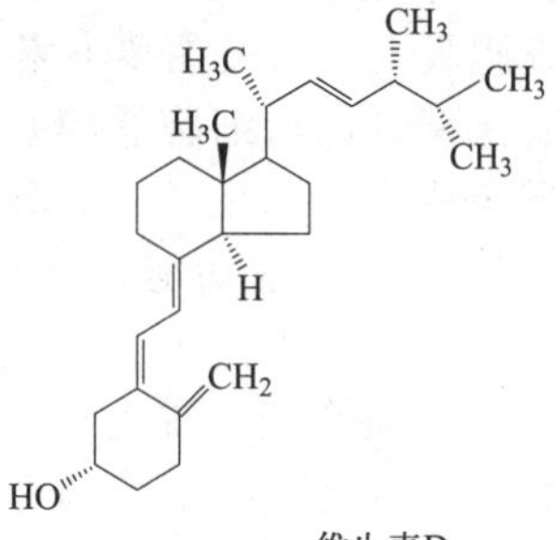

维生素D_3　　　　　　　　维生素D_2

图 4-3　维生素 D 的化学结构

（2）维生素 D 的生理功能　维生素 D 的主要活性形式是 $1,25\text{-}(OH)_2\text{-}D_3$，靶器官是小肠、肾和骨骼等组织。其主要生理功能如下所述。

① 维持血钙、血磷水平　$1,25\text{-}(OH)_2\text{-}D_3$ 与甲状旁腺素、降钙素等共同调节血钙、血磷水平的平衡。当血钙水平偏低时，$1,25\text{-}(OH)_2\text{-}D_3$ 的生成增加，诱发小肠产生钙结合蛋白，促进小肠对钙、磷的吸收。此外，它还能促进骨钙的动员。当血钙过高时，促使甲状旁

腺产生降钙素，阻止钙从骨中动员，增加钙、磷从尿中排出。

② 促使骨、软骨及牙齿的钙化和骨溶　1,25-$(OH)_2$-D_3 能促进破骨细胞的生成和提高其活性，使骨溶增加，血钙、血磷水平升高；并能促进小肠对钙、磷的吸收和肾脏对钙、磷的重吸收。当血中钙、磷达到一定浓度时，又会发生钙化作用，因此，维生素 D 还有促进钙、磷周转，骨质更新的作用。

③ 促进包括免疫细胞在内的各种细胞的成熟　维生素 D 具有免疫调节功能，可改变机体对感染的反应。

（3）维生素 D 的参考摄入量（DRI）与食物来源

① 维生素 D 的参考摄入量　维生素 D 既可由膳食提供，也可经暴露日光的皮肤合成。因而维生素 D 的总摄入量很难估算。2013 年版的中国居民膳食营养素参考摄入量（DRI）中提出我国居民膳食维生素 D 的推荐摄入量，婴幼儿及成人为 $10\mu g/d$，65～79 岁老年居民为 $15\mu g/d$；UL 均为 $50\mu g/d$。

② 维生素 D 的食物来源　经常晒太阳是人体获得充足有效的维生素 D_3 的最好途径，特别是婴幼儿、特殊的地面下工作人员。动物性食品是天然维生素 D 的主要来源，含脂肪高的海鱼和鱼卵、动物肝脏、蛋黄、奶油等含量均较多；瘦肉、奶含量较少，故许多国家在鲜奶和婴儿配方食品中强化维生素 D。鱼肝油是维生素 D 的丰富来源，含量高达 8500IU/100g，其制剂可作为婴幼儿维生素 D 的补充剂，在防治佝偻病上有很重要的意义。

3. 维生素 E

（1）维生素 E 的化学结构与性质　维生素 E 又称生育酚（tocopherol），是一组具有 α-生育酚生物活性的化合物。目前自然界中存在有 α、β、γ、δ 四种生育酚和四种三烯生育酚，不同食物中它们的含量及活性差别很大，其中 α-生育酚（图 4-4）的生物活性最大。

维生素 E 是浅黄色油状液体，溶于酒精、脂肪与脂溶剂，不溶于水，对酸、热稳定，遇碱不稳定，易发生氧化，油脂酸败可加速维生素 E 的破坏。

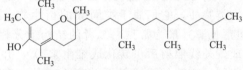

图 4-4　α-生育酚的化学结构

（2）维生素 E 的生理功能

① 抗氧化作用　维生素 E 是一种很强的抗氧化剂，在体内可保护细胞免受自由基损害。维生素 E 定位于细胞膜上，与类胡萝卜素、维生素 C、硒和谷胱甘肽等一起构成体内非酶抗氧化系统，保护细胞膜（包括细胞器膜）中多不饱和脂肪酸、膜的富含巯基的蛋白质成分及细胞骨架和核酸免受自由基的攻击；维生素 E 可以防止维生素 A、维生素 C 和 ATP 的氧化，保证它们在体内有正常功能；还可保护神经系统、骨骼肌和眼视网膜等免受氧化损伤。

② 提高运动能力、抗衰老　维生素 E 能保护血管，改善血流状况，增强精神活力，提高运动能力；维生素 E 可延长红细胞的寿命，有抑制分解代谢酶的作用；维生素 E 可减少褐脂质（细胞内某些成分被氧化分解后的沉积物）的形成，改善皮肤弹性，延缓性腺萎缩。

③ 调节体内某些物质的合成　维生素 E 参与 DNA 的生物合成过程，且与辅酶 Q 的合成有关。

④ 调节血小板的聚集作用　维生素 E 可抑制磷脂酶 A2 的活性，减少血小板血栓素 A2 的释放，从而抑制血小板的聚集。维生素 E 缺乏时血小板聚集和凝血作用增强，增加心肌梗死及脑卒中的危险性。

⑤ 与动物的生殖功能有关　维生素 E 缺乏时可出现睾丸萎缩和上皮细胞变性、孕育异

常。临床上常用维生素 E 治疗先兆流产和习惯性流产。

⑥ 维护机体正常免疫功能　维生素 E 可抑制肿瘤细胞的生长和增殖，其作用机制可能与抑制细胞分化及生长密切相关的蛋白激酶活性有关。

（3）维生素 E 的参考摄入量与食物来源

① 维生素 E 的参考摄入量　维生素 E 的活性可用 α-生育酚当量（α-TE）来表示。

$$\begin{aligned} 膳食中总 \alpha-TE(mg) = &1\times\alpha\text{-生育酚}(mg) + 0.5\times\beta\text{-生育酚}(mg) + 0.1 \\ &\times\gamma\text{-生育酚}(mg) + 0.02\times\delta\text{-生育酚}(mg) + 0.3 \\ &\times\alpha\text{-三烯生育酚}(mg) \end{aligned} \quad (4\text{-}12)$$

α-生育酚主要来自食物中天然的 d-α-生育酚和人工合成的 dl-α-生育酚。dl-α-生育酚的活性为 d-α-生育酚活性的 74％。规定 1mg α-TE 相当于 1mg d-α-生育酚的活性。维生素 E 的活性又可用国际单位（IU）来表示，1IU 的维生素 E 等于 1mg dl-α-生育酚乙酸酯的活性。换算关系如下：

$$1mg\ dl\text{-}\alpha\text{-生育酚乙酸酯} = 1.0IU\ 维生素\ E \quad (4\text{-}13)$$
$$1mg\ dl\text{-}\alpha\text{-生育酚} = 1.1IU\ 维生素\ E \quad (4\text{-}14)$$
$$1mg\ d\text{-}\alpha\text{-生育酚} = 1.49IU\ 维生素\ E \quad (4\text{-}15)$$

2013 年版的中国居民膳食营养素参考摄入量中提出我国居民膳食维生素 E（以 α-TE 计）的 RNI：成年人 14mg/d，儿童依年龄而异。维生素 E（以 α-TE 计）的 UL 定为 700mg/d。

② 维生素 E 的食物来源　食用植物油（如棕榈油、向日葵油、玉米油、大豆油和橄榄油）的总生育酚含量最高，谷类食物的维生素 E 含量也较多。因此，谷类食物和植物油脂类是维生素 E 的主要食物来源。其他食物如麦胚、坚果类、豆类、蛋类含量也较多，肉类、鱼类、果蔬类含量很少。

4. 维生素 K（抗出血维生素）

维生素 K 是指具萘醌基的衍生物 2-甲萘醌（图 4-5）。维生素 K 耐热，但易遭酸、碱、氧化剂和光（特别是紫外线）的破坏。由于天然维生素 K 对热稳定，且不溶于水，在正常的烹调过程中损失很少。

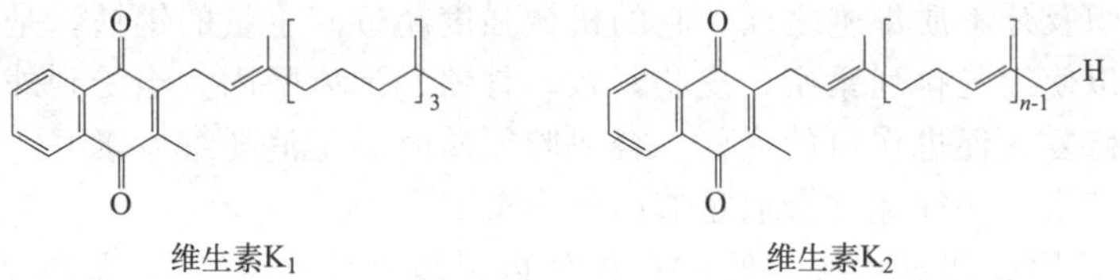

维生素K₁　　　　维生素K₂

图 4-5　维生素 K 的化学结构

维生素 K_1 源于植物，是人类维生素 K 的主要来源。维生素 K_2 通常在动物肠中由细菌制造，因此缺乏维生素 K 是极为罕见的，除非肠道有严重损伤。

维生素 K 是一些特定蛋白质转译后所必需的，尤其是血液凝固中必备的蛋白质，是肝合成凝血因子所必需的，因此对人体具有凝血作用。维生素 K 水平与骨矿物质密度呈正相关，可增加钙的储留。维生素 K 还参与细胞的氧化还原过程，增加肠道蠕动，促进消化腺分泌。

维生素 K 的 RNI 成年人为 80μg/d。人体中 50％～60％的维生素 K 由肠道合成，其余的源于食物。维生素 K 广泛存在于动植物食品中，一般不容易引起缺乏。绿色蔬菜如菠菜、莴苣、萝卜缨、甘蓝等是膳食维生素 K 的极好来源，其次是动物内脏、肉类与奶类等。

三、水溶性维生素

水溶性维生素包括维生素 C 和 B 族维生素（维生素 B_1、维生素 B_2、尼克酸、泛酸、维生素 B_6、叶酸、维生素 B_{12}、生物素、胆碱）。其共同特点是：①化学组成除碳、氢、氧外还有氮、硫、钴等元素；②溶于水而不溶于脂肪和有机溶剂；③满足机体需要后，剩余的由尿排出；④在体内仅有少量储存；⑤大部分以辅酶或辅基形式参加各种酶系，在中间代谢中发挥重要作用；⑥缺乏症状出现较快；⑦营养状况大多可以通过血和/或尿进行评价；⑧毒性很小。

1. 抗坏血酸（维生素 C）

（1）维生素 C 的化学结构与性质　维生素 C 即抗坏血酸（ascorbic acid）。它具有酸性和强还原性，为高度水溶性维生素。此性质归因于其内酯环中与羰基共轭的烯醇式结构。在自然界中存在着 L-型和 D-型两种形式。D-型无生物活性，易氧化脱氢形成 L-抗坏血酸，因其在体内可还原为 L-抗坏血酸（图 4-6），故仍有生物活性，其活性约为 L-抗坏血酸的 80%。

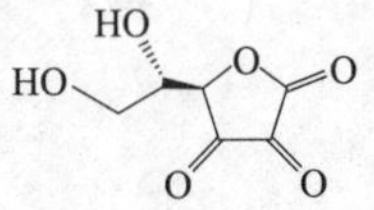

图 4-6　L-抗坏血酸的化学结构

抗坏血酸是最不稳定的维生素，在有氧、光照、加热、碱性条件下极易氧化，尤其在氧化酶及铜、铁存在时易被破坏，在酸性条件下较稳定。蔬菜中含铜氧化酶类活性较高，可催化维生素 C 氧化，因此蔬菜在储存过程中维生素 C 会丢失。

为避免维生素 C 在使用过程中分解，可以加入其他稳定剂或制造成化学衍生物以维持其稳定性。市售的维生素 C 制成不同的形式以适应不同的应用，如维生素 C 钠较适合作为肉类保鲜的抗氧化剂，维生素 C 钙则适合作为同时提供维生素 C 和钙质的营养素。

（2）维生素 C 的生理功能　在人体内，维生素 C 是高效抗氧化剂，用来减轻抗坏血酸过氧化物酶基底的氧化应力（oxidative stress）。还有许多重要的生物合成过程也需要维生素 C 参与作用。

① 促进胶原质的形成　胶原质（collagen）是一种蛋白质，它存在于人体的结缔组织、血管和骨骼的组织及牙本质细胞之间。它的机械强度超过同重量的钢铁，是动物体型的基本支撑物质。它可以使细胞排列紧密，皮肤紧致，骨骼、牙齿坚固。当受到外伤时或是手术后它可以帮助细胞修复、促进伤口的愈合。合成胶原质时必定消耗维生素 C，所以要维持身体各个组织器官的健康，必须经常摄取足够的维生素 C。

② 促进叶酸还原成四氢叶酸　叶酸在机体内需要在维生素 C 和还原型辅酶的参与下，由叶酸还原酶还原成四氢叶酸而发挥其生物活性。

③ 抗氧化作用　有助于解毒、保护巯基酶。维生素 C 是一种抗氧化性极强的物质，对于人体长期暴露在不良的环境中所产生的自由基物质，都可以有效地清除。

④ 可以帮助钙、磷、铁这类矿物质在小肠的吸收　大多数钙、磷、铁的化合物，都不溶于水，难以被人体吸收。维生素 C 的钙、磷、铁盐则有很高的水溶性，能够帮助这类矿物质在小肠的吸收，对于贫血或是骨质疏松症患者很有帮助。

⑤ 强化免疫系统　人类和动物的免疫系统的主要工作是由白细胞来完成的。白细胞中维生素 C 的含量是血液的 30 倍。白细胞必须有足够维生素 C 才能吞噬滤过性病毒与细菌，所以人体的免疫力和维生素 C 存量是密切相关的。此外，服用大量维生素 C 会增加血液中 IgA、IgG 及 IgM 等抗体的浓度。这些抗体附着在外来的病毒和细菌上，指引白细胞来将它们消灭。

⑥ 具有防癌作用　癌细胞普遍存在于人体的许多组织中，但是它们不能无限制地增长和扩散。只有在胶原质减弱时，癌细胞才能溶化胶原质的屏障，对人体造成危害。平时维持足够的维生素 C，可以降低癌症发生率。癌症患者服用大量维生素 C，可以延缓癌细胞的扩散，甚至抑制癌细胞的生长。体内若有足量维生素 C 存在时，还可以防止亚硝酸转化产生致癌物质亚硝胺。

⑦ 促进胆固醇变为胆酸，减少血液中胆固醇的含量　缺乏维生素 C 时，胆固醇不易分解成胆酸，而使血清胆固醇提高，容易导致血管粥状硬化及血栓症。有研究发现大量的维生素 C 加上赖氨酸和脯氨酸可以清除冠状动脉现有沉积的粥样硬化块。对于动脉硬化性心血管病与高血压、卒中等的成人病都有很好的预防和治疗作用。

（3）维生素 C 的参考摄入量与食物来源

① 维生素 C 的参考摄入量　目前，我国居民每日膳食维生素 C 的 RNI 为：成年人、孕早期女性 100mg/d，孕中期、孕晚期女性 115mg/d，乳母 150mg/d。此量是以预防缺乏病和兼顾减少慢性病的风险因素为基础制定的，同时考虑了我国饮食习惯中，蔬菜经过炒、炖、煮后维生素 C 的损失较大，因此 2013 年修订的 RNI 值略高于其他一些国家。中国营养学会认为，考虑到持续摄入大剂量维生素 C 的副作用尚不清楚，成人的 UL 2000mg/d。

② 维生素 C 的食物来源　人类是动物界中少数不能合成抗坏血酸而必须由食物供给者之一。维生素 C 的主要来源是新鲜的水果和蔬菜，如柑子、柚子、酸枣、猕猴桃、柿子椒、苦瓜、西兰花、青菜、韭菜及菠菜等（见表 4-9）。动物性食物及奶类中维生素 C 含量较少。如经常能吃到足量的多种蔬菜和水果，注意合理烹调，一般不会发生维生素 C 的缺乏。

表 4-9　含维生素 C 较丰富的蔬菜和水果　　　　　单位：mg/100g 食部

食物名称	维生素 C 含量	食物名称	维生素 C 含量	食物名称	维生素 C 含量
西兰花	75	苦瓜	56	荔枝（鲜）	41
圆白菜	40	蒜苗	35	樱桃	10
苦苦菜	62	空心菜	25	猕猴桃	62
菠菜	65	芥菜	72	鲜桂圆	43
油菜	36	柿子椒	72	葡萄	38
青菜	45	橙	33	大白菜	47
苜蓿	118	柚（福建）	23	菜花	61
韭菜	24	红果	53	枸杞菜	58
芦笋	45	枣（鲜）	243	芫荽	48

注：摘自中国预防医学科学院营养与食品卫生研究所编著 . 食物成分表 . 北京：人民卫生出版社，2004；中国人民政协报，2022。

2. 维生素 B_1（硫胺素）

（1）维生素 B_1 的化学结构与性质　维生素 B_1 即硫胺素（thiamin），又称抗脚气病维生素、抗神经炎因子，是由被取代的嘧啶和噻唑环通过亚甲基相连组成（图 4-7），在体内主要以焦磷酸硫胺素（TPP）的形式存在。维生素 B_1 在酸性环境中比较稳定，加热不易分解，故在一般的烹调过程中损失不多。但在碱性溶液中极不稳定，易被氧化而失去活性，紫外线可使之分解，铜离子加快其破坏。

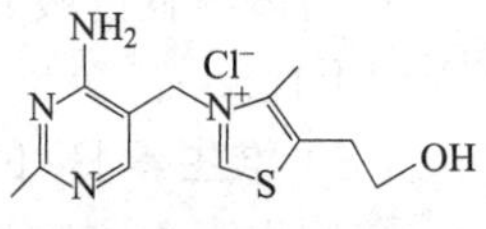

图 4-7　维生素 B_1 的
化学结构

（2）维生素 B_1 的生理功能

① 构成辅酶，参加细胞中碳水化合物代谢　维生素 B_1 与腺苷三磷酸（ATP）结合形成

TPP。TPP 是丙酮酸、α-酮戊二酸氧化脱羧作用中所必需的辅酶，同时也是酮醇基转移酶的辅酶，参与三羧酸循环和磷酸戊糖途径，故与能量及糖代谢关系密切。

② 具有调节神经生理活动的作用　神经组织能量不足时，出现相应的神经肌肉症状，如多发性神经炎、肌肉萎缩及水肿，甚至影响心脏和脑功能。

此外，维生素 B_1 与心脏功能、维持食欲及儿童的生长发育也有一定的关系。

（3）维生素 B_1 的参考摄入量与食物来源

① 维生素 B_1 的参考摄入量　维生素 B_1 与碳水化合物代谢密切相关，主要参与能量代谢，所以一般认为维生素 B_1 的摄入量应按照能量的总摄入量来考虑。若其摄入量能适应能量代谢的需要即能满足机体其他方面的需要。中国营养学会提出膳食中维生素 B_1 的 RNI，成年男性为 1.4mg/d，成年女性为 1.2mg/d，儿童依年龄而异。

② 维生素 B_1 的食物来源　维生素 B_1 广泛分布于整个动植物中，并且可以多种形式存在于食品之中。谷类、豆类及肉类含量较多，籽粒的胚和酵母是维生素 B_1 最好的来源。通常谷类含维生素 B_1 约 0.30mg/100g，豆类含约 0.40mg/100g 不等，小麦胚粉含 3.50mg/100g，而干酵母的含量可高达 6～7mg/100g。动物性食品中以肝、肾、脑含量较多，奶、蛋、禽、鱼等含量较少，但高于蔬菜。

3. 维生素 B_2（核黄素）

（1）维生素 B_2 的化学结构与性质　维生素 B_2 即核黄素（riboflavin），是带有核糖醇侧链的异咯嗪衍生物（图 4-8）。它在自然界中主要以磷酸酯的形式存在于两种辅酶中，即黄素单核苷酸（FMN）和黄素腺嘌呤二核苷酸（FAD）。与此维生素相结合的酶称为黄素酶或黄素蛋白。它们具有氧化还原能力，在氨基酸和还原性吡啶核苷酸等的氧化中起递氢作用。

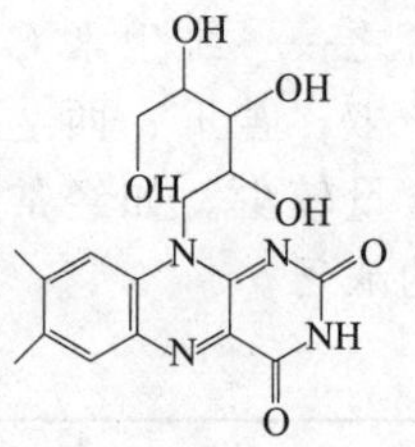

图 4-8　维生素 B_2 的化学结构

核黄素在酸性或中性溶液中对热稳定，且不受大气中氧的影响。但是在碱性溶液中易被热分解，游离的核黄素对光敏感，特别是在紫外线照射下可发生不可逆的降解而失去生物活性。食物中的核黄素一般与磷酸和蛋白质结合成复合物，对光比较稳定。

（2）维生素 B_2 的生理功能

① 参与机体能量代谢　FMN 是 L-氨基酸氧化酶的组成成分。FAD 为琥珀酸脱氢酶、黄嘌呤氧化酶、甘氨酸氧化酶和 D-氨基酸氧化酶的组成成分。这些酶在氨基酸、脂肪、碳水化合物的代谢中起重要作用，从而促进正常的生长发育，维护皮肤和黏膜的完整性。若体内核黄素不足，则物质和能量代谢发生紊乱，将表现出多种缺乏症状。

② 参与烟酸和维生素 B_6 的代谢　FAD 和 FMN 作为辅酶参与色氨酸转变为烟酸、维生素 B_6 转变为磷酸吡哆醛的代谢过程。

③ 参与体内的抗氧化防御系统　FAD 作为谷胱甘肽还原酶的辅酶，参与体内的抗氧化防御系统，维持还原型谷胱甘肽的浓度，故核黄素缺乏时脂质过氧化作用会增加。

④ 与体内铁的吸收、储存和动员有关　维生素 B_2 缺乏时，体内铁的吸收、储存和动员会受到干扰。

（3）维生素 B_2 的参考摄入量与食物来源

① 维生素 B_2 的参考摄入量　人的肠中细菌可以合成维生素 B_2，但为数不多，主要依赖食物中供给。我国居民的膳食以植物性食物为主，因此维生素 B_2 摄入不足是存在的重要营养问题。目前，我国维生素 B_2 的 RNI 规定为：成年男性 1.4mg/d，成年女性 1.2mg/d。

② 维生素 B_2 的食物来源　维生素 B_2 广泛存在于植物与动物性食物中，动物性食物中

含量较植物性食物高，肝、肾、心脏、乳及蛋类中含量尤为丰富。奶类和肉类能提供相当数量的维生素 B_2，谷类和各种绿叶蔬菜是我国居民维生素 B_2 的重要来源。谷物加工对维生素 B_2 存留有显著影响，如精白米维生素 B_2 的存留只有 11%，因此，谷物加工不应过度。

4. 烟酸（维生素 PP，尼克酸，抗癞皮病因子）

（1）烟酸的化学结构与性质　烟酸或尼克酸（niacin，nicotinic acid），为吡啶-3-羧酸及其衍生物的总称，包括烟酸和烟酰胺（nicotinamide），在体内主要形式是具有生理活性的烟酰胺。烟酸对酸、碱、光、热都很稳定，是最稳定的维生素之一。在一般的烹调和加工时损失很小，但会随水流失。

（2）烟酸的生理功能

① 参与细胞内生物氧化还原的全过程　烟酸是一系列以 NAD 和 NADP 为辅基的脱氢酶类必需的成分。作为氢的受体或供体，与其他酶一起参与细胞内生物氧化还原的全过程。而 NADP 在维生素 B_6、泛酸和生物素存在下参与脂肪、类固醇等的生物合成。

② 葡萄糖耐量因子的重要组成成分　葡萄糖耐量因子（GTF）是由三价铬、烟酸、谷胱甘肽组成的一种复合体，可能是胰岛素的辅助因子，有增加葡萄糖的利用及促使葡萄糖转化为脂肪的作用。

③ 维护神经系统、皮肤和消化系统的正常功能。

④ 扩张末梢血管和降低血脂水平。

（3）烟酸的参考摄入量（DRI）与食物来源

① 烟酸的参考摄入量　人体大多数组织中维生素 B_1 与烟酸比例为 $1:10$，有研究表明，当摄入的维生素 B_1 与烟酸比例为 $1:10$ 时，血中羧化酶和脱氢酶活性均增加。因此，我国烟酸 RNI 按维生素 B_1 RNI 10 倍量制定；由于一部分色氨酸在体内可转化为烟酸，故 RNI 采用烟酸当量（NE）作为单位，即食物中的烟酸（mg）与 1/60 色氨酸（mg）之和。中国营养学会 2023 年对我国居民膳食中烟酸的推荐摄入量（RNI）做出规定（以 NE 计），成年男性为 15mg/d，成年女性 12mg/d。

② 烟酸的食物来源　烟酸及其衍生物广泛存在于动物性和植物性食物中，其良好的来源为酵母、肉类（包括肝）、全谷及豆类等，奶类及其制品、各种绿叶蔬菜和鱼以及咖啡和茶中也有相当数量。

一些植物中的烟酸可能与大分子物质结合（如玉米、高粱等谷物中的大多数烟酸为结合型），不能被哺乳动物吸收利用，如用碱（小苏打、石灰水等）处理，可有大量游离烟酸从结合型中释放出来，从而增加其生物利用率。

5. 维生素 B_6

（1）维生素 B_6 的化学结构与性质　维生素 B_6 是一组含氮的化合物，包括吡哆醇（pyridoxine，PN，图 4-9）、吡哆醛（pyridoxal，PL）及吡哆胺（pyridoxamine，PM）3 种天然形式。3 种维生素 B_6 同效维生素都是 2-甲基-2-羟基-5-羟甲基吡啶。在动物组织内多以吡哆醛及吡哆胺存在，而植物中则以吡哆醇为多。

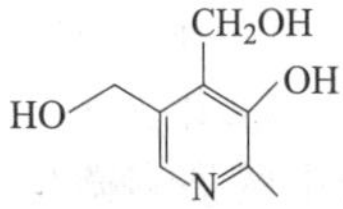

图 4-9　吡哆醇的化学结构

维生素 B_6 的各种盐酸盐和碱的形式均易溶于水及乙醇，在空气中稳定。在酸性介质中，对热都比较稳定，但在碱性介质中易被破坏，对热、光敏感。

（2）维生素 B_6 的生理功能

① 维生素 B_6 除参与神经递质、糖原、神经鞘磷脂、血红素、类固醇和核酸的代谢外，

还参与所有氨基酸的代谢。

② 维生素 B_6 参与一碳单位、维生素 B_{12} 和叶酸盐的代谢，如果它们的代谢发生障碍可造成巨幼细胞性贫血。

③ 维生素 B_6 缺乏会损害 DNA 的合成，这个过程对维持适宜的免疫功能是非常重要的。

④ 维生素 B_6 与维生素 B_2 的关系十分密切，维生素 B_6 缺乏常伴有维生素 B_2 缺乏症状。

⑤ 维生素 B_6 的干预可降低血浆同型半胱氨酸含量。

（3）维生素 B_6 的参考摄入量与食物来源

① 维生素 B_6 的参考摄入量　由于维生素 B_6 与氨基酸代谢关系十分密切，因此膳食蛋白质摄入量的多少将直接影响维生素 B_6 的需要量。目前，美国关于维生素 B_6 的 RDA 基本上是依据 0.016mg/g 蛋白质制定的。我国建议 50 岁以下成人 RNI 为 1.4mg/d；UL 为 60mg/d。

② 维生素 B_6 的食物来源　维生素 B_6 普遍存在于动植物食物中，但一般含量不高，通常动物性食物含量相对较高些。含量最高的为白色肉类，如鸡肉和鱼肉；其次为肝脏、豆类和蛋类；水果和蔬菜中维生素 B_6 含量也较多。

6. 维生素 B_{12}（钴胺素，抗恶性贫血维生素）

（1）维生素 B_{12} 的化学结构与性质

维生素 B_{12}（cobalamin）是一种由含钴的卟啉类化合物组成的 B 族维生素，是唯一的含有金属元素的维生素，又称钴胺素（图 4-10）。它易溶于水和乙醇，在 pH 4.5～5.0 弱酸条件下最稳定，强酸（pH<2）或碱性溶液中分解，遇热可有一定程度破坏，但短时间的高温处理损失小，遇强光或紫外线易被破坏。普通烹调过程损失量约 30%。

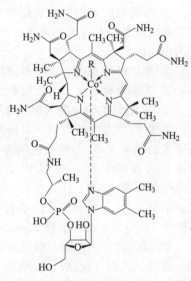

图 4-10　维生素 B_{12} 的化学结构

（2）维生素 B_{12} 的生理功能

维生素 B_{12} 在机体的许多代谢中有重要作用，在体内以两种辅酶形式即甲基维生素 B_{12}（甲基钴胺素）和辅酶维生素 B_{12}（5-脱氧腺苷钴胺素）参与生化反应。其主要作用有：

① 与叶酸一起参与同型半胱氨酸甲基化形成蛋氨酸。甲基维生素 B_{12} 作为蛋氨酸合成酶的辅助因子，参与转甲基作用，使同型半胱氨酸甲基化形成蛋氨酸。

② 参与甲基丙二酸-琥珀酸异构化过程。辅酶维生素 B_{12} 作为甲基丙二酸单酰辅酶 A 变位酶的辅酶，参与甲基丙二酸转变为琥珀酸单酰辅酶 A 的反应，此反应与神经髓鞘物质代谢密切相关。

（3）维生素 B_{12} 的参考摄入量与食物来源

① 维生素 B_{12} 的参考摄入量　我国建议成人 RNI 为 2.4μg/d。

② 维生素 B_{12} 的食物来源　在自然界中维生素 B_{12} 的唯一来源是通过草食动物的瘤胃和肠中的许多微生物作用合成。因此，它广泛存在于动物性食品中，而植物性食品中含量极少。动物内脏、肉类是维生素 B_{12} 的丰富来源。

7. 叶酸

（1）叶酸的化学结构与性质　叶酸（folacin 或 folic acid，FA）是指有蝶酰谷氨酸结构的一类同效 B 族维生素，由蝶啶、对氨基苯甲酸和谷氨酸 3 种成分组成。天然存在的叶酸，有的是单谷氨酸型，也有的以多谷氨酸盐的形式出现。

叶酸为鲜黄色的结晶状粉末，微溶于热水，不溶于乙醇、乙醚及其他有机溶剂，而叶酸的钠盐易溶解于水，在水溶液中易被光解破坏；在酸性溶液中不稳定，pH<4易被破坏，但在中性或碱性溶液中对热稳定。食物中叶酸的烹调损失率为50%～90%。

（2）叶酸的生理功能

① 作为一碳单位的载体发挥重要作用　四氢叶酸是体内一碳单位转移酶的辅酶，分子内部N5、N10两个氮原子能携带一碳单位。这些辅酶的主要作用是把一碳单位从一个化合物传递到另一个化合物上。一碳单位在体内参与多种物质的合成，如嘌呤、胸腺嘧啶核苷酸等。

② 参与血红蛋白的合成　当叶酸缺乏时，DNA合成受到抑制，骨髓幼红细胞DNA合成减少，细胞分裂速度降低，细胞体积变大，造成巨幼细胞性贫血。

③ 参与氨基酸代谢　叶酸可促进各种氨基酸间的相互转变，如使丝氨酸转变成甘氨酸，使苯丙氨酸形成酪氨酸，组氨酸形成谷氨酸，高半胱氨酸形成蛋氨酸等，从而在蛋白质代谢中起重要作用。

此外，叶酸还可通过蛋氨酸代谢影响磷脂、肌酸、神经介质的合成。

（3）叶酸的参考摄入量与食物来源

① 叶酸的参考摄入量　叶酸每日摄入量维持在3.1μg/kg的水平可保证体内有适量储备，在此基础上，无叶酸摄入仍可维持3～4个月不出现缺乏症。叶酸的摄入量以膳食叶酸当量（dietary folate equivalent，DFE）表示。由于食物叶酸的生物利用率仅为50%，而叶酸补充剂与膳食混合时生物利用率为85%，为单纯来源于食物的叶酸利用率的1.7倍，因此，膳食叶酸当量（DFE）的计算公式为：

$$DFE=天然食物来源叶酸（μg）+1.7×合成叶酸（μg）$$

当叶酸补充剂与食物的叶酸混合使用时，应以DFE计算平均需要量（EAR），再根据EAR×1.2确定RNI。

我国居民膳食叶酸的RNI（以DFE计）：成年人为400μg/d，孕妇为600μg/d，乳母为550μg/d。

② 叶酸的食物来源　叶酸广泛存在于各种动植物食品中。含量丰富的食品有动物肝脏、豆类（黄豆）、坚果及深色绿叶蔬菜、胡萝卜、南瓜、某些水果、酵母等。食物经长时间储存后烹调，叶酸损失较多。

8. 泛酸

（1）泛酸的化学结构与性质　泛酸（pantothenic acid），也称维生素B_3、遍多酸，是2,4-二羟基-3,3-二甲基丁酸与β-丙氨酸通过酰胺键缩合而成，存在两种立体异构体，只有R-对映体具有生物活性，它是天然存在的，常称为D-（+）-泛酸。其水溶液在酸性或碱性条件下对热不稳定，干燥情况下泛酸盐对空气和光稳定。

（2）泛酸的生理功能　泛酸由血液运输经载体转运进入细胞，然后经磷酸化并与半胱氨酸结合，生成磷酸泛酰巯基乙胺。磷酸泛酰巯基乙胺可从两方面发挥作用：①成为酰基载体蛋白的辅基。例如，在脂肪酸合成中的脂酰载体蛋白（ACP），它与7种脂肪酸合成酶相连，自身处于复合体的中心。作用时磷酸泛酰巯基乙胺侧链似一长臂，通过巯基将酰基从一个酶分子转移到另一个酶分子。②与腺嘌呤核苷酸结合并经磷酸化成为辅酶A（CoA），辅酶A参与糖、脂和蛋白质代谢。

（3）泛酸的参考摄入量与食物来源　人类泛酸缺乏现象极为罕见，我国14岁以上青少年及成人膳食泛酸参考摄入量为5.0mg/d。泛酸存在于所有动物和植物细胞中，在自然界有广泛的食物来源。最好的来源是肉类与内脏、蘑菇、鸡蛋、甘蓝和酵母，全谷物也是良好的泛酸来源。

9. 生物素

（1）生物素的化学结构与性质　生物素（biotin）也称维生素H、维生素B_7、辅酶R。其结构为含硫的脲基环带一个戊酸侧链，可能有8种立体异构体。但只有一个存在于自然界，并有生物活性，称之为d-(+)-生物素。易溶于热水中，对热稳定，可为强酸、强碱和氧化剂所破坏。

（2）生物素的生理功能　生物素是各种羧化酶必需的辅助因子，对细胞的生长，脂类、碳水化合物和氨基酸代谢，DNA的生物合成和唾液酸受体蛋白的表达以及各种免疫细胞正常功能发挥起重要作用。药理剂量可降低胰岛素依赖型糖尿病患者的血糖水平。

（3）生物素的参考摄入量与食物来源　人类缺乏生物素的现象极为罕见，主要见于长期生食鸡蛋者，因为生蛋清中有一种抗生物素蛋白，使生物素失活。我国营养学会推荐的成人生物素的RNI为$40\mu g/d$。

生物素广泛分布于动植物中。动物组织、蛋黄、番茄、酵母、花椰菜等是生物素的丰富来源。生物素的可利用性不同，如玉米和大豆中的生物素可全部利用，小麦中的则难以利用。

10. 胆碱

（1）胆碱的化学结构与性质　胆碱（choline）为（β-羟乙基）三甲基胺的氢氧化物，为强有机碱。它耐热，在储存、加工及烹调过程中很少损失。

（2）胆碱的生理功能　在人体内，胆碱是卵磷脂和鞘磷脂的组成成分。前者在肝的脂肪代谢中起重要作用，可促进脂肪以卵磷脂的形式被输送；提高肝中脂肪酸的利用，防止脂肪在肝中的异常堆积，故可防止脂肪肝。后者则存在于大脑和神经组织中，在神经传递方面起作用，可促进脑发育并能提高记忆力。胆碱可调控细胞凋亡，抑制癌细胞增殖，还可促进体内甲基代谢。

（3）胆碱的参考摄入量与食物来源　我国营养学会推荐胆碱RNI，成年男性为$450mg/d$，成年女性为$380mg/d$，孕妇为$460mg/d$，乳母为$500mg/d$。

胆碱在食物中分布很广，含脂肪的食物中含量相对高一些。其丰富来源为蛋类（特别是蛋黄）、大牲畜的肝脏、啤酒酵母；大豆、全谷、花生、玉米、花菜、莴苣和马铃薯等也是其良好来源。

四、食品加工对维生素的影响

维生素的损失除了受食品原料的品种和成熟度、土壤、肥料、气候、水分、光照、采收，以及动物的饲养管理和宰后处理等的影响外，维生素的损失与食品的各种加工操作密切相关。

1. 清洗与整理

蔬菜叶子和水果靠近皮的地方维生素含量通常较高，水果、蔬菜整理、去皮等会有一定的维生素损失。切分后维生素暴露在空气中会受到氧化，还应尽量避免切后再洗致使水溶性维生素丢失。

2. 烫漂与沥滤

水果和蔬菜在装罐、冷冻和脱水前大都需要烫漂。烫漂时维生素的损失可能很大。主要与下列因素有关。

① 表面积越大，损失越多　例如菠菜在烫漂时所含维生素的损失就较大，豌豆烫漂时

的损失就较小。

② 产品的成熟度　青豆的成熟度越高，烫漂时维生素 C 和维生素 B_1 的保存越好。

③ 烫漂类型　烫漂可分为沸水、蒸汽和微波烫漂。维生素的损失顺序为：沸水＞蒸汽＞微波。蒸汽烫漂用空气冷却时无需喷淋或浸渍，其沥滤损失可减到最小；微波烫漂无需加热，这部分损失几乎没有。

④ 烫漂时间和温度　通常短时间高温烫漂较好；烫漂的时间越长，损失越大。

⑤ 冷却方法　利用空气冷却的损失比水冷小。一般地，烫漂期间水溶性维生素的损失为 0～60％，主要由沥滤和热破坏所致。当用蒸汽或微波烫漂，随后在空气中冷却时可使这一损失减到最小（5％～10％）。

尽管烫漂可引起维生素损失，并应将其减到最小，但是烫漂本身却又是食品保藏中保存维生素的一种方法。

3. 冷冻

通常认为冷冻是保持食品的感官性状、营养质量以及长期保藏食品的最好方法。通常将食品冻结到 -18℃ 以下并冻藏可较好地保持食品的原始品质，同时可具有适当的贮存期。

4. 脱水

脱水是食品保藏的主要方法之一。日光干燥最为古老，现有的方法如烘房干燥、隧道式干燥、滚筒干燥和喷雾干燥等主要是将热能应用到食品上使水分蒸发。脱水时最不稳定的维生素是维生素 C。据报告，维生素 C 在上述各种脱水过程中都不稳定，损失量为 10％～50％。通常低温和真空干燥对维生素的损失较小。冷冻干燥或冷冻升华干燥，对食品的营养素如维生素 C 无不良作用。B 族维生素中维生素 B_1 通常对温度最敏感，它在中性和高 pH 时稳定性不好。其他水溶性维生素在进行不同的脱水干燥时也有一定程度的损失，仅烟酸例外。

脂溶性维生素的破坏与脂类氧化的机理相似，维生素 A、维生素 E 和胡萝卜素都不同程度地受脱水所影响。维生素 E 有天然抗氧化的性质，其稳定性通常取决于脱水过程的干燥温度、时间，有无氧气以及产品矿物质的含量等。

5. 加热

热加工是延长食品保藏期最重要的方法，也是食品加工中应用最多的一种方法。工业上的热加工包括烹调、烫漂、巴氏消毒和杀菌等。热加工期间均可有维生素的损失。这取决于：①食品和维生素的不同；②热加工的温度和时间关系；③传热速度；④食品的 pH；⑤加热期间的含氧量；⑥有无金属离子催化剂等。

食品种类不同，其所含维生素在食品加工中的损失可不相同；不同维生素在食品热加工中的损失亦不相同，损失范围可从 0～90％。其中维生素 C 和维生素 B_1 对热最不稳定。维生素 B_2、烟酸、生物素、维生素 K 等通常较稳定，但也可能有一定损失。一些蔬菜的罐头在制造期间维生素 C 和维生素 B_1 损失最大，但这两种维生素在酸性食品番茄中的损失很少。

6. 食品添加剂

一些食品添加剂对维生素也有一定影响。例如氧化剂通常对维生素 A、维生素 C 和维生素 E 有破坏作用。因此，在面粉中加入溴酸钾等改良剂时可因其所具有的氧化作用而致使某些维生素失去活性。同样，经过自然氧化的陈年面粉也有类似的损失。

有的食品添加剂对某些维生素有保护作用，而对另一种维生素可具有破坏作用。例如亚硫酸盐作为还原剂可保护维生素 C，但是作为亲核试剂，则对维生素 B_1 有破坏。

7. 辐射

维生素 C 对辐射很敏感，其损害程度随辐射剂量的增大而加剧。维生素 B_1 是 B 族维生素中对辐射最不稳定的维生素。脂溶性维生素对辐射也敏感，其中以维生素 E 最为显著。

8. 包装

不同的包装材料和容器，以及不同的包装方式如普通包装和真空包装等对维生素的损失也有不同的影响。维生素 C 对光和空气都很敏感，易受损失，因而采用真空遮光包装对防止食品中维生素 C 的损失颇为有效。其他对光和氧敏感的维生素也如此。

9. 贮存

贮存对新鲜食品和加工食品营养价值的影响已日益被重视。萎蔫会促进维生素 C 的损失，贮藏温度高也会促进它的损失。一些蔬菜在室温下贮藏几天后不仅维生素的含量下降，而且所含的硝酸盐被还原成亚硝酸盐，对人体有害。需要短时间贮藏蔬菜时，以 0～4℃之间为好，不宜放在室温下，而且应注意放在袋中，防止水分散失。酸性的水果在常温贮藏中维生素 C 的保存率较高，如柑橘类水果。水果和蔬菜罐头中的维生素保存率随贮藏温度升高和贮藏时间延长而降低。

10. 碾磨

稻谷、小麦的加工程度与维生素的存留率也密切相关。加工程度越精，维生素的含量越低。例如稻谷的出米率以糙米为 100%，当加工后出米率为 94.3% 和 90.2% 时，其维生素 B_1 的含量（$\mu g/g$）由 4.02 降至 2.46 和 1.42。

总之，食品加工过程中维生素将受到一定损失，特别是那些对加工因素很敏感的水溶性维生素。维生素损失程度的大小按顺序依次为：维生素 C＞维生素 B_1＞维生素 B_2＞其他 B 族维生素＞维生素 A＞维生素 D＞维生素 E。普遍以维生素 C 和维生素 B_1 作为考察对象，主要因为它们是水溶性维生素，易丢失；很敏感，易破坏；在许多食品中均有存在。如果这些维生素在食品加工中保存很好，则可认为其他维生素的保存也好。

第六节　水和膳食纤维

一、水

水是一切生命必需的物质，是人体需要量最大、最重要的营养成分。人体离不开水，一般人体失水占体重 2% 时，就会感到明显口渴、尿少、口腔黏膜发干；失水达体重 10% 以上时，生理功能即发生严重紊乱；失水超过体重的 20%，人很快就会死亡。中国居民膳食指南（2022）建议在温和气候条件下，低身体活动水平成年男性每天喝水 1700mL，成年女性每天喝水 1500mL，且足量饮水，少量多次。

1. 水的生理功能

（1）构成细胞和体液的重要组成部分　水是人体中含量最多的成分，年龄越小，含水量越多。水广泛分布于人体的各个组织中，特别是新陈代谢旺盛的组织中，例如血液、肾脏、肝脏、肌肉、大脑和皮肤等。

（2）参与人体新陈代谢　水在体内参与物质代谢，促进各种生理功能和生化反应，是体内一切生化反应的主要介质。

（3）作为各种物质的载体　水是营养物质的载体、代谢产物的溶剂。摄入体内的各种营养物质，都必须通过血液或组织液运送到身体各部位，并将细胞代谢的废物运到肺和肾脏，经呼吸和尿液排出体外。

（4）调节体温　水的比热容和蒸发热高，导热性强，它能吸收体内不断代谢产生的大量能量而使体温保持不变；当外界气温过高、人运动或疾病产热过多时，可通过汗液蒸发调节体温。

（5）润滑作用　水是机体的润滑剂。泪液、唾液、关节囊液、浆液等都有利于局部器官的润滑，减少摩擦和损伤，有助于保持其正常功能。同时，水可以滋润身体细胞，使其保持湿润状态；水还可以维持腺体器官的正常分泌。

2. 人体内水的需要量和来源

（1）水的需要量　人体每日所需要的水量，随年龄、环境温度和劳动强度等因素的不同而有差异。年龄越大单位体重需要的水量相对越少。为维持体内水的恒定，摄入的水量必须能够补充经呼吸、皮肤蒸发和尿、粪等途径排出的水量，以保持水平衡。人体每日需要的水量见表4-10。

表 4-10　人体每日需要的水量　　　　　　　　　　单位：mL/kg 体重

年龄	需水量	年龄	需水量	年龄	需水量
0～1	120～160	4～7	90～110	10～14	50～80
2～3	100～140	8～9	70～110	18 岁以上	40

人体对水分的需要和代谢，有一整套复杂而完善的调节机制以维持体内水的平衡。在某些病理情况下，水的摄入或排出超过了机体的调节能力，就会出现水肿或脱水。

（2）水的来源　人体水分有三个来源：饮用水和其他饮料；食物中的水；由碳水化合物、蛋白质、脂肪在体内氧化分解时产生的代谢水。一般成人每日约需水 2500～4000mL，其中代谢水为 200～400mL，其余来自饮水和食物。

3. 饮用水的种类

目前，随着生产工艺化和生活水平的提高，饮用水的种类繁多，瓶装饮用水和饮料作为一种商品饮用水，发展十分迅速，广泛流行于饭店、写字楼、医院、车站、机场、娱乐场所和家庭等不同地方，作为人们出行携带方便的洁净饮水。

（1）茶饮料　就饮料而言，茶水中因含有抗氧化成分茶多酚和咖啡碱、茶碱、可可碱、胆碱等生物碱，从而具有抗氧化，中和体内产生的酸性代谢产物，维持机体中性或略偏碱性内环境稳定状态的作用。所以，茶水被公认为健康饮料。但由于茶水中含有较多的鞣酸，所以患胃病的人应少饮或不饮，特别是饭前。

（2）咖啡饮料　咖啡饮料中的咖啡因成分具有使中枢神经系统兴奋的作用，适量饮用可在短时间内提高人体脑力及精神，提高学习效率。但不能长期大量饮用咖啡，否则会有成瘾性。

（3）碳酸和果汁饮料　碳酸和果汁饮料中含有糖、香精、色素、防腐剂和磷酸，长期过量饮用会对人体健康造成危害，出现胃肠功能紊乱、食欲下降，其中的糖分容易使人肥胖。英国研究发现，碳酸饮料是腐蚀青少年牙齿的重要原因之一，常喝碳酸饮料会使 12 岁的青少年牙齿腐蚀的机会增加约 59%。另有资料显示，长期大量喝碳酸饮料的青少年，骨折的危险性比其他青少年高 3 倍。少女的骨折率与碳酸饮料饮用量有很强的相关性，大量饮用者比不饮用者的骨折风险高出 5 倍。

（4）普通饮用水　普通饮用水是指来自于河流、湖泊、泉水或地下水源的水，经过过滤、消毒，符合我国饮用水卫生标准后通过管道输送到户的自来水。

国内外研究资料证明，从健康的角度来看，符合饮用水卫生标准的白开水是最好的饮用水，因为它不含能量，不用消化就能为人体吸收利用。经常喝白开水，有助于降低肌肉组织中乳酸含量，消除疲劳，减少上呼吸道感染，预防咽炎。夏季喝些盐开水，对预防中暑更有好处。

（5）瓶装饮用水　目前常见的瓶装饮用水有以下几种。

① 纯净水　纯净水是在普通饮用水的基础上，经多次反复过滤，进一步去掉危害人体健康的病原体和有机物，使饮用水更安全。但同时也去除了人体必需的许多矿物质，阻断了通过饮用水提供人体必需矿物质的重要途径，因此长期饮用不利于健康。1992年上海市和天津市均报道，饮用纯净水的居民中出现乏力、脱发和肌肉震颤的患者，经调查证明，与患者长期饮用纯净水导致的体内钾和钙的水平过低有关。

② 矿泉水　矿泉水是经过地层过滤的地下水，溶有较多的矿物质，其中有人体必需的矿物质，也有对人体有害的矿物质，因此，矿泉水必须符合国家饮用矿泉水标准才能饮用，否则对人体健康有害。

③ 活性水　活性水又称负离子水。它是通过科学手段，重新排列水的氢和氧分子，使水的活性提高，即渗透力和溶解力增强，含氧量提高，更容易被机体利用，有利于健康。但其作用机制还有待深入研究。

④ 蒸馏水　蒸馏水是把普通饮用水转化成蒸汽，再冷却而获得。它比普通饮用水含更少的细菌和矿物质，饮用更安全，但容易损失从饮水中获得某些矿物质的机会。同纯净水一样，长期饮用可能会对健康产生不利影响。

应该强调的是，桶装的纯净水和矿泉水最好在一个月内喝完，不要存放太长时间。据研究资料表明，水分子是主链状结构，在静止状态下，这种链状结构会不断扩大、延伸，变成含氧量较低的"老化水"，未成年人经常饮用"老化水"会使细胞的新陈代谢明显减慢，影响生长发育。中老年人经常饮用这类水会加速衰老。

4. 科学饮水

（1）清晨应适量饮水　人体经过一夜的睡眠，因呼吸及皮肤的水分蒸发加上排尿，水分排泄较多，导致血液黏稠度增加，冠状动脉形成血栓的机会增多，所以清晨脑梗死和心肌梗死的发病率较高。如果起床后饮用适量的水，既可使上述情况得到缓解，还能促进消化液分泌，增加食欲；同时可刺激胃肠蠕动，有利于定时排便和降低血压。但最好不要喝未经煮沸的自来水。

（2）切勿等口渴时才饮水　当人感觉到口渴时表示体内水分已经失去平衡，口渴是人体细胞脱水已到一定程度，中枢神经发出要求补充水分的信号。口渴后才喝水，某种意义上已对人体健康造成了一定伤害。

（3）要喝新鲜的开水，不喝生水、"陈水"　烧开的水中大部分有害物质随水蒸气溢出，不但可以灭菌，而且含有机体所需要的多种矿物质。这种开水具有促进新陈代谢，改善免疫机能，预防感冒、咽喉炎等功效。相反，生水里含有许多致病的细菌，据调查人类80%的传染病与水污染有关。生水还能刺激胃肠道，引起消化功能紊乱。另外，有研究证实，自来水中的氯与没烧开的水中残留一些有机物相互作用，可产生具有致癌作用的三羟基化合物。据调查，经常饮用生水的人，患膀胱癌、直肠癌的可能性增加。

水烧开后放置时间过久，就成为"陈水"，这种水中已有微生物开始繁殖，还可能含有某些有害物质，如亚硝酸盐。据科学分析，原来不含亚硝酸盐的水，在室温下存放一天后，每升水也会产生亚硝酸盐0.0004mg，3d后可上升到0.11mg，20d后则高达0.73mg，而亚硝酸盐可转变为致癌物质亚硝胺。

（4）大量出汗后要喝加盐开水，不喝冰镇饮料　大量出汗后如喝开水，进入体内的水分不仅不能保留在组织细胞内，反而更容易随汗液或尿液排出体外，结果越喝越渴，还可能引起心慌、无力等低钠血症。这时，应该喝一些加盐的开水，以补充丢失的水和盐。另外，冰镇饮料虽会带来暂时的舒适感，但大量饮用，会导致汗毛孔收缩，机体散热困难，而易诱发中暑。

（5）饮水要掌握适宜的水硬度 水中钙盐、镁盐含量多，则水的硬度大，反之则硬度小。水质过硬影响胃肠道消化吸收功能，发生胃肠功能紊乱，引起消化不良和腹泻。规定水总硬度不超过 25 度。建议一般饮用水的适宜硬度为 10～20 度。处理硬水最好的办法是煮沸。

（6）饭后半小时再饮水 空腹时喝下的水，在胃内只停留 2～3min，很快就会进入小肠被人体吸收，1h 左右就可补充到全身的各个组织细胞中去，人体利用较快。但人进餐前后如喝进大量的水就会冲淡胃液，从而影响消化功能，因此最好饭后半小时再饮水。

（7）饮水应适量，切不可暴饮 人在过渴时，最容易暴饮。暴饮会使排尿和出汗量增加，导致了更多的电解质丢失，还增加了心血管、肾脏的负担，使人产生心慌、乏力、尿频等不适的症状，严重时会诱发心衰。同时暴饮还会加重胃肠道负担，容易引起胃下垂。

二、膳食纤维

国际食品法典委员会指出，膳食纤维（dietary fiber，DF）是天然存在或通过生理、酶、化学方法从食品原料中获得的，无法被人体小肠内存在的内源性酶水解的、具有十个以上单体单元的碳水化合物，并被普遍接受的科学证据证明具有有益健康的生理效应。膳食纤维主要包括纤维素、半纤维素、木质素、果胶、亲水胶性物质（如树胶、海藻多糖、黄原胶、瓜尔豆胶），以及一些不能被人体消化酶所分解的物质（如抗性淀粉、低聚异麦芽糖、黏质）等。

根据目前的分析方法所测出的膳食纤维（DF）的组分大致可分为总膳食纤维、可溶性膳食纤维、不溶性膳食纤维和非淀粉多糖。

膳食纤维的分类方法主要有三种：一是就其含量状况而言，分为纤维素类和非纤维素类（半纤维素、木质素、果胶、黏多糖等）两大类；二是就其生物作用和化学成分而言，分为纤维状碳水化合物（纤维素）、基质类碳水化合物（果胶及半纤维素等）和填充类碳水化合物（木质素）；三是就其溶解性能而言，分为可溶性膳食纤维（果胶、藻胶、黏多糖、耐消化淀粉和部分半纤维素等）和不溶性膳食纤维（纤维素、木质素和大部分半纤维素等）两大类。可溶性膳食纤维主要存在于植物细胞间质中，在水果、蔬菜、海带、豆类食物中含有且较多；不溶性膳食纤维主要存在于植物的细胞壁中，在禾谷类、豆类种子外皮以及植物的茎、叶中含量较多，如麦麸、木耳等。

1. 膳食纤维的生理功能

（1）调节胃肠道功能 膳食纤维有很强的持水能力，在胃中吸水膨胀，增加了食糜的体积，刺激胃肠道的蠕动，缩短了食物在肠道内的停滞时间，促进排便和增加便次，起到一种导泄的作用，防止便秘，减少粪便中有害物质与肠道的接触，保持肠道清洁，从而减少和预防胃肠道疾病。此外，膳食纤维可改变肠道系统中微生物群系的组成，在肠道菌群作用下发酵生成乙酸、丁酸等有益短链脂肪酸，降低肠道 pH，抑制有害物质的产生和吸收，维持肠道微生态平衡和健康。

（2）增强饱腹感，控制体重 水溶性膳食纤维具有很强的吸水溶胀性能，吸水后明显膨胀，可比原有的体积和重量增加 10～15 倍，既能增加人的饱腹感，又能减少食物中脂肪的吸收，相对控制和降低膳食的总能量，避免热能过剩而导致体内脂肪的过度积累，达到控制体重的目的。

（3）预防高脂血症和高血压等心脑血管疾病　膳食纤维具有吸附胆汁液、胆固醇、变异原等有机分子的功能，所以膳食纤维对降低人体血浆和肝脏组织胆固醇水平有着显著作用。在脂类代谢过程中，膳食纤维可以抑制或延缓胆固醇与甘油三酯在淋巴中的吸收，从而维持体内血脂和脂蛋白代谢的正常进行。能降低血清和肝脏中的胆固醇，从而预防高血压、心脏病和动脉硬化。大量临床观察表明，增加饮食中可溶性膳食纤维的含量，可明显地降低人体血液中总胆固醇和低密度脂蛋白胆固醇的浓度，具有减少和预防心血管疾病的作用。

（4）预防有害重金属对人体的毒害作用　膳食纤维对阳离子有较强的结合和交换能力，可以与铅、镉、汞等有毒害重金属离子进行交换，吸附在膳食纤维上的有害重金属离子随粪便排出，可以有效延缓和减少饮食中有毒重金属在肠道中的吸收，从而减少和预防饮食中有害化学物质对人体的毒害作用。

（5）预防和辅助治疗糖尿病的作用　科学研究发现，膳食纤维能抑制糖尿病患者餐后血糖浓度的急剧上升和日平均血糖浓度的升高。膳食纤维能够延缓葡萄糖的吸收，推迟可消化性糖类如淀粉等的消化。此外，膳食纤维还能改善末梢神经组织对胰岛素的需求量，使胰岛素的分泌下降，进一步增强降血糖作用。研究表明，膳食纤维含量充足的饮食，无论是在治疗还是在预防糖尿病方面都具有特殊的功效。

2. 膳食纤维的主要化学组成成分

膳食纤维的主要化学成分是非淀粉多糖，包括纤维素、半纤维素和木质素等，它们在微观层面上相互包裹和缠绕，构成植物体的骨架。其中，纤维素组成微细纤维，构成纤维细胞壁的网状骨架，而半纤维素和木质素则是填充在纤维之间和微细纤维之间的"黏合剂"和"填充剂"。在一般的植物纤维中，这三种成分的含量约为 $80\% \sim 95\%$。

（1）碳水化合物　植物膳食纤维中最主要的化学成分是碳水化合物，占总量的 $60\% \sim 90\%$。碳水化合物是绿色植物新陈代谢和能量储藏的基本形式，其主要成分是纤维素和半纤维素。

① 纤维素　纤维素（cellulose，CEL）是构成植物细胞壁的主要成分，也是膳食纤维的最基本的化学成分。纤维素是由 β-吡喃葡萄糖单元以 β-1,4-糖苷键连接的高分子不溶性均一多糖。虽然它的化学结构与淀粉相似，但它的物理性质却与淀粉截然不同。在植物细胞壁中的纤维素分子是线性分子，易于缔合，使得纤维素分子链呈规律性排列，形成结晶状的微纤维束结构单元，具有结晶和非结晶两种区域。不同来源的纤维素，其结晶程度也不相同。纤维素具有吸水膨胀的能力，在消化道内可以大量吸水，促进粪便软化，加快排出。

② 半纤维素　半纤维素（hemicellulose，HE）是植物细胞壁中除纤维素和木质素之外的另一类重要组分，通过细胞壁中的共价键和非共价键与纤维素和木质素等成分相结合，这些成分之间的相互作用增加了纤维细胞壁的刚性和柔韧性。半纤维素比纤维素易水解，它主要是由木糖基、葡萄糖基、甘露糖基、半乳糖基、阿拉伯糖基、鼠李糖基等组成。半纤维素分子中还含有糖醛酸基（如半乳糖醛酸基、葡萄糖醛酸基等）和乙醚基，其分子中还常带有数量不等的支链。由此可见，半纤维素是由多种糖基、糖醛酸基所组成的，并且分子中往往带有支链的复合聚糖的总称。

半纤维素的种类很多，不同种类的半纤维素其水溶性也不同，有的可溶于水，但绝大部分不溶于水。不同植物中半纤维素的种类、含量均不同，其中组成谷物和豆类膳食纤维中的半纤维素有阿拉伯木聚糖、木糖葡聚糖和 β-葡聚糖等数种。阿拉伯木聚糖在小麦和大豆纤维中的含量较多。木糖葡聚糖是豆类纤维中最重要的一种不溶性半纤维素。大部分粮食产品和豆科植物产品中都含有丰富的半纤维素，而蔬菜和水果中的半纤维素含量贫乏。

半纤维素对水的亲和力的大小和戊糖部分紧密相关，阿拉伯糖和木糖这两种成分负责将水固定于半纤维素的不同结构上。这种特性说明，如果一种半纤维素对水的亲和力很小，那是因为它所含戊糖的百分率太低，或者是它的空间组织结构使戊糖所处的位置不能与水接近。白菜、小麦麸皮的半纤维素固定水的能力最强，小麦麸皮中含有丰富的半纤维素且它们对水具有较强的亲和力，这是能使整个面包完好保存的原因之一。

半纤维素是无定形物质，是填充在纤维之间和微细纤维之间的"黏合剂"和"填充剂"。其聚合度较低，容易吸水溶胀。半纤维素的存在及含量的多少对膳食纤维的物化特性、生理功能及产品的加工性能都带来不同程度的影响；在加工过程中需要尽可能地保留半纤维素，以便提高产品的得率、生理功能和降低生产成本。

（2）**木质素**　木质素是由松柏醇、芥子醇和对羟基肉桂醇三种单体组成的高度支化的复杂三维聚合物。木质素与半纤维素之间形成部分共价键合，共存于细胞壁中，并能使细胞壁保持一定的韧性。木质素在膳食纤维中发挥填充物的作用。木质素的亲水性差，几乎不受生物化学分解。

（3）**果胶质**　果胶质物质中最重要的部分就是多糖胶质。多糖胶质按来源可以分为海藻类多糖胶质和植物类多糖胶质。海藻类多糖胶质主要由琼脂和海藻酸盐等组成。琼脂是一种存在于红藻族中某些红紫色海藻细胞壁中的碳水化合物。琼脂由琼脂糖和琼脂胶两种化合物组成。其中，琼脂糖是具有胶凝作用的组分，而琼脂胶没有胶凝的功能。海藻酸盐是棕色海藻的主要多糖结构成分。植物类多糖胶质主要由果胶、阿拉伯胶和瓜尔豆胶等组成。

果胶易溶于水，它们在谷物纤维中的含量少，但在豆类及果蔬纤维中的含量较高，柑橘类水果中的果胶含量尤其丰富。果胶分子结构中主要含有 D-半乳糖醛酸，半乳糖醛酸上的羧基部分可以被甲基酯化，酯化的半乳糖醛酸与总半乳糖醛酸之比即为酯化度（degree of esterification，DE），对果胶的性质有很大的影响。

阿拉伯胶是一种阿拉伯半乳聚糖和糖蛋白的混合物，分子量为 50 万～100 万。阿拉伯胶可完全溶于热水或冷水中，形成清澈而胶黏的溶液，其独一无二的特点就是可以形成浓度超过 50% 的高浓度水溶液而仍具有流动性。阿拉伯胶这种能形成高浓度溶液的能力使其在有大量不溶物质存在的情况下仍具有优良的稳定性和乳化性。

瓜尔豆胶是由瓜尔豆种子的胚乳，经清理、干燥、磨粉制得。瓜尔豆胶可被人体大肠内的菌群完全发酵降解。瓜尔豆胶及其衍生物在 pH 为 3 或以下的酸性溶液中会导致降解，黏度急速下降。

3. 食品加工对膳食纤维的影响

在精制米、面的过程中，谷物经过碾磨除去外层皮壳的同时，也降低了其总膳食纤维的含量。例如，稻谷、大麦和燕麦壳中所含的大量木聚糖，通常在碾磨和精制的过程中被除去。此外，碾磨时还将大颗粒不易被消化酶作用的抗性淀粉磨成粉，从而使抗性淀粉受到损失。

食品在热加工的过程中，可以降低膳食纤维中纤维分子之间的缔合作用，从而导致增溶作用。加热同样可使膳食纤维中多糖的交联键发生变化，对食品的营养性和口感有一定的影响。

4. 膳食纤维摄取与食物来源

（1）**膳食纤维的摄入量**　膳食纤维（DF）的摄入量以适量为宜，过多或过少都不利于人体健康。过量的膳食纤维对人体健康具有较大的副作用，一方面，大量的膳食纤维不仅会引起肠黏膜的不良刺激，其在结肠内酵解产生气体而形成较大的结肠压力，会引起腹胀造成机体不适；另一方面，大量的膳食纤维还可能导致人体某些营养素如无机盐中的钙、铁、锌以及脂溶性维生素中的维生素 A 等的不足甚至缺乏，因此正确把握膳食纤维的适宜摄入量是充分有效发挥膳食纤维生理功能的关键。

膳食纤维的供应量标准通常可以根据年龄状况或能量摄入量而具体确定。世界卫生组织提出，成人每人每天摄入 25～35g 的膳食纤维，可满足人体健康的正常需要。然而随着现在越来越流行低碳水饮食，膳食纤维摄入不足的情况越发严重。因此，我国卫生健康委员会积极响应《健康中国行动（2019—2030 年）》的号召，贯彻落实国民营养计划和合理膳食行动，关注居民膳食纤维摄入，大力开展营养健康科普宣传活动，并指出一般人群按照《中国居民膳食指南（2022）》推荐的 8 条平衡膳食核心准则进食即可满足日常充足摄入膳食纤维的需求，儿童、孕妇、乳母、老年人等特定人群可遵循特定人群膳食指南推荐。

（2）膳食纤维的食物来源　膳食纤维（DF）的食物来源包括自然型（内源性）和加工型（外源性）两大途径。自然型（内源性）膳食纤维是指食物自身的组成成分而固有的，例如蔬菜中的膳食纤维；加工型（外源性）膳食纤维是指加工制取后作为食品添加剂而加入的，例如酸奶中的膳食纤维。膳食纤维是植物性成分，植物性食物是膳食纤维的天然食物来源。膳食纤维在蔬菜、水果、粗粮、豆类及菌藻类食物中含量丰富。部分常见食物中粗纤维的含量状况：大白菜 0.9%、白萝卜 1.0%、空心菜 1.4%、茭白 1.9%、韭菜 1.4%、蒜苗 1.8%、黄豆芽 1.0%、鲜豌豆 3.0%、毛豆 4.0%、苦瓜 1.4%、生姜 1.4%、草莓 1.1%、苹果 1.2%、鲜枣 1.9%、枣（干）6.2%、金针菜（干）6.7%、山药 0.9%、小米 1.6%、玉米面（黄）5.6%、绿豆 6.4%、干口蘑 22.6%、干银耳 30.4%、水发黑木耳 2.6%、海带（干）6.1%。

 ## 案例分析

▶ 案例 1 ◀

　　张女士今年 50 岁，为了保持身材，喜欢把水果蔬菜和杂粮当作"主食"，不喜欢吃肉喝牛奶。但最近几年，张女士明显感觉自身免疫力下降，一着凉就重感冒，易反复生病。经医院检查发现，张女士血液主要指标中总蛋白值 58g/L（正常值 60～83g/L），白蛋白 32g/L（正常值 34～54g/L），总胆固醇水平 2.7mmol/L（正常值 2.8～6.0mmol/L），空腹血糖水平 3.7mmol/L（正常值 3.9～6.1mmol/L），以及其他一些指标紊乱，表明张女士在平时生活中蛋白质摄入严重不足。医生建议张女士应加强蛋白质的补充，平衡膳食。

　　问题：

　　1. 为什么张女士会出现上述状况？

　　2. 蛋白质摄入不足对人体会造成哪些危害？如何理解蛋白质与增强免疫力之间的关系？

　　分析：

　　问题1：张女士膳食失衡，喜欢把水果蔬菜和杂粮当作"主食"，不喜欢吃肉喝牛奶，造成机体蛋白质摄入不足。而动物性食物是蛋白质的重要来源，为人体提供优质动物蛋白质，蛋白质具有增强机体免疫功能，长期缺乏，易导致免疫力低下。同时，食物摄入不足，机体功能不足，糖原消耗，易造成血糖偏低；体内消耗脂肪以维持必要的能量消耗，故血清总胆固醇浓度偏低。《中国居民膳食指南（2022）》建议鱼、禽、蛋类和瘦肉摄入要适量，平均每天 120～200g，每周最好吃鱼 2 次或 300～500g，蛋类 300～350g，畜禽肉 300～500g。

问题 2：蛋白质是人体所需七大营养素之一，具有多种生理功能，包括构成机体、修复组织，合成具有催化、调节、转运、免疫作用等生理功能的活性成分，维持机体内环境的稳定以及提供能量。如果蛋白质摄入不足，那么其相关生理功能将无法有效发挥，易使成人体质下降、免疫功能低下、易感染疾病，儿童则生长发育受阻。

人体的营养状况是免疫系统发挥对外界病原抵抗力的基础，其中与身体抵抗力最为密切的营养素是蛋白质。机体的免疫功能与蛋白质密切相关。形成免疫细胞和抗体、补体都需要充足的蛋白质。如吞噬细胞的作用与摄入蛋白质的量有关；大部分免疫细胞在骨髓、胸腺、脾脏及淋巴组织中发生、分化成熟和发生免疫应答，若长期缺乏蛋白质，这些组织将明显萎缩，失去制造免疫细胞和抗体的能力，使机体抗病能力降低，易感染疾病。

▶ 案例 2 ◀

今天是豆豆的 2 岁生日，也是去社区进行常规体检的日子。但身高测量结果使医生非常震惊，豆豆的身高远低于 2 岁平均身高。经询问，豆豆平时很少开展户外运动，经常去室内儿童游乐场，而且没有按时补充维生素 D。

问题：

1. 为什么豆豆会出现上述状况？

2. 维生素 D 对幼儿生长发育有哪些重要作用？维生素 D 缺乏对人体会造成哪些危害？

分析：

问题 1：豆豆户外运动时间少，接受阳光照射时间短，且没有按时补充维生素 D，致使体内维生素 D 缺乏。《中国居民膳食营养素参考摄入量（2013 版）》推荐指出 3 岁前婴幼儿每日维生素 D 摄入量为 $10\mu g$。但是豆豆每日维生素 D 摄入量远远达不到要求，进而影响生长发育。

问题 2：维生素 D 是婴幼儿从出生开始每天必须补充的营养素，对幼儿骨骼生长发育至关重要。维生素 D 也可通过维持血钙平衡，满足机体对钙的需求，促进骨骼发育及参与机体免疫调节等生理功能，降低因缺钙导致的相关疾病的发病率。而维生素 D 缺乏易诱发佝偻病、骨质软化症和骨质疏松等疾病。

 思考题

1. 七大营养素包括什么？

2. 为什么说碳水化合物可调节体内脂肪代谢？

3. 什么是必需氨基酸？

4. 如何对蛋白质进行化学营养评价？

5. 不饱和脂肪酸的生理功能有哪些？

6. 常见的脂溶性维生素有哪些？有什么共同特点？

7. 什么是膳食纤维？对人体有哪些益处？

第五章
食品的营养价值

 课前小提问

> 健康饮食是身体获得均衡营养的基础。随着我国社会经济的快速发展和人民生活水平的日益提高，人们对营养与健康日渐重视，科学饮食、合理营养、注重膳食结构和食品安全已经成为大众的基本需求。食品种类繁多，各类食品的营养价值千差万别，而且存在一定相对性，请谈谈你会从哪些方面来评价食品的营养价值，并说说评价食品营养价值的意义有哪些。

食品种类繁多，依据其性质和来源可大致分为三大类：①动物性食品，如畜禽肉类、脏腑类、奶类、蛋类、水产品等；②植物性食品，如粮谷类、豆类、薯类、硬果类、蔬菜水果等；③各类食物的制品，是指以动植物性天然食物为原料，通过加工制作的食品，如罐头、糕点、糖、油、调味品等。

从实际情况看，天然食品中所含的营养素，其分布与含量都不是十分均衡，都有着各自的特点。因此，《中国居民膳食指南（2022）》提出"食物多样，合理搭配"，通过一日三餐膳食的食物种类全、品样多，实现平衡膳食。党的二十大报告提出到二〇三五年建成健康中国的目标，明确要把保障人民健康放在优先发展的战略位置。树立大食物观，顺应"大健康"时代人民群众食品消费结构的变化趋势，在保障食物品种丰富与数量供给的基础上，改善居民膳食结构与营养供给，推动民众食品消费结构由"吃得饱""吃得好"向"吃得营养""吃得健康"转变，不断满足人民群众对食物多样化、精细化、营养化、生态化的膳食新需求。

第一节　食品营养价值的评价

关于食物中营养的研究包括两个方面：一是研究食物中的各种营养素，预防与治疗营养不良，以及根据各种人群的合理需要制定膳食营养素参考摄入量（dietary reference intakes，DRI）；二是研究营养如何促进人体健康、增强体质，研究营养与有关疾病的关系，以及如何通过调整膳食来预防这些疾病。

人应该每天吃一定量的粮食（即米、面和薯类等）、蔬菜和水果，适当摄取畜禽肉类、鱼虾类、蛋类和奶类食物，限量摄取油脂、糖以及酒。到目前为止，还没有发现一种食物能包括所有的营养素。摄取食物多样化，才能使你一天所摄取的营养素能够互相补充，比较完全。

一、食品营养价值的相对性

食品有三方面的功能：营养功能、感官功能和生理调节功能。食品的营养功能是人类获取食物的内在动力所在。除去营养素之外，食物中还含有多种有益于人体健康的物质，如膳食纤维、类胡萝卜素、生物类黄酮等。

食物的营养价值是指食物中所含的热能和营养素能满足人体需要的程度，包括营养素的种类、数量和比例，被人体消化吸收和利用的效率，所含营养素之间如何相互作用等几个方面。

食物营养价值的高低，取决于食品中营养素的种类是否齐全、数量的多少、相互比例是否适宜以及是否容易被人体消化吸收和利用。对于食品而言，如果营养素种类齐全、数量充足、相互之间的比例关系适宜而且易于消化和吸收，则这种食品的营养价值通常是较高的。但是对于同一种食品，相对于不同的人摄取后，对每个人所起的营养效应则各不相同。如对于刚出生到 4 个月的婴儿来说，母乳是最理想、最有营养的天然食物；而对于已经 1 周岁的幼儿，如只给予母乳，就会影响到他的正常生长发育，因为此时母乳中所含有的各种营养素的量及其比例关系已经不能满足幼儿期的生长需求。因此，我们要评价某种食物的营养价值的高低，则不能脱离食用者而单纯就食品本身去讨论。食物的营养价值并非绝对，而是相对的。在评价食物的营养价值时必须注意以下几个问题。

① 几乎所有天然食物中都含有人体所需要的一种以上的营养素。除去某些特别设计的食品（如病人用无渣膳、婴儿奶粉和宇航食品等）以及 4 个月内婴儿喂养的母乳之外，没有一种食品的营养价值能全面到足以满足人体的全部营养需要。例如，牛奶虽然是一种营养价值相当高的食物，但是其中铁的含量和利用率都较低。通常被称为"营养价值高"的食物往往是指多数人容易缺乏的那些营养素含量较高，或多种营养素都比较丰富的一些食物。

② 不同的食物中热能和营养素的含量不同，同一种食物的不同品种、不同部位、不同产地、不同成熟程度之间热能和营养素含量也有相当大的差别。因此，食物成分表中的营养素含量只是这种食物的一个代表值。

③ 食物的营养价值也受储存、加工和烹调的影响。有些食物经过分精制后会损失原有的营养成分；也有些食物经过加工、烹调提高了营养素的吸收利用率，如大豆制品、发酵制品等。

④ 有些食物中存在一些天然抗营养因子或有毒物质。如菠菜中的草酸会影响钙的吸收，生蛋清中的生物素结合蛋白影响生物素的利用，生扁豆中的有毒成分会引起中毒等。这些物质会对食物的营养价值和人体健康产生不良影响，应当通过适当的加工烹调使之失活。

⑤ 食品的安全性是首要的问题。如果食品受到微生物或化学毒物的污染，其营养价值则无从谈起。

营养与食品工作者还应当认识到，食品除了满足人的营养需要之外，尚有社会经济和文化习俗等方面的意义。食物的购买和选择取决于价格、口味嗜好、传统观念和心理需要等多种因素。

二、食品营养价值评价指标

1. 营养素的种类及其含量

要了解人所摄入的食物含有哪些营养素，各种营养素的含量有多少，每日由食物摄取的营养素能否满足自身的需要，必须对食物所含的营养素成分和数量进行分析评价。一般来说，食品所提供营养素的种类和含量越接近人体需要，该食品的营养价值就越高。在实际工作中除了用化学分析法、仪器分析法、微生物法、酶分析法等来测定食物中营养素种类和含量外,还可通过查阅食物成分表,初步评定食物的营养价值。最新版的《中国食物成分表》标准版第 6 版第一、二册共收录了 4710 余条食物的近 8 万个数据。另外,用"营养计算器"软件分析或检测我们日常生活中的饮食营养状况,及时调整食物摄入量,确保膳食合理以及营养均衡也是一个方便快捷的方法。

2. 营养素质量

在评价某食品或某营养素价值时,营养素的质与量是同等重要的。蛋白质的优劣体现在其氨基酸模式以及可被消化利用的程度,脂肪的优劣则体现在脂肪酸的组成以及脂溶性维生素的含量等方面。

(1)营养质量指数 国际上检查某一食物营养摄入量是否充足时经常使用的方法是用营养质量指数(index of nutrition quality,INQ)来评价食物。例如,牛奶是具有很好营养价值的食物,由于它的含水量很高,占 88%~90%,如果单从食物成分表观察,牛奶中蛋白质的含量只占 2.7~3.0g/100g,这在各种食品中是很低的。而粳米中含有的蛋白质达到 7.7g/100g,比牛奶高许多。但实际上,我们是根据食物热量能否满足人体热量需求来确定食物摄入量的,给婴儿喂牛奶也必须以满足热量需求为标准。因此如果我们将摄取牛奶的量按摄入 1000kJ 热量计算,具有 1000kJ 热量的牛奶,其蛋白质达 55.5g,蛋白质含量非常丰富。用营养质量指数的方法计算 1000kJ 热量大米的营养价值,它的蛋白质有 22.5g,比牛奶的蛋白质含量低得多。INQ 反映了人在吃饱时(即满足热量需求时)摄取到的每种营养素的数量是多少。

INQ 是营养素密度(食品中某营养素占供给量的比)与能量密度(食品所含能量占供给量的比)之比。

$$INQ = \frac{某营养素含量/该营养素供给量}{所产生能量/能量供给量标准} \tag{5-1}$$

评价方法为:当 INQ=1 时,表示食物的该营养素与能量含量达到平衡,既不会引起过剩也不会不足,该食物是一种营养质量合格食品;INQ>1,说明食物中该营养素的供给量高于能量的供给量,营养价值高,也是一种营养质量合格食品,特别适合于超重或肥胖者;INQ<1,说明此食物中该营养素的供给量少于能量的供给量,长期食用此种食物,可能发生该营养素的不足或能量过剩,该食物的营养价值低,属于营养质量不合格食品。故 INQ 是评价食物营养价值的一个简单指标。INQ 主要优点就在于人们从 INQ 值大小,对食物营养质量特点可一目了然,而从食物成分表各营养素的含量数字,一般人却分辨不清该食物的营养质量高低。

以成年男子轻体力劳动的营养素供给量标准为例,计算出鸡蛋、大米、大豆中的蛋白质、视黄醇、硫胺素和核黄素的 INQ 值,见表 5-1。

表 5-1 鸡蛋、大米、大豆中的几种营养素的 INQ 值

项目	热能/kJ	蛋白质/g	视黄醇/μg	硫胺素/mg	核黄素/mg
成年男子轻体力劳动的营养素供给标准	10042	75	800	1.4	1.4
100g 鸡蛋	653	12.8	194	0.13	0.32
INQ		2.62	3.73	1.43	3.52
100g 大米	1456	8.0	—	0.22	0.05
INQ		0.74	—	1.08	0.25
100g 大豆	1502	35.1	37	0.41	0.20
INQ		3.13	0.31	1.96	0.96

注:摘自马冠生,朱文丽. 营养与食品卫生学教程. 北京:北京大学医学出版社,2020。

（2）**食物的 ABC** 由于食物有它的特殊性，目前国际上还有一种评价食物的公式，称为食物的 ABC。即：

$$\text{Food Value} = \frac{\text{Acceptance，Bioavailability，Durability，Efficiency}}{\text{Cost}}$$

简称：

$$FV = \frac{A，B，D，E}{C}$$

中文即：

$$\text{食物价值} = \frac{\text{可接受性、生物利用率、耐储藏性、烹调加工效能}}{\text{价格}} \tag{5-2}$$

根据公式(5-2)，食物的价值与食物的可接受性、生物利用率、耐储藏性和食物烹调加工效能成正比，与食物的价格成反比。将食物的可接受性放在首位是因为如果食物本身难以下咽，即使食物营养价值很高，人们也难于接受。生物利用率指的是食物可被消化、吸收的性能，是指它在体内的营养价值，所以应该列在第二位。如果食物本身很好，但是虽经短时间储存也会腐败变质，其作为食物的价值也不会高，因此耐储藏性放在第三位。最后还要考虑食物的烹调加工效能和价格。因此这个公式更接近反映食物真正的营养价值。

3. 营养素的生物利用率

食物中存在的营养素往往不是人体可以直接利用的，而必须经过消化、吸收和转化才能发挥其营养作用。所谓营养素的"生物利用率"（bioavailability）指的是食品中所含的营养素在人体代谢中的利用程度。在不同的食品中，不同的加工烹调方式，以及与不同食物成分同时摄入时，营养素的生物利用率会有差别。通常利用大、小白鼠等动物实验获得对某个整体或混合食物的评价，即用待评食物喂养实验动物一段时间后，计算动物体重增加量与饲料消耗量的百分比值。其意义是摄入的食物有多少可转化成动物的体重。计算公式为：

$$\text{生物利用率} = \frac{\text{饲养期间动物体重增加量（g）}}{\text{饲养期间饲料消耗量（g）}} \times 100\% \tag{5-3}$$

以下 4 个方面主要是影响营养素的生物利用率。

① 食品的消化率如何　例如，虾皮中富含钙、铁、锌等元素，然而由于它很难被彻底嚼碎，其消化率较低，因此其中营养素的生物利用率受到影响。

② 食物中营养素的存在形式如何　例如，同样是含铁丰富的食物，在海带当中，铁主要以不溶性的三价铁复合物存在，其生物利用率较低；而鸡心当中的铁为血红素铁，其生物利用率较高。

③ 食物中营养素与其他食物成分共存的状态如何，是否有干扰或促进吸收的因素　例如，在菠菜中由于草酸的存在，会与钙反应生成草酸钙沉淀，从而使钙的生物利用率降低，而在牛奶中由于维生素 D 和乳糖的存在则促进了钙的吸收。

④ 人体的需要状况与营养素的供应充足程度　在人体需求急迫或是食物供应不足时，许多营养素的生物利用率提高；反之在供应过量时便降低。例如乳母的钙吸收率比正常人提高，而每天大量服用钙片会导致钙吸收率下降。因此，评价一种食物的营养素价值，不能只看其营养素的绝对含量，而要看其在体内可利用的数量。否则，就可能做出错误的食物评价，从而影响膳食选择。

4. 食物的血糖指数

1998 年在 WHO/FAO 专家会议上建议将食物的血糖指数（glycemia index，GI）用于评价食物营养价值的标准。GI 指碳水化合物使血糖升高的相对能力。表示一定时间内含 50g 有价值碳水化合物的食品餐后血糖反应曲线下的面积与含等量碳水化合物的标准食品餐后血糖反应曲线下的面积之比乘以 100 所得的数值。血糖指数在 70 或以上称为高血糖指数食品，在 56～69 之间称为中等血糖指数食品，在 55 或以下的称为低血糖指数食品。常见食物血糖指数见表 5-2。

表 5-2　常见食物血糖指数（葡萄糖＝100）

食物名称	GI	食物名称	GI	食物名称	GI	食物名称	GI
馒头	88	胡萝卜	71	葡萄	43	西瓜	72
白面包	88	玉米粉	68	扁豆	38	苏打饼干	72
大米饭	83	土豆（煮）	66	梨	36	小米（煮）	71
面条	82	大麦粉	66	苹果	36	山药	51
烙饼	80	菠萝	66	藕粉	33	酸奶	48
玉米片	79	莜麦面条	59	鲜桃	28	柑橘	43
熟红薯（红）	77	荞麦	54	牛奶	28	柚子	25
南瓜	75	香蕉	52	绿豆	27	大豆（浸泡，煮）	18
油条	75	猕猴桃	52	四季豆	27	花生	14

注：摘自孙远明，柳春红．食品营养学．北京：中国农业大学出版社，2019。

血糖指数越高，这种食物升高血糖的效应就越强，反之亦然。而血糖过高和代谢紊乱是糖尿病等疾病发病的重要原因。正常人的血糖水平过高也会诱发肥胖、高血压等疾病。选择血糖指数适量的食物对于每一个健康的正常人都有着非常重要的意义。血糖指数是目前衡量膳食平衡与调控糖尿病的最新营养指标。

三、评定食品营养价值的意义

评定食品营养价值的意义，一是全面了解各种食品的天然组成成分，包括营养素类、非营养素类、抗营养因子等物质，指出现有主要食品的营养缺陷，并提出改造和创新的方向，充分利用食物资源。二是了解在加工烹调过程中食品营养素的流失和变化，采取有效措施最大限度地保存食品中的营养素含量，提高食品营养价值。三是指导人们科学地选购食品和合理地搭配食品，配制营养平衡的膳食。

第二节　动物性食品的营养价值

动物性食品作为一大类食物，主要包括畜禽肉、水产品、蛋类、奶及其制品等。《中国居民膳食指南（2022）》指出，畜禽类、蛋类和水产品是膳食蛋白质、脂肪、维生素 A、B 族维生素和矿物质的良好来源。鱼、禽、蛋类和畜肉在膳食满足人体对营养素的需要中占有重要地位，适量摄入有助于增进健康，但摄入比例不当，可增加心血管疾病、肥胖和某些肿瘤的发生风险。中国居民平衡膳食宝塔（2022）建议每日摄食动物性食物 120～200g，其中每周至少 2 次水产品，每天一个鸡蛋，每日摄食奶及奶制品 300～500g。

一、畜禽肉、水产品及其他肉类食品的营养价值

1. 畜肉的营养价值特点

畜肉类是指猪、牛、羊等牲畜的肌肉、内脏、头、蹄、骨、血及其制品。畜肉类食品是人类蛋白质、矿物质和维生素的重要来源之一。营养价值，因动物的种类、年龄、肥瘦程度及部位不同而异。肥度不同的肉中，脂肪和蛋白质的变化较大；动物内脏脂肪含量少，蛋白质、维生素、矿物质和胆固醇含量较高。畜肉类食品经适当加工烹调，不仅味道鲜美，饱腹作用强，而且易于消化吸收。但是，《中国居民膳食指南（2022）》指出过多摄入畜肉可增加 2 型糖尿病、结直肠癌及肥胖风险，增加畜肉摄入可降低贫血的发病风险。

（1）**蛋白质**　畜肉蛋白质大部分存在于肌肉组织中，含量为 10%～20%。按照蛋白质在肌肉组织中存在部位的不同，又分为肌浆蛋白质（占 20%～30%）、肌原纤维蛋白质（占 40%～60%）以及间质蛋白（占 10%～20%）。畜肉类蛋白质含人体必需氨基酸充足，且在种类和比例上接近人体需要，易于消化吸收，利用率高，所以蛋白质营养价值很高。但存在于结缔组织中的间质蛋白，主要成分是胶原蛋白和弹性蛋白，由于必需氨基酸组成不平衡，如色氨酸、酪氨酸、甲硫氨酸含量很少，故蛋白质利用率低，属于不完全蛋白质。

此外，畜肉中含有能溶于水的含氮浸出物，包括肌凝蛋白原、肌肽、肌酸、肌酐、嘌呤碱、尿素和游离氨基酸（谷氨酸、甘氨酸）等非蛋白含氮浸出物，是肉汤呈鲜味的重要成分，能促进胃液分泌，提高人们的食欲。成年动物含氮浸出物的含量较幼年动物高。

（2）**脂肪**　畜肉脂肪含量因牲畜肥瘦程度及部位不同有较大差异。育肥的畜肉脂肪可达 30% 以上，如瘦羊肉含脂肪 18.9%，肥羊肉则可达 35%～45.7%；瘦猪肉含脂肪 23.3%，肥猪肉可达 42.1%。肉类中糖类含量很低，通常含蛋白质营养素密度低的肉，脂肪含量较高；反之亦然。同一畜体中，肥肉的脂肪含量多，瘦肉和内脏的脂肪含量较低，如猪肥肉脂肪含量达 90%，猪里脊含脂肪约为 7.9%。

畜肉类脂肪以饱和脂肪酸为主，熔点较高，其主要成分是甘油三酯，还含少量卵磷脂、胆固醇和游离脂肪酸。胆固醇多存在于动物内脏，如猪瘦肉胆固醇为 81mg/100g，猪脑为 2571mg/100g，猪肝为 288mg/100g；牛瘦肉为 58mg/100g，牛肝为 297mg/100g，牛脑为 2447mg/100g。因此，畜肉类食物不宜长期过量食用。

（3）**碳水化合物**　畜肉中的碳水化合物含量极少，一般以游离或结合的形式广泛地存在于动物组织或组织液中。其主要形式为糖原，肌肉和肝脏是糖原的主要储存部位。动物屠宰后在保存过程中，畜肉由于酶的分解作用，糖原含量会逐渐下降。

（4）**维生素**　畜肉类可以提供多种人体必需的维生素，如维生素 B_2、维生素 B_1、维生素 A、维生素 D 等。尤其是在动物内脏中 B 族维生素以及维生素 A 含量最为丰富。如每 100g 猪肝中含维生素 A 接近 5000μg 视黄醇当量，维生素 B_2 达 2.08mg，维生素 B_1 达 0.21mg。孙思邈在其医书《千金方》用猪肝治疗"雀目"。虽然动物肝脏中含有多种对人体有益的营养成分，但由于维生素 A 是一种脂溶性维生素，长时间过量食用，会在体内蓄积，也可能会引起中毒，故宜间断性地少量食用，以作为对其他膳食的有益补充。

（5）**矿物质**　畜肉类食物含多种矿物质，含量为 0.8%～1.2%，但分布不均匀，一般是瘦肉中的含量高于肥肉，内脏中的含量高于瘦肉。在所含的各种矿物质中，以铁最为突出和重要。动物的内脏和血液都是铁的良好来源，每 100g 猪肝含铁超过 20mg，每 100g 羊血含铁超过 18mg。而且畜肉中所含的铁为血色素铁，生物利用率高，是膳食铁的良好来源。肉类食物也是锌、铜、硒、锰等微量元素的良好来源。但动物体内的钙一般沉积在骨骼中，肌肉中含钙量不高，而且过量摄取动物蛋白质后，还可能引起体内钙的流失。家畜肉类中含硫、磷、氯较多，是典型的酸性食品。

2. 禽肉的营养价值特点

禽肉类包括鸡、鸭、鹅、鸽、鹌鹑等的肌肉、内脏及其制品。禽肉营养价值与畜肉相似，不同之处在于其脂肪含量少，且熔点较低，易于消化吸收。禽肉蛋白质的氨基酸组成接近人体需要，质地较畜肉细嫩，含氮浸出物多，故禽肉炖汤味道较畜肉更为鲜美。

（1）**蛋白质**　禽肉中的蛋白质含量与其种类、禽龄、肥瘦程度有关，而且与身体的部位也有着很直接的关系。一般来说，鸡肉含蛋白质 20% 左右，鸭肉含蛋白质 16%，鹅肉约含 10%。幼禽的蛋白质含量高于成年禽类的。禽类身体不同部位的肉，因肥瘦程度不同，其蛋白质含量差异较大。例如，鸡胸肉的蛋白质含量约为 20%，鸡翅约为 17%。禽肉中的蛋白质含有人体所必需的各种氨基酸，其构成与人体需要较为接近，易于被人体吸收和利用，营养价值高。同时，禽肉较畜肉有较多的柔软结缔组织并均匀地分布于一切肌肉组织内，因而比畜肉更细嫩，更易消化。

（2）脂肪　禽肉中脂肪含量随其种类、禽龄、肥瘦程度、身体部位不同而有明显的差异。一般来说，鸡肉约含脂肪 2.5%，而肥鸭、肥鹅的脂肪含量可达 10% 或更高。禽肉的脂肪中所含的饱和脂肪酸较畜肉少，而不饱和脂肪酸含量高于畜肉，熔点较低，为 23～40℃，易于被人体消化吸收。尤其是禽肉脂肪含有丰富的亚油酸，大约占其总量的 20%，因而其营养价值高于畜肉脂肪。

（3）矿物质　禽肉类食品含有多种矿物质，但分布不均匀，一般内脏中的含量高于瘦肉。禽肉所含的钙、磷、铁等均高于猪、牛、羊肉，禽类肝脏中的铁含量为猪肝、牛肝的 1～6 倍，如每 100g 鸡肝含铁达 12mg。

（4）维生素　禽肉中维生素含量较为丰富，其 B 族维生素含量与畜肉接近，烟酸含量较畜肉高。禽类的内脏如肝脏、肾脏等所含维生素更为丰富，并含有较多的维生素 E。例如，每 100g 鸡肝中含维生素 A 超过 10000 视黄醇当量，维生素 B_2 达 1.10mg，维生素 B_1 达 0.33mg。相比较而言，禽肉的维生素含量较畜肉类高 1～6 倍，而且含有较多的维生素 A 和维生素 E。

3. 水产、爬行类食品的营养价值特点

（1）鱼类的营养价值　鱼类是水体中的庞大群体，也是人类食用最多的水产品。鱼肉蛋白同陆地动物蛋白一样易于消化吸收。鱼肉蛋白的烹调损失率低于牛肉蛋白，生物效价与陆地动物相近。多摄入鱼肉可降低成年人全因死亡、脑卒中、痴呆及认知功能障碍的发生风险。

① 蛋白质　鱼肉中的蛋白质含量为 15%～25%，其营养价值与畜、禽肉相近，属于完全蛋白质。由于鱼肉肌纤维细短，间质蛋白少，组织软而细嫩，因而鱼肉较畜、禽肉更易消化吸收。在鱼肉的氨基酸组成中，色氨酸含量偏低，但深色鱼，如金枪鱼和鲭鱼中含有大量的组氨酸，含量占鲜鱼肉的 0.6%～1.3%，有的甚至可以超过 2%。鱼类的外骨骼发达，鱼鳞、软骨中的结缔组织主要是胶原蛋白，是鱼汤冷却后形成凝胶的主要物质。

② 脂类　鱼类的脂肪含量变化很大，这不仅与鱼的种类有关，而且受鱼龄、季节、食物摄取度以及摄食习惯的影响。有一些鱼，如黑线鳕鱼、鳕鱼，脂肪含量只有 0.1%～0.4%；而另一些鱼，如鳗鱼、鲱鱼或金枪鱼，含脂量高达 16%～26%。多数鱼的脂肪含量介于这两者之间。

鱼类脂肪多由不饱和脂肪酸组成，含量达 80%，熔点低，消化吸收率达 95%。鱼类脂肪中含长链多不饱和脂肪酸，如二十碳五烯酸（EPA）和二十二碳六烯酸（DHA），这些多不饱和脂肪酸具有极高的生理与营养价值。它们不仅可以降低低密度脂蛋白，升高高密度脂蛋白，降低心血管疾病的发病率，而且具有抗癌作用。DHA 和 EPA 还大量存在于脑、精子及视网膜中，是其重要的构成物质。DHA 和 EPA 对人类脑细胞的生长、发育有着重要的功能，又称之为"脑黄金"。EPA 具有抑制血小板形成和防治血栓病的作用。海水鱼类中多不饱和脂肪酸的含量高于淡水鱼类。

与不饱和脂肪酸含量高相反，鱼类中必需脂肪酸含量较低，且含维生素 E 的量很低。因此，鱼油在储藏过程中存在一个关键问题，就是它的易氧化性。

鱼类胆固醇含量约为 100mg/100g，但鱼子中胆固醇含量较高，鲳鱼子胆固醇含量约为 1070mg/100g。

③ 矿物质　鱼类（尤其是海产鱼）的肉中含有多种矿物质，含量为 1%～2%。其中磷

的含量占总灰分的40%，此外，还含有钙、钠、钾、氯、镁、铁、铜、碘等。鱼类钙含量较畜、禽肉高，为钙的良好食物来源。淡水鱼含磷、铁、镁、铜较多；而海水鱼则含碘、氟、钴等较多，沙丁鱼、鲱鱼等含有锌、钒等微量元素。

④ 维生素　鱼油和鱼肝油是脂溶性维生素A、维生素D的重要来源，也是维生素E和维生素K的重要来源。水溶性维生素B_1、维生素B_2、烟酸等的含量也很高，而其他维生素含量则很低。少数生鱼肉中含有硫胺素（维生素B_1）酶，在存放或生吃时可破坏鱼肉中的维生素B_1。加热处理后，硫胺素酶即被破坏。

海水鱼中还富含氨基乙磺酸，即牛磺酸，它是一种能够促进胎儿和婴儿大脑发育、防止动脉硬化、维持血压、保护视力的有益物质。鱼类中的牛磺酸含量高于畜肉类。

（2）虾、贝、蟹类的营养价值特点　虾、贝、蟹为无脊椎动物，也有淡水、咸水之分，种类繁多，味道鲜美，营养价值与鱼类有很多相似之处。其中有些品种含有特殊的营养成分和具有特殊保健作用的物质。

① 蛋白质　虾、贝、蟹类含蛋白质较多，鲜品一般都在10%～20%，干品更高，每100g鱿鱼干中蛋白质含量为60g，其蛋白质的氨基酸组成比较全面，因此营养价值较高。

② 脂肪　虾、贝、蟹类含有易被吸收的脂肪，脂肪含量不高，平均为1%～3%，大部分为不饱和脂肪酸。例如，对虾中不饱和脂肪酸占总脂肪的60%左右，易被人体吸收。贝类以糖原代替脂肪成为储存物质，因而碳水化合物含量可达5%以上，个别甚至高达10%。

③ 维生素　对虾、河蟹等含有较丰富的维生素A、维生素B_2。由于贝类以能合成维生素B_{12}的微生物为食物，所以其维生素B_{12}的含量也较高。

④ 矿物质　虾、贝、蟹类含有大量无机盐。它们均含有丰富的钙、磷、钾，尤以铁的含量较多；虾米、虾皮和螺肉含钙较高；海蟹、虾皮、虾米含硒也较多；乌鱼子、海蛎肉中含锌较多。

⑤ 鲜味成分　虾、贝、蟹类含有与鱼类相同的鲜味成分，其含有的甘氨酸、丙氨酸都具有很强的甜味和鲜味。贝类含有较多的甜菜碱、琥珀酸钠，使之形成特有的鲜味。

近年的研究表明，贝类等海洋软体动物中除含有上述营养物质外，还有一个非常显著的营养特点，即含有丰富的具有特殊保健作用的非蛋白氨基酸——牛磺酸。牛磺酸与幼儿、胎儿的中枢神经系统及视网膜等的发育有着密切的关系。目前，它已被作为一种新型营养强化剂，添加至新研制的第二代母乳化奶粉及其他各类儿童营养食品中，食品中强化量一般为20～40mg/100g。在所有的海产品中，贝类中牛磺酸的含量普遍高于鱼类等，而其中尤以海螺、毛蚶和杂色蛤中的含量为最高，每100g新鲜可食部分中含有500～900mg。其次是甲壳类，鱼类含量普遍较低。

4. 其他肉类食品的营养价值

（1）昆虫的营养价值　昆虫是自然界中种类最多、数量最大的生物种类，与人类的生活密切相关，但还是一个未被有效开发利用的食品资源。食用昆虫非常适合于开发功能性食品。目前可以从昆虫活体中提取活性蛋白、活性肽（包括抗菌肽）、活性多糖、复合脂质（昆虫精油）、抗癌活性物质及微量元素等用于功能性食品的生产。

① 蛋白质　昆虫体内的蛋白质含量丰富，营养价值高。在近百种昆虫蛋白质的研究中，其必需氨基酸的含量在10%～30%之间，占到氨基酸总含量的30%～50%。如柞蚕中的蛋白质高于鸡蛋、猪肉，并且含有的蛋白质属于动物性蛋白，营养价值高，又多是球蛋白和清蛋白，易于消化吸收，是理想的营养食品。昆虫蛋白质是一种很好的食用蛋白质，且许多昆虫能产生抗菌蛋白和干扰素，对肿瘤有明显的抑制作用。

② 脂类物质　昆虫中含有丰富的脂肪，主要是不饱和脂肪酸和软脂酸。其中亚油酸、

亚麻酸、花生四烯酸等人体必需脂肪酸含量高。在昆虫的不饱和脂肪酸中以亚油酸占的比例最大，其次是亚麻酸。另外，昆虫的卵含有丰富的磷脂，具有营养保健价值。

③ 糖类物质　昆虫体内含糖量在 $1\%\sim10\%$。除糖原、葡萄糖、果糖外，昆虫血液中还含有大量的海藻糖，具有保健功效。昆虫的体表含有大量的几丁质，其主要成分是乙酰氨基葡萄糖，又称甲壳素。可溶性甲壳素又称壳聚糖，它属于膳食纤维的一种，能促进消化道蠕动、吸附有毒物质、降低腹压和肠内压、预防肠癌的发生，并且具有降低血液中的胆固醇含量以及降低血压等功效。

④ 维生素　昆虫及其产品含有大量的维生素，可为人们提供丰富的维生素源。特别是在一些昆虫体内水溶性维生素 B_1、维生素 B_2 的含量比蔬菜和水果中的含量还高，并且在加工过程中对其没有明显影响，具有较高开发价值。

（2）两栖爬行类的营养价值特点　龟、鳖、蛇等两栖爬行类的肌肉、皮肤、内脏、卵均可供食用，其肌肉蛋白质含量约占 $12\%\sim20\%$。龟、鳖胶原蛋白所占比例较大，胶质丰富，由于缺乏色氨酸，大多为不完全蛋白质。两栖爬行类食品原料脂肪组织不明显，其中甲鱼含脂肪相对较高，也只有 1.1%。两栖爬行类动物肉含有较丰富的钙、磷、铁及 B 族维生素，尤其是尼克酸含量较高。

二、蛋类的营养价值

常见的蛋类有鸡、鸭、鹅和鹌鹑蛋等。其中产量最大、食用最普遍、食品加工工业中使用最广泛的是鸡蛋。蛋具有很高的营养价值和特殊的物理性质，被广泛应用于食品加工和各种烹调中。

蛋类含有丰富的营养成分，如蛋白质、脂肪、维生素和矿物质。蛋白和蛋黄在成分上有显著不同，蛋黄内营养成分的含量和种类比蛋白多，所以蛋黄的营养价值高。

（1）蛋白质　蛋类的蛋白质转化率仅次于牛乳，按蛋白质含量来计算，在各种优质蛋白质来源中蛋是最为廉价的一种。它不仅营养优良、平衡、全面，而且易于烹调，烹调中营养损失很小，称得上是一种极好的天然方便食品。

鸡蛋的蛋黄和蛋白分别占蛋可食部分的 1/3 和 2/3。蛋黄中集中了鸡蛋中的大部分矿物质、维生素和脂肪，而蛋白是比较纯粹的蛋白质。

鸡蛋蛋白中的蛋白质含量为 $11\%\sim13\%$，水分含量为 $85\%\sim89\%$。蛋黄中仅含有 50% 的水分，其余大部分是蛋白质等。蛋白中含有多种蛋白质，最主要的是卵白蛋白、黏蛋白和卵胶蛋白以及少量的卵球蛋白。蛋黄中蛋白质含量高于蛋白，主要为卵黄球蛋白和卵黄磷蛋白。蛋类中所含蛋白质是完全蛋白质，FAO 暂订的蛋白质评分模式即把鸡蛋作为蛋白质中必需氨基酸的含量参考标准，因此可把它的利用率看做是 100%，鸡蛋的蛋白质是天然食物中生理价值最高的蛋白质。

（2）脂肪　蛋类的脂类含量在 $9\%\sim15\%$ 之间，几乎全部存在于蛋黄中，蛋白中含量极少。蛋类脂肪以与蛋白质乳化的形式存在，容易消化，其中不饱和脂肪酸比例较高，并伴有较多的磷脂和胆固醇。卵磷脂和脑磷脂是对大脑有益的营养物质。鸡蛋黄中含有大量的胆固醇，达 $1700mg/100g$，引起不少消费者的忧虑。但是，许多研究者认为，并没有直接证据证明蛋黄中的胆固醇会促发人类的高胆固醇血症。还有人发现，蛋黄中的蛋黄油具有一定的抗衰老作用。

（3）维生素　蛋类含有几乎所有的维生素，其中维生素 A、维生素 D、硫胺素、核黄素、维生素 B_6、维生素 B_{12} 等较为丰富。蛋黄的颜色来自核黄素、胡萝卜素和叶黄素。其颜色深浅因饲料不同、类胡萝卜素类物质含量高低而异。

（4）**矿物质**　蛋类含有各种矿物质，但是钙含量不高，因为它的钙主要以碳酸钙的形式存在于蛋壳中。蛋壳中还存在其他微量元素，如锰等。虽然鸡蛋中的铁含量较高，但是因为含有妨碍铁吸收的卵黄高磷蛋白等蛋白质，其吸收利用率较低，仅为3%左右。鹌鹑蛋的某些矿物质，如铁、锌、硒等的含量略高于鸡蛋。

生蛋清中含有抗生物素和抗胰蛋白酶，前者妨碍生物素的吸收，后者抑制胰蛋白酶的活力，但当蛋煮熟时，即被破坏。

三、乳类及乳制品的营养价值

牛乳是人类食用最为普遍的乳类。其他的还有羊乳、马乳、人乳等。各种动物乳的营养成分组成有一定的差别，一般生长发育越快的动物，其母乳中蛋白质和矿物质的含量越高。乳类及其制品所含营养成分齐全、组成比例适宜、容易消化吸收，是婴幼儿及老、弱、病者的理想食品。

乳类是主要由水、乳糖、水溶性盐类、维生素、蛋白质等构成的多级分散体系的乳胶体。密度与脂肪含量可作为评定鲜奶质量的指标。营养素组成与含量受动物品种、饲养方法、不同季节、挤奶时间等因素影响而有一定的差异。

1. 牛乳的营养价值

（1）**蛋白质**　牛乳中蛋白质含量为2.8%～3.3%，主要由79.6%的酪蛋白、11.5%的乳清（白）蛋白和3.3%的乳球蛋白组成，另有少量的其他蛋白质，如免疫球蛋白和酶等。酪蛋白在pH4.6状态下沉淀，与钙结合为酪蛋白酸钙，进而与胶态磷酸钙生成酪蛋白酸钙和磷酸钙的复合物。此复合物中也含有镁、柠檬酸等物质，在乳中以胶粒的形式存在，使乳具有不透明性。酪蛋白在凝乳酶、酯或乙醇的作用下会发生凝胶化，生成副酪蛋白，加入过量钙，即可形成胶块，为生产奶酪的主要工艺过程。

牛乳中酪蛋白酸沉淀后，保留于上面的清液称为乳清，含有多种蛋白质，如乳白蛋白和乳球蛋白等。乳白蛋白属热敏性蛋白质，对酪蛋白有保护作用；乳球蛋白与机体的免疫性有关，一般在初乳中的含量高于常乳的含量。脂肪球膜蛋白质含有磷脂蛋白和糖蛋白，是人体器官的组成部分，虽然含量少，但有重要的生理意义。牛乳中的酪蛋白与乳清蛋白的比例与人乳组成正相反，因此在生产婴儿配方乳粉时要加以调整。牛乳蛋白质的消化吸收率为85%～89%，生物价为85，均高于一般的畜禽肉。牛乳中还含有谷类食品的限制性氨基酸，可作为谷类食品的互补食品。

（2）**脂肪**　乳类脂肪约为2.8%～4.0%，以微粒状的脂肪球分散在乳液中，呈很好的乳化状态，约提供全乳能量的48%。乳脂的熔点低于体温，所以它有较高的消化吸收率，一般可达97%左右。乳脂肪中的脂肪酸种类远远多于其他动植物脂肪酸，达20种以上。一些短链的脂肪酸还是乳的呈味物质，如乙酸、丁酸等，约占9%；棕榈酸和硬脂酸约占40%，低级饱和脂肪酸如油酸约占30%，必需脂肪酸仅占约3%。此外乳脂肪中还含有少量的卵磷脂、脑磷脂和胆固醇等。

（3）**碳水化合物**　牛乳中所含碳水化合物主要是乳糖，其余为少量的葡萄糖、果糖和半乳糖。乳糖是哺乳动物乳汁中所特有的糖，在牛乳中含量为4.5%～5%，乳糖的甜度很低，仅为蔗糖的1/5，具备蔗糖、葡萄糖等所没有的特殊优点。

① 乳糖促进钙、铁、锌等矿物质的吸收，提高它们的生物利用率。

② 乳糖能促进肠内的乳酸细菌，特别是双歧杆菌的繁殖。乳酸细菌能够产生抑菌物质抑制肠内有害细菌的增殖；双歧杆菌对人体具有多方面的益处。

③ 乳糖促进肠细菌合成B族维生素。

乳糖还具有调节胃酸、促进胃肠蠕动和消化腺分泌的作用。婴儿出生后，消化道内含有较多的乳糖酶，乳糖酶可以分解乳糖为葡萄糖和半乳糖供人体吸收利用。随年龄的增长，婴儿对乳类食用量减少，乳糖酶的活性和含量也逐渐下降。前已叙及，食用乳及乳制品时，乳中的乳糖不能被人体分解成单糖，而被肠道细菌分解，转化为乳酸，伴有胀气、腹泻等症，称为乳糖不耐症。为避免发生乳糖不耐症，可采用事先加乳糖酶分解的方法降低乳及乳制品中乳糖的含量或饮用酸奶。

（4）**维生素**　牛乳是各种维生素的优良来源。它含有几乎所有种类的脂溶性和水溶性维生素，可以提供相当数量的维生素 B_2、维生素 B_{12}、维生素 B_6、维生素 A 和泛酸。牛乳中的尼克酸含量虽然不高，但由于牛乳蛋白质中的色氨酸含量高，依然可以帮助人体合成尼克酸。牛乳中还含有少量的维生素 C 和维生素 D。

牛乳的淡黄色来自胡萝卜素和核黄素两种营养素，其中胡萝卜素的含量受饲料和季节影响，青饲料多时含量增加。维生素 A、维生素 D、维生素 E 的含量也受季节的影响。水溶性维生素受季节的影响较小。由于现在市售消毒鲜奶普遍强化维生素 A 和维生素 D，它成为这两种维生素最方便廉价的膳食来源之一。

（5）**矿物质**　牛乳中含有丰富的矿物质，是动物性食品中唯一的碱性食品。牛乳中约 20％的钙以酪蛋白酸钙复合物的形式存在，其他矿物质也主要是以与蛋白质结合的形式存在的。

牛乳中的钙、磷不仅含量高而且比例合适，并有维生素 D、乳糖等促进吸收因子，吸收利用效率高，特别有利于骨骼的形成。因此，牛乳是膳食中钙的最佳来源。如果不常食用乳类，每日膳食中的钙很难达到推荐膳食供给量。此外，牛乳中的钾、钠、镁等元素含量也较多。

牛乳中的矿物质虽然丰富，但是铁、铜等元素的含量较少，因此必须从其他食物中获取足够的铁。婴儿在出生 4 个月后需要补充铁以补充乳中铁的不足。

（6）**其他物质**　乳中还有大量的生理活性物质，其中较为重要的有乳铁蛋白、免疫球蛋白、生物活性肽、共轭亚油酸、酪酸、激素、生长因子和多种活性肽类等。生物活性肽是乳蛋白质在消化过程中经蛋白酶水解产生的，包括镇静安神肽、抗高血压肽、免疫调节肽和抗菌肽。牛乳中乳铁蛋白的含量为 $20 \sim 200 \mu g/mL$，具有调节铁代谢、促生长和抗氧化等作用，经蛋白酶水解形成的肽片段具有一定的免疫调节作用。

我国人民食用牛乳较少，是膳食中的重要缺陷之一，也直接造成了钙摄入量的不足。《中国居民膳食指南（2022）》建议，备孕妇女每日摄入 300g 奶类，孕期和哺乳期妇女每日摄入 300～500g 奶类，学龄儿童每日摄入 300mL 及以上液态奶或相当量奶制品。

2. 牛初乳的营养价值

初乳又叫胶奶，是奶牛分娩后 1 周，特别是 3 天内所分泌的乳汁。能用于牛初乳制品加工的牛初乳一般是指健康奶牛分娩后 3 天内所分泌的乳汁。初乳色黄，有苦味和异臭味，其蛋白质、脂肪、无机盐、维生素等的含量显著高于常乳；初乳中含有丰富的免疫因子（immune factor）、生长因子（growth factor）等活性成分，因此具有很高的营养价值和生理功能，可以称为"免疫之王"。市面上牛初乳产品可分为四类：纯牛初乳粉类、初乳奶粉类、牛初乳片剂类、液态产品类。

牛初乳的可贵之处不仅在于含有大量的营养物质，而且还含有能够增强免疫功能和促进生长发育的生物活性因子。

（1）**牛初乳中的免疫因子**　主要有免疫球蛋白、脯氨酸富含多肽（PRP）、细胞活素（cytokines），其中最主要的是免疫球蛋白。

牛初乳中免疫球蛋白总含量约为 $50 \sim 150mg/mL$，是常乳的 $50 \sim 150$ 倍。其最主要的生理功能是能与侵入人体的细菌、病毒等抗原进行特异性结合，从而使它们丧失破坏人体健康的能力。

另外，初乳中 IgG 的含量与其他生物活性物质的含量呈一定的正相关，是衡量牛初乳及其制品质量的重要指标，通过测定 IgG 的含量可确定制品的优劣。

（2）**牛初乳中的生长因子**　牛初乳中的各种生长因子主要包括：胰岛素样生长因子（IGF-1）（可促进体细胞对葡萄糖和氨基酸的吸收），神经营养生长因子（NGF），表皮生长因子（EGF），转化生长因子（TGF），纤维细胞生长因子（FGF），促性腺激素-释放激素（GnRH）及其缔合肽（GAP），生长激素（GH）。医学研究表明，初乳中的生长因子具有如下功能：①促进正常生长，有助于老化或受伤的肌肉、皮肤胶原蛋白、骨骼、关节及神经组织的再生和修复；②促进机体脂肪的分解代谢，有助于肌肉的生长；③平衡血糖；④有助于调节大脑中"感觉良好"的化学物质（5-羟色胺和多巴胺），使情绪愉快。

（3）**牛初乳中的抗菌因子**　牛初乳中的抗菌因子（anti-bacterial factor）有乳铁蛋白（lactoferrin，LF）、溶菌酶、乳过氧化物酶-硫氰酸盐黄嘌呤氧化酶抗菌体系、α_2-糖蛋白、AP 糖蛋白及糖结合体。

乳铁蛋白是一种铁结合糖蛋白，在牛初乳中的含量约为 $1.5 \sim 5.0mg/mL$，是常乳的 $50 \sim 100$ 倍。它能夺取细菌生长、繁殖所需要的铁，具有强烈的抑菌作用，特别是在婴儿的肠道中，铁离子较少，乳铁蛋白的抑菌能力更强。此外，还具有抑制肿瘤及病毒、促进铁的吸收、促进细胞增殖、调节骨髓细胞生成、刺激溶菌酶再生、清除体内自由基及免疫调节等多种功能。

溶菌酶有抗菌、免疫调节作用及与 IgG 的协同作用；α_2-糖蛋白、AP 糖蛋白及糖结合体等物质可以结合病原微生物，防止病原微生物在肠黏膜上的黏附。

3. 乳制品的营养价值

（1）**生鲜牛奶**　生鲜牛奶是新挤出的牛奶未经杀菌，在 $4℃$ 下可保存 $24 \sim 36h$。这种牛奶无需加热，不仅营养丰富，而且保留了牛奶中的一些微量生理活性成分，对儿童生长有益。在许多发达国家，生鲜牛奶最受消费者欢迎，但价格也最为昂贵。

（2）**杀菌乳**　杀菌乳是杀灭对人体有害的致病菌，使牛乳成为安全的食品。良好的杀菌方式不仅能够保留营养价值和口感还能避免传统杀菌带来的热效应。杀菌乳的杀菌方法主要包括热杀菌、冷杀菌、物理化学杀菌。目前市场上的牛奶，大部分都属于杀菌乳，基本上分为两大类。

一是巴氏杀菌奶，巴氏杀菌奶通常是指将奶加热到 $75 \sim 80℃$，进行 $10 \sim 15s$ 的杀菌，瞬间杀死致病微生物，属非无菌灌装，但其细菌含量不会对健康形成威胁。其在口感以及风味上较接近原奶的水平，营养价值与鲜牛奶差异不大。B 族维生素的损失仅为 10% 左右，一些生理活性物质可能会失活。适宜所有对牛奶不过敏的人。

二是超高温消毒奶，又称常温奶，是指在 $130 \sim 140℃$ 下，进行 $4 \sim 15s$ 的瞬间灭菌处理，完全破坏其中可生长的微生物和芽孢，并在无菌状态下灌装。这种奶几乎不含细菌。由于添加了化学合成的鲜奶香精或奶油等高脂肪类物质，一般味道比较浓厚。这种奶所采用的消毒方法能破坏鲜奶中全部生物活性物质和大部分维生素。常温奶曾在一些国家流行过，但目前发达国家已禁止采用超高温工艺加工牛奶。

从营养学角度来看，各种牛奶的营养价值排位顺序是：鲜奶是金，酸奶是银，奶粉是铜，常温奶是铁。

（3）**酸奶**　普通酸奶为牛奶经保加利亚乳酸杆菌和嗜热链球菌发酵而成，通常每毫升酸奶中含有活乳酸菌 10^8 个左右。特殊保健酸奶中含有某些特殊有益菌,如各种双歧杆菌、嗜酸乳杆菌、干酪乳杆菌等,它们具有在人体肠道内定殖的能力,具有更强的保健效果。

普通酸奶几乎保存了牛奶中的所有营养成分,而且因为发酵作用使营养素的消化率和吸收利用率均有所提高,促进生长、改善营养方面的作用优于牛奶。经过乳酸菌发酵,蛋白质部分分解为肽、游离氨基酸和非蛋白氮,进一步提高了消化吸收率。酸奶原料中的乳糖有 $20\%\sim40\%$ 被发酵成为乳酸和其他有机酸。乳酸具有多方面的保健作用,可以赋予产品爽口的滋味,使酪蛋白形成细嫩的凝乳,抑制有害微生物的繁殖,促进胃肠蠕动和消化液的分泌,还可提高多种矿物质的吸收率。此外,发酵使得某些 B 族维生素含量也有所提高。

酸奶对人体还有多方面的保健作用,这主要归因于酸奶中的乳酸菌和双歧杆菌(乳酸菌和双歧杆菌的营养保健功能可参见本章第五节中的乳酸菌和双歧杆菌)。

（4）乳酪　乳酪是由牛乳经过发酵、凝乳、除去乳清、加盐压榨、后熟等处理后得到的产品。除部分乳清蛋白和水溶性维生素随乳清流失外,其他营养素得到保留,而且得到浓缩。经后熟发酵,蛋白质和脂肪部分分解,提高了消化吸收率,并产生乳酪特有的风味。有的维生素经细菌发酵而增加。乳酪中蛋白质、维生素 A、B 族维生素和钙等营养素的含量均十分丰富,并含有较多脂肪,能量较高。

制乳酪所分离的乳清也是一种营养丰富的食品,含乳球蛋白、乳白蛋白和 B 族维生素。它可以经过干燥制取乳清粉,也可以经调配或发酵,生产乳清饮料。

（5）奶粉　全脂奶粉是鲜牛乳经过浓缩除去 $70\%\sim80\%$ 水分后,再经干燥而成的,是蛋白质和钙的良好来源。甜奶粉中添加了 20% 左右的蔗糖,脱脂奶粉中除去了大部分乳脂肪。目前,许多奶粉产品都按照产品目标人群的营养需要对原来的营养成分进行了调控,有婴儿奶粉、青少年奶粉、老年奶粉等新型产品,提高了奶粉的营养价值。

第三节　植物性食品的营养价值

近年来我国城乡居民的膳食状况明显改善,儿童青少年平均身高增加,营养不良患病率下降。同时,我国居民膳食结构及生活方式也发生了重要变化,与之相关的慢性非传染性疾病,如肥胖、高血压、糖尿病、血脂异常等患病率增加,已成为威胁国民健康的突出问题。

大量证据表明,以动物性食物为主的膳食容易导致慢性疾病的发生(如肥胖、冠心病、肿瘤、骨质疏松等),以植物性食物为主的膳食有利健康,也能有效地预防和控制慢性疾病。心脏病、糖尿病、肥胖等慢性病,可以通过健康膳食发生逆转。多种肿瘤、自身免疫病、骨科疾病、肾病以及老年视力减退和老年痴呆等脑功能减退,也可依靠植物性为主的膳食逆转和预防。因此要提倡以植物性食物为主、动物性食物为辅的膳食结构。

一、谷类食品的营养价值

中华民族的祖先崇尚"五谷为养",始终都是以粮谷类的植物性食品为主。"五谷为养"是指黍、秫、菽、麦、稻等谷物和豆类是滋养人体的主食,是人体最合理的能量来源,同时也是蛋白质、膳食纤维、B 族维生素和矿物质的重要供应者,对于保障膳食平衡有举足轻重的作用。《中国居民膳食指南(2022)》之所以提倡要以谷类食物为主,建议每天摄入 $200\sim300g$(其中包含全谷物和杂豆类 $50\sim150g$),粗细搭配,一是因为以谷类为主的膳食模式既可提供充足的能量,又可避免摄入过多的脂肪及含脂肪较高的动物性食物,有利于预防相关慢性病的发生;二是由于谷类食物中的能量有 $80\%\sim90\%$ 来自碳水化合物,只有膳食中谷类食物提供能量达到总能量的 $50\%\sim60\%$,再加上其他食物中的碳水化合物,才能达到世界卫生组织推荐的适宜比例。

另外，粗细搭配有两层含义：一是要适当多吃一些传统上的粗粮，即相对于大米、白面这些细粮以外的谷类及杂豆，包括小米、高粱、玉米、荞麦、燕麦、薏米、红小豆、绿豆、芸豆等；二是针对目前谷类消费的主体是加工精度高的精米白面，要适当增加一些加工精度低的米面。粗细搭配可以使消费者获得更多的微量营养素和膳食纤维，有助于预防肥胖和糖尿病等慢性疾病。

谷类食品主要包括小麦、大米、玉米、小米、高粱、薯类等杂粮，其中以大米和小麦为主。在我国人民膳食中，50％～70％的能量、55％的蛋白质、一些无机盐及 B 族维生素来源于谷类食品。谷类食品在我国膳食构成中占有重要地位。

1. 谷类的结构和营养素分布

各种谷类其结构基本相似，都是由谷皮、胚乳、胚芽三个主要部分组成。

谷皮主要由纤维素、半纤维素等组成，含较高灰分和脂肪，也含有一定量的植酸、蛋白质和维生素，磨粉、碾米时成为麸皮，是饮料和高纤维食品的原料。糊粉层介于谷皮与胚乳之间，含有较多的磷和丰富的 B 族维生素及无机盐。但碾磨加工时，糊粉层易与谷皮同时脱落而造成营养素的损失，而且加工精度越高，损失越大。

胚乳是谷粒的主要成分，含有大量的淀粉和一定量的蛋白质，脂肪、无机盐、维生素、纤维素等含量都比较低。蛋白质靠近胚乳周围部分较高，越向胚乳中心，含量越低。谷皮中的碳水化合物由于含量高、质地紧密，在碾磨过程中容易首先被碾碎，因而当出粉率低时，胚乳所占的比重就越大，淀粉含量也就越高。

胚芽位于谷粒的一端，富含脂肪、蛋白质、可溶性糖、无机盐、B 族维生素和维生素 E。胚芽质地较软而有韧性，不易粉碎，在加工时易与胚乳分离而丢失。在磨制精度低的面粉时，把胚芽磨入面粉中可提高面粉的营养价值，但由于其中的脂肪易变质，故不利于储藏。此外，在胚芽和胚乳连接处有丰富的维生素 B_1，当加工过精时，会把维生素 B_1 除去。谷类加工精度越高，维生素 B_1 的损失就越多。

2. 各类谷物的营养价值及其功效

（1）大米　大米中蛋白质含量一般为 8％，主要为谷蛋白。大米的营养价值与其加工精度有直接关系，以精白米和糙米比较而言，精白米较糙米蛋白质要少 8.4％，脂肪要少 56％，纤维素要少 57％，钙要少 43.5％，维生素 B_1 要少 59％，维生素 B_2 要少 29％，尼克酸要少 48％。因此，在以精白米为主食的地区，常易患脚气病、口腔溃疡症、创口愈合难等营养素缺乏症，进而诱发更严重的疾病。

近年来，人们越来越重视功能性食品开发，以合理调整饮食结构。日本、欧美等国，非常重视稻米中必需成分与生理活性成分的保存量，推崇食用糙米。糙米是稻谷砻谷后的产品，由米糠层、胚芽和胚乳组成。但是，由于糠皮部分的存在，糙米有一种糠的不愉快气味，蒸煮性、口感和吸收性较差，因此，糙米一直未能成为人类的主食。发芽糙米与糙米相比，其生理活性具有明显的优势。难得的是，糙米发芽后，组织软化，炊煮方便，米中蛋白质和淀粉被降解，香甜味增加，解决了糙米口感欠佳的问题。有些食品学家预测，发芽糙米将成为 21 世纪的主食资源。

所谓发芽糙米是将糙米或稻谷经发芽至一定芽长，所得到的由幼芽和带糠层胚乳组成的制品。发芽糙米的实质，是糙米中所含有的大量酶被激活和释放，并从结合态转化为游离态的酶解过程。正是由于这一生理活性变化过程，发芽糙米的粗纤维外壳被酶解软化，部分蛋白质分解为氨基酸，淀粉转变为糖类，使食物的感官性能和风味得以改善，而且在保留了丰富的维生素（维生素 B_1、维生素 B_2、维生素 B_6、维生素 C、维生素 E）、矿物质（Mg、K、

Zn、Fe)、膳食纤维营养成分的同时，更是产生了多种具有促进人体健康和防治疾病的成分，如 γ-氨基丁酸、肌醇六磷酸等。所以说，发芽糙米及其制品是一种食用性接近精白米，营养成分大大超过精白米，更具有广泛的功能性疗效的新一代"医食同源"的主食产品。

发芽糙米中主要功能性成分及其生理功能见表 5-3。

表 5-3　发芽糙米中主要功能性成分及其生理功能

功能成分	主要功能
γ-氨基丁酸(GABA)	镇静神经、抗焦虑、改善睡眠质量、降低血压。也可以改善头痛、头重、疲劳、头晕眼花、耳鸣、记忆力衰退、意志低落等现象
谷胱甘肽(GSH)	GSH 不仅能清除人体自由基，还可以提高人体免疫力，维护健康，抗衰老，在老人迟缓化的细胞上所发挥的功效比年轻人明显。可以保护血红蛋白不受过氧化氢、自由基等氧化，从而使它持续发挥正常的运输氧的能力；抑制乙醇侵害肝脏所产生的脂肪肝。GSH 对于放射线、放射性药物所引起的白细胞减少等症状，有强有力的保护作用。GSH 能与进入人体的有毒化合物、重金属离子或致癌物质等相结合，并促使其排出体外，起到中和解毒作用
食物纤维	预防便秘、增加胃肠蠕动、改善消化道有益菌群的环境、加大体内毒素的排出
微量元素	发芽糙米中微量元素呈游离态，易被人体吸收，富含镁、铁、钙、钾、锌等
维生素	维生素 E、维生素 B_1、维生素 B_2、维生素 B_6、泛酸
生育酚、三烯生育酚	驱除活性氧，保护皮肤免受紫外线的伤害，抑制胆固醇的增加
IP_6(肌醇六磷酸盐)	可以与钙、铁、镁、锌等金属离子螯合产生不溶性复合物，使金属离子的有效性降低；肌醇六磷酸盐也可与蛋白质类形成配合物，使金属离子更加不被利用，其是影响矿物质元素吸收的主要抗营养成分
肌醇	预防脂肪肝和动脉硬化
植酸	抗氧化，防止贫血、高血压，抑制黑色素的生成
PEP 阻碍物质	被认为对阿尔茨海默病有抑制作用
谷维素	能降低胆固醇，其中的木酚素还能预防乳腺癌与其他激素相关的癌症。主要改善植物神经功能失调，改善内分泌平衡障碍及精神神经失调，因此对神经衰弱症患者具有一定的调节作用；同时能稳定情绪、减轻焦虑及紧张状态，并改善睡眠
阿魏酸	驱除活性氧、抑制黑色素的生成，使皮肤白净，促进新陈代谢

注：摘自韩璐，等．发芽糙米食品研究现状及展望．食品工业科技，2017。

总之，发芽糙米的营养价值及生理功效大大超过糙米，更远胜于白米。日本科学家认为在 21 世纪，发芽糙米在增进人体健康、防治疾病等方面将发挥更有益的作用。

（2）小麦　小麦含有 12%～14% 的蛋白质，而面筋占总蛋白质的 80%～85%。小麦粉中的无机盐和维生素与小麦粉的出粉率和加工精度有关。由于小麦所含的营养素在籽粒中分布不均，所以小麦粉加工精度越高，面粉越白，其中所含的维生素和无机盐含量就越低。长期以精白粉为主食，会引起多种营养素缺乏症。

（3）玉米　玉米的总产量占世界粮食产量的第三位，除食用和作为饲料之外，还大量被作为工业原料。玉米中含蛋白质 8%～9%，主要为玉米醇溶蛋白。玉米蛋白质中赖氨酸和色氨酸含量约为 4.5%，主要集中在玉米胚芽中，为不饱和脂肪酸，营养价值高。

（4）小米　小米中蛋白质、脂肪及铁的含量都较大米高，蛋白质含量 9%～10%，主要为醇溶谷蛋白，其中赖氨酸含量很低，而蛋氨酸、色氨酸和苏氨酸较其他谷类高。小米中含有较多的硫胺素、核黄素和 β-胡萝卜素等多种维生素。小米中脂肪含量较高，达 4% 以上，且所含各种营养素的消化吸收率较高。其中色氨酸是催眠物质五羟色胺的合成原料。并且小米中的色氨酸在竞争进入大脑的时候和小米中其他营养素相比处于优势，所以小米被誉为催眠冠军食品。

（5）**高粱米** 高粱米中蛋白质含量为 9.5%～12%，主要为醇溶谷蛋白。高粱米中亮氨酸含量较高，但其他氨基酸的含量较低。由于高粱米含有一定量的鞣质和色素，因此，蛋白质的吸收利用率较低。高粱米脂肪和铁的含量比大米高。

（6）**燕麦** 燕麦是世界上公认的营养价值很高的杂粮之一。每百克燕麦所释放的能量相当于同等数量肉类的能量。燕麦含糖少，蛋白质多，纤维素高，是心血管疾病、糖尿病患者理想的保健食品。据研究证实，只要每日食 50g 燕麦片，可使每 100mL 血中的胆固醇平均下降 39mg、甘油三酯下降 76mg。经常食用燕麦对糖尿病患者也有非常好的降糖、减肥功效。燕麦含有的钙、磷、铁、锌等矿物质有预防骨质疏松、促进伤口愈合、防止贫血的功效，是补钙佳品。

（7）**荞麦** 荞麦的营养价值比米、面都高。荞麦蛋白质中的氨基酸构成比较平衡，维生素 B_1、维生素 B_2 和胡萝卜素含量相当高，还含有多种独特成分，如叶绿素、苦味素、荞麦碱、芦丁等类黄酮物质，不但可以预防心血管疾病，还对糖尿病、青光眼、贫血等有较好的疗效。

（8）**黑米和紫米** 黑米中蛋白质高于大米，所含锰、锌、铜等无机盐大都较之高 1～3 倍，更含有大米所缺乏的维生素 C、叶绿素、花青素、胡萝卜素及强心苷等特殊成分，因而黑米比普通大米更具营养，是稻米中的珍品，被称为"补血米""长寿米"。

二、薯类的营养价值

在我国总产量较高的薯类主要有马铃薯和红薯，其次是木薯，薯类是我国仅次于谷类的碳水化合物的主要来源。由于薯类具有含高碳水化合物和高水分的特点，通常既把它们当作主食，也当作蔬菜来食用。薯类除富含淀粉外，还含有大量的纤维素、半纤维素，但蛋白质、脂肪、矿物质和维生素的含量相对较低。《中国居民膳食指南（2022）》建议每天摄入 50～100g 薯类。

1. 马铃薯

马铃薯又称土豆、洋芋等，与稻、麦、玉米、高粱称为全球五大作物，其产量可与谷类相比。马铃薯中含蛋白质约为 2%，其中赖氨酸和色氨酸含量较高。含淀粉为 10%～20%，水分为 70%～80%。马铃薯还含有丰富的维生素 C，以及铁、磷、B 族维生素和胡萝卜素等。马铃薯的蛋白质虽然含量低，但有较高的消化吸收率，所以营养价值较高。由于马铃薯中淀粉含量远远高于蔬菜，每 100g 可产生 80～90kcal❶ 的能量，因此具有谷类食品的特点；又由于马铃薯含有较高水分、矿物质和水溶性维生素，又被人们普遍作为蔬菜食用。

2. 红薯

红薯又称地瓜、甘薯等，其特点与马铃薯相似，被人们作为主食和蔬菜食用。红薯的蛋白质含量低，为 1% 左右，但含有丰富的 β-胡萝卜素和维生素 C，以及少量的 B 族维生素。甘薯是一种富矿食物，如每百克红薯中含钙、磷、铁分别为 18mg、20mg、0.4mg，人体摄入甘薯后，所含的钙、磷、铁等矿物质可以中和肉蛋等食用后产生的酸性物质，故可调节人体酸碱平衡，被誉为"长寿食品"。甘薯中还含有大量的钾和镁，这两种物质可以维持体内的离子平衡，减缓因年龄增长而造成的钙质流失。另外一些特种甘薯，如金薯菜中含有高出普通甘薯 20 倍以上人体所需要的碘和硒等微量元素，可作为健康长寿食品和医治居民"富

---

❶ 1cal＝4.1868J。

贵病"的良方。

美国费城大学生物学家于1995年从甘薯中提取到一种活性化学物质——脱氢表雄酮（DHEA）。其对人体呼吸道、消化道、骨关节可起到润滑和抗炎的作用，还可以防止疲劳，促进人体胆固醇的代谢，减少心血管疾病的发生，对防治癌症也有一定的效果。DHEA除了对增强男性体质、改善男性性机能状态有显著效果外，而且对调整更年期女性因性激素缺乏而产生的各种不良反应都有重要作用。

红薯的另一大特点就是能提供大量黏多糖和胶原蛋白形成的黏液物质，对人体的消化系统、呼吸系统和泌尿系统中各器官的黏膜有保护作用；此外，还有防疲劳、提高人体免疫力、促进胆固醇排泄、防止心血管脂肪沉积和动脉粥样硬化，从而降低心血管病的发生。另据日本国立癌病预防研究所对26万人次的调研结果，红薯具有很好的抑制肿瘤的效应，被列为数十种抗癌食品之首。世界卫生组织（WHO）经过三年的研究和评选，评出六大类最健康食品中，人们熟悉的红薯，被列为十三种最佳蔬菜的冠军。

3. 魔芋

魔芋干物质的主要成分为葡甘聚糖（konjac glucomannan），其中粗粉中含36%～42%，精粉中含55%～66%。块茎含少量的蛋白质、16种氨基酸、维生素A、B族维生素及铁、钙、钾、钠、锰、铜等矿物质。从营养学角度看，魔芋是一种低热能、低蛋白质、低维生素、高膳食纤维的食品，并具有一些特殊的生理功能。

（1）防治便秘、结肠癌，抑制人体肥胖和糖尿病　魔芋精粉制品是膳食纤维的丰富来源，主要成分为葡甘聚糖。魔芋在人体中不能被唾液、胰液淀粉酶水解消化，在消化器官中吸水膨胀后使人产生饱腹感；同时能增加粪便体积，改善肠道菌群；肠内细菌醇解膳食纤维，产生低级脂肪酸，刺激肠蠕动，利于排便。由于加速了有毒物质的排泄，减少癌源物质与大肠黏膜的接触时间，故也能预防和治疗结肠癌。葡甘聚糖吸水后体积膨胀，成为具有黏性的纤维素，黏性纤维素可延缓营养物质的消化和吸收。由于降低了单糖的吸收，使脂肪酸在体内合成也下降，从而达到减肥效果，并能有效地预防和治疗糖尿病。

（2）降低血清胆固醇，调节脂质代谢　魔芋的葡甘聚糖能在消化道内与胆固醇等结合，阻碍中性脂肪和胆固醇的吸收，能有效抑制回肠黏膜对胆汁酸的主动转运，吸附胆酸，使胆汁酸的肠肝循环被部分阻断，从而降低了肝脂，增加类固醇的排出量，最终消耗了体脂。葡甘聚糖能在结肠内被微生物发酵分解，产生丙酸等短链脂肪酸，这些短链脂肪酸被人体吸收，从而产生降血脂作用；当血脂达正常水平时不持续下降，起到调节脂质代谢、预防高脂血症作用。

（3）增强免疫功能，抑制肿瘤活性　魔芋可改变肠道菌群的生态环境，表现为双歧杆菌为代表的厌氧菌占优势，其活菌具有明显的免疫增强作用，而死菌有明显的抗肿瘤活性。

三、大豆、豆制品的营养价值

大豆含有35%～40%的蛋白质、15%～20%的脂肪和25%～30%的碳水化合物。大豆是消耗能源最低的蛋白质源。国际营养学界认为大豆是解决世界人口蛋白质营养问题最可靠的蛋白质资源。《中国居民膳食指南（2022）》建议每周可用豆腐、豆腐干、豆腐丝等制品轮换食用，既变换口味，又能满足营养需求。

1. 大豆中的功能因子

近年来的研究还发现以大豆为原料可以提取一些新的功能因子如大豆低聚糖、大豆低聚肽和高染料木苷含量大豆异黄酮等。

（1）大豆低聚糖　大豆低聚糖主要来源于工业上生产大豆分离蛋白（SPL）和大豆浓

缩蛋白（SPC）副产物的乳清。到目前为止，大豆低聚糖还是美国 FDA 唯一认可应用于食品中的功能性低聚糖，主要由水苏糖、棉子糖和蔗糖所组成，其中蔗糖占 4.2%～5.7%、水苏糖占 2.7%～4.7%、棉子糖占 1.1%～1.3%，此外，还含有少量其他糖类。

大豆低聚糖具有特殊的生理功能。有实验表明：高血压患者食用适量大豆低聚糖后，舒张压均有不同程度降低。大豆低聚糖具有增加高密度脂蛋白胆固醇（HDL-C），降低总胆固醇（TC）、甘油三酯（TG），提高 HDL-C/TC 比值的作用。它对脂肪代谢、对高脂血症和心血管疾病有着重要意义。大豆低聚糖可以直接作用于脾淋巴细胞和 NK 细胞，促进脾淋巴细胞的转化，提高 NK 细胞的杀伤活性。由于人体肠道内缺乏半乳糖苷酶，使水苏糖和棉子糖不能被人体消化酶分解，虽然人体不能直接利用大豆低聚糖，然而它可以被肠道内的双歧杆菌充分利用，通过双歧杆菌增殖起到增强机体免疫力、保护肝脏、防癌抗癌、促进钙吸收等作用。

（2）**大豆低聚肽**　大豆蛋白经控制性水解、精制后，可生成一种小分子蛋白质，有别于结构复杂的、分子质量主要分布在 10×10^4 Da 以上的普通蛋白质，即大豆低聚肽。有报道显示高纯度大豆低聚肽能够快速地转化体能，短期内（10min）即可产生抗疲劳作用的功效，可以显著地提高运动员在大量体能消耗后的恢复速度。

（3）**高染料木苷含量大豆异黄酮**　目前已发现大豆异黄酮是一族以 3 种异黄酮游离苷元与 9 种结合型异黄酮糖苷形式存在的混合物，其中糖苷型异黄酮占 98% 左右，糖苷型异黄酮又以染料木苷（genistin）和大豆苷（daidzin）为主。不同类型的大豆异黄酮对人体医疗保健功效不同，作用十分复杂，国际、国内关于不同类型异黄酮的医疗保健作用研究结论尚不明确。但世界各国学者已确认高纯度染料木苷功效远远超过大豆异黄酮，副作用低于大豆异黄酮，认为大豆异黄酮中的染料木苷（G）结构与人体内雌激素基本结构相似。当人体自身雌激素水平低，给予外源低剂量大豆染料木苷时，染料木苷（G）能占据雌激素受点，显示雌激素活性，起到改善女性副性征、防治更年期综合征等功效；当体内雌激素水平高，给予外源高剂量染料木苷（G）时，可抵制自身雌激素，降低自身雌激素水平，表现抑制因高活性雌激素引起的肿瘤病变。

近几年大豆纤维备受欢迎，大豆纤维是用大豆蛋白纤维制成的。大豆蛋白纤维属于再生植物蛋白纤维类，是以榨过油的大豆豆粕为原料，利用生物工程技术，提取出豆粕中的球蛋白，通过添加功能性助剂，与腈基、羟基等高聚物接枝、共聚、共混，制成一定浓度的蛋白质纺丝液，改变蛋白质空间结构，经湿法纺丝而成。

大豆蛋白纤维是由我国纺织科技工作者李官奇自主开发，并在国际上率先实现了工业化生产的高新技术，也是迄今为止我国获得的唯一完全知识产权的纤维发明。经过工业化规模生产，大豆纤维从纺纱到织造到染整的相关生产技术均已相对成熟，其价格已从初期的每吨 7 万多元，降至 3.5 万元左右，已被下游应用企业所认可，产业链结构也逐步形成。

2. 豆制品的营养价值

豆制品的种类很多，如豆腐、豆腐干、豆浆、豆乳、发酵豆制品等。各种大豆制品因加工方法的差异和含水量的高低，其营养价值差别很大。

（1）**豆浆**　大豆经过清洗、浸泡、磨碎、过滤、煮沸后即成为豆浆。豆浆中蛋白质的利用率可达 90% 以上，但豆浆或其他豆制品必须经过彻底加热才能够食用。这是因为大豆中含有一种胰蛋白酶抑制剂，会影响蛋白质的消化吸收，只有经过彻底加热才能使胰蛋白酶抑制剂被破坏。豆浆含有丰富的营养成分，在蛋白质的供给上不亚于牛乳，其铁的含量还超过鲜乳很多倍；不足之处是脂肪含量和糖含量较低，维生素 B_2、维生素 A、维生素 D 比鲜乳少，若能补充某些营养成分，豆浆的营养价值可提高许多。

（2）**豆腐**　将煮沸的豆浆加入适量的硫酸钙，或者卤水（硫酸钙与硫酸镁的混合物），就可以使蛋白质凝固，压榨去除其中的部分水分就成为豆腐。豆腐中蛋白质的消化吸收率要高于豆浆，可以达到95%左右。

（3）**豆芽**　豆芽是由大豆或绿豆经水泡后发芽而成。豆类几乎不含维生素C，但经过发芽后大豆中维生素C的含量可高达15～20mg/100g，绿豆芽约为20mg/100g。豆芽质地脆嫩，可作为冬、春两季维生素C的良好来源。此外，豆芽还有清热解毒、利水消肿、去除胃淤气等功效。

豆芽在生成过程中，豆中营养成分被不同程度地降解或利用。大豆中的胰蛋白酶抑制剂可因发芽而部分被除去。由于酶的作用，豆中的植酸得到降解，同时又增加了无机盐的吸收利用率，蛋白质利用率也比大豆提高了10%左右。

（4）**纳豆**　纳豆源于中国，是日本一种独特的大豆传统食品，类似中国的豆豉。纳豆是大豆经纳豆菌（枯草杆菌）发酵而成的一种功能性食品。经过纳豆菌的发酵作用，大豆蛋白等成分分解成更利于消化吸收的小分子化合物，并产生其他生理活性物质，表现出很多独特的营养特点和生理功能。纳豆除富含氨基酸、有机酸、寡糖等多种易被人体吸收的成分外，还含有大豆多肽、纳豆激酶、维生素K_2、吡啶二羧酸、溶菌酶、超氧化物歧化酶等多种具有保健功能的活性物质。

纳豆相关科学研究在近年取得了巨大进步，其营养保健作用已经得到了证实。大豆经过纳豆菌的发酵制成纳豆后，消化率大大提高（纳豆消化率为85%，煮熟大豆的消化率为68%），蛋白质、钙、铁、维生素B_1和维生素B_{12}等成分含量增高，钙、铁、钾的含量甚至超过了鸡蛋。研究表明，纳豆的保健功能主要与其中的纳豆激酶、异黄酮、皂青素、维生素K_2等多种功能因子有关。纳豆中富含皂青素，具有能改善便秘、降低血脂、预防大肠癌、降低胆固醇、软化血管、预防高血压和动脉硬化以及抑制艾滋病病毒等功能；含有的游离异黄酮类物质及多种对人体有益的酶类，如过氧化物歧化酶、过氧化氢酶、蛋白酶、淀粉酶、脂酶等，它们可清除体内致癌物质，对提高记忆力、护肝美容、延缓衰老等有明显效果，并可提高食物的消化率；纳豆激酶能够溶血栓、软化血管，有效改善人体微循环体系，改善血液循环，减少心血管疾病的发病率；摄入活纳豆菌可以调节肠道菌群平衡，预防痢疾、肠炎和便秘，在某些方面其效果甚至优于常用的乳酸菌微生态制剂；维生素K_2能够有效增加机体对钙的吸收，能够增加骨密度，减少骨质疏松的发生；纳豆发酵产生的黏性物质，能够被覆在胃肠道黏膜的表面，具有保护胃肠、缓解饮酒时酒精的刺激和吸收的作用。

研究结果表明，日本居民健康长寿现象与其独特的纳豆饮食文化有很大的关系，有效地提高了日本居民的营养健康水平。中国有着丰富的原料资源，但传统纳豆的特殊气味很难适应中国居民的饮食习惯，因此纳豆作为一种健康食品还没有完全被消费者所接受，居民对纳豆的认识也只是初步的。

3. 大豆中的抗营养素

（1）**蛋白酶抑制剂**　大豆中含有许多蛋白酶抑制剂，主要有胃蛋白酶抑制剂、糜蛋白酶抑制剂、胰蛋白酶抑制剂等。其中胰蛋白酶抑制剂在体内抑制了胰蛋白酶的活性，使蛋白质的生物利用率降低，也造成机体胰腺增重。因此，必须对大豆中的蛋白酶抑制剂进行钝化。钝化胰蛋白酶抑制剂的有效方法是在常压下用蒸汽加热15～20min，或把大豆浸泡在水中使之含水量达到60%，然后用水蒸气蒸5min也可钝化胰蛋白酶抑制剂。

（2）**其他抗营养因素**　大豆中含有相当数量的植酸。植酸可与锌、钙、铁、镁等元素结合而影响它们被机体吸收利用。为除去植酸，可将大豆浸泡在pH为4.5～5.5的溶液中，此时，可使植酸溶解35%～75%，也可以通过将大豆发芽制成豆芽，植酸酶活性得到增强，使得植酸分解，从而提高大豆中铁、锌、钙、镁的生物利用率。

大豆中的豆腥味易引起人们不愉快的感觉，引起这种味道的物质由 40 多种成分构成。将大豆在 95℃ 以上的温度加热 10~15min，再用乙醇处理以钝化大豆中的脂肪氧化酶，可以较好地去除豆腥味。此外，通过生物发酵或酶处理也可以去除豆腥味。

大豆中存在水苏糖与棉子糖等大豆低聚糖，不能被人体消化吸收，但却能够被肠道中的细菌发酵产生气体，引起腹胀，故称胀气因子。大多数大豆低聚糖在大豆加工成豆腐时可被除去，豆芽中也会减少许多，腐乳中的大豆低聚糖可被霉菌分解掉。不过新的研究表明大豆低聚糖具有很多生理功能。

生大豆中还有抗维生素类物质，抑制了某些维生素的吸收利用。豆类中的植物红细胞血凝素是一种能够凝集人和动物红细胞的蛋白质，它能影响动物的生长发育，但不耐热，加热可使之破坏。

大豆中含有的皂苷类物质，曾经被认为对人体有毒害作用，但目前的研究发现皂苷类物质有降低血脂和血胆固醇的协助作用。

四、坚果类的营养价值

坚果以种仁为食用部分，因外覆木质或革质硬壳而得名。坚果是人类作为油料和淀粉食物的主要品种之一。通常按照脂肪含量的不同，坚果可分为油脂类坚果和淀粉类坚果。前者富含油脂，包括核桃、榛子、杏仁、松子、腰果、花生、葵花籽、西瓜籽、南瓜籽等；后者淀粉含量高而脂肪含量少，包括栗子、银杏、莲子、芡实等。按照植物学来源的不同，又可分为木本坚果和草本坚果两类。

坚果是一类营养丰富的食品，其共同特点是低水分含量和高能量，富含各种矿物质和 B 族维生素。从营养素含量而言，油脂类坚果优于淀粉类坚果。但是坚果含能量较多，不可多食，以免能量摄入过剩导致肥胖。

现代营养学研究发现，经常吃少量的坚果有助于保持心血管的健康。这种作用可能与坚果中的不饱和脂肪酸、维生素 E 和膳食纤维含量较高有关。银杏含有的黄酮类化合物也具有较好的保护心血管的作用。美国的一项研究表明，每周吃 50g 以上坚果的人因心脏病猝死的风险比不常吃坚果的人低 47%。除了心血管保护作用外，某些坚果如核桃、榛子等因含有丰富的磷脂、必需脂肪酸以及钙、铁等矿物质元素，而成为健脑益智、乌发润肤、延缓衰老的佳品，特别适宜于妇女、生长发育的儿童以及老年人食用。

某些坚果含有有毒物质，如苦杏仁含有苦杏仁苷，多食会导致氢氰酸中毒；银杏含有银杏酸、银杏酚，不可多量生食，否则会导致呕吐、腹泻甚至抽搐、呼吸困难等反应，食用时要注意。

五、水果和蔬菜的营养价值

水果和蔬菜种类繁多，是人类的主要食品之一。蔬菜和水果的共同特点是含有大量水分，蛋白质、脂肪含量很低，含有一定量的碳水化合物、矿物质，某些维生素（维生素 C、胡萝卜素）含量丰富，含有各种有机酸、芳香物质、色素和膳食纤维。水果和蔬菜除少部分外，一般供能较少。《中国居民膳食指南（2022）》建议餐餐有蔬菜，天天吃水果，保证每天摄入不少于 300g 的新鲜蔬菜，其中深色蔬菜应占 1/2，每天摄入 200~350g 新鲜水果，但是果汁不能代替鲜果。

1. 水果和蔬菜中的生理活性成分

蔬菜和水果中不仅含有多种营养物质，还含有多种抗变异原、抗氧化、促进抗体生成和正常细胞繁殖、活化巨噬细胞、致死癌细胞、抗紫外线等生理活性成分。

果蔬中含有抗变异原物质的有菠菜、茄子、卷心菜等，能抑制从色氨酸烘焦物中分离得到的变异原物质的活性。苹果和青椒对变异原物质也有抑制作用。果蔬中的 β-胡萝卜素、类胡萝卜素、维生素 C 及多酚类抗氧化物质能防止脂质和变异原物质的氧化，从而可以避免遗传物质和生物体膜的损伤。苹果、洋葱中所发现的类黄酮为天然的抗氧化剂，通过抑制低密度脂蛋白氧化，发挥抗动脉硬化和抗冠心病的作用。类黄酮还能抑制血小板凝集，降低血液黏稠度，减少血管栓塞倾向，从而防止心脏病的发作和降低冠心病的死亡率。从牛蒡、生姜等分离出来的齐墩果醇酸、生姜酚等具有抗自由基活性的功能，能抑制细胞癌化。韭菜、甘薯、胡萝卜等的提取液中含有促进人体细胞增殖的功能成分。南瓜中含有的具有环丙基化学结构的降血糖成分，对降低非胰岛素依赖性的 II 型糖尿病患者血糖具有显著的疗效。大蒜中的含硫化合物具有抗菌消炎、抗癌防癌、预防心血管疾病、抗糖尿病的作用，且还具有改善肝脏机能障碍、延缓衰老的功效。大蒜中所含的 SOD、有机锗及凝集素也是生理活性成分。

（1）大白菜　白菜营养丰富、价廉物美，并有一定的药用价值。大白菜含有大量的维生素 C、维生素 B_1、维生素 B_2 及一定量的碳水化合物、无机盐、钙、磷、铁、胡萝卜素、尼克酸与少量蛋白质等。其中维生素 C 可增加机体对感染的抵抗力，用于坏血病、牙龈出血、各种急慢性传染病的防治。大白菜中含有的纤维素，可增强胃肠的蠕动，减少粪便在体内的存留时间，帮助消化和排泄，从而减轻肝、肾的负担。大白菜中所含的果胶，可以帮助人体排除多余的胆固醇。更主要的是大白菜中还含有微量的钼，可抑制人体内亚硝胺的生成、吸收，起到一定的防癌作用。此外，大白菜本身所含热量极少，不致引起热量储存。大白菜中含钠也很少，不会使机体保存多余水分，可以减轻心脏负担。对中老年人和肥胖者，多吃大白菜还可以减肥。总之，大白菜可以起到补充营养、净化血液、疏通肠胃、预防疾病、促进新陈代谢的作用。

（2）结球甘蓝　结球甘蓝为十字花科植物，因能卷心而得名卷心菜。卷心菜含有葡萄糖、多种氨基酸、胡萝卜素等，除了含有大量钙质外，也含有丰富的 B 族维生素、维生素 C 和维生素 K。日本科学家认为，卷心菜的防衰老、抗氧化的效果与芦笋、菜花同样处在较高的水平。卷心菜的营养价值与大白菜相差无几，其中维生素 C 的含量还要高出一倍左右。此外，卷心菜富含叶酸，这是甘蓝类蔬菜的一个优点，所以，怀孕的妇女及贫血患者应当多吃些卷心菜。卷心菜也是重要的美容品。卷心菜能提高人体免疫力，预防感冒，保障癌症患者的生活质量。在抗癌蔬菜中，卷心菜排在第五位。新鲜的卷心菜中含有植物杀菌素，有抑菌消炎的作用，对咽喉疼痛、外伤肿痛、蚊叮虫咬、胃痛、牙痛有一定的作用。卷心菜中含有某种溃疡愈合因子。多吃卷心菜，还可增进食欲，促进消化，预防便秘。卷心菜也是糖尿病和肥胖患者的理想食物。

（3）菠菜　菠菜是深绿色叶菜中的著名品种。菠菜中的蛋白质含量达 2.6%，在蔬菜当中是蛋白质含量最高的品种之一；其胡萝卜素含量也十分突出，有些品种甚至可以与胡萝卜媲美。菠菜中钙和铁的含量在蔬菜中属于较高者，但菠菜中含有大量草酸，使人食用菠菜后感到涩，同时草酸与铁和钙结合形成人体难以吸收的沉淀，因而菠菜中的铁和钙的生物利用率很低。草酸极易溶于水，因此如果在烹调之前先将菠菜放在沸水中焯过，弃去焯菜水，便可除去大部分草酸，大大提高其中钙和铁的利用率。

（4）胡萝卜　胡萝卜含有丰富的胡萝卜素，在人体内能转化为维生素 A。胡萝卜还含有多种糖类如葡萄糖、果糖、蔗糖。矿物质主要是钙、钠、镁、铁等。氨基酸以赖氨酸含量最高。胡萝卜是低能量食品，被称为"小人参""土人参"。具有降血压、强心、抗过敏的功效。常食胡萝卜能使身体免受病毒感染，增强人体的免疫功能。同时对肌肉疼痛、便秘、皮肤粗糙有疗效。特别是常食胡萝卜对人的视力有保护作用。胡萝卜还有防癌症功效，药理实验表明，维生素 A 能使动物患癌的机会减少 10%。胡萝卜中的木质素能吞食癌变细胞，可增强机体对肿瘤的免疫力。近年的研究表明，维生素 A 及胡萝卜素均有抑制多环芳香烃（致癌物）和人体微粒体形成络合物的作用。

（5）萝卜　据现代科学分析，萝卜除含有葡萄糖、果糖、蔗糖、多种维生素、矿物质外，还含有淀粉酶、脂肪酶及芥子油，因而对帮助消化、促进胃肠蠕动有一定作用。近年有报道指出萝卜还含有分解亚硝胺的酶，因而具有抗癌的作用。还含有一种干扰素诱生剂可以刺激人体细胞产生干扰素，促使机体增强抗病毒感染能力。常吃萝卜可降血脂、软化血管、稳定血压，起到预防冠心病和动脉粥样硬化的作用。民间还常用萝卜治疗感冒、咳喘、咳痰、气管炎、痢疾、头痛、便秘等常见病症。

此外，萝卜缨的营养价值很高，可以作为蔬菜食用。其维生素 C 和胡萝卜素的含量较萝卜本身高，钙含量尤其丰富，100g 小红萝卜缨中含钙达 238mg。然而，萝卜缨中的草酸含量较高，妨碍矿物质的吸收，食用前宜用沸水焯过。

（6）番茄　番茄也称西红柿，属于茄果类蔬菜，含有较丰富的维生素 C 和胡萝卜素，其 B 族维生素和矿物质的含量并不突出。番茄的美丽颜色来自番茄红素，是一种强力的抗氧化物质。

番茄红素（lycopene）是类胡萝卜素的一种，它是自然界中最强的抗氧化剂之一，具有极强的清除自由基的能力，对防治前列腺癌、肺癌、乳腺癌、子宫癌等有显著效果，还有预防心脑血管疾病、提高免疫力、延缓衰老等功效，有植物黄金之称。其抗氧化作用是 β-胡萝卜素的 2 倍，维生素 E 的 100 倍。在清除人体自由基方面，番茄红素的作用比 β-胡萝卜素更强大。2003 年，美国《时代》杂志把番茄红素列在"对人类健康贡献最大的食品"之首。

若单纯论营养素的含量，番茄远不及绿叶蔬菜。但番茄既可作为蔬菜烹调，又可作为水果生食，还可以作为调味品使用，因此在膳食中的意义较大。由于番茄酸性较强，对维生素 C 具有保护作用，即使经过烹调，其中的维生素 C 损失也很小。加番茄酱、番茄汁、番茄沙司调味也可以减少维生素 C 的损失。

番茄由于含有丰富的维生素 C 和有机酸，它对蔬菜中的铁具有还原作用，能够促进人体对铁的吸收。从这个角度来说，贫血的人吃番茄有好处。番茄还有一定的健胃、消食、清热作用，它在夏季是极好的蔬菜和水果。但要注意的是，冬季大棚栽培的番茄维生素 C 含量低，有机酸含量也不足，露天栽培的番茄营养价值较高。

（7）黄瓜　黄瓜口感好，所含纤维素柔软，具有促进肠道废物排泄和降低胆固醇的作用。近年来对黄瓜医疗作用的研究又有新进展，黄瓜中所含的丙醇二酸，可抑制糖类物质转变为脂肪，有减肥和预防冠心病的功效。黄瓜含葡萄糖苷、甘露糖醇、果糖、木糖，通常不参与糖代谢，故糖尿病患者以此代粮充饥，血糖不会升高。黄瓜含丙氨酸、谷氨酰胺，国外学者以此治疗酒精性肝硬化获得疗效，嗜酒者食黄瓜可预防酒精中毒。

（8）南瓜　南瓜味道香甜，肉质绵软，既可当菜，也可当饭，还可用来制作馅料、果脯、点心。南瓜肉色金黄，其中的胡萝卜素含量十分丰富。现代医学研究发现，南瓜除含一般蔬菜的营养成分（糖类、淀粉等）以外，还含有瓜氨酸、精氨酸、抗坏血酸以及葫芦巴碱、钙、磷、铁、锌、钴等。

近年来，南瓜的保健作用引起了人们的重视。南瓜易消化，无刺激性，适合胃溃疡患者食用；其含钠量极低，适合高血压患者和肾病患者食用；南瓜中含甘露糖醇，能够促使大便畅通，适合便秘患者食用。南瓜对糖尿病还有一定的辅助疗效。研究证明，南瓜对胰岛素的分泌有促进作用，大量食用南瓜可使糖尿病患者的血糖明显降低，病情好转。

（9）苦瓜　苦瓜营养丰富，除一般营养素外还含有苦瓜苷、腺嘌呤及多种氨基酸。苦瓜的维生素 C 含量居于蔬菜之首，是番茄的 7 倍、黄瓜的 14 倍，与维生素 C 含量丰富的猕猴桃相当。苦瓜性寒味苦，可清热解毒。苦瓜中含有一种特异性类胰岛素的多肽，这种成分是苦瓜降血糖的有效成分，因此苦瓜具有明显的降血糖作用。

（10）柑橘类水果　柑橘类是水果中的第一大家族，属于芸香科的柑橘亚科，其中包括了柑、橘、甜橙、柚、柠檬、葡萄柚、金橘等品种。除去柠檬和葡萄柚，其他柑橘类水果均原产于中国。柑橘类水果产量高、风味浓，在水果中属于营养最为全面的一类。

柑橘类水果以富含维生素 C 而著称，其中的酸味来自柠檬酸，对维生素 C 具有保护作用，因此在加工成果汁之后，最易被破坏的维生素 C 能够大部分保存下来。柑橘类水果的维生素 C 含量因品种而异。柑橘类中的黄色来自胡萝卜素。柑橘中的胡萝卜素含量不及深绿色蔬菜，与浅绿色蔬菜相当。柑橘皮中的胡萝卜素含量比肉中高 1～2 倍。此外，柑橘类水果还富含叶酸。柑橘富含钾，钙含量在水果中也属上品，但钠含量很低。

柑橘富含有机酸，可帮助消化、促进食欲，对矿物质的吸收也有益。此外，柑橘类含有丰富的类黄酮，果皮中含有大量苷类，对保护血管、降低血压、预防冠心病很有帮助。柑橘类水果中所含的胡萝卜素、类黄酮等成分均可抑制各种致癌化学物质的作用，对降低胰腺癌的发生作用特别明显。

（11）苹果　苹果是蔷薇科苹果属的水果，其品种虽然繁多，但营养价值大致相似。所含有机酸主要有苹果酸、柠檬酸，膳食纤维主要有果胶、纤维素，矿物质主要有钙、磷、铁、钾等，还含有多种维生素等。常食苹果或果汁具有调理肠胃、保持皮肤柔嫩等功效，肠胃功能不良以及腹泻者可经常饮用苹果汁。此外，苹果中所含的钾等成分有利于多余钠的排出，对高血压、延缓衰老有一定作用。其中的有机酸可抑制口腔内细菌的繁殖，预防龋齿。近来的研究还证实，苹果可促进人体产生干扰素类物质，提高免疫力。

（12）梨　梨属于蔷薇科梨属。含蛋白质、脂肪、糖类（葡萄糖、果糖、蔗糖）、粗纤维、矿物质（铁、磷、钾）、维生素（维生素 D、维生素 C、硫胺素、核黄素、尼克酸）、胡萝卜素、苹果酸、柠檬酸等成分。梨味甘，微酸，性微寒，具有生津润燥、清热化痰的功效。适于治疗热病少津、痰热咳嗽、痰热惊狂、反胃便秘等症。民间用它作为各种呼吸道疾病的辅助治疗食品，并制成秋梨汁、秋梨膏等保健食品。

（13）桃和油桃　桃是蔷薇科樱桃属植物。桃含丰富的葡萄糖、蔗糖、果糖、苦杏仁苷以及各种维生素、钙、磷、钾等成分。桃有消肿、利尿、美容的功效，可治疗水肿、大小便闭塞、颜面不润等症。桃仁含苦杏仁苷，有破血散瘀、镇咳功效，可治疗经闭痛经等症。

（14）枣　枣是我国的传统滋补品。枣中富含维生素 C，在各种栽培的蔬菜和水果中，唯有鲜枣的维生素 C 含量最高，可达每 100g 中 200mg 以上，有的品种可达 500mg 以上，有"维生素 C 之王"之美誉。维生素 C 对于提高体力、增强免疫力、预防癌症发生、预防心血管疾病都具有重要的意义，因而枣是体弱者、慢性疾病者的良好保健食品。

鲜枣中维生素 B_2、尼克酸的含量都比较丰富，干枣更是维生素 B_2 的良好来源，为一般水果所不及。枣中含铁丰富，因维生素 C 含量丰富，枣中的铁吸收率比一般植物食品高，是极好的补血食品。枣中的钙、镁、锰、锌等多种微量元素含量在水果中也堪称上品。枣中的黄酮类物质含量极高，还含有药理成分芦丁。芦丁有很好的降血压效果，黄酮可保护血管，故而枣是心血管病患者的良好保健食物。

（15）葡萄　葡萄属于浆果，含蛋白质、脂肪、碳水化合物、粗纤维、钙、磷、铁、胡萝卜素、硫胺素、核黄素、尼克酸、酒石酸、卵磷脂等，特别富含钾。中国古代医学对葡萄药用也有记载，葡萄性味甘、酸、平，入肺、脾、肾经，能补益气血、强筋骨、通经络、通淋消肿、利小便、滋肾益肝。

（16）草莓　草莓属于低能量水果，它的水分含量达 90% 以上，碳水化合物含量为

6%，每100g草莓中仅含能量30kcal。其是维生素C的良好来源，维生素C含量不仅高于苹果、梨、桃等水果，而且高于多数柑橘。草莓中有机酸含量高，有开胃助消化的作用，对肠胃病患者也有治疗效果。

草莓中的矿物质含量颇为丰富，其中的铁质吸收率较高，对贫血患者有补血作用。总的来说，草莓堪称为一种营养素密度很高的水果。此外，草莓的小种子随着果肉进入人体，是很好的膳食纤维。

（17）山楂　山楂属于蔷薇科水果，富含有机酸，pH低达3以下，以浓郁的酸味而著称。山楂是一种营养价值很高的水果，它所含矿物质十分丰富，还是维生素C的良好来源，每100g山楂含维生素C达53mg，某些品种甚至可高达80mg以上。摄入200g山楂，便可基本满足成年人一日的维生素C需要。山楂中的胡萝卜素含量不高。

山楂是现代人膳食中极有益处的保健水果。山楂与大枣一样富含黄酮类物质，对心血管病患者维护血管健康有帮助。山楂中所含的槲皮苷等苷类物质能够扩张血管、增加冠状动脉血流量、促进气管纤毛的运动，有排痰平喘的效果。山楂中的果胶含量很高，加糖后凝冻就是由于果胶的作用。果胶具有一定的降血糖作用和预防胆结石形成的功效，并可促进有害物质从人体内排出。因此，山楂是心脏功能障碍、血管性神经官能症、心血管病患者和气管疾病患者的良好保健食品。此外，山楂促进食欲、帮助消化的作用久为人知，餐后嚼数枚山楂，对消化不良颇有效果。

（18）香蕉　香蕉是水果中含淀粉和能量最高的品种。100g香蕉肉中含能量91kcal，相当于同样质量米饭所含能量的90%。某些地区以香蕉为主食，容易发生蛋白质缺乏问题。如果大量食用香蕉，则应当考虑减少主食的数量。另外，香蕉以富含钾和维生素B_6而著称，常用于高血压、冠心病、便秘等症的食疗中，但香蕉属性寒凉，肾炎患者、腹泻患者不可多食。

2. 野菜的营养价值和功效

野菜是指在田野间自然生长，未经人工栽培、施肥、施药，没有农药和化肥污染的天然植物性食物资源。野菜的营养价值很高，能提供优质蛋白质，还含有丰富的维生素以及人体所需的钾、钙、磷、镁、铁、锰、锌等多种微量元素。同一般蔬菜相比，有的天然野菜的蛋白质要高出20%。野菜品种繁多，有的是乔木植物的嫩尖、叶或花，有的是果实，有的是一年或多年生草本植物，有的是根茎类等。

（1）蕨菜　俗称"野蒜"，素有"山菜之王"的美称。根据科学分析，蕨菜富含蛋白质、脂肪、碳水化合物、钙、磷、铁、胡萝卜素等，具有很高的营养价值。此外，蕨菜还具有安神、降压、利尿、解毒驱虫等功效，对痢疾、肠炎、头晕、高血压及关节炎等疾病有辅助治疗作用。

（2）苦菜　苦菜所含营养成分相当可观，除蛋白质、脂肪、碳水化合物、钙、磷外，还有维生素及其他营养成分。苦菜具有清热解毒的功效，可入药，能治疗痢疾、肝硬化以及痔疮等，还能治疗"苦夏症"。

（3）刺儿菜　刺儿菜因其叶片边缘带刺而得名。刺儿菜营养丰富，富含蛋白质、脂肪、碳水化合物和钙等物质。刺儿菜全草可入药，含有生物碱、皂苷，性味甘凉，有凉血、祛淤、止血、抗菌功效，可用于吐血、尿血、便血、血崩、急性传染性肝炎、创伤出血等症。

（4）马齿苋　马齿苋不仅滋味鲜美，滑润可口，而且营养价值也比较高。马齿苋含有蛋白质、脂肪、糖、钙、磷、铁、胡萝卜素、维生素等物质，对大肠杆菌、痢疾杆菌、伤寒杆菌均有一定的抑制作用，对血管有显著的收缩作用。此外，马齿苋中还含有较多的 n-3 脂肪酸，可预防血小板凝聚、冠状动脉痉挛和血栓的形成，减小心脏病的风险。

（5）荠菜 初春时期的野荠菜，生长周期短、叶绿鲜嫩、味道纯美、营养丰富。据测定，荠菜含有蛋白质、脂肪、碳水化合物、多种维生素和无机盐类，具有清热解毒、降压、止血、兴奋神经、缩短体内凝血时间的功效。荠菜所含的胡萝卜素几乎与胡萝卜含量相当。因其含有十多种人体必需氨基酸，所以吃起来味道鲜美，烹调后能起到调味素的作用。此外，荠菜还有降血压的作用，可防止高血压和卒中。

虽然各种野菜营养丰富并且多具有一定的保健和药用价值，但大部分可食性野菜，如马齿苋、蒲公英等往往含有较多的亚硝酸盐和硝酸盐，对人体健康具有危害。因此，不能长期大量食用野菜。灰菜、野苋菜、榆叶、洋槐花等野菜含有较多的光敏物质，可引起食用者自主神经功能紊乱，对光和热特别敏感，经烈日晒后易发生皮炎。为了防止因吃野菜而发生的诸多不适或中毒，在采集和购买野菜时一定要认真选择，食用前应多浸泡、煮烂、弃汤而食，或晾晒 1～2 天后再吃，并且食用量不宜过大。

六、食用菌的营养价值

食用菌种类繁多，据报道世界上已发现的食用菌有 2000 多种，目前已被人们利用的有 400 种左右，能大面积人工栽培的只有 40～50 种，如常见的有香菇、金针菇、平菇、花菇、黑木耳、银耳、茶树菇、猴头菇、鸡腿菇、白耳菇等。

1. 香菇

香菇味道鲜美，香气沁人，营养丰富，名列草菇、平菇、白蘑菇之上，有"食用菌皇后""抗癌食品"之美称。其是一种营养好、高蛋白质、低脂肪的"健康食品"。据营养分析测定：每百克干品含蛋白质 12.5g、脂肪 1.8g、碳水化合物 60g、核黄素 0.72mg、尼克酸 18.9mg、钾 1960mg、钙 124mg、磷 415mg、铁 25.3mg。香菇中含丰富的维生素 C、维生素 B_1、维生素 B_2。香菇还含有多种氨基酸，其中 8 种人体必需氨基酸，香菇就含有 7 种，而且多属 L-型氨基酸，活性高，易被人体吸收。由于香菇富含谷氨酸及一般食品中罕见的伞菌氨酸、口蘑酸及鹅氨酸等，故香菇味道特别鲜美。

香菇不但具有很高的营养价值，它还是著名的药用菌之一，具有十分可贵的医疗价值。现代医学研究发现香菇有以下几大药理作用。

（1）香菇有助于人体消化功能的改善 由于香菇本身含有胰蛋白酶、麦芽糖酶等 30 多种具有药理活性的酶类，因此它能补充人体对酶的需求，对协调和帮助消化起到有益的作用。

（2）香菇有防治软骨症的作用 香菇中含有一般蔬菜所缺乏的麦角固醇（维生素 D原），麦角固醇经日光或紫外线照射即变成维生素 D，能维持血液中磷和钙的正常代谢，并使磷与钙在骨骼中沉积。据测定，1g 干香菇中所含麦角固醇为 128 国际单位。因此，人们每天只要吃 3～4g 香菇，对于正处在生长发育期、防止因缺乏维生素 D 造成缺钙所引起的佝偻病和恒齿发育延迟、牙齿排列不整齐、易患龋齿的儿童以及孕妇和产妇的骨质软化、老年人骨质疏松等症有显著的效果，可以满足人体维生素 D 的生理需要。

（3）香菇可防治高血压、糖尿病、心血管疾病及动脉粥样硬化等病症 研究人员发现，每 100g 香菇含有 1960mg 的钾元素和其他微量元素，这些碱性元素可以中和肉类脂肪所产生的酸性物质，使人体内保持酸碱平衡，防止血液酸性化和血液中胆固醇的升高。

（4）防治肿瘤 香菇含有多种有效药用组分，尤其是香菇多糖（LNT）具有一定的抗肿瘤作用。LNT 对慢性粒细胞白血病、胃癌、鼻咽癌、直肠癌和乳腺癌等有抑制和防止术后微转移的效果，此作用是通过机体免疫力而对癌细胞表现间接毒性，尤其适用于病后机体康复。与其它抗肿瘤药物相比，LNT几乎无任何毒副作用，是已知最强免疫增强剂之一。

2. 黑木耳

黑木耳滑嫩爽口、清脆鲜美、营养丰富，是一种可食、可药、可补的黑色保健食品，有"素中之荤"的美誉。100g干耳中含蛋白质10.6g、氨基酸11.4g、脂肪1.2g、碳水化合物65g、纤维素7g，还含有钙、磷、铁等矿物质元素和多种维生素。

黑木耳性味甘平，具有清肺润肠、滋阴补血、活血化瘀、明目养胃等功效。用于治疗崩漏、痔疮、血痢、贫血及便秘等症状。同时它所含有的发酵素和植物碱可促进消化道和泌尿道腺体分泌，并协同分泌物催化结石，对胆结石、肾结石等有明显的化解作用。每天食用5～10g的黑木耳，能有效降低血液黏稠度，预防脑血栓、脑出血等症的发生。由于黑木耳富含铁、维生素C、维生素B_{12}、维生素B_1和叶酸等物质，所以具有较好的预防和治疗贫血症的功效。

黑木耳本身并没有毒，但如果它被唐菖蒲伯克霍尔德氏菌（椰毒假单胞菌酵米面亚种）污染，在水中泡发时间过长，唐菖蒲伯克霍尔德氏菌（椰毒假单胞菌酵米面亚种）就会大量繁殖，产生致命毒素米酵菌酸。2020年10月黑龙江发生的9人食用酸汤子中毒死亡事件，"元凶"就是米酵菌酸。

3. 银耳

银耳被人们誉为食用菌中极好的补品，既是名贵的营养滋补佳品，又是一味扶正强壮的良药。银耳含蛋白质、脂肪、碳水化合物、胡萝卜素、维生素B_1、维生素B_2和磷、钙、铁等物质，并含17种氨基酸等，营养价值较高。现代医学研究发现，银耳中的多糖类物质有增强人体免疫力、调动淋巴细胞、加强人体白细胞的吞噬能力、兴奋骨髓造血功能等功效。银耳能使溶菌酶的活力显著提高，可将细菌置于死地。因此，服用银耳糖浆或银耳炖冰糖，可治疗支气管炎的咳嗽、痰多等症。是神经衰弱、心血管疾病、胃病等患者的医疗食品。对老弱妇孺以及身体虚弱、病后体弱者有益。

4. 蘑菇

蘑菇是世界上栽培最广、产量最多、消费最普遍的一种食用菌，是一种高蛋白质、低脂肪、低热量食品。欧洲人把蘑菇誉为"植物肉"，美国人甚至把蘑菇誉为"上帝的食品"，日本人说它是"植物食品的顶峰"。蘑菇营养丰富，据测定，每100g鲜蘑菇中含有蛋白质2.9g、脂肪0.2g、碳水化合物3g、粗纤维0.6g、钙8mg、磷6.6mg、铁1.3mg、维生素C4mg、尼克酸3.3mg。此外还有钠、钾、锰、铜、锌、氟、碘等微量元素。据有关资料报道，成人每天吃25g鲜蘑菇就能满足一天所需要的维生素。

近年来，蘑菇的抗菌及抗病毒功效已受到国内外药理学家的关注。他们认为，蘑菇中所含的多糖类等活性成分既能增强免疫系统，也有抑制多种细菌的功效。其抗微生物活性既有特异的也有广谱的，而且是以多种形式发挥作用的。美国真菌专家指出，随着耐药细菌种类的增多，蘑菇提取物和衍生物无疑在本领域有着巨大的潜力。蘑菇被认为是有望成为开发出新抗生素的丰富资源。

医学研究证实，蘑菇对人体主要的保健作用有以下几点。

（1）降血压、降血脂作用　蘑菇中含有酪氨酸酶，所以有降血压、降血脂作用，适合肥胖者和老年人食用。

（2）抗肿瘤作用　蘑菇中所含的核糖、核酸，能诱导机体产生干扰素，可抑制肿瘤的生长和发展。

（3）消炎和抗感冒作用　蘑菇中含有广谱抗生素，具有消炎作用，还可治疗感冒。

（4）抗菌作用　实验结果证明：蘑菇对金黄色葡萄球菌、伤寒杆菌、大肠杆菌等均有良好的抑制作用。

（5）治疗肝炎和护肝作用　蘑菇中的不饱和脂肪酸含量很高，可预防动脉硬化和肝硬化及冠心病等症，对肝炎有明显疗效。

（6）其他保健作用　蘑菇还可以治疗白细胞减少、消化道疾病等；对促进食欲、恢复大脑功能、促进乳汁分泌都有一定辅助作用。

近几年，因误采误食野生蘑菇中毒甚至死亡的事件屡有发生。最常见的毒蘑菇有致命鹅膏（致命白毒伞）、铜绿褶菇、日本红菇（背土菌、石灰菌）、灰花纹鹅膏等。普通百姓应知晓毒蘑菇危害的严重性，相信科学知识，做到不采食野生蘑菇，不购买来源不明、辨识不清种类的野生蘑菇，不食用混杂的野生蘑菇等，提高自我食品安全意识。

5. 金针菇

金针菇富含蛋白质，还含有维生素 B_1、维生素 B_2、维生素 C 等多种维生素，且富含钙、磷、铁等多种矿物质，营养十分丰富。金针菇含有 18 种氨基酸，每 100g 鲜菇中含有 8 种的人体必需氨基酸，占总氨基酸量的 42.29%～51.17%，在氨基酸中精氨酸和赖氨酸含量较高，高于一般菇类。因富含精氨酸和赖氨酸以及多种矿物质和维生素，对儿童增长智力有重要作用，所以，日本人称它为"增智菇"。

金针菇还具有很好的药用价值。通过临床试验，中老年人长期食用金针菇可预防和治疗肝炎及胃肠道溃疡病，并有降低胆固醇的功效。除此之外，金针菇还有抗骨骼肌疲劳、抗肿瘤和改善记忆力等药理活性。

七、藻类食物的营养价值

藻类是一种低等隐花植物，种类繁多，分布广泛，其中约有 65% 见于海洋，35% 生活在淡水中。我国的经济藻类主要有：褐藻（如海带、铁钉菜、鹅肠菜、网胖藻、鹿角菜等）、红藻（如紫菜属、石花菜属、鸡毛菜属、麒麟菜属、海萝菜属等）、绿藻（石莼属、浒苔属等）和螺旋藻。海洋中的藻类是人们广泛食用的海产品。它们物美价廉，含有丰富的蛋白质，几乎不含脂肪。

1. 海带

海带等海藻中含有间苯三酚及羟基结合物，这些成分有阻碍某些细菌和酵母菌生长的作用。海藻中含有 β-谷甾醇，它能使血纤维蛋白溶原酶活化而溶散血栓，在褐藻和紫菜中还含有更多岩藻甾醇，这种化合物有活化存于血管壁等的血纤维蛋白溶原酶的作用，所以海藻有抗血栓和防止血栓形成作用。褐藻中褐藻酸含水率高，在肠内形成凝胶状物质，从而可以防止便秘。另外海带是高碱性食品，在日本，海藻类食品有"长寿菜"之称。

2. 紫菜

日本人认为紫菜是神奇的保健品。它含有丰富的维生素 B_{12}、维生素 B_1、维生素 B_2、维生素 A、维生素 C、维生素 K 等维生素。

现代医学研究进一步证实，紫菜具有清热利尿、补肾养心、降低血压、促进人体代谢等多种功效，对许多疾病特别是心血管疾病，有较好的预防和治疗效果。紫菜富含二十碳五烯酸和二十二碳六烯酸，可以预防人体衰老。它含有大量可以降低有害胆固醇的牛磺酸，有利于保护肝脏。紫菜的纤维，可以保持肠道健康，将致癌物质排出体外，特别有利于预防大肠癌。它所含的微量多糖类，有抑制癌症效果。因为紫菜中含有较丰富的胆碱，常吃紫菜对记忆衰退有改善作用。

第四节 其他食品的营养价值

一、食用油脂的营养价值

食用油脂包括植物性的油和动物性的脂，是分别从植物果实和动物体内脂肪组织中提取出来供人们食用的油脂。动物脂肪包括动物体脂、乳脂和鱼类脂肪；植物油有豆油、花生油、菜籽油、芝麻油、玉米油、葵花籽油、橄榄油、棕榈油、核桃油等。

油脂是由甘油和不同脂肪酸组成的酯。植物油含不饱和脂肪酸多，熔点低，常温下呈液态，通常叫油，消化吸收率高。不同的植物油其不饱和脂肪酸的组成各异。动物油以饱和脂肪酸为主，熔点较高，常温下一般呈固态，又叫做脂，消化吸收率不如植物油高。几种食用油脂肪酸的组成和吸收率见表 5-4。

表 5-4　几种食用油脂肪酸的组成和吸收率　　　　　　　　　　单位：%

名称	吸收率	饱和脂肪酸	不饱和脂肪酸	必需脂肪酸		
				亚油酸	亚麻酸	花生四烯酸
花生油	98.3	20	80	26		
豆油	97.5	13	87	53	6.0	
菜籽油	99.0	6	94	22		
芝麻油	99.8	14	86	42		
猪油	97.0	42	58	8	0.7	2.0
牛油	89.0	53	47	2	0.5	0.1
羊油	81.0	57	43	4		

注：摘自《中国食物成分表》标准版第 6 版，2018。

1. 豆油

豆油是中国人的主要食用油之一，生产量和消费量都很高。豆油的营养价值较高，含有丰富的不饱和脂肪酸，尤其是亚油酸含量高达 50%～55%。其他脂肪酸构成为：油酸 22%～25%，亚麻酸 7%～9%，棕榈酸 10%～12%。脂肪酸构成较为合理，有显著降低血清胆固醇含量、预防心血管疾病的功效。另外，大豆油的人体消化吸收率高达 98%，所以其是一种营养价值很高的优良食用油。但是，豆油具有特殊的豆腥味；热稳定性较差，加热时会产生较多的泡沫。大豆油含有较多的亚麻酸，较易氧化变质并产生"豆臭味"。经过精炼和除臭处理后，豆油中维生素 E 含量降低，不饱和脂肪酸含量上升，容易氧化酸败，可添加抗氧化剂来延长贮存期。

2. 花生油

色泽清亮，淡黄透明，具有独特的花生气味和风味，气味芬芳，滋味可口。花生油含不饱和脂肪酸 80% 以上（其中含油酸 41.2%、亚油酸 37.6%），另外还含有软脂酸、硬脂酸和花生酸等饱和脂肪酸 19.9%。脂肪酸构成合理，易于人体消化吸收。另外，花生油中还含有甾醇、麦胚酚、磷脂、维生素 E、胆碱等对人体有益的物质，可以防止皮肤皲裂老化、保护血管壁，防止血栓形成，有助于预防动脉硬化和冠心病。花生油具有良好的氧化稳定性，是使用性能良好的煎炸油，并因脂肪酸组成合理可与其他植物油调配后制成营养调和油。食用花生油要注意生产者因选料不细而造成的黄曲霉毒素污染。

3. 菜籽油

菜籽油由于亚油酸等必需脂肪酸的含量较其他植物油低，所以营养价值比一般植物油低。如能与富含亚油酸的优良食用油配合食用，其营养价值将得到提高。另外，菜籽油中含有大量芥酸和芥子苷等物质，一般认为这些物质对人体的生长发育不利，但现在改良的双低菜籽油可有效降低芥酸和芥子苷的含量。

4. 芝麻油

芝麻油是我国最古老的食用油之一，是从芝麻中提取出的油脂，含油酸 35.0%～49.4%、亚油酸 37.7%～48.4%。芝麻油的消化吸收率达 98%。芝麻油不含对人体有害的成分，含有特别丰富的维生素 E 和比较丰富的亚油酸，同时还含有 1% 左右的芝麻酚、芝麻素等天然抗氧化剂，稳定性很高。经常食用芝麻油可调节毛细血管的渗透作用，加强人体组织对氧的吸收能力，改善血液循环，促进性腺发育，延缓衰老，保持青春。所以芝麻油是食用品质好、营养价值高的优良食用油。

5. 茶油

茶油又称茶籽油、茶树油，是茶籽仁经过压榨或浸出生产的油脂。茶油的脂肪酸构成与橄榄油有类似之处，其中不饱和脂肪酸高达 90% 以上。主要是单不饱和脂肪酸——油酸，占 73% 之多，而亚油酸含量仅为 16%，加之油脂稳定性强，不易氧化，有"东方橄榄油"的美誉。对于食用油，饱和脂肪酸比例过高，有升高血脂的危险，多不饱和脂肪酸比例过高，有增加氧化损伤的风险，而单不饱和脂肪酸在降低血脂的同时也更为安全。茶油富含油酸，在降低 LDL-C 的同时不会降低 HDL-C 水平，对预防心血管疾病有益。精炼茶油的风味良好，耐储存，耐高温，适合作煎炸油。

6. 色拉油和调和油

色拉油就是通过脱酸、脱溶、脱臭、脱水、脱色、脱胶、脱蜡、脱杂八道工序，把食物中所含的杂质和有害物质逐步去除后的精炼油。色拉油通常用于凉拌菜，如作烹调用油，可保持菜肴的本色本味，高温烹调时无油烟，减少了对人及厨房的污染。但是色拉油经过精炼后，营养素如胡萝卜素、维生素 E 等有一些损失。

调和油是根据使用需要，将两种以上经精炼的油脂（香味油除外）按脂肪酸合理构成比例调配制成的食用油。常吃单一的某种油，会导致某种或几种脂肪酸的摄入不平衡。一般认为，膳食脂肪酸的构成以饱和脂肪酸：单不饱和脂肪酸：多不饱和脂肪酸＝1：1：1 的比例有利于人体健康。目前，国内市场销售的营养调和油多选用大豆色拉油、菜籽色拉油为基质油，加入另一种或一种以上的高油酸型油（如杏仁油）、高亚油酸型油（如红花籽油、番茄籽油、麦胚油）、高亚麻酸型油（如核桃仁油）、高维生素 E 型油（麦胚油），形成脂肪酸配比合理、营养价值高的调和油，此类油有着良好的发展前景。

7. 橄榄油

橄榄油，属木本植物油，是由新鲜的油橄榄果实直接冷榨而成的，不经加热和化学处理，保留了天然营养成分。橄榄油被认为是迄今所发现的油脂中最适合人体营养的油脂。橄榄油和橄榄果渣油在地中海沿岸国家有几千年的历史，在西方被誉为"液体黄金""植物油皇后""地中海甘露"，原因就在于其极佳的天然保健功效、美容功效和理想的烹调用途。可供食用的高档橄榄油是用初熟或成熟的油橄榄鲜果通过物理冷压榨工艺提取的天然果油汁，是世界上以自然状态的形式供人类食用的木本植物油之一。

橄榄油富含油酸，还有维生素 A、B 族维生素、维生素 D、维生素 E、维生素 K 及抗氧化物等。橄榄油突出特点是含有大量的单不饱和脂肪酸。单不饱和脂肪酸除能供给人体热能外，还能调整人体血浆中高、低密度脂蛋白胆固醇的比例，能增加人体内高密度脂蛋白水平并降低低密度脂蛋白水平，从而能防止人体内胆固醇过量。因此，对于习惯摄食肉类食物而导致饱和脂肪酸与胆固醇摄入过多的人，选择橄榄油做食用油，便能有效地发挥其降血脂的功能，从而可以防止发生高脂血症、脂肪肝和保护心脏，有助于减少高血压病、冠心病、脑卒中等富贵病的发生风险。

二、调味品的营养价值

调味品是烹饪过程中主要用于调配食物口味的一类原料，有的来源于天然的植物花蕾、种子、皮、茎、叶等，有的来自天然的矿物性物质，还有的是人工酿造和提炼的产品。

1. 食盐

食盐的主要成分是氯化钠，粗盐中还有少量的碘、钙、镁、钾等，是咸味的主要来源。食盐中的氯离子和钠离子能够调节机体溶液的渗透压，氯离子还是唾液淀粉酶的激活物质。但是长期的高盐饮食与高血压等心血管疾病的患病风险密切相关。《中国居民膳食指南（2022）》指出成年人每天摄入食盐不超过 5g，对于已患高血压的患者每天应减少盐的摄入。虽然口味咸淡因人而异，但都要注意不宜过咸。在炎热夏季，人体出汗多，盐类物质损失也比较多，应常补充一些生理盐水；大量运动的人也应该注意补充食盐的摄入量。当患有某些疾病，如心脏病、肾脏病、肝脏病时应限制食盐摄入量，以防病情加重。

2. 酱油

酱油是我国特有的调味品，已经有几千年的历史。酱油是用脱脂大豆加面粉为原料酿造成的营养价值较高的食品。在酿造发酵过程中，原料中蛋白质分解成胨、肽和氨基酸等产物；淀粉分解成麦芽糖、单糖和有机酸，有机酸进而发生反应生成酯类，赋予酱油独有的风味。初制的酱油中含有蛋白质、碳水化合物、钙、磷和维生素 B_1 等营养成分。为了利于贮存而加入食盐，一般含量在 $15\% \sim 20\%$。为提高感官性状而加入酱色，所以酱油是黑褐色的。由于酱油中添加了较多的盐，所以高血压、心脏病患者应尽量少食用酱油。

3. 食醋

食醋是以粮食、糖、酒等为原料，经发酵配制而成。食醋按原料不同分为米醋、糖醋和酒醋等。醋中主要含有 $3\% \sim 5\%$ 的醋酸。食醋是烹饪中的重要调味品之一，以酸味为主，且有芳香味，能去腥解腻，增进鲜味和香味，并在食物加热过程中保护维生素 C 不受破坏，还可以使烹饪原料中的钙质溶解而利于人体吸收，对细菌有一定的杀灭和消毒作用。

4. 糖

糖也是一种重要的调味品，特别是在一些地方菜系中使用量比较大。作为调味品使用的糖主要有白糖、红糖、麦芽糖等，有时也使用蜂蜜。

白糖属于精制糖，主要的营养素为碳水化合物，以蔗糖为主，占 99%，其他的营养素种类很少；红糖未经精制，碳水化合物的含量低于白糖，但钙、铁的含量高于白糖；麦芽糖的水分含量比较高，因而相对来说，营养素的密度小于白糖和红糖。《中国居民膳食指南（2022）》指出要控制添加糖的摄入量，每天不超过 50g，最好控制在 25g 以下。

5. 味精

味精（谷氨酸钠）是以淀粉为原料，经微生物发酵而成，含有少量的食盐。味精微有吸湿性，易溶于水，味道极鲜美。味精的鲜味与溶解度有很大关系，在弱酸和中性溶液中溶解度最大，具有强烈的肉鲜味；在碱性溶液中不但没有鲜味，反而有不良气味。高温会导致味精变性，失去鲜味甚至产生毒性。所以不宜过早地加入处在高温下的菜肴中。而在凉菜中，因温度低不易溶解，所以鲜味发挥不出来，应适当用温开水溶解后浇入凉菜。使用味精还应适量，用量多会产生一种似咸非咸、似涩非涩的怪味。

味精不仅是很好的鲜味调味品，也是一种很好的营养品。谷氨酸钠进入人体后，被代谢为谷氨酰胺，它是肠道的能量来源，也是肠道修复时的必需成分。有些肝病患者为了减少血氨，还需要口服谷氨酸药片来解毒。味精可能有利于提升食欲、改善消化吸收。

6. 葱、姜、蒜、辣椒

葱、姜、蒜含有丰富的各类挥发性的生物活性物质，在中式烹调中是极其重要的调味品，应用十分广泛，尤其是在烹调肉、禽、鱼类食品和调制凉菜时。我国一些地区也将葱、姜、蒜作为蔬菜食用。

（1）大蒜　大蒜营养成分十分丰富，除含有糖、蛋白质、脂肪、维生素和矿物质外，还含有具特殊生物活性的成分大蒜素和超氧化物歧化酶（SOD）等。大蒜不仅具有较高的营养价值，而且有很高的食疗作用。临床研究表明，大蒜中的大蒜素及其降解物能够抗癌、杀菌，具有预防痢疾、冠状动脉硬化、心脏病，杀死结核杆菌，清除体内淤血等功效。

（2）姜　姜是一味极为重要的调味品，同时也可作为蔬菜单独食用，而且还是一味中药材。它可将自身的辛辣味和特殊芳香渗入到菜肴中，使之鲜美可口。生姜是传统的治疗恶心、呕吐的中药，还具有解毒杀菌的作用。姜还具有促进血行、祛散寒邪的作用。饮热姜汤对着凉、感冒能起到很好的预防和治疗作用。生姜中的姜辣素进入人体后，能产生一种抗氧化酶，有很强的抗氧自由基的作用。常吃姜可防癌，抗衰老。老年人常吃生姜可除"老年斑"。

吃姜一次不宜过多，以免过多的姜辣素刺激肾脏，并产生口干、咽痛、便秘等上火症状。烂姜、冻姜不要吃，因为姜变质后会产生致癌物。由于姜性质温热，有解表功效，所以只能在受寒的情况下作为食疗应用，有内热者也应慎用。

（3）葱　葱是日常厨房里的必备之物，同时具有防治疾病之功效。葱含有带刺激性气味的挥发油，能祛除菜肴中的异味，产生特殊香气。它含有前列腺素 A，有舒张小血管、促进血液循环的功效；有助于防止血压升高所致的头晕，使大脑保持灵活和预防老年痴呆的作用。葱叶中还含有丰富的胡萝卜素。经常吃葱的人，可降低胆固醇水平，强壮体质。葱含有微量元素硒，可降低胃液内的亚硝酸盐含量，对预防胃癌及多种癌症有一定作用。葱中的挥发性辣素有较强的杀菌作用。它通过汗腺、呼吸道、泌尿系统排出时能轻微刺激相关腺体的分泌，起到发汗、祛痰、利尿作用。

（4）辣椒　青辣椒可以作为蔬菜食用，干红辣椒则是许多人都喜爱的调味品。在我国，辣椒在许多地区都是非常重要的调味品，它含有辣椒素，对口腔及胃肠有刺激作用，能增强胃肠蠕动，促进消化液分泌，增进食欲，并能抑制肠内异常发酵，排除消化道中积存的气体，增强体力。辣椒具有强烈的促进血液循环的作用，可以改善怕冷、冻伤、血管性头痛等症状；它能加速新陈代谢以达到燃烧体内脂肪的效果，从而起到减肥作用；还可以促进激素分泌，对皮肤有很好的美容保健作用。辣椒含有丰富的维生素 C，可降低胆固醇。它还含有较多的抗氧化物质，可预防癌症及其他慢性疾病。加工鲜辣椒时要掌握火候以尽量保存丰富的维生素 C，避免使用铜质餐具。辣椒也不宜过量食用。

三、酒类的营养价值

酒是一种含有乙醇的饮料。我国的酒类根据制造方法的不同分为三类，即发酵酒、蒸馏酒和配制酒。酒对人体产生作用的主要成分是乙醇，少量乙醇可兴奋神经中枢，促进血液循环和增强物质代谢。过量饮酒对人体有害，严重的可造成酒精中毒致死。儿童、青少年、孕妇、乳母以及慢性病患者不应饮酒。成年人如饮酒，一天饮用的酒精量不宜超过 15g。

蒸馏酒中以白酒居多。白酒种类很多，风味各异，但均以乙醇为主要成分，含量大约在

20%～60%之间。白酒的香味成分非常复杂，一般由醇、酯、醛类物质组成，起呈香作用。据气相色谱分析，白酒的呈香味物质有几百种之多，起主要作用的是甲酸乙酯、乙酸乙酯、丁酸乙酯等。白酒具有高能量的营养特点，少量饮用具有刺激食欲、补充能量、舒筋活血的功效，过量饮用则会对身体健康造成危害。

啤酒属发酵酒，是世界上饮用最广、消费量最多的酒。啤酒营养丰富，除含有乙醇和二氧化碳外，还含有果糖、麦芽糖和糊精等碳水化合物，以及无机盐如钙、磷、钾、镁、锌等，享有"液体面包"的美誉。啤酒在发酵过程中产生多种氨基酸、脂肪酸以及醇、醛、酮类物质，构成独特的风味。优质啤酒在一定程度上会刺激胃液分泌、促进消化和利尿。适量饮用啤酒对预防肾脏病、高血压、心脏病有一定的作用。此外，啤酒对失眠、神经紧张也具有一定的调节作用。

葡萄酒是果酒中最具代表性的一种，是少数碱性酒精性饮品之一。其香味成分主要来自丙醇、异戊醇和乳酸乙酯。其营养成分有乙醇、有机酸、挥发酯、多酚及单宁物质，丰富的氨基酸、糖、多种维生素，还有钾、钙、镁、铜、锌、铁等无机盐。经常饮用葡萄酒，不仅能为人体提供多种营养素和能量，还有降低血中的不良胆固醇、促进消化的作用。葡萄酒中含有的抗氧化成分和丰富的酚类化合物，可防止动脉硬化和血小板凝结，保护并维持心脑血管系统的正常生理机能，起到保护心脏、防止卒中的作用。红葡萄酒中含有丰富的单宁酸，可预防蛀牙及防止辐射伤害。经常适量饮用葡萄酒对女性有很好的美容养颜的功效，可养气活血，使皮肤富有弹性。红葡萄酒中含有较多的抗氧化剂，能消除或对抗氧自由基，所以具有抗衰老和防病的作用，经常饮用可以预防老年痴呆。

黄酒是中国最古老的饮料酒，它具有独特的风味和很高的营养价值。黄酒含有糖类、有机酸、维生素等营养物质，其氨基酸含量居各种酿造酒之首。我国传统中医学常将黄酒用作药引，具有很好的补益增效作用。黄酒中的营养成分极易被人体消化吸收。

四、蜂蜜的营养价值

蜂蜜含葡萄糖、果糖、蔗糖以及氨基酸和种类繁多的无机盐、有机酸、消化酶、维生素和多种微量元素。

蜂蜜中含有的大量单糖能够很快地被人体直接吸收利用。蜂蜜所产生的能量比牛奶高约8倍，能够在很短时间内给人体补充能量，消除人体疲劳和饥饿。再加上蜂蜜不含脂肪，富含维生素、矿物质、氨基酸、酶类等，经常服用能使人精神焕发，精力充沛，记忆力提高，是运动员、老年人、儿童、高血压患者等的极好饮品。

蜂蜜中含有丰富的氨基酸，如丙氨酸、苯丙氨酸、精氨酸、谷氨酸、天冬氨酸、组氨酸等16种氨基酸，其中有6种是人体必需氨基酸。

矿物质在蜂蜜中也很多，主要有磷、铜、铁、镁、硅、镍等，这些矿物质在人体生理活动中起着重要作用。特别要指出的是蜂蜜中矿物质的含量和人体血液中的矿物质含量颇为相似，这样有利于人体对矿物质的吸收。由于矿物质的存在，使蜂蜜在人体内成为碱性成分，可中和血液中的酸性成分，使人较快地解除疲劳，增进健康。

人体的新陈代谢过程离不开各种酶的帮助，蜂蜜中含有蔗糖酶、淀粉酶、葡萄糖转化酶、过氧化氢酶等多种酶类。蜂蜜还含有对保持人体健康、增强免疫功能、防止心血管疾病所必需的维生素，如维生素 B_1、维生素 C、维生素 B_6、叶酸和烟酸等。

近年来，国内外医学工作者经过反复的临床试验表明，蜂蜜对肺结核病、心脏病、糖尿病、肝脏病、高血压、肠胃病、神经衰弱、支气管炎和贫血等都有辅助治疗作用。用它治疗眼病（角膜炎、角膜溃疡）、创伤、冻裂、便秘也很有效。蜂蜜具有解毒、抗菌消炎、滋润、防腐、保护创面、促进细胞再生和渗透吸收的诸多功能。

五、食用花卉的营养价值

花卉营养丰富，在消费者日益追求健康的今天，花卉受到人们的青睐已不足为奇。可食性花卉植物的花朵中花蜜和花粉含有可供人体吸收的 96 种物质，其中氨基酸 22 种、维生素 14 种，以及丰富的糖、蛋白质、脂类等，还有多种活性蛋白酶、核酸、黄酮类化合物等活性物质。有的还含有较高的铁、锌、钙、镁等人体必需的微量元素。据科学测定，花卉的蛋白质含量远远高于牛肉、鸡肉，维生素 C 的含量也高于水果，还含有一些人类尚未了解的高效活性物质，对增强人的体质和保障人体健康十分重要。在西方，食用花卉有"穷人医生"之称，被科学家列入抗癌食谱。如菊花、玫瑰、紫罗兰和南瓜等植物的花朵，对人的大脑发育大有帮助；万寿菊、金莲花和玫瑰的花托中含有非常丰富的维生素 C；蒲公英的花蕾中不仅含有丰富的维生素 A 和维生素 C，矿物质磷的含量也很高；黄花菜中含维生素 E 4.92mg/100g，居花卉之冠；大白花杜鹃中含有维生素 B_6，而且含量高于目前已知的所有植物。意大利科学家经过长期调查研究后提出：最普通、最常见的鸡冠花既可观赏又可作为一种食物，提供人体营养平衡所特需的多种物质，其中蛋白质含量高达 73%，可作为一种食物供人食用。

花卉还具有较高的医疗保健价值。有几百种花卉可以入药，人们发现许多花卉有着极其显著和广泛的药理作用，并在临床实践中逐步扩大其应用范围。如金银花具有很好的清热解毒功效，对于热毒病症，如瘟病、痈肿、疮疡、毒痢和脓血疗效都较显著；食用菊花中含有菊苷、胆碱、腺嘌呤、水苏碱等，还含有龙脑、龙脑乙酯、菊花酮等挥发油，对痢疾杆菌、伤寒杆菌均有抑制作用。

六、茶叶中的营养成分

1. 蛋白质与氨基酸

茶叶中的蛋白质由 20 多种 L-型氨基酸组成。茶鲜叶中蛋白质含量占干物质质量的 20% 左右。但经焙烤以后，由于热变性，水溶性降低，进入茶汤的大约只有 2%。

茶叶中可溶性蛋白质虽少，但水解成各种氨基酸后却对茶汤的滋味、香气与营养起很大的作用。按氨基酸的种类可分为滋味因子、香气因子和营养因子。滋味因子主要由茶氨酸形成；香气因子比较复杂，主要由精氨酸、苏氨酸、赖氨酸、甘氨酸、亮氨酸、异亮氨酸、丙氨酸、蛋氨酸等 11 种氨基酸组成；营养因子则是人体必需的 8 种氨基酸。

2. 维生素类

茶叶中含有丰富的维生素，水溶性维生素以 B 族维生素、维生素 C 为主，脂溶性维生素以维生素 A、维生素 E 为主。

B 族维生素在茶叶（干重）中含量一般为 100～150mg/kg，其中维生素 B_5（泛酸）的含量是最高的，约占 B 族维生素的 50%。因此，饮茶对维持视网膜正常机能，防治角膜炎、结膜炎、脂溢性皮炎、口角炎都有很好的作用。维生素 B_5 是一种复杂的有机酸，参与代谢过程中多种生物合成和降解。泛酸具有抗脂肪肝、预防动脉粥样硬化、预防毛发脱落以及肾上腺病变等作用。

茶叶中维生素 C 的含量很高，高级茶叶中维生素 C 的含量高达 0.5%。维生素 C 对人体有多方面的保健作用。在正常饮食情况下，每天饮好茶 3～4 杯，基本上可以满足人体对维生素 C 的需求。

维生素 E 在茶叶（干重）中的含量一般为 300～800mg/kg。维生素虽然广泛存在于茶叶中，但含量也不均衡，一般绿茶多于红茶，优质茶多于低级茶，春茶多于夏、秋茶。

3. 茶多酚物质

茶多酚是一种多酚类化合物，是茶叶中的主要可溶性物质，它由儿茶素、黄烷酮（黄酮醇类）、花青素、酚酸类四部分组成。它占茶叶干重的 20%～30%，是茶叶中可溶性成分最多的一种化合物，也是茶汤鲜爽、浓香的最主要成分之一。

近几年对茶多酚的研究比较活跃，主要保健作用有以下几种。

（1）清除自由基、抗衰老　茶多酚能提高谷胱甘肽氧化酶和超氧化物歧化酶的活性，降低细胞的脂质过氧化物的形成，可广泛地消除人体内的自由基，是一种极强的消除有害自由基的天然物质。

（2）抑制肿瘤细胞的合成　茶多酚的抑癌作用主要是对肿瘤细胞的 DNA 合成有抑制作用。

（3）抗辐射作用　茶多酚对辐射损伤的保护途径之一是通过谷胱甘肽氧化酶和超氧化物歧化酶发生作用的。

（4）抗菌、杀菌作用　茶多酚对一些病菌有抑制作用，如伤寒杆菌、痢疾杆菌等。

4. 生物碱

茶叶中的生物碱有咖啡碱、可可碱和茶碱。生物碱中含量最多的是咖啡碱，约占总生物碱含量的 85% 左右。咖啡碱的含量决定了茶的质量。不同等级茶叶中咖啡碱的含量不同。

咖啡碱在茶汤中呈现苦味，在制茶过程中易与多元酚类结合产生复合的茶香味，而且使多酚类物质的收敛性涩味降低，苦味减轻，构成茶汤的鲜爽味。幼嫩茶含咖啡碱比较高。

咖啡碱的生理功能如下。

（1）兴奋作用　咖啡碱具有兴奋中枢神经系统的作用，可提高思维效率。

（2）利尿作用　咖啡碱可以通过肾促进尿液中水的渗出率，也能刺激膀胱协助利尿。

（3）助消化　咖啡碱可以刺激胃提高胃液的分泌量，从而帮助消化，增进食欲。

（4）促进血液循环、减缓心脏病的发作　咖啡碱可以明显提高心脏病患者血液的吸氧量和脉搏指数、心脏指数。

（5）强心、解痉、平喘作用　咖啡碱可以松弛冠状动脉、促进血液循环和松弛支气管平滑肌，从而可以解痉平喘、治疗支气管咳喘。

第五节　功能食品及保健食品

一、功能食品的概念

功能食品的概念最早是由日本提出的，早在 1962 年日本厚生省的文件中就已经出现"功能食品"这一名词。日本厚生省提出的定义是："功能食品是具有与生物防御、生物节律调整、防止疾病、恢复健康等有关的功能因子，经设计加工，对生物体有明显调节功能的食品。"换句话说，功能食品就是具有生理调节功能附加价值的食品。其特点是由通常食品使用的材料或成分加工而成，以通常形态和方法摄取，标有生物调整功能标签。目前，对功能食品尚无一个国际公认通用的统一定义。

卢卫红编著的《功能性食品与中国药膳》明确，功能性食品是一类具有特殊保健功能的食品，除了提供足够的营养外，还能对人体产生有益影响，具有一般食品所没有或不强调的功能，即调节人体生理活动的功能。功能性食品既适宜于特定人群食用，又适宜于健康人群食用。功能性食品具有调节机体功能，并对人体不产生任何急性、亚急性或慢性危害，不以治疗为目的。它涵盖保健食品、婴幼儿配方乳粉、特殊医学用途配方食品、其他特殊膳食食品和具有一定功能性（如增强人体体质、防止疾病、调节身体节律、恢复健康和延缓衰老）的普通食品等多个食品类别。白新鹏编著的《功能性食品设计与评价》明确，功能性食品具有以下的特点：一是没有明确的法律定义、不得进行功能声称、不得明示或暗示其保健作用，产品上市前无需注册或备案；二是适用于没有疾病的人群（未成年人、孕妇和哺乳期女性除外），基于自身需求，科学地补充某些营养物质；三是功能食品本质是食品，而不是一种片剂、胶囊或其他任何形式的膳食补充剂；四是除了提供充足的营养物质外，还对身体功能产生有益效果，表现为提高健康和舒适状态，或减少患病风险；五是作为日常食物消费的一部分，功能性食品形态较为零食化、方便即食，在满足消费者口感、方便即食的同时兼具功效性。

保健食品是指声称并具有特定保健功能或者以补充维生素、矿物质为目的的食品，即适用于特定人群食用，具有调节机体功能，不以治疗疾病为目的，并且对人体不产生任何急性、亚急性或慢性危害的食品。《食品安全法》第四章第四节将保健食品、特殊医学用途配方食品和婴幼儿配方食品等归为特殊食品并实行严格监督管理。《食品安全法实施条例》第三十八条规定，对保健食品之外的其他食品，不得声称具有保健功能。为更好满足发展势头强劲的保健食品行业发展，保健食品监管部门出台了《保健食品注册与备案管理办法》，办法对保健食品的生产注册、功能声称、原料管理等做出了严格规定，使保健食品的定位更加清晰。

1997 年发布的 GB 16740—1997《保健（功能）食品通用标准》作为我国首个对保健（功能）食品提出规范的标准，其中的规定根深蒂固地植入大众认知，从标准中不难看出保健食品和功能性食品互相等同、相互替代，这可能是二者概念至今仍混淆的原因之一。之后，GB 16740—2014《食品安全国家标准 保健食品》中对标准名称进行了修改，剔除了功能食品，仅保留保健食品。由此可知，"功能性食品"和"保健食品"从此在国家文件解释中并不属于同一概念，大众开始逐渐意识到二者的区别，但未形成普遍认知，将二者概念混淆的现象仍然存在。

通过对保健食品相关要求的梳理可知，普通食品、功能性食品与保健食品具有以下区别（表 5-5）：从监管角度分析，保健食品的定位、生产销售以及监管要求明确；功能性食品其本质仍是普通食品，按照普通食品进行监管，产品上市前无需注册或备案，不得进行产品的功能声称。从科研角度分析，保健食品重点是基于现有成熟的科学技术对安全可控的保健食品原料进行标准化的研究，确保最终产品的安全性和功效性；功能性食品重点基于先进科学技术开发新产品、发现新物质、研究新功能，重点在于科技创新技术落地。

表 5-5 三类食品概念及管理比较

指标\类别	普通食品	功能性食品	保健食品
特殊设计及加工	×	√	√
功能因子功能性验证	×	√	√
可以呈现特殊的食品形态	不固定	不固定	√
声称	营养成分含量及功能声称	营养成分含量及功能声称	保健功能声称
声称的证据	×	不明确	充分科学证据
特殊监管措施	企业生产许可	企业生产许可	企业生产许可、产品注册或备案

注：摘自田明，王玉伟，冯军，等. 我国功能性食品与保健食品的比较研究［J］. 食品科学：1-10.

虽然世界各国对这一类食品的定义、称谓和划分范围略有区别，但基本意义有一点是一致的。即这类食品"除了具有一般食品皆具备的营养功能和感官功能（色、香、味、形）外，还具有一般食品所没有的或不强调的调节人体生理活动的功能"。由于这类食品强调第三种功能，故称之为"功能食品或功能性食品"。

二、功能食品中的活性成分

具有某些特殊功能的成分一般被称为活性成分（亦称功能成分或功能因子）。活性成分包括生理活性成分、药理活性成分、生理和药理两者兼有的活性成分。生理活性成分具有调节生理节律的作用，其功能为调节人体生理活动，提高免疫力，预防疾病，促进健康。药理活性成分具有药理作用，主要用于治疗疾病，一般都存在着毒副作用，不宜多食。生理和药理两者兼有的活性成分具有调节人体生理活动和治疗疾病双重功效。

三、保健食品的功效

2016 年国家食品药品监督管理总局关于保健食品的申报功能为 27 项：增强免疫力功能、辅助降血脂功能、辅助降血糖功能、抗氧化功能、辅助改善记忆功能、缓解视疲劳功能、促进排铅功能、清咽功能、辅助降血压功能、改善睡眠功能、促进泌乳功能、缓解体力疲劳、提高缺氧耐受力功能、对辐射危害有辅助保护功能、减肥功能、改善生长发育功能、增加骨密度功能、改善营养性贫血、对化学肝损伤有辅助保护功能、祛痤疮功能、祛黄褐斑功能、改善皮肤水分功能、改善皮肤油分功能、调节肠道菌群功能、促进消化功能、通便功能、对胃黏膜损伤有辅助保护功能。

四、功能食品常见功能营养成分

1. 核酸

核酸是脱氧核糖核酸（DNA）和核糖核酸（RNA）的总称，是由许多核苷酸单体聚合成的生物大分子化合物，为生命的最基本物质之一。

核酸的保健功能为：延缓衰老、消除自由基；促进细胞的增殖分化；增强免疫力；有预防肿瘤作用；预防糖尿病和肥胖；对婴儿有较好的营养作用和保护作用。

核酸在人体内可以合成，在食物中也广泛存在。中老年人由于合成能力减弱，补充核酸有一定的保健作用。婴幼儿和肠外营养的人，由于需要量增加和摄入过少，也应适量补充。

2. 牛磺酸

牛磺酸在 1827 年首次从公牛胆汁中分离出来并由此得名。对牛磺酸的研究表明，牛磺酸具有以下营养保健功能。

（1）促进大脑发育，增强智力，改善学习记忆能力　牛磺酸是脊椎动物中枢神经系统中含量最丰富的游离氨基酸之一。动物实验发现，牛磺酸可以促进大鼠的生长发育和智力发育。对体外培养的人胚大脑神经细胞的增殖具有明显的促进作用，且与剂量有关。牛磺酸缺乏，可导致人脑神经细胞的增殖率下降。有人曾对食用加或未加牛磺酸奶粉的两组儿童进行测试，认为食用加牛磺酸的奶粉者智商显著高于不加者。

（2）视网膜的保护作用　牛磺酸在视网膜中的浓度随发育而逐渐增高，在成熟视网膜中占整个游离氨基酸的 40%～50%。牛磺酸缺乏主要影响儿童的视网膜发育，引起视功能障碍，补充后可恢复正常。

牛磺酸虽然在人体内可以合成，但合成数量有限，需要外源供给。食物中牛磺酸含量较多的有牛、羊、猪、禽肉，尤其是乌鸡及黑火鸡肉中含量较高，其他食物中含量很少。

（3）防止心血管病　牛磺酸在循环系统中可抑制血小板凝集，降低血脂，保持人体正常血压和防止动脉硬化；对心肌细胞有保护作用，可抗心律失常；对降低血液中胆固醇含量有特殊疗效，可治疗心力衰竭。

（4）影响脂类的吸收　肝脏中牛磺酸的作用是与胆汁酸结合形成牛磺胆酸，牛磺胆酸对消化道中脂类的吸收是必需的。牛磺胆酸能增加脂质和胆固醇的溶解性，解除胆汁阻塞，降低某些游离胆汁酸的细胞毒性，抑制胆固醇结石的形成，增加胆汁流量等。

（5）改善内分泌状态，增强人体免疫　牛磺酸能促进垂体激素分泌，活化胰腺功能，从而改善机体内分泌系统的状态，对机体代谢以有益的调节；并具有促进机体免疫力增强和抗疲劳的作用。

（6）影响糖代谢　牛磺酸具有胰岛素样结构，可与胰岛素受体结合，促进细胞摄取和葡萄糖利用，加速糖酵解，降低血糖浓度。

需要补牛磺酸的人群主要为婴幼儿，特别是早产儿和肠外营养的婴儿，长期素食者也应注意补充。

3. 多不饱和脂肪酸

关于多不饱和脂肪酸对人体生理功能的研究于 1929 年首次被提出。亚油酸和亚麻酸作为多不饱和脂肪酸的代表对人体健康具有极大的功能，但它们在人体内无法自行合成，需要从食物中摄取，因此也被称为必需脂肪酸。20 世纪 80 年代中期，Bang 和 Dyerberg 对爱斯基摩人的饮食情况进行了研究。研究结果表明，该人群摄入食物中多不饱和脂肪酸的含量越高，心血管病死亡率越低，两者具有一定的线性关系。随后的研究表明，美国和北欧国家的心血管疾病发病率高于日本和地中海国家，强调了日本和地中海国家饮食中富含多不饱和脂肪酸所起到的重要作用，发现 n-3 多不饱和脂肪酸可预防动脉粥样硬化风险因子的形成，有效降低心血管疾病的发病率，补充 n-3 多不饱和脂肪酸可取代细胞膜中的部分 n-6 多不饱和脂肪酸。20 世纪 90 年代后期，学者发现必需脂肪酸和二十二碳六烯酸（DHA）等长链多不饱和脂肪酸在青少年的智力发育、记忆力改善等方面具有突出贡献，对大脑健康具有良好的促进作用。21 世纪以来，多不饱和脂肪酸的研究开始涉及食品领域并逐渐倾向于功能性食品的研发。

n-3/n-6 多不饱和脂肪酸的不同比例对体内脂代谢和免疫功能以及类二十烷酸有影响。20 世纪 90 年代，国外学者就进行了初步研究，但由于技术受限，多不饱和脂肪酸分子机制尚不清楚。在当前的饮食条件下，n-3/n-6 多不饱和脂肪酸的摄入量普遍处于差距较大的状态。这两类多不饱和脂肪酸在人体内的生理功能不同且相互排斥，导致心血管疾病发病率呈上升趋势。满足机体功能需要控制 n-3/n-6 多不饱和脂肪酸的摄入量保持在平衡状态，且机体内堆积过多的多不饱和脂肪酸会使维生素 E 水平下降。

流行病学研究表明，在人们的日常膳食中，n-6 多不饱和脂肪酸的摄入是过量的，而 n-3 多不饱和脂肪酸的摄入则明显不足。n-3/n-6 多不饱和脂肪酸两者之间的平衡关系与人体健康存在关联性。迄今为止，学术界对于这两类多不饱和脂肪酸的比值仍有争论。

4. 乳酸菌和双歧杆菌

酸奶作为世界公认的健康食品，对人体有多方面的保健作用，这主要归因于酸奶当中的乳酸菌和双歧杆菌。近 20 年来，发现乳酸菌有许多功能，故把它当作功能食品使用。

乳酸菌的营养保健功能为：①抑菌、杀菌作用，改善肠道菌群的组成；②促进人体的消化作用；③降低血清胆固醇作用；④防癌、抗癌作用。

双歧杆菌的保健功能如下：双歧杆菌是人体肠道中典型的有益细菌，它在人体肠道内繁殖，在厌氧环境下产生乳酸，降低系统 pH 值，迅速使肠道菌群发生变化，抑制和杀死肠道病原菌，使菌群保持正常平衡。双歧杆菌及其代谢产物还能阻断肠道内致癌物的产生，如双歧杆菌能分解 N-亚硝基胺，还能分泌双歧杆菌素和类溶菌物质，提高巨噬细胞的吞噬功能，增强人体免疫力。另外，双歧杆菌能在肠道内自然合成多种维生素，如维生素 B_1、维生素 B_2、维生素 B_6、维生素 E、维生素 K 等。

5. 类黄酮

类黄酮是一类具有广泛生物活性的植物次生代谢物，属于多酚类化合物，广泛存在于各类植物中。类黄酮的食物来源除了蔬菜、水果、茶叶之外，一些谷类、豆类、坚果类、葡萄酒中也有一定的含量。

类黄酮种类繁多，作用机制比较复杂，有些是中药的主要成分。类黄酮的主要作用有：消除自由基作用，抗脂质过氧化作用，抗菌、抗病毒作用，免疫调节作用，防止动脉粥样硬化作用，抗癌作用。

目前市场上见到的类黄酮类保健食品为：银杏叶的提取物山柰酚、茶叶的提取物儿茶素、大豆的提取物大豆类黄酮等。

6. 叶绿素

叶绿素广泛存在于高等植物的叶绿体中。叶绿素的保健功能有：促进创伤愈合，抗溃疡作用；抗过敏作用，对荨麻疹、慢性湿疹、哮喘效果明显；抗致突变作用；对口臭、腋臭、脚臭有脱臭作用。目前国内外均有叶绿素制品的开发。

7. 大蒜素

大蒜素是从大蒜中分离出的含硫化合物，由数种化学物质组成。其主要的保健功能为：增强和调节机体的免疫力，预防肿瘤；降低血脂、舒张血管、预防动脉粥样硬化；大蒜素中的硫与毒物结合，有解毒作用；抗菌、抗病毒；抗凝血。

随着对大蒜素的深入研究，其他的功能还会被发现。国内外一些厂家已经生产出大蒜素制品，以解决食用不方便的困难。

8. 膳食纤维

膳食纤维是食物中不能被人体消化吸收的一大类碳水化合物，包括纤维素、半纤维素、果胶、藻胶、木质素及难消化的多糖、寡糖和糖醇等。过去认为膳食纤维是人体不可利用的膳食成分，现在的研究证明膳食纤维在预防糖尿病、肥胖、高脂血症、心血管疾病、癌症等方面有着广泛的作用。

9. 膳食营养补充剂

营养素补充剂是保健食品中的一个类别，根据《营养素补充剂申报与审评规定（试行）》规定：营养素补充剂是指以补充维生素、矿物质而不以提供能量为目的的产品。其作用是补充膳食供给的不足，预防营养缺乏和降低发生某些慢性退行性疾病的危险性。目前，我国传统的营养补充剂以片剂、胶囊等剂型为主，而在欧美和日本等发达市场，产品形态更加多样化，食品形态的软糖、粉剂、口服液是常见剂型，所以营养补充剂在剂型方面将向其他类型发展。同时，随着科技不断成熟与发展，利用新资源开发新的和复合型的营养补充剂产品来满足人们需求，所以这类营养补充剂将成为未来营养补充剂行业消费主流。目前我国的营养补充剂产品主要是矿物质类、维生素类、益生菌类的复合型产品。

 案例分析

▶ 案例 1 ◀

小美在怀孕的时候，大量摄入鱼肉，尤其是深海鱼，多以蒸或煮的烹调方式。小美的宝宝幼年时期也经常食用深海鱼肉。孩子5岁时，发现学习能力和知识水平远超周围同龄人，成为了大家口中的"聪明孩子"。邻居们说，这都是因为"多吃鱼聪明"。

问题：

1. 根据资料分析小美的孩子成了大家口中的"聪明孩子"原因在哪？

2. 鱼类等动物性食物对人体健康有哪些影响？

分析：

问题1：资料显示小美在孕期大量摄入鱼肉，尤其是深海鱼，孩子在幼年时期也大量摄入鱼肉。小美的孩子成了大家口中的"聪明孩子"原因应该与鱼类的营养价值分不开。鱼类富含蛋白质、脂类、矿物质和维生素等营养素。其中，鱼类脂肪中多不饱和脂肪酸含量达80%，例如二十碳五烯酸（EPA）和二十二碳六烯酸（DHA），具有极高的生理与营养价值。特别是DHA具有促进大脑神经发育、改善视力、缓解脑疾病、抗炎、抗癌、提高免疫力、增强脂代谢、维持肠道和心血管健康的作用，对于人类大脑和神经的发育至关重要。中枢神经系统中DHA的积累从胎儿时期开始，而大脑的生长发育不仅限于生命的最初几个月，大脑额叶髓鞘的形成将持续到成年。此外，海鱼中还富含氨基乙磺酸，即牛磺酸，它是一种能够促进胎儿和婴儿大脑发育、保护视力的有益物质。

问题2：鱼类等动物性食物是膳食蛋白质、脂肪、维生素A、B族维生素、维生素D等和矿物质的良好来源，在膳食满足人体对营养素的需要中占重要地位。鱼类脂肪中不饱和脂肪酸比例较高，容易被人体消化，有助于心脑血管的维护，降低全因死亡风险及脑卒中的发病风险。鱼类的适量摄入有助于增进健康，但摄入比例不当，可增加心血管疾病、肥胖和某些肿瘤的发生风险。中国居民平衡膳食宝塔（2022）建议每日摄食动物性食物120～200g，其中每周最好吃鱼2次或300～500g，可采用蒸、煮、炒、熘等方法。

▶ 案例2 ◀

王先生和李先生是五十多年的老友，今年都是75岁，但是俩人身体健康情况差别巨大。王先生有高血脂、高血压和糖尿病，而李先生身体倍棒，精神抖擞。据悉，王先生平时爱吃大鱼大肉，讨厌水果蔬菜，更别提燕麦豆类等杂粮；相反，李先生平时非常注重养生，各种五谷杂粮都是他的最爱，每餐必以精粮、杂粮、红薯搭配为主食（约150g），应季蔬菜更是必不可少（约300g），同时，每天还必须保证吃两种水果（约300g）和一个鸡蛋，每周两次清蒸海鱼。

问题：

1. 请你谈谈资料中王先生和李先生的身体健康差别巨大的饮食原因。

2. 谷类食物有哪些营养成分？为什么说全谷物膳食有助于降低糖尿病等疾病的发病率？

分析：

问题1：王先生平时爱吃大鱼大肉，讨厌水果、蔬菜和杂粮。过量摄入畜肉等动物性食物能增加心血管疾病、2型糖尿病、某些肿瘤和肥胖发生的风险，而水果、蔬菜和杂粮摄入量不足，导致体内缺乏维生素、矿物质、膳食纤维以及多酚类生物活性物质等，无法有效调节机体糖脂代谢稳态，最终引起身体健康状况发生改变。李先生每餐必以精粮、杂粮、红薯搭配为主食（约150g），应季蔬菜更是必不可少（约300g），同时，每天还必须保证吃两种水果（约300g）和一个鸡蛋，每周两次清蒸海鱼，讲究科学搭配，合理膳食，符合中国营养学会推荐。平衡/合理膳食模式可降低心血管疾病、高血压、结直肠癌、2型糖尿病等的发病风险。根据《中国居民膳食指南（2022）》可知，谷薯杂豆类食物是碳水化合物、蛋白质、B族维生素、部分矿物质和膳食纤维的良好来源，有助于改善机体血糖、血脂异常，降低便秘风险；鱼、畜禽肉和蛋类对人体的蛋白质、脂肪、维生素A、维生素B_2、维生素B_{12}、烟酸、铁、锌、硒的贡献率高，适量摄入有助于增进健康，其中多摄入鱼肉可降低成年人全因死亡、脑卒中、痴呆及认知功能障碍的发生风险；水果蔬菜可降低心血管疾病、2型糖尿病和某些肿瘤的发病风险。

问题2：各种谷类其结构基本相似，都是由谷皮、胚乳、胚芽三个主要部分组成。谷皮主要由纤维素、半纤维素等组成；胚乳是谷粒的主要成分，含有大量淀粉、一定量蛋白质和少量脂肪、无机盐、维生素、纤维素等；胚芽富含脂肪、蛋白质、可溶性糖、无机盐、B族维生素和维生素E，但精度越高，损失越多。

全谷物膳食有助于降低糖尿病等疾病的发病，一是因为以谷类为主的膳食模式既可提供充足的能量，又可避免摄入过多的脂肪及含脂肪较高的动物性食物；二是由于全谷类食物中含有丰富的膳食纤维、维生素、蛋白质及多酚类生物活性物质等营养组分，在维持机体正常糖脂代谢方面发挥积极作用。《中国居民膳食指南（2022）》提倡谷类食物为主，建议每天摄入200～300g（其中包含全谷物和杂豆类50～150g），并提出增加全谷物摄入可降低全因死亡风险、2型糖尿病和心血管疾病的发病风险，有助于维持正常体重和机体健康。

 思考题

1. 何为食物营养指数INQ？
2. 为什么提倡吃全谷类食物？
3. 坚果类常作为零食食用，其在营养上有什么意义？
4. 肉类为人体提供哪些营养素？
5. 何为功能性食品？
6. 为什么说没有十全十美的食物，也没有一无是处的食物？

第六章
膳食结构与膳食平衡

 课前小提问

我国改革开放以来，随着居民收入水平的提高、食品种类的丰富，老百姓对饮食有了更高要求，不仅吃饱还要吃好，随之食品消费结构也发生了较大变化。请查找资料并谈一谈改革开放以来中国居民膳食结构发生了哪些变化，这些变化合理吗？为什么会发生这样的变化？

第一节　膳食结构

一、合理膳食

合理膳食，又称平衡膳食（balanced diet），是指人们日常的膳食所提供的营养素和能量与人体的生理需要相平衡，所含能量及各种营养素之间相平衡。若膳食不平衡，某些营养素过多或不足，均会影响机体正常的生理机能，甚至引发疾病。此外，合理膳食还包括膳食中不含对人体有害的物质，符合食品卫生标准；摄入的食物经过合理烹调，具有良好的感官性状，便于人体的消化吸收，促进食欲；有良好的饮食习惯，既不暴饮暴食，也不养成偏食、挑食、厌食的不良习惯，保持良好的情绪和进食环境。在自然界，没有任何一种食物含有人体所需的全部营养素。因此，为了维持人体的健康，就必须把不同食物搭配起来食用。各种营养素在食物中的分布不平衡，各类食物所含的营养素的种类、数量和性质等差别也较大，因而营养价值也就各不相同。为了达到合理膳食这个总目标，在计划和调配膳食时，要求膳食的构成合理安排。

膳食营养素参考摄入量（dietary reference intake，DRI）是为了保证人体合理摄入营养素而设定的每日平均膳食营养素摄入量的一组参考值。随着营养学研究的发展，DRI 内容逐渐增加。2000 年第一版包括四个参数：平均需要量、推荐摄入量、适宜摄入量、可耐受最高摄入量。2013 年修订版增加与 NCD 有关的三个参数：宏量营养素可接受范围、预防非传染性慢性病的建议摄入量和某些膳食成分的特定建议值。

1. 平均需要量（estimated average requirement，EAR）

EAR 是指某一特定性别、年龄及生理状况群体中 50％个体对某营养素需要量的平均值。按照 EAR 水平摄入营养素，根据某些指标判断可以满足某一特定性别、年龄及生理状况群体中 50％个体需要量的水平，但不能满足另外 50％个体对该营养素的需要。EAR 是制定 RNI 的基础，由于某些营养素的研究尚缺乏足够的人体需要量资料，因此并非所有营养素都能制定出其 EAR。

2. 推荐摄入量（recommended nutrient intake，RNI）

RNI 是指可以满足某一特定性别、年龄及生理状况群体中绝大多数个体（97%～98%）需要量的某种营养素摄入水平。长期摄入 RNI 水平可以满足机体对该营养素的需要，维持组织中有适当的储备以保障机体健康。RNI 相当于传统意义上的 RDA。RNI 的主要用途是作为个体每日摄入该营养素的目标值。RNI 是根据某一特定人群中体重在正常范围内的个体需要量而设定的。对个别身高、体重超过此参考范围较多的个体，可能需要按每公斤体重的需要量调整其 RNI。

能量需要量（estimated energy requirement，EER）是指能长期保持良好的健康状态、维持良好的体型、机体构成以及理想活动水平的个体或群体，达到能量平衡时所需要的膳食能量摄入量（WHO，1985）。

群体的能量推荐摄入量直接等同于该群体的能量 EAR，而不是像蛋白质等其他营养素那样等于 EAR 加 2 倍标准差。所以能量的推荐摄入量不用 RNI 表示，而直接使用 EER 来描述。

EER 的制定须考虑性别、年龄、体重、身高和体力活动的不同。成人 EER 的定义为：一定年龄、性别、体重、身高和身体活动水平的健康群体中，维持能量平衡所需要摄入的膳食能量。儿童 EER 的定义为：一定年龄、体重、身高、性别（3 岁以上儿童）的个体，维持能量平衡和正常生长发育所需要的膳食能量摄入量。孕妇的 EER 包括胎儿组织沉积所需要的能量；对于乳母，EER 还需要加上泌乳所需的能量需要量。

《中国居民膳食营养素参考摄入量》2013 修订版提出 EAR 和 RNI 的营养素有蛋白质、总碳水化合物、维生素 A、维生素 D、维生素 B_1、维生素 B_2、维生素 B_6、维生素 B_{12}、维生素 C、烟酸、叶酸、钙、磷、镁、铁、锌、碘、硒、铜、钼、水、膳食纤维。

3. 适宜摄入量（adequate intake，AI）

当某种营养素的个体需要量研究资料不足而不能计算出 EAR，从而无法推算 RNI 时，可通过设定 AI 来提出这种营养素的摄入量目标。AI 是通过观察或实验获得的健康群体某种营养素的摄入量。例如纯母乳喂养的足月产健康婴儿，从出生到 4～6 个月，他们的营养素全部来自母乳，故摄入母乳中的营养素数量就是婴儿所需各种营养素的 AI。此次提出 AI 的营养素有：亚油酸、亚麻酸、EPA＋DHA、维生素 E、泛酸、生物素、钾、钠、氯、氟、锰、铬。

4. 可耐受最高摄入量（tolerable upper intake level，UL）

UL 是营养素或食物成分的每日摄入量的安全上限，是一个健康人群中几乎所有个体都不会产生毒副作用的最高摄入水平。对一般群体来说，摄入量达到 UL 水平对几乎所有个体均不致损害健康，但并不表示达到此摄入水平对健康有益。对大多数营养素而言，健康个体的摄入量超过 RNI 或 AI 水平并不会产生益处。因此，UL 并不是一个建议的摄入水平。目前有些营养素还没有足够的资料来制定 UL，所以没有提出 UL 的营养素并不意味着过多摄入这些营养素没有潜在的危险。此次提出 UL 的营养素及膳食成分有：维生素 A、维生素 D、维生素 E、维生素 B_6、维生素 C、叶酸、烟酸、胆碱、钙、磷、铁、锌、硒、氟、锰、钼、叶黄素、大豆异黄酮、番茄红素、原花青素、植物甾醇、L-肉碱、姜黄素。

5. 宏量营养素可接受范围（acceptable macronutrient distribution ranges，AMDR）

AMDR 指蛋白质、脂肪和碳水化合物理想的摄入量范围，该范围可以提供这些必需营养素的需要，并且有利于降低发生非传染性疾病（NCD）的危险，常用占能量摄入量的百分比表示。

蛋白质、脂肪和碳水化合物都属于在体内代谢过程中能够产生能量的营养素，因此被称为产能营养素（energy source nutrient）。它们属于人体的必需营养素，而且三者的摄入比例还影响微量营养素的摄入状况。另一方面，当产能营养素摄入过量时又可能导致机体能量储存过多，增加 NCD 的发生风险。因此有必要提出 AMDR，以预防营养素缺乏，同时减少摄入过量而导致 NCD 的风险。传统上 AMDR 常以某种营养素摄入量占摄入总能量的比例来表示，其显著的特点之一是具有上限和下限。如果个体的摄入量高于或低于推荐范围，可能引起必需营养素缺乏或罹患 NCD 的风险增加。

6. 预防非传染性慢性病的建议摄入量〔proposed intakes for preventing non-communicable chronic diseases，PI-NCD，简称建议摄入量（PI）〕

膳食营养素摄入量过高或过低导致的 NCD 一般涉及肥胖、高血压、血脂异常、卒中、心肌梗死以及某些癌症。PI-NCD 是以 NCD 的一级预防为目标，提出的必需营养素的每日摄入量。当 NCD 易感人群某些营养素的摄入量达到 PI 时，可以降低发生 NCD 的风险。此次提出 PI 值的有维生素 C、钾、钠。

7. 特定建议值（specific proposed levels，SPL）

近几十年的研究证明传统营养素以外的某些膳食成分，具有改善人体生理功能、预防 NCD 的生物学作用，其中多数属于植物化合物，特定建议值（SPL）是指膳食中这些成分的摄入量达到这个建议水平时，有利于维护人体健康。此次提出 SPL 值的有：大豆异黄酮、叶黄素、番茄红素、植物甾醇、氨基葡萄糖、花色苷、原花青素。

二、膳食结构模式

膳食结构（dietary pattern）亦称膳食模式，是指一定时期内特定人群日常进食的各种食物的品种、数量及其比例和消费的频率。膳食结构的形成是一个长期的过程，受一个国家或地区的人口、农业生产、食物流通、食品加工、消费水平、饮食习惯、文化传统、科学知识等多种因素的影响。良好的膳食结构通常与良好的健康关系密切，如长寿、低发病率与低婴儿死亡率等，当然其他因素如健康护理、生活环境、安全用水、文化教育以及社会经济发展等也有重要作用。

人类的膳食结构大致归纳为 4 种类型，即以欧美为代表的西方膳食结构（又称"三高型"膳食结构）、以印度和巴基斯坦等国家为代表的东方型素食膳食结构、以日本为代表的动植物食物平衡的膳食结构及以希腊为代表的地中海式膳食结构。《美国居民膳食指南（2020—2025）》推荐了健康的美国膳食模式（The Healthy U. S.—Style Dietary Patterns）；此外，还有美国的一项大型高血压防治计划（Dietary Approaches to Stop Hypertension）提出了 DASH 膳食模式。

1. 西方膳食结构模式

这种膳食结构特点是以动物性食物为主，肉、蛋、奶等动物性食物是膳食的主体，形成高能量、高蛋白质、高脂肪的"三高"膳食，以欧美国家为代表，每人每天平均获得能量高达 13.80～14.60MJ（3300～3500kcal），超出正常人每日的需要；而植物性食物摄入量少，造成维生素、矿物质及膳食纤维摄入量不足，这种营养不平衡导致了慢性疾病的发生，引起肥胖病、高血压、冠心病、糖尿病等的高发。因而，这些国家的政府和营养机构提出了调整膳食构成，其方向为：增加谷类食物摄入量；减少脂肪的摄入量，其提供的能量降至总能量的 30% 以下，同时减少饱和脂肪酸及增加不饱和脂肪酸；胆固醇摄入量每日小于300mg。

2. 东方型素食膳食结构模式

多见于东方发展中国家，属于植物性食品为主、动物性食品为辅的膳食类型。主食是谷物和薯类，膳食结构中素食成分居多，动物性食物供应量偏少，蛋白质供应不足，且优质蛋白质缺乏。这类国家膳食的日能量供给约为 8.4～9.6MJ（2000～2300kcal），蛋白质仅 50g/d 左右，脂肪仅 30～40g/d。长期维持这类膳食的结果是容易出现营养不良、贫血和多种营养素缺乏症。

3. 地中海式膳食结构模式

泛指希腊、西班牙、法国等处于地中海沿岸的南欧国家膳食模式。"地中海式饮食"以蔬菜水果、鱼类、橄榄油、豆类、谷类为主，食物加工程度低，新鲜度高，以食用当季和当地产食物为主，橄榄油是主要的食用油，脂肪提供能量占膳食总能量比值的 25%～35%，饱和脂肪只占约 7%～8%，每天食用适量奶酪和酸奶，餐后补充新鲜水果，每周食用适量鱼、禽肉、蛋及甜食，每月食用几次红肉，大部分成年人有饮用红酒的习惯。这种合理膳食结构使该地区心脑血管疾病和癌症的发病率、死亡率最低，平均寿命更是比西方高 17%。

4. 动植物食物平衡的膳食结构即日本模式

以日本、新加坡为代表的一些国家和地区，膳食既保留了东方膳食的特点，又吸取了西方膳食的长处，膳食结构基本合理。从整体来看日本模式植物和动物蛋白质搭配得较为合理，其膳食中植物性食品占较大比重，但动物性食品仍有适当数量，膳食中动物性蛋白质约占 50%，人均年摄入粮食 110kg，动物性食品约 135kg，比较符合人体的正常需要，属于平衡型膳食，是人类最合理的一种食物结构之一。这种膳食结构使食品资源得到合理利用，全面提高国民健康水平。这种合理膳食结构使日本成为世界上人口平均寿命最长的国家。

5. 中国居民膳食结构

随着改革开放及经济的发展，我国居民生活水平有了极大提高，膳食结构也在改变。我国地域辽阔，民族众多，加上经济发展不平衡，居民膳食构成有着较大差异。

2021 年中国营养学会组织编写的《中国居民膳食指南科学研究报告（2021）》正式发布。报告显示，我国居民膳食与营养健康现况：食物供应充足、膳食质量提高，居民膳食能量和宏量营养素摄入充足。我国居民膳食与营养健康问题：①膳食不平衡。高油高盐摄入，青少年含糖饮料消费逐年上升，全谷物、深色蔬菜、水果、奶类、鱼虾类和大豆类摄入普遍不足。②居民生活方式明显改变。身体活动总量下降，能量摄入和消耗控制失衡，超重肥胖成为重要公共卫生问题，膳食相关慢性病问题日趋严重。③城乡发展不平衡，农村食物结构有待改善。农村居民奶类、水果、水产品等食物的摄入量仍明显低于城市居民，油盐摄入、食物多样化等营养科普教育急需下沉基层。④婴幼儿、孕妇、老年人等重点人群的营养问题应得到特殊的关注。⑤食物浪费问题严重，居民营养素养有待提高。

由于生活方式和膳食结构的改变，我国居民的超重率和肥胖率增长较快。因此，加大健康膳食的宣传力度，增强居民营养膳食的意识，结合各地具体饮食风俗给出合理的推荐食谱，引导居民以谷类为主，多食蔬果、豆类和奶类，适量吃肉，少盐少油，控糖限酒，吃动平衡，可有效预防慢性疾病的发生和发展。

第二节　中国居民膳食指南及平衡膳食宝塔

膳食指南（dietary guidelines，DG）是根据营养科学原则和人体营养需要，结合当地食物生产供应情况及人群生活实践，提出的食物选择和身体活动的指导意见。它将营养的科学知识用简单、扼要的方式介绍给国民，指导人们科学地安排自己的膳食，选择适合于自己健康的食物，并按需要搭配食谱，保证人们能从膳食中得到充足的营养。目的是改善、优化饮食结构，倡导平衡膳食，以减少与营养及膳食有关的疾病，提高健康水平。

由于膳食指南是国家的医学卫生部门或权威性的科学团体提出的，对人民维护健康、减少疾病的一种权威性的膳食科学指导，也由于这是各国营养科学权威机构根据大量营养科研成果、临床观察与流行病学的调查的综合结果提出的，因而它不仅具有科学性也具有很强的权威性，加之它的文字通俗易懂、道理浅显明确，能为广大民众理解与接受，在预防由于膳食不平衡所引起的多种慢性病方面起了重要作用。

膳食指南是在长期社会实践过程中发展起来的。在 20 世纪前 30 年，营养科学主要是认识营养素和营养缺乏病，向人们推荐合理膳食主要也是针对营养不良症，如 1918 年英国政府就推荐儿童膳食必须包含一定量的牛奶等。而到了下半世纪，发达国家出现了营养过剩，引起慢性退行性疾病发病率的上升，也是人群主要死亡原因之一。通过营养学、医学、生物学和流行病学研究，查明了膳食和若干慢性病有关。1963 年美国心脏病医师协会首先提出了减少膳食脂肪和饱和脂肪酸的摄入以降低患心血管病的危险。1968 年瑞典出版了第一部膳食目标，名为"北欧各国人群食物医学观"，具体提出了减少脂肪能量、饱和脂肪酸、食糖，增加蔬菜、水果、脱脂奶、鱼、瘦肉和谷类，以及经常运动防止超重等条目。

美国于 1980 年发表了《营养与健康：美国人口的膳食指南》第一版，并于 1985 年和 1990 年分别进行修改，发表了第二版和第三版。从 1990 年开始，美国法律规定至少五年要联合发表一次《美国人口的膳食指南》。其他国家从 20 世纪 70 年代末起都先后由不同部门负责制定了各自的膳食指南，这些国家的营养问题多与美国类似，其膳食指南也主要是针对慢性病的预防。它们普遍提到限制或减少脂肪能量，减少饱和脂肪酸，限制食糖、盐的摄入，增加膳食纤维和保持适宜体重等方面。之后发展中国家也纷纷制定了符合本国国情的膳食指南，其内容主要包含预防营养缺乏病及食品卫生问题。有的国家不仅对某些食物的摄入进一步量化，还对一些特殊人群如幼儿和老年人、患者等的特殊营养需要提出不同的膳食指南。

1989 年 10 月，中国营养学会发布第 1 版《中国居民膳食指南》，并先后于 1997 年、2007 年、2016 年和 2022 年进行了 4 次修订，迄今共发布了 5 版膳食指南。2022 年 4 月 26 日，中国营养学会正式发布了《中国居民膳食指南（2022）》，旨在实施《健康中国行动（2019—2030 年）》，推动《国民营养计划（2017—2030 年）》，落实《"健康中国 2030"规划纲要》，提高国民营养健康水平。《中国居民膳食指南（2022）》由一般人群膳食指南、特定人群膳食指南、平衡膳食模式和膳食指南编写说明组成。一般人群膳食指南提出了适合于2 岁以上的一般人群的 8 条准则。特定人群膳食指南是在一般人群的基础上，针对 9 类特殊人群的生理特点及营养需要而提出的。中国居民平衡膳食宝塔（以下简称宝塔）由 5 层组成，推荐居民每日食材的种类和数量，居民只需按照宝塔的食物数量安排到一日三餐。除了指导吃什么、吃多少，还安排了合理的运动，以期达到"吃动平衡"的健康状态。

一、中国居民膳食指南

《中国居民膳食指南》是以营养科学原理为基础，针对当前主要的公共卫生问题，提出的我国食物选择和身体活动的指导意见，其目的是实现平衡膳食，满足膳食营养素参考摄入量（DRI）的要求。

中国居民膳食指南修订专家委员会在分析我国应用问题和挑战、系统综述和分析科学证据基础上，提炼出了 8 条平衡膳食准则：

1. 食物多样，合理搭配

坚持谷类为主的平衡膳食模式。每天的膳食应包括谷薯类、蔬菜水果、畜禽鱼蛋奶和豆类食物。平均每天摄入 12 种以上食物，每周 25 种以上，合理搭配。每天摄入谷类食物 200～300g，其中包含全谷物和杂豆类 50～150g，薯类 50～100g。

2. 吃动平衡，健康体重

各年龄段人群都应天天进行身体活动，保持健康体重。食不过量，保持能量平衡。坚持日常身体活动，每周至少进行 5 天中等强度身体活动，累计 150 分钟以上；主动身体活动最好每天 6000 步。鼓励适当进行高强度有氧运动，加强抗阻运动，每周 2～3 天。减少久坐时间，每小时起来动一动。

3. 多吃蔬果、奶类、全谷、大豆

蔬菜水果、全谷物和奶制品是平衡膳食的重要组成部分。餐餐有蔬菜，保证每天摄入不少于 300g 的新鲜蔬菜，深色蔬菜应占 1/2。天天吃水果，保证每天摄入 200～350g 的新鲜水果，果汁不能代替鲜果。吃各种各样的奶制品，摄入量相当于每天 300mL 以上液态奶。经常吃全谷物、大豆制品，适量吃坚果。

4. 适量吃鱼、禽、蛋、瘦肉

鱼、禽、蛋类和瘦肉摄入要适量，平均每天 120～200g。每周最好吃鱼 2 次或 300～500g，蛋类 300～350g，畜禽肉 300～500g。少吃深加工肉制品。鸡蛋营养丰富，吃鸡蛋不弃蛋黄。优先选择鱼，少吃肥肉、烟熏和腌制肉制品。

5. 少盐少油，控糖限酒

培养清淡饮食习惯，少吃高盐和油炸食品。成年人每天摄入食盐不超过 5g，烹调油 25～30g。控制添加糖的摄入量，每天不超过 50g，最好控制在 25g 以下。反式脂肪酸每天摄入量不超过 2g。不喝或少喝含糖饮料。儿童、青少年、孕妇、乳母以及慢性病患者不应饮酒。成年人如饮酒，一天饮用的酒精量不超过 15g。

6. 规律进餐，足量饮水

合理安排一日三餐，定时定量，不漏餐，每天吃早餐。规律进餐、饮食适度，不暴饮暴食、不偏食挑食、不过度节食。足量饮水，少量多次。在温和气候条件下，低身体活动水平成年男性每天喝水 1700mL，成年女性每天喝水 1500mL。推荐喝白水或茶水，少喝或不喝含糖饮料，不用饮料代替白水。

7. 会烹会选，会看标签

在生命的各个阶段都应做好健康膳食规划。认识食物，选择新鲜的、营养素密度高的食物。学会阅读食品标签，合理选择预包装食品。学习烹饪、传承传统饮食，享受食物天然美味。在外就餐，不忘适量与平衡。

8. 公筷分餐，杜绝浪费

选择新鲜卫生的食物，不食用野生动物。食物制备生熟分开，熟食二次加热要热透。讲究卫生，从分餐公筷做起。珍惜食物，按需备餐，提倡分餐不浪费。做可持续食物系统发展的践行者。

二、中国居民平衡膳食宝塔

平衡膳食宝塔是将营养素的科学术语和数字，翻译为食物种类、结构和概略定量，以直

观地告诉居民每日应摄入的食物种类、合理数量及适宜的身体活动。

（一）中国居民平衡膳食宝塔（2022）

中国居民平衡膳食宝塔（Chinese Food Guide Pagoda，以下简称"宝塔"）是根据《中国居民膳食指南（2022）》的准则和核心推荐，把平衡膳食原则转化为各类食物的数量和所占比例的图形化表示。

中国居民平衡膳食宝塔形象化的组合，遵循了平衡膳食的原则，体现了在营养上比较理想的基本食物构成。宝塔共分5层，各层面积大小不同，体现了5大类食物和食物量的多少。5大类食物包括谷薯类，蔬菜水果，畜禽鱼蛋，奶类、大豆和坚果类以及烹调用油盐。食物量是根据不同能量需要量水平设计，宝塔旁边的文字注释，标明了在1600～2400kcal能量需要量水平时，一段时间内成年人每人每天各类食物摄入量的建议值范围。

膳食宝塔共分五层（图6-1）：

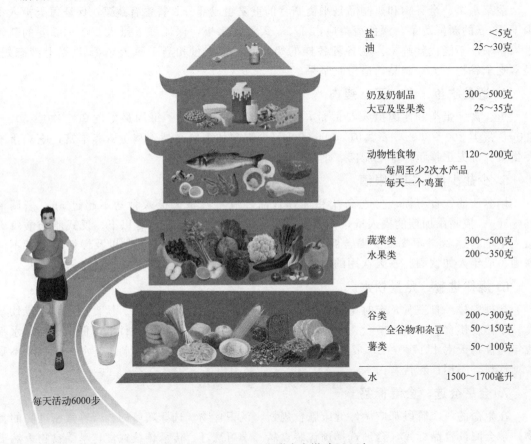

盐	<5克
油	25～30克
奶及奶制品	300～500克
大豆及坚果类	25～35克
动物性食物	120～200克
——每周至少2次水产品	
——每天一个鸡蛋	
蔬菜类	300～500克
水果类	200～350克
谷类	200～300克
——全谷物和杂豆	50～150克
薯类	50～100克
水	1500～1700毫升

每天活动6000步

图6-1 中国居民平衡膳食宝塔（2022）

第一层：谷薯类食物

谷薯类是膳食能量的主要来源（碳水化合物提供总能量的50%～65%），也是多种微量营养素和膳食纤维的良好来源。膳食指南中推荐2岁以上健康人群的膳食应做到食物多样、合理搭配。谷类为主是合理膳食的重要特征。在1600～2400kcal能量需要量水平下的一段时间内，建议成年人每人每天摄入谷类200～300g，其中包含全谷物和杂豆类50～150g；另外，薯类50～100g，从能量角度，相当于15～35g大米。

谷类、薯类和杂豆类是碳水化合物的主要来源。谷类包括小麦、稻米、玉米、高粱等及其制品,如米饭、馒头、烙饼、面包、饼干、麦片等。全谷物保留了天然谷物的全部成分,是理想膳食模式的重要组成,也是膳食纤维和其他营养素的来源。杂豆包括大豆以外的其他干豆类,如红小豆、绿豆、芸豆等。我国传统膳食中整粒的食物常见的有小米、玉米、绿豆、红豆、荞麦等,现代加工产品有燕麦片等,因此把杂豆与全谷物归为一类。2岁以上人群都应保证全谷物的摄入量,以此获得更多营养素、膳食纤维和健康益处。薯类包括马铃薯、红薯等,可替代部分主食。

第二层:蔬菜、水果

蔬菜、水果是膳食指南中鼓励多摄入的两类食物。在1600～2400kcal能量需要量水平下,推荐成年人每天蔬菜摄入量至少达到300g,水果200～350g。蔬菜、水果是膳食纤维、微量营养素和植物化学物的良好来源。蔬菜包括嫩茎、叶、花菜类、根菜类、鲜豆类、茄果瓜菜类、葱蒜类、菌藻类及水生蔬菜类等。深色蔬菜是指深绿色、深黄色、紫色、红色等有颜色的蔬菜,每类蔬菜提供的营养素略有不同,深色蔬菜一般富含维生素、植物化学物和膳食纤维,推荐每天占总体蔬菜摄入量的1/2以上。

水果多种多样,推荐吃新鲜水果,在鲜果供应不足时可选择一些含糖量低的干果制品和纯果汁。

第三层:鱼、禽、肉、蛋等动物性食物

鱼、禽、肉、蛋等动物性食物是膳食指南推荐适量食用的食物。在1600～2400kcal能量需要量水平下,推荐每天鱼、禽、肉、蛋摄入量共计120～200g。

新鲜的动物性食物是优质蛋白质、脂肪和脂溶性维生素的良好来源,建议每天畜禽肉的摄入量为40～75g,少吃加工类肉制品。目前我国汉族居民的肉类摄入以猪肉为主,且增长趋势明显。猪肉含脂肪较高,应尽量选择瘦肉或禽肉。常见的水产品包括鱼、虾、蟹和贝类,此类食物富含优质蛋白质、脂类、维生素和矿物质,推荐每天摄入量为40～75g,有条件可以优先选择。蛋类包括鸡蛋、鸭蛋、鹅蛋、鹌鹑蛋、鸽子蛋及其加工制品,蛋类的营养价值较高,推荐每天1个鸡蛋(相当于50g左右),吃鸡蛋不能丢弃蛋黄,蛋黄含有丰富的营养成分,如胆碱、卵磷脂、胆固醇、维生素A、叶黄素、锌、B族维生素等,无论对多大年龄人群都具有健康益处。

第四层:奶类、大豆和坚果

奶类和豆类是鼓励多摄入的食物。奶类、大豆和坚果是蛋白质和钙的良好来源,营养素密度高。在1600～2400kcal能量需要量水平下,推荐每天应摄入至少相当于鲜奶300g的奶类及奶制品。在全球奶制品消费中,我国居民摄入量一直很低,多吃各种各样的乳制品,有利于提高乳类摄入量。

大豆包括黄豆、黑豆、青豆,其常见的制品如豆腐、豆浆、豆腐干及千张等。坚果包括花生、葵花籽、核桃、杏仁、榛子等,部分坚果的营养价值与大豆相似,富含必需脂肪酸和必需氨基酸。推荐大豆和坚果摄入量共为25～35g,其他豆制品摄入量需按蛋白质含量与大豆进行折算。坚果无论作为菜肴还是零食,都是食物多样化的良好选择,建议每周摄入70g左右(相当于每天10g左右)。

第五层:烹调油和盐

油盐作为烹饪调料必不可少,但建议尽量少用。推荐成年人平均每天烹调油不超过25～30g,食盐摄入量不超过5g。按照DRI的建议,1～3岁人群膳食脂肪供能比应占膳食总能量35%,4岁以上人群占20%～30%。在1600～2400kcal能量需要量水平下脂肪的摄入量为36～80g。其他食物中也含有脂肪,在满足平衡膳食模式中其他食物建议量的前提下,烹调油需要限量。按照25～30g计算,烹调油提供10%左右的膳食能量。烹调油包括各种动植物油,植物油如花生油、大豆油、菜籽油、葵花籽油等,动物油如猪油、牛油、黄油等。烹调油也要多样化，应经常更换种类，以满足人体对各种脂肪酸的需要。

我国居民食盐用量普遍较高，盐与高血压关系密切，限制食盐摄入量是我国长期行动目标。除了少用食盐外，也需要控制隐形高盐食品的摄入量。

酒和添加糖不是膳食组成的基本食物，烹饪使用和单独食用时也都应尽量避免。

补充：身体活动和饮水

身体活动和水的图示仍包含在可视化图形中，强调增加身体活动和足量饮水的重要性。水是膳食的重要组成部分，是一切生命活动必需的物质，其需要量主要受年龄、身体活动、环境温度等因素的影响。低身体活动水平的成年人每天至少饮水 1500～1700mL（7～8 杯）。在高温或高身体活动水平的条件下，应当适当增加饮水量。饮水过少或过多都会对人体健康带来危害。来自食物中水分和膳食汤水大约占 1/2，推荐一天中饮水和整体膳食水摄入共计 2700～3000mL。

身体活动是能量平衡和保持身体健康的重要手段。运动或身体活动能有效地消耗能量，保持精神和机体代谢的活跃性。鼓励养成天天运动的习惯，坚持每天多做一些消耗能量的活动。推荐成年人每天进行至少相当于快步走 6000 步以上的身体活动，每周最好进行 150 分钟中等强度的运动，如骑车、跑步、庭院或农田的劳动等。一般而言，低身体活动水平的能量消耗通常占总能量消耗的 1/3 左右，而高身体活动水平者可高达 1/2。加强和保持能量平衡，需要通过不断摸索，关注体重变化，找到食物摄入量和运动消耗量之间的平衡点。

（二）中国居民平衡膳食餐盘（2022）

中国居民平衡膳食餐盘（Food Guide Plate）是按照平衡膳食原则，描述了一个人一餐中膳食的食物组成和大致比例。餐盘更加直观，一餐膳食的食物组合搭配轮廓清晰明了（图 6-2）。

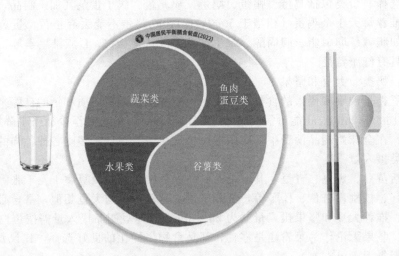

图 6-2　中国居民平衡膳食餐盘（2022）

餐盘分成 4 部分，分别是谷薯类、动物性食物和富含蛋白质的大豆及其制品、蔬菜和水果，餐盘旁的一杯牛奶提示其重要性。此餐盘适用于 2 岁以上人群，是一餐中食物基本构成的描述。

与平衡膳食宝塔相比，平衡膳食餐盘更加简明，给大家一个框架性认识，用传统文化中的基本符号，表达阴阳形态和万物演变过程中的最基本平衡，一方面更容易记忆和理解，另一方面也预示着一生中天天饮食，错综交变，此消彼长，相辅相成的健康生成自然之理。2

岁以上人群都可参照此结构计划膳食，即便是对素食者而言，也很容易将肉类替换为豆类，以获得充足的蛋白质。

膳食宝塔用"塔状"表示食物类别和多少，巧妙描述了量化了的膳食模式。宝塔旁边的每类食物的标注量，即是 1600～2400kcal 膳食在一日三餐的平均结构用量。这样的模式最大程度地满足能量和营养素的需要量。

第三节　特殊人群的营养与膳食

特殊人群营养主要研究处于不同生命周期阶段、特殊生活环境、特殊工作环境和特殊职业人群的代谢特点、营养需要和膳食保障。这些特殊人群的生理代谢特点、营养需要不同于一般正常人群，是营养研究重点关注的目标人群。

一、备孕、孕妇和乳母的营养与膳食

《中国居民膳食指南（2022）》指出：为保证孕育质量，夫妻双方都应做好充分的孕前准备，使健康和营养状况尽可能达到最佳后再怀孕。孕前应将体重调整至正常范围，即身体质量指数（BMI）为 18.5～23.9kg/m²，并确保身体健康和营养状况良好，特别关注叶酸、碘、铁等重要营养素的储备。妊娠期和哺乳期妇女对于营养的需求，不仅要提供满足胎儿生长发育和乳汁分泌所必需的各种营养素，而且还要满足自身的营养需要，从而达到预防可能出现的母体、胎儿和婴幼儿营养缺乏及某些并发症的目的。因此，保证备孕、妊娠期和哺乳期妇女的合理营养对母体健康和下一代的正常身心发育有着重要的意义。

（一）备孕妇女的营养与膳食

备孕妇女至少应从计划怀孕前 3 个月开始每天补充叶酸 400μg，坚持食用碘盐，每天吃鱼、禽畜瘦肉和蛋类共计 150g，每周至少摄入 1 次动物血和肝脏替代瘦肉。具体如何补充叶酸、碘、铁等重要营养素可以参照以下 4 点：

（1）叶酸　富含叶酸的食物有动物肝脏、蛋类、豆类、酵母、绿叶蔬菜、水果及坚果类。但天然食物中存在的叶酸是四氢叶酸的各种衍生物，均为还原型，烹调加工或遇热易分解，生物利用率较低。叶酸补充剂是合成的氧化型单谷氨酸叶酸，稳定性好，生物利用率高。孕前每天补充 400μg 叶酸，持续 3 个月，可使红细胞叶酸浓度达到有效预防子代神经管畸形发生的水平；孕期继续每天补充叶酸 400μg，可满足机体的需要。

（2）铁　动物血、肝脏及红肉中铁含量丰富，吸收率高，每日摄入瘦肉 50～100g，每周摄入 1～2 次动物血或肝脏 20～50g，可满足机体对铁的需要。摄入含维生素 C 较多的蔬菜和水果，有助于提高膳食铁的吸收与利用率。

（3）碘　依据我国现行食盐强化碘量 25mg/kg，碘的烹调损失率 20%，每日食盐摄入量 5g 计算，可摄入碘约 100μg，基本达到成年人推荐量。孕期每天对碘的需要增加 110μg，碘缺乏可导致胎儿发育不良、智力低下。考虑到早孕反应的影响，建议备孕期和孕期妇女除食用碘盐外，每周摄入 1～2 次富含碘的海产食品，如海带、紫菜、贻贝（淡菜）等。可提供 110μg 碘的常见食物有：裙带菜（干品，0.7g）、紫菜（干品，2.5g）、贝类（30g）、海带（鲜品或水发品，100g）。

（4）维生素 D　天然食物中维生素 D 的含量较低，动物肝脏、蛋黄、奶油中相对较高。人体皮肤经紫外线照射可以合成维生素 D，妇女平均每天接受阳光照射 10～20 分钟，所合成的维生素 D 基本上能够满足身体的需要。阳光和紫外线的强度受地域和季节的影响，如冬春季，面部和双上臂暴露于阳光下需 20～30 分钟，夏季暴露部位较多，阳光下 10 分钟左右即可。生活在高纬度地区，冬季缺乏阳光或户外活动不足，不能通过日光合成维生素 D 的妇女，可服用维生素 D 补充剂 $10\mu g/d$。

中国备孕妇女平衡膳食宝塔（2022）见图 6-3。中国营养学会根据备孕期妇女营养需要提出的膳食指南在一般人群膳食指南基础上增加三条关键推荐：①调整孕前体重至适宜水平；②常吃含铁丰富的食物，选用碘盐，孕前 3 个月开始补充叶酸；③禁烟酒，保持健康生活方式。

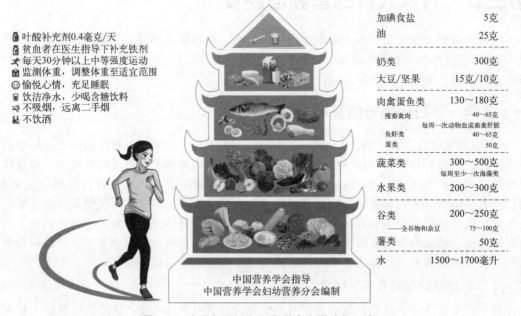

图 6-3　中国备孕妇女平衡膳食宝塔（2022）

（二）孕妇的营养与膳食

1. 孕妇的生理特点

妊娠是一个复杂的生理过程，在妊娠期间需进行一系列的生理调整以适应胎儿的发育，胎儿的代谢废物也要通过孕妇的排泄排出体外，因此，孕妇各器官的功能发生了较大变化，生理代谢有如下特点：孕期甲状腺功能增高，基础代谢率增强，妊娠后期基础代谢率约提高 $10\%\sim20\%$；上呼吸道黏膜增厚、水肿，局部抵抗力较低，易发生上呼吸道感染；泌尿系统需排出自身和胎儿的代谢废物，肾小管过滤量增加，当过滤量大于肾曲管的再吸收量时会出现尿糖等现象；孕妇消化液分泌减少、肠蠕动减弱、胃肠道张力下降，易出现胀气和便秘；孕妇母体由于向胎儿供血，所以血容量增加，虽然红细胞量也增加，但不及血容量增加多，血液被稀释，因而出现"生理性贫血"；蛋白质合成增加，肠道吸收脂肪能力增强，血脂增高，脂肪积蓄增多；此外，孕妇对钙、铁、维生素 B_{12} 和叶酸等的吸收能力增强。由于不论母体摄入营养素多少，胎儿皆自母体吸取大量营养素以供本身生长发育，但妊娠早期又有食欲缺乏、恶心、呕吐等现象，如不注意补充营养，易致营养不良。

2. 孕妇的营养需求

妊娠一般分为 3 个时期，即孕早期（怀孕 1～3 个月）、孕中期（怀孕 4～6 个月）、孕晚期（怀孕 7～9 个月）。在妊娠的不同时期，由于胎儿的生长速度及母体对营养的储备不同，从而对营养的需求也不同。

① 能量　妊娠期间能量的增加是为了满足胎体生长发育、母体组织增长、母体蛋白质

和脂肪储存及代谢增加的能量需要。但妊娠期能量的摄入量与消耗量应以保持平衡为原则，过多地摄入能量会使体内脂肪蓄积而肥胖，进而易患糖尿病、高血压等疾病，所以应避免。一般可根据定期测量孕妇体重的增长来评价和判断能量的摄入是否适宜。怀孕前3个月，胎儿生长较慢，孕妇的基础代谢与正常人没有明显差别，不需要额外增加能量。从第4个月开始逐渐增加能量供给量，尤其到孕末期每日需要能量明显增多，因此中国营养学会2022年推荐的孕中、晚期能量需要量（EER）为2100kcal/d、2250kcal/d。对于农村孕妇，如在孕期没有减少体力活动量，每日能量摄入量增加可高于上述建议值。营养良好的孕妇，孕期平均体重增加约12.5kg，新生儿体重约3.2kg。

② 蛋白质　妊娠全过程母体增加蛋白质储备量可达900g以上，主要用于构成胎儿身体组织，供给母体子宫、乳房和胎盘的发育，补偿分娩过程中的失血消耗，并为产后乳汁分泌打下基础。如孕妇膳食中蛋白质供给充足，就能避免孕妇贫血、营养缺乏性水肿及妊娠中毒症的发生。因此，中国营养学会推荐的妊娠期蛋白质推荐摄入量（RNI）：妊娠中期（妊娠第13～27周末）为15g/d，妊娠晚期（妊娠第28周以后）为30g/d。

③ 脂类　孕妇在整个妊娠过程中从孕早期开始就有脂肪储存，脂肪增加2～4kg。胎儿也有脂肪储备，约占体重的5％～15％。脂类是脑细胞及其他神经细胞的重要组成部分，孕妇必须每日摄取一定量的动植物油脂，但脂类摄入量过多，会导致血脂升高，形成高血压等心血管疾病，因此脂类摄入量应适宜，以每日60～70g为宜，其中必需脂肪酸至少有3～6g。脂肪供能占总热能摄入量的25％～30％为宜。

④ 碳水化合物　葡萄糖为胎儿代谢所必需，母体血中50％以上葡萄糖通过胎盘被胎儿所利用，如孕妇摄入碳水化合物不足，机体动员脂肪氧化和蛋白质分解供能，容易发生低血糖、酮血症。所以，孕妇应每日至少摄入150g以上碳水化合物，供能量占总能量的50％～65％。由于多数孕妇活动量减少，每日还应适量进食粗粮、杂粮和新鲜蔬菜水果，以获得适量的膳食纤维，防止便秘。

⑤ 矿物质

a. 钙。成年妇女机体内含钙量约为1kg，妊娠期需增加储存钙量约为30g。钙的主要生理功能之一是构成胎儿骨骼和牙齿。此外，母体亦需储备一部分钙以备哺乳期使用。如果在妊娠最后3个月，母体钙摄入量不足，将影响胎儿骨骼和牙齿的发育并将可能动员自身机体骨骼中的钙以满足胎儿需要，导致孕妇骨密度降低。因此为维护母体健康和满足胎儿的发育需要，中国营养学会建议妊娠中、晚期的妇女每日摄入钙量（RNI）为1000mg。

b. 铁。妊娠过程中孕妇铁的需要量增加。整个妊娠期需铁总量约为1000mg，其中350mg满足胎儿及胎盘生长发育的需要，450mg满足妊娠期红细胞增加的需要，而孕妇本身也要储存一定量的铁以备分娩时失血而造成铁的损失。因此，孕妇膳食中铁的摄入量应增多。由于我国膳食铁来源以植物性食物为主，吸收率低于10％，因而应注意多供给含铁量多且吸收率高的动物性食品，必要时，在妊娠中、晚期适当补充铁制品或强化铁的食品。中国营养学会推荐的孕妇铁推荐摄入量（RNI）为孕中期24mg/d，孕晚期29mg/d。

c. 锌。妊娠期妇女摄入充足量的锌有利于胎体生长发育和预防先天性出生缺陷，特别是对妊娠早期胎儿器官的形成极为重要。据估计妊娠期间储存在母亲与胎儿组织中的总锌量为100mg，其中约50～60mg储存于胎儿中，胎儿对锌的需要量在怀孕末期最高。中国营养学会2022年修订的推荐摄入量（RNI），建议孕妇从孕中期开始，锌元素的摄入量为9.5mg/d。

d. 碘。妊娠期妇女甲状腺功能增强，碘需要量增大。妊娠期妇女碘缺乏可能导致胎儿甲状腺功能低下，从而引起以严重的智力低下和生长发育迟缓为主要表现的呆小症。在妊娠期前三个月，通过纠正母亲碘缺乏可预防该病发生。中国营养学会建议妊娠期膳食中碘的摄入量（RNI）由非妊娠妇女的每日 $120\mu g$ 增至 $230\mu g$。

⑥ 维生素

a. 维生素 A。妊娠期维生素 A 的供给量应适当增加。这是因为胎儿发育和胎儿肝脏储存的需要，也是为母体泌乳而储备。孕妇缺乏维生素 A 可导致胎儿宫内生长迟缓和低出生体重，但孕早期过量补充维生素 A 可引起流产和胎儿先天畸形。我国推荐的维生素 A 摄入量（RNI）在妇女妊娠中、晚期每日为 $770\mu g$ RAE（视黄醇活性当量）。

b. 维生素 D。妊娠期维生素 D 缺乏可引起母体和胎儿钙代谢失调，与孕妇骨质软化症和新生儿低钙血症及手足抽搐有关。由于补充过量的维生素 D 可导致中毒，故妊娠期妇女补充维生素 D 时应慎重。中国营养学会建议妊娠期妇女从妊娠的第 4 个月开始补充维生素 D，其每日膳食推荐摄入量为 $10\mu g$。

c. B 族维生素。维生素 B_1、维生素 B_2 参与体内能量代谢，孕妇缺乏维生素 B_1 可能没有明显的临床表现，但胎儿出生后可出现脚气病。动物研究表明，孕期缺乏维生素 B_2 会影响骨骼发育。许多研究也证明，充足的维生素 B_2 有利于铁的吸收，维生素 B_6 对核酸代谢及蛋白质合成有重要作用，妊娠早期的恶心、食欲不振与缺乏维生素 B_6 有关。妊娠期维生素 B_{12} 供给不足时，孕妇可患巨红细胞性贫血，新生儿也可能出现贫血。

叶酸是 B 族维生素中的一种。由于叶酸为合成 DNA、RNA 所必需，还参与血红蛋白合成，对细胞分裂增生和组织分化有极其重要的作用，所以孕期的叶酸需要量大大增加。孕早期的叶酸缺乏将导致胎儿神经管畸形、胎盘早剥或低出生体重。由于畸形的发生是在妊娠头 28 天内，因此叶酸的补充至少应从孕前一个月开始持续到孕后三个月。

中国营养学会建议妊娠期妇女每日 B 族维生素的摄入量分别为：维生素 B_1 1.5mg（RNI），维生素 B_2 1.5mg（RNI），维生素 B_6 2.2mg（RNI），维生素 B_{12} 2.9μg（RNI），叶酸 $600\mu g$（RNI）。

d. 维生素 C。维生素 C 是一种重要的保护性营养素，对胎儿的生长发育、造血系统的健全、机体的抵抗力等都有促进作用。妊娠期膳食中如果缺少维生素 C，可能造成流产或早产，胎儿出生后也易患贫血与坏血病。我国推荐的孕中、晚期维生素 C 摄入量（RNI）为 115mg/d，可满足胎儿和母体的需要。

3. 孕期营养对母体和胎儿的影响

（1）孕期营养不良对母体的影响　孕妇若微量元素缺乏，则可能会出现妊娠高血压、免疫功能低下、贫血等，其会影响妊娠，从而造成不良的妊娠预后。若缺乏钙，孕妇可能会出现手脚抽搐、麻木等症状。若孕期微量元素摄入不足，则会导致孕妇流产、早产等不良妊娠，从而损伤孕妇身体。若 DHA 补充不足，则可能增高孕妇产后抑郁症的发生率等。

（2）孕期营养不良对胎儿健康的影响

① 生长发育迟缓　妊娠期，尤其是中、晚期，如果能量、蛋白质和其他营养素摄入不足，易使胎儿生长发育迟缓，生产出低体重儿。而胎儿生长发育迟缓与成年期的许多慢性病有关，如心脑血管疾病、高脂血症、糖尿病等。

② 先天性畸形　妊娠早期妇女因某些微量元素、维生素摄入不足或摄入过量，常可导致各种各样的先天畸形儿。例如叶酸缺乏可能导致神经管畸形，主要表现为无脑儿和脊柱裂；维生素 A 缺乏或过多可能导致无眼、小头等先天畸形。

③ 脑发育受损　胎儿脑细胞数的快速增殖期是从妊娠后期至出生后 1 年左右，随后脑细胞数量不再增加而只是细胞体积增大。因此，妊娠期的营养状况，尤其是妊娠后期母体蛋白质和能量的摄入量是否充足，直接关系到胎儿的脑发育，影响智力发育。

④ 低出生体重　低出生体重是指新生儿出生体重小于 2500g。低出生体重婴儿围产期死亡率为正常婴儿的 4～6 倍，不仅影响婴幼儿期的生长发育，还可影响儿童期和青春期的体能与智能发育。低出生体重与成年后慢性病（如心血管疾病、糖尿病等）的发生率增加有关。

⑤ 巨大儿　巨大儿是指新生儿出生体重大于 4000g。孕妇盲目进食或进补，可造成能量与某些营养素摄入过多，妊娠期增重过多，导致胎儿生长过度。妊娠晚期血糖升高也会引起巨大儿。巨大儿不仅在分娩中易造成产伤，给分娩带来困难，还和婴儿成年后慢性病（如肥胖、高血压和糖尿病）的发生密切相关。

4. 孕期的合理膳食原则

孕期膳食应随着孕期妇女的生理变化和胎体生长发育的状况而进行合理调配。在《中国居民膳食指南（2022）》平衡膳食准则 8 条基础上，增加以下 5 条核心推荐：①常吃含铁丰富的食物，选用碘盐，合理补充叶酸和维生素 D；②孕吐严重者，可少量多餐，保证摄入含必需量碳水化合物的食物；③孕中晚期适量增加奶、鱼、禽、蛋、瘦肉的摄入；④经常户外活动，禁烟酒，保持健康生活方式；⑤愉快孕育新生命，积极准备母乳喂养。中国孕期妇女平衡膳食宝塔（2022）见图 6-4。

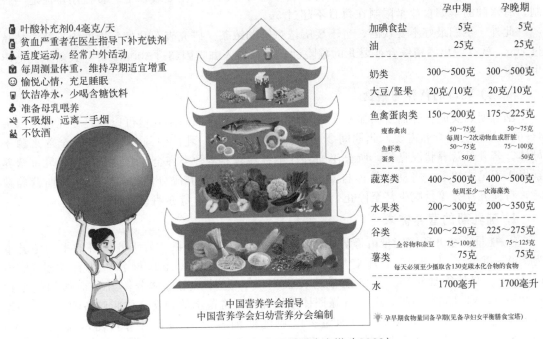

	孕中期	孕晚期
加碘食盐	5克	5克
油	25克	25克
奶类	300～500克	300～500克
大豆/坚果	20克/10克	20克/10克
鱼禽蛋肉类	150～200克	175～225克
瘦畜禽肉	50～75克 每周1～2次动物血或肝脏	50～75克
鱼虾类	50～75克	75～100克
蛋类	50克	50克
蔬菜类	400～500克 每周至少一次海藻类	400～500克
水果类	200～300克	200～350克
谷类	200～250克	225～275克
——全谷物和杂豆	75～100克	75～125克
薯类	75克	75克
	每天必须至少摄取含130克碳水化合物的食物	
水	1700毫升	1700毫升

叶酸补充剂0.4毫克/天
贫血严重者在医生指导下补充铁剂
适度运动，经常户外活动
每周测量体重，维持孕期适宜增重
愉悦心情，充足睡眠
饮洁净水，少喝含糖饮料
准备母乳喂养
不吸烟，远离二手烟
不饮酒

中国营养学会指导
中国营养学会妇幼营养分会编制

孕早期食物量同备孕期(见备孕妇女平衡膳食宝塔)

图 6-4　中国孕期妇女平衡膳食宝塔（2022）

（1）孕早期的合理膳食　孕早期的营养需要与孕前没有太大差别。此期胎儿很小，生长缓慢，每日体重平均只增加 1g。但由于处于胚胎组织分化增殖和主要器官系统形成阶段，胎儿对环境因素（包括营养素在内）的影响极为敏感，营养不当就会导致胎儿营养缺乏而发生胎儿畸形如心脏畸形、无脑儿或脊柱裂等。孕妇对各种营养素的需要增加很少，基本上与未孕时相同。在此期常伴有恶心、呕吐、食欲不振等症状，膳食可少量多餐。各种食品应少油腻、易消化，并且色、香、味要符合孕妇口味，适当进食 B 族维生素丰富的食物，可减少早孕反应及妊娠不适的感觉。在此期间应多吃些蔬菜水果调节口味和促进消化，并且使矿物质和维生素增加摄入。此外，应适量食用含优质蛋白质的食物如禽类、鱼虾、蛋类和奶类等。

（2）孕中、晚期的合理膳食

① 孕中期（4～6个月）膳食　此期胎儿生长速度加快，平均每日增重约 10g。早孕反应一般已结束，食欲开始好转，体重明显增加，母体也开始在体内贮备蛋白质、脂肪、钙、铁等多种营养素，以备分娩和泌乳期的需要，可出现生理性贫血。应及时增加食物的品种和数量，以保证摄入足够的能量和各种营养素。孕中期必须增加铁的摄入量，经常食用瘦肉、动物肝脏、动物血等含铁丰富且吸收率高的食物。孕妇从妊娠 5 个月开始每日需储存钙 200mg，应注意增加钙的摄入量，经常食用牛奶、虾皮、海带、豆制品和绿叶蔬菜等含钙丰富的食品。由于孕妇子宫增大，肠道受压，容易发生便秘，应供给较多的高纤维食物，帮助排便。

② 妊娠晚期（7～9个月）膳食　孕晚期胎儿生长发育最快，这时的体重已达初生时的 70%，同时身体 2/3 的蛋白质、几乎所有的脂肪、4/5 的铁及 2/3 的钙和磷等，都在这时获得，因此孕妇的膳食中应增加鱼、肉、蛋等富含优质蛋白质的动物性食物，含钙丰富的奶类食物，含无机盐和维生素丰富的蔬菜、水果等。孕妇应以正常妊娠体重增长的规律合理调整膳食，并做些有益的体力活动。孕晚期由于胎儿长大，子宫压迫胃部，孕妇常感胃部不适或吃了较少食物就有饱胀感，此时应少食多餐，每日餐次可增至 5 餐以上。食盐用量应适当控制，有水肿的孕妇食盐量限制在每日不超过 5g。

此外，孕妇最好不要饮酒，也不要喝浓咖啡和浓茶。研究表明孕妇每周饮酒折合酒精超过 26g，就有娩出酒精综合征婴儿的危险性。每日摄入咖啡因超过 300mg 可导致新生儿低出生体重。

（三）乳母的营养与膳食

泌乳期妇女的营养需要明显高于妊娠期，一个健康产妇的泌乳量可以满足婴儿出生后头 4～6 个月的全部营养需要，此期间婴儿的体重增加一倍。乳汁中的各种营养素全部来源于母体，若乳母营养状况良好，所分泌的乳汁中各种营养素种类齐全、含量充足；若乳母营养素摄入不足或缺乏，将动用母体自身的储备来维持乳汁营养成分的稳定，但如长期营养缺乏，将使乳汁分泌量减少甚至停止，蛋白质和其他营养素含量亦明显降低。

1. 哺乳期的营养需求

① 能量　婴儿所需能量由母乳来供给。营养良好的乳母在产后头 6 个月的平均泌乳量为 750～800mL/d，后 6 个月平均为 400～600mL/d。每 100mL 母乳中约含能量 280kJ（67kcal）。母体能量转变为乳汁能量的转换率以 80% 计，则母体分泌乳汁应增加能量约 2100～2800kJ（502～670kcal）。妊娠期体重增加在正常范围的妇女，体脂储备约 3kg，平均每天能提供 628kJ（150kcal）的能量。以哺乳期前 6 个月为计，每日泌乳需要 2.7MJ（640kcal）的能量，除了从体脂分解获得 628kJ（150kcal）外，还需从食物中补充 2.05MJ（490kcal）。正常哺乳的乳母通常体重下降 0.5kg/周最为安全，建议每月不超过 2kg。所以中国营养学会建议乳母膳食每日热能供给量增加 2.05MJ（490kcal）。

② 蛋白质　乳母膳食蛋白质的摄入量对泌乳量和乳汁质量影响很大，哺乳期妇女摄入适量的蛋白质对维持婴儿的生长发育、免疫和行为功能等十分重要。人乳中蛋白质的含量约为 12g/L，若按前 6 个月的平均泌乳量 750～800mL/d 计算则含蛋白质 9.0～9.6g，而膳食中蛋白质转变为乳汁蛋白质的有效率约为 70%，相当于每日摄入 12.8～13.7g 蛋白质。如果膳食中蛋白质来自植物蛋白，则转变为乳汁蛋白质的效率将会更低，故中国营养学会推荐乳母应比非妊娠妇女每日多摄入 20g 膳食蛋白质。

③ 脂肪　脂类是新生婴儿主要能量来源，而且与中枢神经系统发育和脂溶性维生素吸

收关系密切，特别是 ω-3、ω-6 系列的必需脂肪酸。乳母膳食中脂肪的构成可影响乳汁中脂肪成分，人乳中各种脂肪酸的比例随乳母膳食脂肪酸摄入状况而改变。中国营养学会推荐乳母每日膳食脂肪供给量应以其能量占总能量摄入的 20%～30% 为宜。

④ 矿物质

a. 钙。乳汁中钙的含量比较稳定，不受乳母膳食中钙量摄入多少的影响，正常母乳含钙量为 30～34mg/100mL。如膳食摄入钙不足，可通过消耗母体的储存钙来维持乳汁中钙含量的稳定。因此，为满足婴儿需要和保护母体健康，乳母膳食应增加钙摄入量，中国营养学会建议乳母膳食每日钙推荐摄入量（RNI）为 1000mg。

b. 铁。由于铁几乎不能通过乳腺输送到乳汁，因此人乳中铁含量很少，仅为 0.05mg/100mL。胎儿在肝脏中已有铁的储存，能供给婴儿在出生后 6 个月内的消耗。但为了维持乳母的健康，补偿分娩过程失血造成的损失，促进产后的康复，乳母膳食中铁供给量也应增加，中国营养学会建议乳母铁推荐摄入量（RNI）为 24mg/d。

⑤ 维生素

a. 水溶性维生素。虽然多数水溶性维生素可通过乳腺进入乳汁，但乳腺可调控其含量，使乳汁含量达到一定程度后不再增加。对乳母来说应增加膳食摄入的水溶性维生素主要是维生素 B_1、维生素 B_2、维生素 B_6、泛酸、尼克酸、叶酸及维生素 C。中国营养学会推荐的乳母膳食中维生素 B_1 的 RNI 为 1.5mg/d、维生素 B_2 的 RNI 为 1.5mg/d、维生素 B_6 的 AI 为 1.7mg/d、泛酸的 AI 为 7.0mg/d、叶酸的 RNI 为 550μg/d、维生素 C 的 RNI 为 150mg/d。

b. 脂溶性维生素。维生素 A 能少量通过乳腺，如食物中富含维生素 A，乳汁中的量可满足婴儿需要，但食物中的维生素 A 转到乳汁中的数量有一定限度，即使大量摄入而乳汁中的含量并不按比例增加。中国营养学会推荐乳母膳食维生素 A 的推荐摄入量（RNI）每天为 1300μg RAE。因维生素 D 几乎不能通过乳腺，故母乳中维生素 D 含量很低。目前认为乳母无须额外补充维生素 D，只要能保证婴儿多晒太阳或适量补充鱼肝油或其他维生素 D 制剂即可。中国营养学会建议乳母膳食每日维生素 D 供给量（RNI）为 10μg。乳母需额外增加膳食维生素 E 的供给，中国营养学会建议乳母膳食每日维生素 E 供给量（AI）为 17mg（以 α-生育酚计）。

2. 哺乳期的合理膳食原则

哺乳期的营养非常重要，要合理调配膳食，做到品种多样、数量充足、营养价值高，以保证婴儿与乳母都能获得足够的营养。《中国居民膳食指南（2022）》中哺乳期妇女膳食指南指出：①产褥期食物多样不过量，坚持整个哺乳期营养均衡；②适量增加富含优质蛋白质及维生素 A 的动物性食物和海产品，选用碘盐，合理补充维生素 D；③家庭支持，愉悦心情，充足睡眠，坚持母乳喂养；④增加身体活动，促进产后恢复健康体重；⑤多喝汤和水，限制浓茶和咖啡，忌烟酒。中国哺乳期妇女平衡膳食宝塔（2022）见图 6-5。

乳母的合理膳食原则为：

① 摄入充足的能量　充足的能量是保证母体健康和乳汁分泌的必要条件。能量主要来自主食，乳母一日膳食组成中应有 300～350g 主食，包括大米、面粉、小米、杂粮、豆类、薯类等。

② 保证供给充足的优质蛋白质　保证每日摄入蛋白质中优质蛋白质量占总蛋白质摄入量的 50% 左右。动物性食物如蛋类、肉类、鱼类等蛋白质含量高且质量优良，宜多食用，每日膳食中应有牛奶和大豆及其制品，既增加了优质蛋白质的摄入量，也增加了钙的摄入。

③ 多食含钙丰富的食物　乳及乳制品含钙量高且易于吸收利用，所以每天应适量食用。

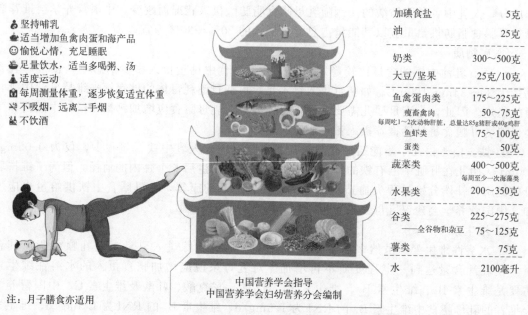

图 6-5　中国哺乳期妇女平衡膳食宝塔（2022）

乳母应保证每日饮奶300～500g；鱼、虾类及各种海产品等含钙丰富，应多食用；深绿色蔬菜、大豆类食品也可提供一定量的钙。

④ 应有充足的新鲜蔬菜、水果摄入　新鲜的蔬菜、水果含有多种维生素、无机盐、纤维素、果胶、有机酸等成分，还可增进食欲，补充水分，促进泌乳，防止便秘，是乳母不可缺少的食物。

⑤ 合理烹调，膳食多样　乳母的膳食应多采用炖、煮、熬、蒸等不易损害各种营养成分的烹调方法，尤以动物性原料宜采用这些方法烹制。油炸、煎、烤易于损害营养成分，不宜多用。蔬菜烹调时要尽量减少维生素 C 等水溶性维生素的损失。乳母膳食中的主食也不能太单一，更不能只吃精米精面，应每日食用一定量的各种杂粮、粗粮。

二、婴幼儿的营养与膳食

婴幼儿（0～2岁）脑和体格的生长发育在一生中是最快的。一年内体重的增加为出生时的3倍，体长增加50%，神经系统迅速发育，需要大量的营养素，但婴幼儿的各种生理机能尚未发育成熟，消化吸收功能较差，因而婴幼儿的膳食不同于成人，其营养素和能量的需要量比成年人要多，且质量要好。这段时期是人一生中身心健康成长的重要时期，合理营养将为一生中体力和智力的发展打下良好基础，而且对于某些成年或老年疾病（如肥胖、心血管疾病、某些肿瘤等）的发生具有预防作用。

（一）婴幼儿的营养需要

（1）能量　婴幼儿的总能量消耗包括基础代谢、食物的热能效应、活动的能量消耗、排泄能量和组织生长合成过程消耗能量（储存能量）。基础代谢是指维持人体最基本生命活动所必需的能量消耗。婴儿时期基础代谢的能量需要大约占总能量的60%。食物的热能效应（thermic effect of food，TEF）也称食物特殊动力作用，是指人体摄食过程中引起的额外的能量消耗，其约占婴儿每日能量消耗的5%～10%。活动的能量消耗主要是指肌肉活动消耗的能量，婴儿活动较少，因此消耗能量较少。排泄能量指的是未被消化吸收的能量，主要由于少量蛋白质和脂肪不能被吸收而随尿液和粪便排出体外所引起的能量丢失，约占基础代谢能量的 10% 左右。储存能量是婴幼儿特有的能量消耗，指身体生长所需的能量，与生长的速度成正比，出生后的前几个月，这部分能量占摄入能量的 1/4～1/3，以后逐渐降低。因此，为了使婴幼儿时期体重能按正常比例增加，能量摄入应与需要平衡。中国营养学会制定的《中国居民膳食营养素参考摄入量（2022）》推荐：0～6 月龄婴儿能量需要量（EER）是 0.38MJ（90kcal）/（kg·d），7～12 月龄为 0.33MJ（80kcal）/（kg/d）。

（2）蛋白质　婴儿处于生长发育的激增阶段，蛋白质不仅用于补充代谢的丢失，而且用于满足生长中不断增加的新生组织的需要。除成人所必需的 8 种必需氨基酸外，组氨酸也是婴儿所必需的。此外，婴儿还必需半胱氨酸和酪氨酸。一般来说，人乳蛋白质和现用于婴儿配方食品中的蛋白质都含有婴儿需要的各种必需氨基酸（包括半胱氨酸和酪氨酸）。婴儿若长期严重缺乏蛋白质，轻则引起发育迟缓、消瘦、水肿和贫血，严重时会使大脑发育障碍，造成智力不可逆转低下。相反，蛋白质若过多，会加重消化道和肾脏的负担。蛋白质的适宜摄入量（AI）是从母乳中含量和母乳摄入量获得的。0～6 月龄婴儿应纯母乳喂养。按照母乳（成熟乳）中蛋白质的平均浓度为 1.16g/100g、平均每日摄入母乳 750mL（780g）计算，则可得到 0～6 月龄婴儿蛋白质的 AI 为 9g/d。根据 6 月龄内婴儿体重代表值 6kg，推算 0～6 月龄婴儿单位体重的 AI 值为 1.5g/（kg·d）。7～12 月龄婴儿蛋白质的 AI 应根据母乳蛋白质摄入量（600mL/d 计算）加辅食蛋白质摄入量来制定。

（3）脂肪　脂肪是婴儿能量、必需脂肪酸、固醇类物质和脂溶性维生素的重要来源，6 个月内的婴儿，每日脂肪摄入量可占总能量的 45%，随着婴儿逐渐长大脂肪供给量略为减少。脂肪摄入过多和过少对婴儿的生长发育都不利。脂肪摄入超过限度，会影响蛋白质和碳水化合物的摄入并影响钙的吸收；反之，脂肪摄入过低，会导致必需脂肪酸缺乏以及过量的蛋白质或碳水化合物摄入。推荐 0～6 月龄婴儿脂肪的 AI 为 48%。6 月龄后婴儿膳食仍以母乳或配方奶为主，脂肪比例仍较高，但添加辅食的脂肪含量不高。推荐 7～12 月龄婴儿膳食脂肪的 AI 为 40%。

（4）碳水化合物　碳水化合物主要供给婴幼儿能量，帮助机体本身蛋白质的体内合成以及脂肪的氧化，具有节约蛋白质作用。一个健康的婴儿，有 28%～63% 的热能由糖类获得。婴儿在出生头几个月能消化乳糖、蔗糖、葡萄糖，3 个月以后才有淀粉酶产生，所以多糖类食物要等到 4～6 个月大时才能开始慢慢添加。

碳水化合物供给不足，会出现血糖降低，同时也会出现其他营养素缺乏的表现，使体内蛋白质消耗过量，易导致营养不良。但如婴幼儿食物中含碳水化合物过多，则会在肠腔内发酵过强，产生大量短链脂肪酸，刺激肠蠕动而引起腹泻。同时不应养成婴幼儿爱吃甜食（蔗糖、糖果等）的习惯，以预防龋齿发生。推荐 0～6 个月婴儿的碳水化合物为 60g/d。7～12 个月婴儿碳水化合物摄入量包括 600mL 母乳和辅食，目前，缺乏我国婴儿辅食中碳水化合物的数据，根据成人的代谢体重比，推算 7～12 月龄婴儿碳水化合物为 95g/d。

（5）常量元素和微量元素　常量元素和微量元素是人体必需的营养物质，在婴幼儿时期具有极为重要的作用。较容易缺乏的常量元素和微量元素有以下几种。

钙、磷：钙和磷是骨、牙的基本组成成分，对生长发育特别重要。一般情况下，磷不易缺乏，而钙的供给应特别注意，婴幼儿如长期缺乏足够的钙可影响发育，并易患佝偻病。婴儿出生时体内钙含量占体重的 0.8%，到成人时为体重的 1.5%～2.0%，这表明在生长过程中需要贮留大量的钙。母乳喂养的婴儿一般不会引起明显的缺钙。

铁：乳类仅含微量的铁，婴儿仅依靠乳类不能满足生理需要。婴儿出生后体内有一定量的铁贮备，约 300mg 可供 3～4 个月之内使用，婴儿在 4～6 个月后即需要从膳食中补充铁。

铁供应不足可以导致缺铁性贫血，在婴幼儿和学龄前儿童中发病率较高，患病高峰年龄主要是 6 月龄至两岁的婴幼儿。缺铁除了引起血液系统的改变以外，还可影响婴幼儿行为和智力的发育，严重贫血可以增加婴幼儿的死亡率。

锌：锌对机体免疫功能、激素调节、细胞分化以及味觉形成等过程有重要影响。婴幼儿缺锌可表现为食欲降低、发育迟滞、味觉异常或异食癖、认知行为改变等。婴儿断奶前应注意乳母膳食中锌的含量，断奶后应注意选择适于婴幼儿食用的含锌丰富的食品。

婴幼儿期每天常量元素和微量元素参考摄入量见表 6-1。

表 6-1　婴幼儿期每天常量元素和微量元素参考摄入量（RNI 或 AI）

年龄 /岁	钙 AI /mg	磷 AI /mg	钾 AI /mg	钠 AI /mg	镁 AI /mg	铁 AI /mg	碘 RNI /μg	锌 RNI /mg	硒 RNI /μg	铜 AI /mg	氟 AI /mg	铬 AI /μg
0～0.5	200	100	350	170	20	0.3	85(AI)	2.0(AI)	15(AI)	0.3	0.01	0.2
0.5～1	250	180	550	350	65	10	115(AI)	3.5	20(AI)	0.3	0.23	4.0
1～3	600	300	900	700	140	9	90	4.0	25	0.3	0.6	15

注：中国营养学会．中国居民膳食指南（2022）。

（6）**维生素**　维生素是维持人体生理过程所必需的一类有机化合物，几乎所有的维生素在缺乏时都会影响婴幼儿的生长发育，其中关系最为密切的有如下几种。

维生素 A：维生素 A 能促进婴幼儿生长和提高机体抵抗力，婴幼儿维生素 A 摄入不足可以影响体重的增长，并可出现上皮组织角化、干眼病、夜盲症等缺乏症状；但维生素 A 过量摄入可以引起中毒，表现出呕吐、昏睡、头痛、皮疹等症状。为预防婴儿发生维生素 A 缺乏，应提倡母乳喂养，必要时可给予维生素 A 制剂，但应掌握补充剂量，避免过量摄入引起中毒。

维生素 D：维生素 D 促进钙的吸收和利用，对于婴幼儿的生长发育十分重要。维生素 D 缺乏可导致佝偻病，还会使牙齿釉质钙化差，特别易患龋齿。婴儿以乳为主食，而乳类中维生素 D 含量极少，因此，应给婴幼儿适宜补充维生素 D 并且应多晒太阳。但应该注意的是长期过量摄入维生素 D 会引起中毒，产生对机体健康成长不利的影响。

B 族维生素：B 族维生素中的硫胺素（维生素 B_1）、核黄素（维生素 B_2）和烟酸能够促进婴幼儿的生长发育，而且其需要量随能量需要量的增加而增高。

维生素 C：维生素 C 对骨、牙、毛细血管间质细胞的形成非常重要。人乳中含有一定量的维生素 C，母乳喂养的婴幼儿不易缺乏。牛奶中含量较少，且在消毒煮沸和存放过程中易损失，所以非母乳喂养的婴儿出生 2 周后即可适量补充富含维生素 C 的食品，必要时也可补充维生素 C 制剂。

婴幼儿期每天维生素参考摄入量见表 6-2。

表 6-2　婴幼儿期每天维生素参考摄入量（RNI 或 AI）

年龄 /岁	维生素 A RNI （以 RAE 计） /μg	维生素 D RNI /μg	维生素 E AI （以 α-TE 计） /mg	硫胺素 RNI /mg	核黄素 RNI /mg	维生素 B_6 AI /mg	维生素 B_{12} AI /μg	维生素 C RNI /mg	泛酸 AI /mg	叶酸 RNI （以 DFE 计） /μg	烟酸 RNI （以 NE 计） /mg
0～0.5	300	10(AI)	3	0.1(AI)	0.4(AI)	0.2(AI)	0.3(AI)	40(AI)	1.7	65(AI)	2(AI)
0.5～1	350	18(AI)	4	0.3(AI)	0.5(AI)	0.4(AI)	0.6(AI)	40(AI)	1.9	100(AI)	3(AI)
1～3	310	10	6	0.6	0.6	0.6	1	40	2.1	160	6

注：吴坤．营养与食品卫生学．2005。

（二）婴幼儿喂养

婴幼儿时期喂养很重要，它关系着婴幼儿的正常生长和发育。婴幼儿生长发育快，但消化功能发育尚未完善，若喂养不当，容易发生腹泻和营养不良。母乳是婴幼儿最适宜、最理想的天然食物，母乳喂养是人类哺育下一代最合理、最自然的方式。

1. 0～6月龄婴儿母乳喂养准则

（1）**母乳是婴儿最理想的食物，坚持6月龄内纯母乳喂养。** ①母乳喂养是婴儿出生后最佳喂养方式；②婴儿出生后不要喂任何母乳以外的食物；③应坚持纯母乳喂养至婴儿满6月龄；④坚持让婴儿直接吸吮母乳，只要母婴不分开，就不用奶瓶喂哺人工挤出的母乳；⑤由于特殊情况需要在婴儿满6月龄前添加母乳之外其他食物的，应咨询医务人员后谨慎做出决定；⑥配偶和家庭成员应鼓励母乳喂养。

母乳的优点在于：a. 母乳含优质蛋白质。与牛乳相比，母乳蛋白质的含量虽低于牛乳，但人乳以乳白蛋白（lactoalbumin）为主，酪蛋白（casein）含量相对较少，与牛乳正好相反，白蛋白在婴儿胃内能形成柔软的絮状凝块，易于消化吸收。b. 母乳蛋白质中必需氨基酸的组成被认为是最理想的，与婴儿体内必需氨基酸的构成极为一致，能被婴儿最大程度地利用。此外，母乳中的牛磺酸含量也多，能满足婴儿脑组织发育的需要。母乳中还含有少量花生四烯酸和二十二碳六烯酸（DHA），可直接供给婴儿以满足脑部及视网膜发育的需要。c. 人乳内乳糖含量比牛乳高，对婴儿大脑发育有利。乳糖在肠道可促进钙的吸收，并经细菌分解转变成乳酸，降低肠道的pH以诱导肠道正常菌群的生长，从而有效地抑制致病菌或病毒在肠道生长繁殖，减少发生腹泻的机会。d. 母乳中其他矿物质和微量元素齐全，含量既能满足婴儿生长发育需要又不会增加婴儿肾脏的负担。在乳母膳食营养供给充足时，母乳中维生素可基本满足6个月内婴儿所需（维生素D例外）。e. 母乳尤其是初乳（colostrum）含多种免疫物质（如淋巴细胞、抗体、巨噬细胞、乳铁蛋白、溶菌酶、乳过氧化物酶、补体因子及双歧杆菌因子等），可以保护并健全消化道黏膜、诱导双歧杆菌的生长并抑制致病菌的生长，破坏有害菌、保护婴儿消化道及呼吸道抵抗细菌及病毒的侵袭，从而增加婴儿对疾病的抵抗能力。f. 母乳既卫生又无菌，经济、方便、温度适宜，而且新鲜不变质。一般健康的母乳是无菌的，而且温度对婴儿最合适，同时，哺乳行为可增进母子间情感的交流，促进婴儿的智力发育。

（2）**生后1小时内开奶，重视尽早吸吮。** ①分娩后母婴即开始不间断的肌肤接触，观察新生儿觅食表现，帮助开始母乳喂养，特别是让婴儿吸吮乳头和乳晕，刺激母乳分泌；②生后体重下降只要不超过出生体重7％就应坚持母乳喂养；③婴儿吸吮前不需过分擦拭和消毒乳房；④通过精神鼓励、专业指导、温馨环境、愉悦心情等辅助开奶。

（3）**回应式喂养，建立良好的生活规律。** ①及时识别婴儿饥饿及饱腹信号并尽快做出喂养回应，哭闹是婴儿表达饥饿信号的最晚表现；②按需喂养，不要强求喂奶次数和时间，但生后最初阶段会在10次以上；③婴儿异常哭闹时，应考虑非饥饿原因。

（4）**适当补充维生素D，母乳喂养无需补钙。** ①纯母乳喂养的婴儿，出生后数日开始每日补充维生素D 10μg；②纯母乳喂养的婴儿不需要补钙；③出生后应注意补充维生素K。

（5）**一旦有任何动摇母乳喂养的想法和举动，都必须咨询医生或其他专业人员，并由他们帮助做出决定。** ①绝大多数母亲都能纯母乳喂养自己的孩子；②母乳喂养遇到困难时，需要医生和专业人员的支持，母亲不要放弃纯母乳喂养，除非医生针对母婴任何一方原因，明确提出不宜母乳喂养的建议；③相对于纯母乳喂养，给六月龄内婴儿任何其他食物喂养，对婴儿健康都会有不利影响；④任何婴儿配方奶都不能与母乳相媲美，只能作为母乳喂养失败后的无奈选择，或母乳不足时对母乳的补充；⑤不要直接用普通液态奶、成人和普通儿童奶粉、蛋白粉、豆奶粉等喂养 6 月龄内婴儿。

（6）定期监测婴儿体格指标，保持健康生长。 ①身长和体重是反映婴儿喂养和营养状况的直观指标。②6 月龄内婴儿每月测量一次身长、体重和头围，病后恢复期可适当增加测量次数。③选用国家卫生标准《5 岁以下儿童生长状况判定》（WS/T 423—2013）判断生长状况。④出生体重正常婴儿的最佳生长模式是基本维持其出生时在群体中的分布水平。⑤婴儿生长有自身规律，不宜追求参考值上限。

2. 7~24 月龄婴幼儿喂养指南准则

（1）继续母乳喂养，满 6 月龄起必须添加辅食从富含铁的泥糊状食物开始。 ①婴儿满 6 月龄后继续母乳喂养到两岁或以上；②从满 6 月龄起逐步引入各种食物，辅食添加过早或过晚都会影响健康；③首先添加肉泥、肝泥、强化铁的婴儿谷粉等富铁的泥糊状食物；④有特殊需要时须在医生的指导下调整辅食添加时间。

（2）及时引入多样化食物，重视动物性食物的添加。 ①每次只引入一种新的食物，逐步达到食物多样化；②不盲目回避易致敏食物，1 岁内适时引入各种食物；③从泥糊状食物开始，逐渐过渡到固体食物；④逐渐增加辅食频次和进食量。

（3）尽量少加糖盐，油脂适当，保持食物原味。 ①婴幼儿辅食应单独制作；②保持食物原味，尽量少加糖、盐及各种调味品；③辅食应含有适量油脂；④1 岁以后逐渐尝试淡口味的家庭膳食。

（4）提倡回应式喂养，鼓励但不强迫进食。 ①进餐时父母或喂养者与婴幼儿应有充分的交流，识别其饥饱信号，并及时回应；②耐心喂养，鼓励进食，但绝不强迫喂养；③鼓励并协助婴幼儿自主进食，培养进餐兴趣；④进餐时不看电视，不玩玩具，每次进餐时间不超过 20 分钟；⑤父母或喂养者应保持自身良好的进餐习惯，成为婴幼儿的榜样。

（5）注重饮食卫生和进食安全。 ①选择安全、优质、新鲜的食材；②制作过程始终保持清洁卫生，生熟分开；③不吃剩饭，妥善保存和处理剩余食物，防止进食意外；④饭前洗手，进食时应有成人看护，并注意进食环境安全。

（6）定期监测体格指标，追求健康生长。 ①体重、身长、头围等是反映婴幼儿营养状况的直观指标；②每 3 个月测量一次身长、体重、头围等体格生长指标；③平稳生长是婴幼儿最佳的生长模式；④鼓励婴幼儿爬行、自由活动。

三、学龄前儿童的营养与膳食

学龄前儿童（pre-school children）指的是 2~5 岁的儿童，该阶段儿童的生长发育速率与婴幼儿相比略有下降，但仍处于较高水平。该阶段的生长发育状况也直接关系到青少年和成人期发生肥胖的风险。经过 7~24 月龄期间膳食模式的过渡和转变，2~5 岁儿童摄入的食物种类和膳食结构已开始接近成人，是饮食行为和生活方式形成的关键时期。

1. 学龄前儿童的生理特点

学龄前儿童生长速度略低于婴幼儿时期，但仍保持稳步地增长，每年身高增长约 5~7cm，体重增长约 2kg，神经细胞的分化已基本完成，但脑细胞体积的增大及神经纤维的髓鞘化仍继续进行。足够的能量和营养素的供给是其生长发育的物质基础。学龄前儿童咀嚼及消化功能仍不能与成人相比，且注意力容易分散，无法专心进食，在食物选择上有自我做主的倾向，且模仿能力极强，因此这一时期应特别注意培养儿童良好的饮食习惯，其膳食应特别烹制，既要保证营养，又要膳食色、香、味多样化，以增加儿童食欲。饮食无规律、偏食、吃零食过多，影响营养素的摄入与吸收，微量元素（如铁、锌）及维生素的缺乏是这一时期常见的营养问题。在农村，蛋白质、能量摄入不足仍然比较突出；而城市儿童的蛋白质、能量营养不良发生率已逐渐下降，但因脂肪类食物摄入过多或运动减少造成的肥胖问题日趋严重。

2. 学龄前儿童的营养需要

鉴于学龄前儿童的营养需要和生理特点，建议每日膳食中应有一定量的牛奶或相应的奶制品，适量的肉、禽、鱼、蛋、豆类及豆制品，以供给优质蛋白质。应注意新鲜蔬菜和水果的摄入，并建议每周进食一次富含铁的食品，每周进食一次富含碘、锌的海产品。谷类已取代乳类成为主食，每日应保证150～200g谷类食物摄入。此外纯能量（食糖等）以及油脂含量高的食物不宜多吃，以避免肥胖和龋齿。烹调上由软饭逐渐转变成普通米饭、面条及糕点，避免油炸、油腻、质硬或刺激性强的食品。酒类绝不是孩子的食物，成人认为可用的"补品"，也不宜列入孩子的食谱。

3. 学龄前儿童的合理膳食原则

《中国居民膳食指南（2022）》中关于学龄前儿童的膳食指南在一般人群膳食指南基础上特别推荐了如下几点：①食物多样，规律就餐，自主进食，培养健康饮食行为；②每天饮奶，足量饮水，合理选择零食；③合理烹调，少调料少油炸；④参与食物选择与制作，增进对食物的认知和喜爱；⑤经常户外活动，定期体格测量，保障健康成长。中国学龄前儿童平衡膳食宝塔（2022）见图6-6。

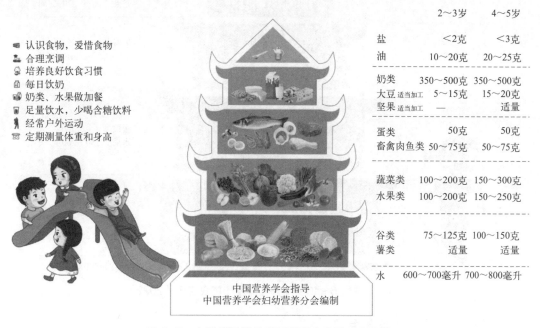

图6-6 中国学龄前儿童平衡膳食宝塔（2022）

四、学龄儿童的营养与膳食

学龄儿童是指从6岁到不满18岁的未成年人。此时期儿童生长发育旺盛，基础代谢率高，活泼好动，能量需要量相对高于成人，各内脏器官和肌肉系统发育较快，需要供给足够的蛋白质，对各种氨基酸的需要量比成年人高，需要摄入足够的钙、磷、铁、锌、碘以及其他微量元素和维生素。此时期的儿童有些营养问题与学龄前儿童类似，如缺铁性贫血、维生素 A 缺乏、B 族维生素缺乏、锌缺乏等营养问题。此外，由于体力活动减少，加上饮食的不平衡而导致超重和肥胖在这一时期也比较突出。这一成长阶段既是需要充足营养保障智力和体格正常发育、奠定一生健康基础的重要时期，也是一个人饮食行为和生活方式形成的关键时期。

1. 学龄儿童的合理膳食

在《中国居民膳食指南（2022）》的基础上，根据我国学龄儿童的营养与健康状况，依据合理膳食、饮食行为与健康状况关系对原内容进行了扩充，使其更加全面、完善。其核心信息在一般人群膳食指南的基础上，补充了以下内容：①主动参与食物选择和制作，提高营养素养；②吃好早餐，合理选择零食，培养健康饮食行为；③天天喝奶，足量饮水，不喝含糖饮料，禁止饮酒；④多户外活动，少视屏时间，每天 60 分钟以上的中高强度身体活动；⑤定期监测体格发育，保持体重适宜增长。中国学龄儿童平衡膳食宝塔（2022）见图 6-7～图 6-9。

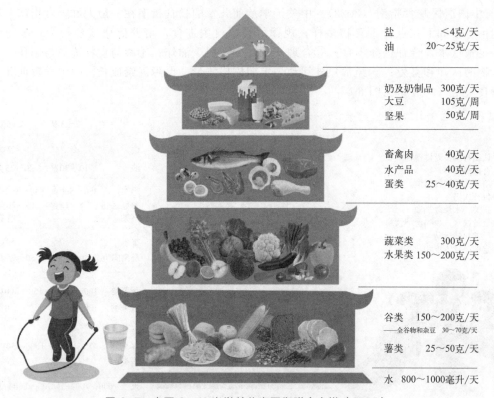

盐	<4克/天
油	20～25克/天
奶及奶制品	300克/天
大豆	105克/周
坚果	50克/周
畜禽肉	40克/天
水产品	40克/天
蛋类	25～40克/天
蔬菜类	300克/天
水果类	150～200克/天
谷类	150～200克/天
——全谷物和杂豆	30～70克/天
薯类	25～50克/天
水	800～1000毫升/天

图 6-7　中国 6～10 岁学龄儿童平衡膳食宝塔（2022）

2. 学龄儿童的平衡膳食准则

学龄儿童的平衡膳食准则包括：

（1）主动参与食物选择和制作，提高营养素养。

学习食物营养相关知识。认识食物，了解食物与环境及健康的关系，了解并传承中国饮食文化；充分认识合理营养的重要性，建立为自己的健康和行为负责的信念。主动参与食物选择和制作。会阅读食品标签，和家人一起选购和制作食物，不浪费食物，并会进行食物搭配。家庭和学校构建健康食物环境。除提供平衡膳食外，还应通过营养教育、行为示范、制定食物规则等，鼓励和支持学龄儿童提高营养素养，养成健康饮食行为。

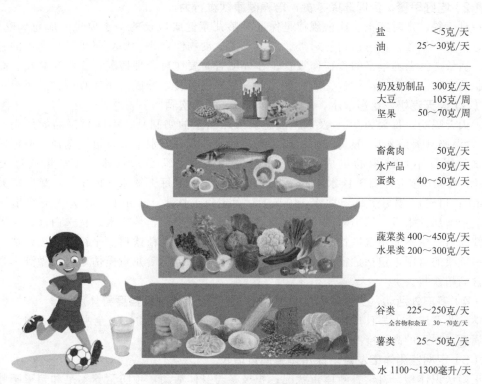

盐　　　　　　　<5克/天
油　　　　　　25～30克/天

奶及奶制品　300克/天
大豆　　　　　105克/周
坚果　　　　50～70克/周

畜禽肉　　　　50克/天
水产品　　　　50克/天
蛋类　　　　40～50克/天

蔬菜类　400～450克/天
水果类　200～300克/天

谷类　　　225～250克/天
——全谷物和杂豆　30～70克/天
薯类　　　　25～50克/天

水　1100～1300毫升/天

图 6-8　中国 11～13 岁学龄儿童平衡膳食宝塔（2022）

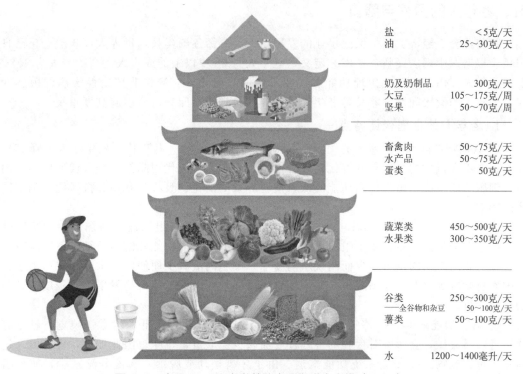

盐　　　　　　　<5克/天
油　　　　　　25～30克/天

奶及奶制品　　　300克/天
大豆　　　105～175克/周
坚果　　　　50～70克/周

畜禽肉　　　50～75克/天
水产品　　　50～75克/天
蛋类　　　　　50克/天

蔬菜类　450～500克/天
水果类　300～350克/天

谷类　　　250～300克/天
——全谷物和杂豆　50～100克/天
薯类　　　50～100克/天

水　　1200～1400毫升/天

图 6-9　中国 14～17 岁学龄儿童平衡膳食宝塔（2022）

（2）吃好早餐，合理选择零食，培养健康饮食行为。

一日三餐、定时定量、饮食规律是保证学龄儿童健康成长的基本要求。应每天吃早餐，并吃好早餐，早餐食物应包括谷薯类、蔬菜水果、动物性食物、奶豆坚果等食物中的三类及以上，适量选择营养丰富的食物作零食。在外就餐时要注重合理搭配，少吃含高盐、高糖和高脂肪的食物。做到清淡饮食、不挑食偏食、不暴饮暴食，养成健康饮食行为。

（3）天天喝奶，足量饮水，不喝含糖饮料，禁止饮酒。

①天天喝奶。每天 300mL 及以上液态奶或相当量的奶制品。不同奶制品如鲜奶（杀菌乳）、常温奶（灭菌乳）、酸奶、奶粉或奶酪等的营养成分差别不大，可以选择，应把奶制品当作日常膳食不可缺少的组成部分。②足量饮水。主动足量饮水，6 岁儿童每天饮水 800mL；7～10 岁儿童每天饮水 1000mL。11～13 岁男生每天饮水 1300mL，女生每天饮水 1100mL；14～17 岁男生每天饮水 1400mL，女生每天饮水 1200mL。在天气炎热出汗较多时应适量增加饮水量。③不喝或少喝含糖饮料，更不能用饮料替代水。首选白水，不喝或少喝含糖饮料，更不能用含糖饮料代替水。④禁止饮酒和含酒精饮料。全社会应该营造一种饮酒有害健康的氛围，包括危害健康、不良社会形象，以免学龄儿童模仿，自觉做到不尝试饮酒和含酒精饮料。

（4）多户外活动，少视屏时间，每天 60 分钟以上的中高强度身体活动。

学龄儿童应每天累计进行至少 60 分钟的中高强度身体活动，以全身有氧活动为主，其中每周至少 3 天的高强度身体活动，身体活动要多样。

（5）定期监测体格发育，保持体重适宜增长。

正确认识体型，科学判断体重状况；积极参与身体活动，预防营养不足和超重肥胖；个人、家庭、学校、社会共同参与儿童肥胖防控。

五、老年人的营养与膳食

随着社会、经济、医学保健事业的发展，人类寿命逐渐延长，世界人口年龄老化已日趋明显。根据《中国居民膳食指南》定义，老年人为 65 岁以上的成年人，高龄老人为 80 岁以上的成年人。由于老年人生理功能和代谢发生明显变化，对慢性非传染性疾病的敏感性增加，老年人的健康问题，尤其是老年人的营养和合理膳食问题，应引起高度重视。

1. 老年人的生理代谢特点

① 代谢功能降低　老年人的代谢速率减慢，代谢量减少，基础代谢较中年人下降 15%～20%；老年人机体的合成与分解代谢失去平衡，表现为合成代谢降低，分解代谢增强，因而引起细胞功能下降。由于代谢功能降低，使营养素的消化、吸收、利用和排泄均受到不同程度的影响。

② 体内成分的改变　随着年龄的增长，老年人体内脂肪组织逐渐增加，而脂肪以外的组织则逐渐减少。老年人由于组织再生能力相对较低，造成功能性的实质细胞不断减少，突出表现为肌肉组织的重量减少而出现肌肉萎缩；细胞内液减少而使体内水分降低；由于骨组织中矿物质减少（尤其是钙减少）而出现骨密度降低，因而老年人易发生不同程度的骨质疏松症及骨折。

③ 器官功能减退　a. 感觉器官功能的改变。老年人视力降低，味觉、嗅觉、触觉等感觉器官较不灵敏，会影响对食物的喜好程度而减少摄取量，口味也因此加重，容易摄入过多调味太重的食物。b. 消化系统功能减退。由于牙齿松动或脱落，唾液分泌减少，使得咀嚼和吞咽较为困难，并影响食物的选择和烹调方式；老年人胃黏膜萎缩，胃液和肠液分泌减少，胃肠蠕动减慢，胰腺分泌减少，胰蛋白酶和淀粉酶活性下降，致使食物的消化吸收受影

响，老年人经常发生便秘、消化不良症状；由于胆汁及胰腺分泌量减少，使老年人对脂肪的消化吸收能力下降并伴有脂溶性维生素吸收不良。c. 肾功能的改变。肾小球滤过率降低，导致肾脏排泄及再吸收功能下降，影响血中代谢废物的排泄及电解质的平衡。d. 其他。老年人胰岛素分泌能力减弱，组织对胰岛素作用的反应能力降低，使老年人空腹血糖明显上升，葡萄糖耐量下降；此外，老年人的脑功能及肝脏代谢能力均随着年龄增加而有不同程度下降。

④ 免疫功能下降　老年人胸腺萎缩，重量减轻，T 淋巴细胞数目明显减少，因此免疫功能下降，容易患各种疾病。

2. 老年人的营养需要

① 能量　老年人基础代谢率较低，活动量减少，因此对能量的需要量亦减少，每日总能量的需要随年龄的增加而减少。所以，应适当降低每日膳食总能量的摄入量，以免过剩的能量转变成脂肪堆积于体内而引起肥胖。一般来说，自 60 岁以后应较青年时期减少 20%，70 岁以后减少 30%。然而，老年人个体差异较大，对能量的消耗量也不尽相同，同时老年人组织活力减弱，体内糖原的贮存量有限，当机体从事体力活动时，容易发生能量不足，故能量的摄入量与消耗量以能保持平衡并可维持理想体重为宜。此外，还应根据活动量的大小适当调整能量的摄入。老年人体重正常者患病率低，体质健壮。过胖导致高血压、冠心病发病率高，过瘦导致支气管炎、肺心病等疾病。

② 蛋白质　老年人体内的分解代谢大于合成代谢，蛋白质的合成能力差，而且对蛋白质的吸收利用率降低，容易出现负氮平衡；另一方面由于老年人肝、肾功能降低，过多的蛋白质摄入可增加肝、肾负担。因此，蛋白质的摄入量应以维持氮平衡为原则。一般认为由蛋白质提供的能量以占总能量的 15% 较合适，优质蛋白（动物蛋白和豆类蛋白）应占蛋白质摄入总量的 50% 左右，但动物蛋白不宜摄入过多，否则会引起脂肪摄入增加而对机体产生不利影响。

③ 脂类　由于老年人胆汁分泌量减少，脂酶活性降低，脂肪代谢减慢，高脂肪膳食易引起消化不良，同时与老年人血脂、血低密度脂蛋白的升高有密切关系。所以老年人膳食脂肪摄入量应减少，以摄入的脂肪所供能量占膳食总能量的 20%～30% 为宜。老年人应注重所摄入脂肪的质量，以富含多不饱和脂肪酸的植物油为主，限制饱和脂肪酸含量多的动物脂肪的摄入，如猪油、牛油、羊油、奶油及蛋黄等，增加亚油酸摄入量，以防脑细胞退化。

④ 碳水化合物　老年人糖耐量低，胰岛素对血糖的调节作用减弱，过多地食用糖，易发生血糖增高，而且过多的糖在体内还可转变为脂肪，使血脂升高，引起肥胖，增加冠心病、糖尿病发生的危险性，故老年人不宜摄入过多的糖和甜食。根据我国传统的饮食习惯，碳水化合物的适宜摄入量应提供总能量的 50%～65%。膳食纤维能促进肠道蠕动，防止便秘，所以老年人应适当吃些粗粮、蔬菜、水果，以增加膳食纤维摄入量。老年人膳食中膳食纤维的适宜摄入量应为 30g/d 左右。

⑤ 矿物质

a. 钙。老年人对膳食中钙的吸收利用率下降，机体对钙的利用和储备能力也较差，但代谢排出量并不因吸收少而降低，反而有所增加，因此钙供应不足易使老年人出现钙代谢负平衡，常导致骨质疏松，易发生骨折。中国营养学会规定老年人钙推荐摄入量（RNI）为 1000mg/d。牛奶中不仅含钙丰富，而且吸收率高，是钙的良好食物来源，老年人应养成每日饮奶的习惯。

b. 铁。老年人对铁的吸收利用能力下降且造血功能减退，血红蛋白含量减少，易出现缺铁性贫血。因此铁的摄入量也需充足，中国营养学会推荐老年人膳食铁推荐摄入量（RNI）为每日 12mg。但铁摄入过多对老年人的健康也会带来不利的影响。

c. 其他矿物质。老年人膳食中易缺乏的微量元素还有锌、硒、铬等。锌有助于改善老年人的味觉和免疫功能；硒有抗氧化作用，并对某些肿瘤有抑制作用，缺硒还会引起心肌损害；铬是葡萄糖耐量因子的重要组成成分，有利于调节血糖和脂类代谢，膳食中应注意补充。此外，高钠是高血压的危险因素，老年人应降低食盐的摄入量，以每日不超过 6g 为宜。

⑥ 维生素

a. 维生素 A。老年人由于食量减少以及控制高胆固醇、高脂肪食物的摄入，从而影响了维生素 A 的摄入量，同时由于生理功能减退，使维生素 A 的吸收和利用降低而易出现维生素 A 缺乏。因此，应适当补充足量的维生素 A。中国营养学会推荐的老年人膳食维生素 A 摄入量（RNI）每天为 800μg RAE。根据老年人的饮食特点，老年人应注意多选用富含类胡萝卜素的深绿色和红黄色蔬菜以补充维生素 A。

b. 维生素 E。维生素 E 是一种公认的抗氧化剂，可以保护细胞膜中的不饱和脂肪酸以及细胞内的蛋白质和核酸等大分子免受自由基的攻击，对心血管疾病、肿瘤等具有积极的预防作用。因为老年人体内自由基倾向于增加和积聚，患心血管疾病、肿瘤的风险加大，故适当保证维生素 E 的供给是有益的。中国营养学会建议老年人维生素 E 的适宜摄入量（AI）为每日 14mg α-生育酚当量。

c. 维生素 D。维生素 D 可以促进机体对钙、磷的吸收并调节体内钙、磷的代谢。老年人由于户外活动减少而使由皮下合成的维生素 D 量降低，加上肝、肾功能减退使形成 1,25-$(OH)_2$-D_3 这种活性形式减少，易出现维生素 D 缺乏而影响钙、磷吸收及骨盐沉积，导致钙、磷代谢紊乱，因而老年人常出现腰腿痛及骨质疏松。我国老年人每日膳食中维生素 D 的推荐摄入量（RNI）为 15μg。

d. 其他维生素。维生素 C 可防止老年血管硬化，促进胆固醇排出体外，增强机体抵抗力，降低癌症发病率；近年来的研究表明叶酸和维生素 B_{12} 与防治老年性痴呆关系密切，维生素 B_1 有促进老年人食欲和消化能力的作用，它们都是老年人不可缺少的维生素。

3. 老年人的合理膳食原则

《中国居民膳食指南（2022）》中关于一般老年人的膳食指南特别强调：①食物品种丰富，动物性食物充足，常吃大豆制品；②鼓励共同进餐，保持良好食欲，享受食物美味；③积极户外活动，延缓肌肉衰减，保持适宜体重；④定期健康体检，测评营养状况，预防营养缺乏。

关于高龄老年人膳食指南特别强调：①食物多样，鼓励多种方式进食；②选择质地细软、能量和营养素密度高的食物；③多吃鱼禽肉蛋奶和豆，适量蔬菜配水果；④关注体重丢失，定期营养筛查评估，预防营养不良；⑤适时合理补充营养，提高生活质量；⑥坚持健身与益智活动，促进身心健康。

老年人的合理膳食原则包括：

（1）**食物品种丰富，合理搭配。** ①品种多样化，努力做到餐餐有蔬菜；②尽可能选择不同种类的水果；③动物性食物换着吃；④吃不同种类的奶类和豆类食品。

（2）**摄入足够量的动物性食物和大豆类食品。** ①动物性食物富含优质蛋白，微量营养素的吸收、利用率高，有利于减少老年人贫血、延缓肌肉衰减的发生。摄入总量应争取达到平均每日 120～150g，并选择不同种类的动物性食物。各餐都应有一定量的动物性食物，食用畜禽肉时，尽量选择瘦肉，少选肥肉。鱼 40～50g/d、畜禽肉 40～50g/d、蛋类 40～50g/d。②奶类营养成分丰富，容易消化吸收，建议老年人尝试选择适合自己身体状况的奶制品，并坚持长期食用。保证充足的大豆类制品。牛奶 300～400mL/d 或蛋白质含量相当的奶制品，大豆 15g/d 或相应的豆制品。

（3）营造良好氛围，鼓励共同制作和分享食物。 ①调整心态，主动参与家庭和社会活动；②制作和分享食物，鼓励一同挑选、制作、品尝、评论食物；③建造长者食堂、老年人餐桌，把每日餐食作为重要的生活内容，促进身心健康。

（4）努力增进食欲，享受食物美味。 ①积极参加群体活动，排除厌倦，保持乐观情绪；②在确保安全前提下，适度增加身体活动量，增强身体对营养的需求，提升进食欲望；③采取不同烹调方式，丰富食物的色泽、风味，增加食物本身吸引力。

（5）合理营养是延缓老年肌肉衰减的主要途径。 ①一般情况下蛋白质摄入量为 1.0～1.2g/（kg·d），进行抗阻运动蛋白质摄入量≥1.2～1.5g/（kg·d）；②动物性食物和大豆类食物的优质蛋白质比例不小于 50%；③不宜集中在一餐摄入大量蛋白质，三餐都应有；④应增加摄入富含 ω-3 多不饱和脂肪酸、维生素 D 的海鱼类、蛋黄，并食用一定量的动物肝脏，经常在阳光下运动；⑤增加深色蔬果和豆类食物；⑥膳食补充剂要在医生或营养师指导下合理补充。

（6）主动参与体力活动，积极进行户外活动。 ①根据自己的生理特点和健康状况确定运动强度、频率和时间；②兼顾兴趣爱好和运动设施条件选择多种身体活动方式，尽可能使全身都得到活动；③积极进行户外活动；④运动应量力而行，切忌因强度过大造成运动损伤，甚至跌倒或急性事件；⑤运动目标心率＝170－年龄（岁）。

（7）减少久坐静态时间。 ①避免久坐；②减少日常生活中坐着和躺着的时间；③每小时起身活动至少几分钟；④长期保持同一姿势，没有变换，导致局部肌肉的劳损，诱发各种疾病，加重痔疮等老年常见病的发生或发作。

（8）保持适宜体重。 ①老年人过瘦导致抵抗力降低，增加死亡风险，肥胖会增加慢病风险；②老年人的体重不宜过低，体重指数 BMI 在 20.0～26.9kg/m² 更为适宜；③避免采取极端措施让体重在短时间内产生大幅度变化。

（9）参加规范体检，做好健康管理。 ①定期到有资质的医疗机构参加健康体检；②一般情况，每年 1～2 次健康体检；③从正规渠道学习健康知识，提高辨识能力；④应该懂得体检主要是发现影响健康的危害因素，可通过调整生活方式降低这些危害因素，发现较为严重的问题，应去专业医疗机构做进一步检查，接受规范治疗。

（10）及时测评营养状况，纠正不良健康饮食行为。 ①关注自己的饮食，经常自我测评；②定期称量体重，是否达标，短时间波动大及时找原因，进行调整；③记录饮食情况，对比膳食指南推荐的摄入量是否达标；④患有多种慢性病的老年人有特殊营养需求，应接受专业的营养不良风险评估、评定，接受医学营养专业人员的指导，科学精准调控饮食，做好疾病治疗、康复中的营养支持。

六、特殊环境条件下人群的营养与膳食

人处于特殊的外界环境或特种作业下生活或工作，往往会出现生理异常，直接影响机体的生理状况。人体为适应这些不利因素的刺激，体内生理功能会发生一系列的变化，人体对特殊环境条件的刺激而发生的这种体内调节过程称为应激反应。而人体的应激反应力与营养有着密切的关系。如人体营养状况较佳或营养补充及时就能顺利抵御不利环境因素对健康的影响；相反则可能持续出现负氮平衡、糖原耗尽，严重时危及生命。

1. 高温

高温环境是人们经常遇到的特殊环境之一，通常由自然热源（如阳光）和人工热源（如冶铁工业、机械铸造工业等）引起。通常把 35℃ 以上的生活环境和 32℃ 以上的生产劳动环境称为高温环境。而在湿度较高（相对湿度 80% 以上）的工作场所，在 30℃ 以上即被视为

高温环境。

（1）高温环境对人体生理的影响

① 营养素丢失　高温环境中，人体的出汗量每人可达 1L 左右，如果在高温环境中从事体力劳动或活动，出汗量每天可达 3～8L。汗液 99％ 以上的成分为水，还含有 0.3％ 左右的无机盐，其中以氯化钠为主，占无机盐总量的 54％～68％；其次为钾，占 19％～44％；其余为钙、镁、铁、锌、铜、锰、硒等离子。汗液中含有一定量的水溶性维生素，最容易丢失的是维生素 C，其次是维生素 B_1。大量出汗可造成机体体液、无机盐以及维生素的严重损失，对体液平衡及水电解质平衡产生显著影响。如果体液的丢失量达到体重的 5％～8％，可出现无力、尿少、体温升高、头晕、脉搏加快等脱水表现，甚至中暑。高温环境中，人体失水和体温升高，均可引起蛋白质分解代谢增加，尿氮排出量增加。因而在高温环境下人体易出现负氮平衡。

② 能量代谢改变　随着环境温度的升高，机体的能量消耗增大，当环境温度超过 30℃ 时，增大的程度比较明显。能量消耗增加的原因可能有：基础代谢增加、心肌收缩增强增快、末梢循环血量增加以及汗腺活动增强等。

③ 对消化系统的影响　在高温环境人体散热加强，体表血管出现扩张，血流量增多，而腹腔内脏血管收缩，血流量减少；机体大量排汗引起水分及氯化钠丢失，血液的重新分配与水分丢失可使唾液、胃液等消化液的分泌减少；氯化钠的丢失影响了胃液中盐酸的生成，从而使胃液的酸度降低，使得食物的消化吸收及胃的排空受影响；此外由于高温的刺激通过中枢神经系统调节使摄水中枢兴奋而对摄食中枢产生抑制性影响。因此，在高温条件下机体的消化功能减退且食欲下降。

④ 其他　高温使人体外周血管扩张，末梢循环血量增大，肌肉血量因劳动而增加，造成心率加快；高温对大脑神经细胞的总效应是抑制作用，使人的注意力下降，反应迟钝，容易产生怠倦；中枢运动神经细胞的兴奋性也降低，肌肉的收缩能力和协调能力下降，容易发生疲劳；高温可使人体抗体合成受阻，抗病能力降低；对抗和排泄生产环境中的毒性物质的能力亦降低；高温还可加重肾脏的负担。

（2）高温条件下人群的合理膳食

① 补充水分和矿物质　水分的补充以能补偿出汗丢失的水量、保持机体内水的平衡为原则。根据高温作业者口渴程度、劳动强度及具体生活环境建议补水量范围为：中等劳动强度、中等气象条件时日补水量需 3～5L，强劳动、在气温及辐射热强度特别高时为 5L 以上。补充水分的方式应小量、多次补充，否则会促使排汗加速、食欲下降。矿物质的补充以食盐为主，出汗量少于 3L/d 者，补食盐量约 15g/d；出汗量大于 5L/d 者，则需补充 20～25g/d。补充的食盐主要以蔬菜、咸菜或盐汽水等分配于三餐之中，含盐饮料中氯化钠含量以 0.1％ 为宜。还要重视钾的补充，多摄入含钾丰富的蔬菜、水果或补充含钾盐的制剂。

② 供给充足的多种维生素　人体通过排汗，有大量水溶性维生素排出。建议维生素 C 的摄入量为 150～200mg/d，硫胺素为 2.5～3mg/d，核黄素为 2.5～3.5mg/d。日常膳食调配过程中，注意选择含这些维生素较多的食物。高温环境由于热辐射及强光对机体皮肤和眼睛都有一定的刺激，因此有人提出，维生素 A 的供给量应增至每日 $1500\mu g$ RE。

③ 适量补充能量和蛋白质　当环境温度超过 30℃ 时，温度每升高 1℃，能量供给量应增加 0.5％。高温环境下，碳水化合物占总能量的比例应不低于 60％。脂肪的供给量应占总能量的 20％～25％，不宜超过 30％。高温环境下的人员每日摄入的蛋白质能量比应为 14％ 左右，而且动物类、大豆类等优质蛋白质最好占蛋白质摄入量的 1/2 以上。

④ 合理的饮食措施　要为高温作业者提供有助于提高食欲和促进消化能力的条件和环境；为高温作业人员准备充足的清凉汤饮，以供作业中和用餐前饮用。根据高温和作业时间

调整一日三餐的时间和食量，避免饱餐后进行高温作业，影响消化吸收。餐时可供应促进消化液分泌的佐料，例如醋、葱、姜、蒜等，饭菜应多样化，做到色、香、味俱佳。多食用含优质蛋白质较多的瘦肉、鱼、蛋、奶、豆制品等，尽量减少脂肪多的食物，碳水化合物含量较高的谷类以及马铃薯等可作为提供能量的主要食品，多吃含无机盐和维生素丰富的蔬菜水果。

2. 低温

人类的低温环境主要是由常年居住地区的气候地理因素和特殊作业条件所形成。低温环境多指温度在 10℃ 以下的环境，常见于寒带、高海拔地区的冬季以及职业性接触低温地区如两极考察、冷库作业等。

（1）低温环境对人体生理的影响　在低温环境下人体热能的消耗量增加，主要是由于低温下机体肌肉不自主地寒战以产生热量，造成能量消耗增加；笨重防寒服增加了身体的负担也使能量需要增加。低温环境下人群热能摄入应较常温下增加 10%～15%，在总热能的来源中，脂肪和蛋白质的供热比例提高，而碳水化合物的供热比例有所下降。同时与热能代谢有关的维生素如硫胺素、核黄素、尼克酸等的需要量也随之增加。在低温条件下，水、电解质代谢发生特殊改变。到寒冷环境工作的初期，出现多尿，以致血液容积减少，皮肤黏膜干燥，血中锌、镁、钙、钠含量下降。人体在低温下，由于日照减少及食物来源的限制，常见维生素 D 和钙、磷摄入不足。此外，寒冷环境中胃液分泌量和酸度都增高，胃肠容易处于排空状态，因而食欲也较旺盛，而且比较喜欢热食和高能量、高脂肪的食物。

（2）低温环境下人群的合理膳食

① 供给充足的能量　在寒冷环境中，人需要摄入足够的能量才能维持能量平衡，碳水化合物和脂肪都是重要的能量来源，但膳食应提高脂肪和蛋白质的供能比例。动物和人体实验都证明，进食含脂肪高的膳食，对寒冷的耐力强。根据目前国内外学者对寒冷地区作业人员营养状况的研究认为，膳食构成中脂肪能量比为 35%～40%、碳水化合物为 48%～50%、蛋白质为 14%～15% 较为合理，其中动物蛋白最好在 50%～65%。

② 供给优质蛋白质　低温环境对蛋白质供给无特殊要求，但蛋白质的供给也应充裕。在低温下，人体蛋白质分解加速，氨基酸消耗量大，近年认为含硫氨基酸（如蛋氨酸）能增强机体的耐寒能力，因此含蛋氨酸较多的动物性蛋白应占总蛋白质的 50%。

③ 保证各种维生素的供给　由于低温环境使机体热能消耗增加，与热能代谢有关的维生素如硫胺素、核黄素、尼克酸等的需要量也随之增加。专家建议，硫胺素的摄入量为 2～3mg/d，核黄素为 2.5～3.5mg/d，尼克酸为 15～25mg/d。由于维生素 C 可增强机体的耐寒能力且寒冷地区蔬菜、水果供应通常不足，因而维生素 C 应额外补充，日补充量为 70～120mg。维生素 A 具有保护作用和缓解应激反应的作用，日推荐摄入量应为 1500μg。寒冷地区户外活动少，日照时间短，使体内维生素 D 合成受限，每日应补充维生素 D 10μg。近年来，人们对维生素 E 的耐寒能力及其机制研究很多，认为维生素 E 能增强能量代谢，提高耐寒能力，因此膳食中应补充一定量的维生素 E。

④ 适量补充钙、钠等矿物质　低温条件下矿物质自机体排出量增加，钠、钾及其他矿物质元素损失较多，由于维生素 D 合成受限，低温地区钙的缺乏较为普遍。所以，应注意在膳食和饮水中补充钙、钠等矿物质。目前认为食盐摄入过多对健康不利，因此不提倡食用过咸食品。

七、运动员的营养与膳食

运动员训练、比赛需要良好的体能，还要有高度的灵敏性，合理营养是提高训练效果和比赛成绩的基础，并且有利于赛后疲劳的消除、体力的恢复以及某些运动性疾病的防治，同时也有利于平稳顺利转入下一阶段的训练和比赛。营养不足或过度，均可影响运动员身体健康，导致运动能力下降。

（1）**运动对人体生理的影响**　运动员训练和比赛时，机体处于高度的应激状态，大脑的紧张活动和肌肉的强烈收缩，使机体的能量消耗骤然增多，代谢旺盛。此时体内代谢产物堆积，使身体发生特殊的内环境改变。心血管系统容量明显增大，以适应大量氧气和能量供应以及代谢产物排出的需要。剧烈运动时，由于肌肉组织局部血管舒张，使血流阻力下降、交感神经兴奋性增强，为了维持正常体温的需要，运动员心输出量可以达到最大输出量的85%。在这种情况下，运动员对能量和各种营养素的需要量也增加。而且不同运动项目还要求特殊的营养供给，以满足机体的不同需要。

（2）**运动员的营养需要**

① 能量　运动员的能量代谢主要取决于运动强度、频度和持续时间三个要素，同时也受运动员的体重、年龄、营养状况、训练水平、精神状态及气候环境等因素的影响。多数项目的运动员每天能量需要量在 14.64～19.66MJ（3500～4700kcal）范围内，如果按体重计算，多在 210～280kJ/kg（50～67kcal/kg）范围。碳水化合物易氧化、耗氧量少，既可由氧化供能，又可无氧酵解供能，是运动能量的主要来源。当运动员体内有足够的碳水化合物和脂肪作为能源时，蛋白质几乎不被动用。随着运动负荷的增强，对碳水化合物的利用增加，当运动强度达85%～90%最大氧摄取量时，全部能量来自碳水化合物。而随着运动强度的增加和时间的延长，对脂肪的利用也逐渐增加。

② 蛋白质　运动引起蛋白质的需要量增加。运动员在训练和比赛时，尤其在大运动量的情况下不仅消耗大量能量，也使体内蛋白质分解代谢加强，使运动员尿及汗液中氮排出量增多，甚至可出现负氮平衡。另一方面运动后恢复期蛋白质的合成代谢增强，如蛋白质供给不足，则影响运动性损伤的修复和运动能力的提高，还可引起运动性贫血。但蛋白质终究不是运动员的主要能源，而且高蛋白质膳食可导致尿氮排出增加，造成体内大量蛋白质的代谢产物，如氨、尿素的堆积，加重肝、肾负担，同时使体内水分、矿物质（尤其是钙）耗尽，对运动成绩及运动员健康均不利，故不宜过多摄入。

③ 脂肪　脂肪是运动的主要能量来源之一。脂肪具有能量密度高、体积小、耐饥饿的特点，符合运动员对食物的浓缩性要求。在轻、中度运动时，脂肪约提供机体50%的能量需要，在持久运动时脂肪可以提供约80%的能量需要。但因为脂肪不易消化，代谢时耗氧量高，膳食中脂肪比例过高时会影响氧的供应。脂肪不易消化吸收，会增加胃肠道负担。而且脂肪代谢产物多为酸性物质，对运动员的耐力以及运动后的体力恢复不利。一般运动员膳食中脂肪提供的能量占总能量的25%～30%比较合适。

④ 碳水化合物　碳水化合物是运动中重要的能量来源。碳水化合物在体内的代谢产物为二氧化碳和水，对机体不会产生不利影响。碳水化合物在体内主要以糖原的形式储备于肝脏和肌肉组织中。但人体内所能储存的碳水化合物并不多，约等于每日从食物中获取碳水化合物的一半。高强度、短时间的运动，基本以糖作为能量来源。中等强度运动的开始阶段，也由糖作为主要的供能物质。运动中当糖原储备下降后，脂肪氧化供能的比例逐渐提高。体内糖原储备量将直接影响运动员的体力和耐力，而影响体内糖原恢复的因素主要是时间和碳水化合物的摄取量，因此剧烈持久运动时运动员对碳水化合物的需要量增加。

⑤ 水　长时间运动或在热环境下运动，主要靠大量出汗达到机体散热，出汗量可高达2L/h 以上。当运动失水超过体重的 2% 时，常感到口渴。一般认为失水量为体重的 3%～4%时，基本上不影响运动成绩，但若失水量达到体重的 5% 时，运动能力明显下降。运动员水的补充应以补偿出汗丢失的水量和保持体内水的平衡为原则，应以含无机盐（钾盐、钠盐等）的低糖、低盐水为好。若大量出汗后应采用少量多次补足的办法。运动中补液时，液体

温度为 10～13℃比较适口，有利降低体温。

⑥ 矿物质和维生素　剧烈运动时体内代谢明显增强，矿物质不足会引起身体调节功能失常。每人每天食盐需要量约 15g，运动员可增至 30～40g。运动时排出钙量增加，成人每天需要 600mg，运动员增加至 1000～1200mg。铁的日摄入量也比正常人多，一般为 20～25mg。

运动员对维生素的需要量较多，原因是运动时体内代谢加强，激素分泌与酶的活性增强，使体内维生素消耗增加，同时由于大量排汗，丢失较多，应相应地补充丰富的维生素，尤其是水溶性维生素。多数学者认为，运动员的维生素摄入量大致为正常成年人的 1～1.5 倍。

（3）运动员的合理膳食

根据运动员膳食营养的特点和存在的主要问题，我国为运动员提出了简明扼要的膳食指南：

① 食物多样，谷类为主，营养平衡。
② 食量和运动量平衡，保持适宜体重和体脂。
③ 多吃蔬菜、水果、薯类、豆类及其制品。
④ 每天喝牛奶或酸奶。
⑤ 肉类食物要适量，多吃水产品。
⑥ 注重早餐和必要的加餐。
⑦ 重视补液和补糖。
⑧ 在医学指导下合理使用营养素补充品。

合理的饮食制度：剧烈运动时机体消化吸收能力减弱，食物在胃内容量过多，引起恶心、呕吐、腹痛，导致运动能力下降。因此，运动员进食时间应该与训练或比赛时间相适应。可在饭后 2～2.5h 后开始运动。但是进食与运动之间相隔的时间也不宜过长，过长可出现空腹感或血糖降低，影响运动的兴奋性和耐久力。运动后一般休息 30min 再进食，大量运动后应休息 40～60min 再进食。运动员进食的时间和餐次应有规律。

运动前，进食的食物体积不能过大，能量密度应该较高，而且容易消化吸收，应该以谷类食物为主，动物性食物为辅，特别要保证碳水化合物的充足。运动后，进食的食物可以适量增加蔬菜、水果的比例，以满足维生素、矿物质元素和膳食纤维的需要。运动员各餐食物能量的分配应以早餐 30％～35％、中餐 35％、晚餐 30％为宜。切忌暴饮暴食。

 案例分析

▶ **案例 1** ◀

孙女士今年 65 岁，3 天前出现腰背部疼痛，且疼痛愈加严重，并出现活动受限，弯腰、转身等动作均会引发疼痛加剧，故前去就诊。经体格检查，可见其神志清，精神可，生命体征正常，腰背部存在压痛，下腰部叩击痛明显，腰背部活动受限，无双下肢放射痛，双下肢感觉、肌力正常。采取骨密度检测见骨密度明显下降，胸腰椎 X 射线片检查发现第 3 腰椎出现椎体骨质破坏，椎间隙变窄，脊柱生理曲度改变。故根据症状及检查结果，诊断为骨质疏松症，伴骨质疏松性椎体压缩性骨折。经医生仔细询问后发现，该女士随着年龄增加喜吃谷类食物、蔬菜，不喜欢肉类、奶类食品，不爱运动，缺钙严重。

中国骨质疏松症流行病学调查结果显示，我国 50 岁以上人群骨质疏松症患病率为 19.2%；65 岁以上人群达到 32.0%，其中男性为 10.7%，女性高达 51.6%。更严峻的是，我国人民的骨骼健康水平也令人担忧，且有年轻化的趋势。调查发现，我国低骨量人群庞大，是骨质疏松症的高危人群。我国 40～49 岁人群低骨量率达到 32.9%，其中男性为 34.4%，女性为 31.4%。致跌倒、骨折及严重的致残率和致死率正在增加。

问题：

1. 为什么孙女士会出现这种状况？
2. 如何通过膳食原则预防或改善骨质疏松的状况？
3. 老年人膳食的基本原则与要求是什么？

分析：

问题 1：孙女士常以谷类食物、蔬菜、水果为主，不喜欢肉类、奶类食品，不爱运动，导致蛋白质、多不饱和脂肪酸及钙、维生素 D 等营养素得不到充分供给，而老年人对膳食中钙的吸收利用率下降，机体对钙的利用和储备能力也较差，但代谢排出量并不因吸收少而降低，反而有所增加，因此钙供应不足易出现钙代谢负平衡，导致骨质疏松，易发生骨折。孙女士也是因为钙缺乏导致骨质疏松而引起骨折。

问题 2：补充钙剂和维生素 D 是防治骨骼肌系统疾病的重要措施。同时蛋白质摄入要合理，保持适当磷及其他营养素的摄入，如维生素 A、维生素 K、铁、镁、锌等均对骨骼健康有重要作用。

中国营养学会 2013 年发布了膳食钙推荐摄入量（RNI），其中，18～49 岁人群每天需要 800mg，50 岁以上需要 1000mg。饮食上摄入含钙量丰富的食物，如牛奶及其制品（酸奶、奶酪等）、大豆（黄豆、黑豆、青豆等）及其豆制品（豆腐、豆腐丝、豆腐干等）、干果（花生仁、芝麻、瓜子等）、海产品（虾皮、海带、紫菜等）以及深绿色叶类蔬菜（菠菜、空心菜等）。

中国营养学会 2013 年提出我国 65 岁以上老人每天膳食维生素 D 推荐摄入量（RNI）为 15μg（600IU），其他人群为每天 10μg（400IU）。可通过摄入含脂肪高的海鱼（鲑鱼、鲱鱼等）提供一定量维生素 D_3，摄入含有少量维生素 D_2 的一些酵母发酵的食物或蘑菇等植物性食物。通过食物补充维生素 D 非常有限。人体内维生素 D 主要来源靠皮肤合成。夏天，天气晴朗时，裸露双臂，一般半小时皮肤合成的维生素 D 就可以满足人体的需求。

饮食上应避免进食辛辣刺激食物，避免饮用碳酸饮料、汽水等，适当限制食盐的摄入，多进食富含蛋白质及钙质的食物，如豆腐、鸡蛋、乳制品；适当活动，根据个人体力情况量力而行，勿进行剧烈运动，活动时保护肢体，小心跌倒，注意不要久坐、久站、长时间弯腰等。

问题 3：一般老年人的膳食基本原则与要求，①食物品种丰富，动物性食物充足，常吃大豆制品；②鼓励共同进餐，保持良好食欲，享受食物美味；③积极户外活动，延缓肌肉衰减，保持适宜体重；④定期健康体检，测评营养状况，预防营养缺乏。高龄老年人膳食基本原则与要求，①食物多样，鼓励多种方式进食；②选择质地细软、能量和营养素密度高的食物；③多吃鱼禽肉蛋奶和豆，适量蔬菜配水果；④关注体重丢失，定期营养筛查评估，预防营养不良；⑤适时合理补充营养，提高生活质量；⑥坚持健身与益智活动，促进身心健康。

▶ 案例 2 ◀

　　调查分析妊娠期妇女不良妊娠情况。方法：收集 469 例不良妊娠结局和正常分娩 2913 例孕妇，观察不良妊娠结局人口学特征及不良生育率。结果：被调查的 3382 例孕妇中，不良妊娠结局发生率为 13.87%。其中发生率最高的是早产，占 9.79%；其次是巨大儿发生率 1.48%，出生缺陷发生率 1.39%，新生儿窒息发生率 0.62%，自然流产、低出生体重儿发生率均为 0.44%，死胎及死产发生率 0.33%。

　　据联合国统计，有 94% 的弱智儿或脑发育不全导致脑瘫的患儿是在母亲妊娠期间造成的，其余 6% 是因分娩过程中缺氧所致。因分娩导致的智障患儿后天是有可能治愈的，但因母体妊娠期造成的智障患儿后天是不可治愈的。

　　问题：

　　1. 妊娠期营养不良对胎儿和母体会造成哪些影响？

　　2. 如何理解妊娠期营养与胎儿智力的关系？

　　3. 妊娠不同阶段膳食的基本原则与要求是什么？

　　分析：

　　问题 1：妊娠期营养不良对母体的影响——引起营养性贫血、骨质软化症、流产、妊娠并发症。对胎儿的影响——胎儿生长发育迟缓、胎儿脑发育受损、先天畸形、巨大儿。

　　问题 2：孕妇的营养状况直接关系到胎儿大脑的发育，甚至影响出生后智力的发展。碘、锌等对脑的发育都有重要的作用。摄食过少，体内产生的酮体可对胎儿的脑和神经造成损伤。

　　问题 3：应随孕妇的生理变化与胎体生长发育状况进行合理的调整。孕早期的膳食应清淡、易消化、口感好，数量保证与未孕时相同即可。孕中期和晚期各类食物应保证达到一定的数量，使孕妇摄入的各种营养素满足母体和胎儿的需求。

 思考题

1. 什么样的饮食才是营养膳食（膳食指导）？

2. 请说明营养素摄入不足与过多的危险性。

3. 什么是膳食结构？膳食结构对人体健康有什么影响？

4. 试分析东方型素食膳食结构模式与西方膳食结构模式的利弊。

5. 试叙述 2022 版膳食指南主要内容。

第七章
营养与疾病防治

 课前小提问

20世纪50～60年代，我国特别是内蒙古自治区和东北三省儿童维生素D缺乏性佝偻病（简称佝偻病）发病相当普遍，1977年全国佝偻病防治科研协作组调查城乡婴儿佝偻病患病率结果为40.7%。1980年全国佝偻病防治科研协作组第二次会议纪要显示，全国儿童佝偻病平均患病率达33.25%，其中南方：昆明29.72%，广东16.13%，四川27%，贵州38.37%，广西23.98%；中部：江西30.5%，南京18.89%，河南15.39%，湖北22.62%，上海13.15%，青岛50.19%；北方：新疆70.28%，内蒙古99.71%，山西36.50%，甘肃兰州55.00%，陕西西安32.14%，北京25.13%，河北53.1%，天津19.96%，辽宁沈阳29.03%，吉林延边58.92%，黑龙江58.17%。经原卫生部领导与全国佝偻病防治科研协作组的努力，1990年后几乎全国各地区儿童佝偻病患病率均有不同程度下降。具有代表性的1990～1996年国家统计局、原卫生部的资料显示城乡婴儿佝偻病患病率为26.7%，比1977年全国佝偻病防治科研协作组的调查结果（40.7%）下降了14个百分点。进入2000年后虽未再进行全国儿童佝偻病调查，但临床上越来越少见婴幼儿有骨骼畸形的活动性佝偻病。请通过以上材料分析我国佝偻病患病率减少的原因。

随着社会进步以及人民生活水平的提高，人们对营养的需求已超出单纯满足生存的范畴，而且也作为防病治病的重要手段。目前严重威胁人类健康的非传染性疾病大多与不适当的营养素摄入有关，因此营养与疾病的关系已引起越来越广泛的关注。

营养与疾病的关系，可以概括为以下几个方面：①个别或几种营养素摄入不足或缺乏可导致相应的营养缺乏症，如贫血、佝偻病等；②长期摄入某些营养素不足或缺乏，除去现有相应的营养缺乏体征外，同时还可降低机体免疫功能；③某些营养素摄入过剩也可导致机体代谢和生理功能紊乱，如高血压、糖尿病等的发生与长期热能摄入过剩关系密切。合理的营养与膳食是预防和治疗许多疾病的主要措施和首要环节。

第一节　营养缺乏性疾病

我国地域辽阔，各地经济水平有一定的差距。在一些经济欠发达地区，营养缺乏性疾病仍然比较多见；在一些经济较发达的地区，因偏食、限食、生理需要增多等因素的影响，也可能导致营养缺乏性疾病的发生。在我国，较常见的营养缺乏性疾病以蛋白质-能量营养缺乏、维生素缺乏、矿物质缺乏等较为常见。预防和治疗营养缺乏性疾病是营养学工作的重点之一。

一、蛋白质-能量营养缺乏

蛋白质-能量营养缺乏（protein-energy malnutrition，PEM），是因食物供应不足或因某些疾病等因素而引起的一种营养不良，在世界各地都有发生。因食物供应不足所引起的原发性蛋白质-能量营养缺乏多发生在饥馑、战争时期或贫困的国家和地区的人群中；因疾病等因素所引起的继发性蛋白质-能量营养缺乏则散发在世界各地的各类人群中。

1. 临床表现

在临床上一般可分为浮肿型、消瘦型和混合型。

消瘦型：由于能量严重不足所致，消瘦为其特征。儿童明显矮小，消瘦，皮下脂肪消失，皮肤干燥松弛，多皱纹，失去弹性和光泽；头发纤细松稀，干燥易脱落，失去固有光泽。成人突出表现为消瘦无力，常并发干眼症（维生素 A 缺乏症），腹泻，厌食，呕吐，脱水等。脱水、酸中毒及电解质紊乱常为死亡原因。

浮肿型：急性严重蛋白质缺乏所致，周身水肿为其特征。儿童身高正常，体内脂肪未见减少，肌肉松弛，头发脆弱易断和脱落，常有圆秃，指甲脆弱有横沟，周身软弱无力，表情淡漠，严重病例呆板无表情，无食欲，肝肿大，常有腹泻或大量水样便，有腹水，常伴有维生素 A 和 B 族维生素的缺乏症状。支气管炎合并肺水肿、败血症、胃肠炎及电解质紊乱等常为死因。成人严重蛋白质缺乏时，亦表现出明显的水肿症状。

混合型：临床上以此型为多见，临床表现不一，很大程度与原发病有关。可表现为儿童生长发育障碍，成年患者体重减轻。

2. 预防与治疗

对于蛋白质-能量营养缺乏的预防，最主要的是因地制宜地供给高蛋白质、高能量的食品。临床治疗期间，在采取抗感染、调整水盐平衡、抗心衰等治疗措施的同时，营养治疗是十分重要的。营养治疗原则是：蛋白质和能量的摄入应高于正常需要量，注意补充液体，矿物质的补充应为低钠、足量的钾和镁及适量的铁；补充多种维生素，尤应注意维生素 A 和维生素 C 的补给；饮食摄入量应从少量开始，随着生理机能的适应和恢复，逐渐增加，并应少量多餐，根据患者年龄及病情可采用流质、半流质或软食等，饮食最好经口供给，否则采用肠外营养。

二、维生素缺乏

（一）维生素 A 缺乏

维生素 A 缺乏可由于膳食中维生素 A 及其前体的摄入不足引起，也可因某些因素干扰了维生素 A 的吸收、运输以及在肝中的贮存所致。由于维生素 A 是由一种在肝脏中合成的特殊蛋白质转运的，所以蛋白质营养缺乏和肝脏疾病均可促使维生素 A 的缺乏。

1. 临床表现

维生素 A 缺乏在临床上主要表现为夜盲，严重者可发生干眼病、角膜软化，乃至失明。

维生素 A 作用于人体的视觉感受器，缺乏时人便很难适应由明到暗的光线变化，在暗环境中视物能力极差甚至消失，这种暗适应能力差的表现临床称为夜盲症。夜盲是维生素 A 缺乏的初始症状，也是经治疗最容易恢复的症状。

除夜盲外，还有干眼病的表现，由于角膜内在改变加之泪管阻塞引起泪液缺乏，造成角膜干燥、皱褶、失去透明性；眨眼运动失去正常的反应。症状严重时结膜增厚变粗，形同皮肤；角膜上皮剥落，形成溃疡乃至穿孔，造成失明。

维生素 A 缺乏的另一临床表现为皮肤的变化，主要表现为毛囊角化与皮肤干燥，两者可以单独发生或同时并存。毛囊角化时皮肤形似"鸡皮"，首先发生于上臂后侧与大腿内侧，这是皮脂腺分泌减少的结果。此外还伴有呼吸系统感染、生长发育缓慢、骨骼发育停止、生殖机能退化等症状。

2. 预防与治疗

最有效的预防方法是保证膳食中有丰富的维生素 A 或胡萝卜素的来源。维生素 A 最好的来源是动物性食品如黄油、蛋类、肝与其他动物内脏。植物性食品中应注意摄取富含胡萝卜素的蔬菜如番茄、胡萝卜、辣椒、空心菜、苋菜等。有些水果如香蕉、柿子、橘、桃等含量也很丰富。此外，还应考虑用维生素 A 强化食品，尤其是婴幼儿食品，如在脱脂奶中强化维生素 A，也可在面粉制品或糖果中补充维生素 A。

维生素 A 缺乏的治疗比较单纯，主要是口服维生素 A 补充剂，但口服维生素 A 应遵医嘱，以防维生素 A 在体内蓄积而中毒。

（二）维生素 B_1 缺乏

维生素 B_1 缺乏症是由于机体维生素 B_1（又称硫胺素）不足或缺乏所引起的全身疾患，临床上习惯称为脚气病。此病多发生在以精白米为主食的地区。治疗及时可完全恢复。

1. 临床表现

临床上此病以神经系统和心血管系统的症状为主，前者称为干性脚气病，后者称为湿性脚气病，多数病例为混合型。干性脚气病的主要症状为上行性对称性周围神经炎。表现为运动和感觉障碍。早期腿酸无力、下肢沉重。踝及足麻木和有灼痛感，肌肉有明显的压痛。湿性脚气病的主要症状为活动后心悸、气促等。更严重时可致心力衰竭。患者也会出现浆液渗出性水肿，多见于踝部，严重者向膝、大腿及其它部位发展。

2. 预防与治疗

为防止脚气病的发生，应注意食物的调配，不应长期吃精白米、面的食物。最好掺杂吃些粗粮和杂粮，多食用其他含维生素 B_1 丰富的食品，如豆类与豆制品、肉、蛋及其制品等。改善烹调方法，尽量保存食物中原有的维生素 B_1 得以利用。烹调时不加碱，勿弃米汤和菜汤。治疗其它疾病时，也应注意硫胺素的供给。

对于严重的脚气病患者应立即肌肉注射硫胺素，到病情缓解后，可改为口服。病情轻的或干性脚气病，可口服硫胺素治疗。由于患者经常伴有多种营养素缺乏，故在用维生素 B_1 治疗的同时，需给予其它水溶性维生素，可用复合维生素 B 或酵母片。

（三）维生素 C 缺乏

维生素 C 缺乏不仅能引起坏血病，还与炎症、动脉硬化、肿瘤等多种疾患有关。

1. 临床表现

成人坏血病的主要表现为毛囊过度角化，并伴有毛囊周围出血、牙龈肿胀及出血、皮下淤血点、肌肉疼痛、疲倦以及情绪改变。还可有大关节疼痛和关节腔积液。

2. 预防与治疗

人类维生素 C 的主要来源是新鲜蔬菜和水果，动物性食物中仅肝、肾等含有少量，所以，膳食中应有足够的新鲜蔬菜，特别是绿叶蔬菜。如能经常吃些水果，则更有助于预防维生素C的不足。此外，还可常饮用强化果汁和强化饮料加以补充，以预防维生素C的缺乏。

维生素C缺乏患者可以口服维生素C药片，儿童每人每日100～300mg，成人每人每日500mg。

（四）维生素D缺乏

钙、磷代谢中，维生素D起重要的调节作用，所以维生素D缺乏的发生与钙、磷代谢有密切的关系，对机体的影响是全身性的，其突出的表现是佝偻病和骨软化症的发生。维生素D缺乏主要发生在受日光照射不足，并缺少食物维生素D来源的人群中，特别在婴幼儿、家庭妇女和老年人当中更为多见。

1. 临床表现

佝偻病多见于婴儿，以头部、胸部及四肢有较明显的骨骼变形为突出症状，可观察到肋骨串珠和鸡胸、长骨骨骺增大、出现"O"形或"X"形腿等。牙齿方面，出牙推迟，恒齿稀疏、凹陷，容易发生龋齿。

骨软化症和骨质疏松多见于孕产妇、更年期妇女及老年人。常见症状有骨痛、肌无力，可见脊柱弯曲、身材变矮、骨盆变形等症状，严重时会发生自发性或多发性骨折。

缺乏维生素D而导致钙吸收不足，还可引起手足痉挛症。表现为肌肉痉挛、小腿抽筋、惊厥等。

2. 预防与治疗

鼓励户外活动，使机体得到充分的日光照射，这是预防佝偻病和骨软化症最简便有效的方法，户外活动的关键在于早期开始和经常坚持。多食用含维生素D丰富的食物如动物肝脏、鱼肝油、禽蛋等。由于一般食物中的维生素D含量很少，对婴幼儿来讲，在缺少日光照射的条件下，单靠天然食品更难满足机体的需要，所以补充维生素D是很必要的。

佝偻病和骨软化病的治疗，最主要的是补充足够量的维生素D和钙，维生素D的计量为每日3000～5000国际单位，视病情而定。

（五）烟酸（维生素PP）缺乏

烟酸缺乏会导致癞皮病，是由于膳食中缺乏烟酸所致。本病多流行于世界上以食玉米为主的地区。原因是人体只能吸收利用游离型烟酸，玉米中的烟酸为结合型，不能被人体吸收利用。此外，能够在人体内可以转变成烟酸的色氨酸，在玉米中的含量也很少。

1. 临床表现

患者常有前驱症状，如疲劳乏力、一般工作能力减退、记忆力差和失眠等。如不及时治疗，可出现下列典型症状：皮肤炎（dermatitis）、腹泻（diarrhea）和抑郁或痴呆（depression or dementia）。由于此三系统症状英文名词的开头字母均为"D"字，故又称为三"D"症状。但在事实上，轻症患者不一定都有腹泻和痴呆症状。

2. 预防与治疗

改善营养状况，合理调配膳食，是预防此病的关键。豆类、大米和小麦含有丰富的烟酸与色氨酸，而且所含的烟酸绝大部分为游离型，可直接为人体吸收利用。同时，还应增加动物性食品的摄入量。

常规的癞皮病治疗中，应提高治疗膳食中的蛋白质含量，同时摄入B族维生素和抗坏血酸。重症患者，尤其是严重腹泻和痴呆者，应进行抢救，迅速纠正水与电解质紊乱，每日口服尼克酰胺200～300mg，分3～4次吞服，直到急性症状消失，恢复正常饮食为止。

三、矿物质缺乏

（一）铁缺乏

循环血液中血红蛋白量低于正常时称为贫血。贫血时，一般伴有红细胞数量减少或红细胞体积减小。贫血的原因很多，其中由于体内铁的缺乏而影响正常血红蛋白的合成所引起的缺铁性贫血为最常见，可发生于各年龄组，尤多见于婴幼儿及生育年龄妇女。

1. 临床表现

造成人体铁缺乏的原因有：由于特殊生理状态而需要量的额外增加、摄入量长期不足或损失过多以及吸收障碍。

人体对铁的需要量增加而摄入铁量却相对不足：婴幼儿生长的速度和血容量增加很快，早产儿增加更快，婴儿在 4~6 个月后，体内储存的铁已消耗殆尽，如果继续仅以含铁较少的人乳或牛乳喂养，可导致缺铁性贫血。育龄期妇女由于妊娠、哺乳，需铁量增加，加之妊娠期消化功能紊乱，铁的摄入量少且吸收不佳易发生缺铁性贫血。

慢性失血：长期因各种疾病引起的慢性失血使体内总铁量显著减少，导致贫血。慢性小量的肠道失血，已成为婴幼儿缺铁性贫血的重要原因。成人的上消化道反复出血、钩虫病引起的肠道慢性失血、痔出血、妇女月经过长等长期铁的损失，都是导致缺铁性贫血的常见原因。

铁的吸收障碍：动物性食品中的血色素铁可直接以卟啉铁的形式吸收，吸收率高。非血色素铁的吸收取决于铁在胃肠道的溶解程度。萎缩性胃炎或胃大部分切除术后均可使胃酸缺乏，从而影响铁的吸收。

人体在贫血时一般表现为，面色苍白，口唇黏膜和眼结膜苍白。严重者可出现食欲不振、心率增快、心脏扩大等。婴幼儿特别是严重病例，会发生肝脾、淋巴结肿大，四肢浮肿等。

2. 预防与治疗

为预防缺铁性贫血，婴幼儿应及时添加富含铁的辅助食品，孕妇与乳母应注意补充足量的铁；平时应多吃富含维生素 C 的食物，如柑橘类、大枣、酸枣、猕猴桃、西红柿等，以帮助食物中铁质的吸收；尽量用铁制炊具代替铝制炊具；多食用含铁丰富的动物性食品如动物肝脏、肉、鱼等。

对于缺铁性贫血应根据病情使用药物，常用的药物有硫酸亚铁、碳酸亚铁、富马酸铁等，使用铁剂应从小剂量开始，逐渐增加剂量达到足量。为减少胃肠反应，宜在饭后服用。为增加铁的吸收，可同时服适量的维生素 C 和稀盐酸（浓度$<0.1\%$）。

（二）碘缺乏

碘是人体不可缺少的一种营养素，当摄入不足时，机体会出现一系列的障碍。在这一系列的障碍中，地方性甲状腺肿（简称地甲肿）与地方性克汀病（简称地克病）是两种已熟知的碘缺乏导致的疾病，前者主要见于成年人，后者则发生于胎儿和儿童。

1. 临床表现

地甲肿主要表现为甲状腺肿大，突眼，高代谢综合征（怕热、心悸、出汗、甲亢、消瘦、腹泻、基础代谢增高）。

克汀病是由于胎儿或胎儿出生后前几个月碘的供给极度缺乏而造成的，后果极为严重。主要表现为智力低下、神经发育不全、生长发育迟缓、侏儒体形、性发育受阻等。治疗后效果不理想。

2. 预防与治疗

为预防碘缺乏可经常吃含碘高的海带、紫菜等海产品。对于饮水、食物中缺碘的地区可以采用碘化钾与食盐按 1：20000 的比例制成加碘盐食用，这是世界各国普遍采用的碘强化方法，效果良好。

（三）硒缺乏

1935 年在黑龙江克山县及其邻近县的农村暴发流行一种原因不明的地方性心肌病，造成大批居民，特别是妇女的死亡，之后其他地区相继发现此病。由于病因不明，遂因地命名为克山病。经多年研究，我国学者证实克山病的基本发病因素是缺硒，补充硒后可预防克山病的发生。

1. 临床表现

克山病是一种慢性过程的心肌病，临床上根据心功能的代偿状态分为四型。急型克山病多见于北方病区，寒冷季节高发。主要表现为急性心源性休克及严重的心律失常。亚急型克山病主要见于儿童，主要表现有倦怠、微热、气喘、食欲不振、恶心呕吐、腹泻及阵发性持续性腹痛。慢型克山病可以在不知不觉中缓慢发展而成，也可由其他型克山病转化而来。主要表现为劳累后气急、无力、浮肿、尿少等。慢型克山病患者往往症状不是很明显，但心脏却已重度扩大，稍加负荷功能很易衰竭。潜在型克山病多数自然发生，少数由其他病型好转而来。患者无明显的自觉症状，儿童病例多伴有肝脏肿大。

2. 预防与治疗

人体摄入的硒几乎全部来自食物。海产品、动物肾脏、肉类、大米与其他谷类含硒量较高，蔬菜和水果通常含硒量较低。我国学者曾采用亚硒酸钠预防克山病取得了显著效果。此外，还可食用富硒酵母、硒化卡拉胶等营养强化食品。

虽然目前已经证实缺硒是克山病的一个重要病因，但它并不是唯一因素，因为低硒地区不一定都是克山病区；流行期间不同地区的发硒均值有所不同，病区新发病患者与健康者全血硒浓度无差别，高发季节时发硒值无相应下降，以上说明，导致克山病的因素中，除低硒为其共同必要因素外，尚有其他因素作用，有待进一步研究。

第二节　营养过剩性疾病

一、肥胖

肥胖不是一种状态，而是一种疾病。肥胖按发生的原因分为遗传性肥胖、继发性肥胖和单纯性肥胖。所谓遗传性肥胖主要是指遗传物质（染色体、DNA）发生改变而导致的肥胖，常有家族性肥胖倾向。继发性肥胖主要是指：由于下丘脑-垂体-肾上腺轴发生病变、内分泌紊乱或其他疾病、外伤引起的内分泌障碍而导致的肥胖。单纯性肥胖主要是指排除遗传性代谢性疾病、外伤或其他疾病所引起的继发性、病理性肥胖，而单纯由于营养过剩所造成的全身性脂肪过量积累。本节主要介绍单纯性肥胖。

1. 肥胖的衡量标准

（1）**身高标准体重法**　这是目前测量人体肥胖最常用的指标，在一般人群中，体重的增加多半是脂肪的增加，体重增加到一定程度时，即可确定为肥胖。公式为：

肥胖度（％）＝［实际体重（kg）－身高标准体重（kg）］/身高标准体重（kg）×100％

判断标准是：肥胖度≥10％为超重；20％～29％为轻度肥胖；30％～49％为中度肥胖；

≥50%为重度肥胖。

标准体重是一个统计学数字,来源于大规模人群的统计结果。在统计学数字的基础上,Broca推导出了标准体重的计算公式:

Broca公式: 标准体重 = 身高(cm) - 100

对于东方人来说,这一公式的计算结果偏大,为此,对上述公式进行了修正,主要有:

Broca改良公式: 标准体重 = 身高(cm) - 105

平田改良公式: 标准体重 = [身高(cm) - 100] × 0.9

(2)体质指数(body mass index,BMI)法 目前国内外普遍使用体质指数(BMI)来评价成人是否超重或肥胖。BMI = 体重(kg)/[身高(m)]^2。判断标准见表7-1。

表7-1 体质指数判断标准

项目	消瘦	正常	超重	肥胖
成年男子	<20	20~25	25~28	>28
成年女子	<19	19~24	24~27	>27

(3)皮褶厚度法 皮褶厚度用来表示皮下脂肪的厚度。WHO推荐用皮褶厚度测量仪测量肩胛下、肱三头肌、脐旁3个测量点的皮褶厚度,以平均值为判断标准(表7-2)。

表7-2 皮褶厚度法判断标准

项目	消瘦	正常	肥胖
成年男子	<10mm	10~40mm	>40mm
成年女子	<20mm	20~50mm	>50mm

判断方法是:凡肥胖度≥20%,两处的皮褶厚度≥80百分位数,或其中一处皮褶厚度≥95百分位数者为肥胖;凡肥胖度<10%,无论两处的皮褶厚度如何,均为体重正常者。

2. 肥胖的原因

(1)遗传因素 大量的研究表明,肥胖有明显的遗传性。遗传因素对于肥胖发生的影响主要有三方面:基础代谢低,使机体总能量的消耗较低;胃口通常较好,食物消化吸收充足,造成能量摄入较高;脂肪细胞富有弹性,能扩充得很大,或是脂肪细胞增生较快,使脂肪细胞的数量较多。因此,有遗传倾向的人,不仅容易出现能量过剩,而且为过剩的能量所转化的脂肪提供了储存场所,因而较其他人更容易发胖。

(2)社会因素 随着经济的发展,人民生活水平不断提高。人们膳食中动物性食品、脂肪等高热能食品摄入明显增加;生产的机械化、自动化水平的提高使人们工作劳动的能量消耗大为减少;交通的发达、快捷,使人们的活动量明显减少;电视、电脑等休闲娱乐工具的普及,使许多人的户外锻炼时间减少,能量消耗进一步降低。这些因素均会导致能量摄入大于支出,从而引起肥胖。

(3)饮食因素 肥胖是一种营养素不平衡的表现,因为多余的食物被转化为脂肪储存,而不是用于能量消耗和代谢。在胚胎期,由于孕妇能量摄入过剩,可能造成婴儿出生时体重较重;出生后不正当的喂养方式、偏食、进食速度快、食量大、吃零食、喜食油腻和甜食等都可能是造成肥胖的原因。

(4)神经内分泌因素 神经内分泌在调节机体饥饿与饱食方面发挥一定作用。情绪对食欲也有很大影响,情绪好,食欲旺盛,消化吸收也较好,这就容易使人摄入过多热能而致肥胖。部分人由于性格内向抑郁,不愿活动常常以进食得到安慰,也会造成肥胖。

3. 肥胖的危害

肥胖虽然不会直接导致死亡，但因肥胖引起的某些疾病却威胁着人类生命。

（1）肥胖对儿童的危害

① 对心血管系统的危害：肥胖可导致儿童全身血黏度增高，血脂和血压增高，心血管功能异常，肥胖儿童有心功能不全、动脉粥样硬化的趋势。

② 对内分泌及免疫系统的危害：肥胖儿童的生长激素和泌乳素处于正常的低值、甲状腺素 T3 增高、性激素水平异常、胰岛素增高、糖代谢障碍。胰岛素增多是肥胖儿童发病机制中的重要因素，肥胖儿童往往有糖代谢障碍，超重率越高，越容易发生糖尿病。肥胖儿童免疫功能明显紊乱，细胞免疫功能低下。

③ 对生长、智力和心理发育的危害：肥胖儿童能量摄入往往超过标准，普遍存在着营养过剩的问题，但常常有钙、锌摄入不足的现象。调查表明肥胖儿童骨龄均值大于对照组，男女第二性征发育均显著早于对照组。智商明显低于对照组，反应速度、阅读量以及大脑工作能力等指标均值低于对照组。心理上倾向于抑郁、自卑和不协调等。

（2）肥胖对成年人的危害

① 对循环系统的影响：肥胖者血液中甘油三酯和胆固醇水平升高，血液的黏滞系数增大，动脉硬化与冠心病发生的危险性增高；肥胖者周围动脉阻力增加，血压升高，易患高血压病。

② 对消化系统的影响：肥胖者易出现便秘、腹胀等症状。肥胖者的胆固醇合成增加，从而导致胆汁中的胆固醇增加，使患胆结石的危险性增高。肥胖者发生胆结石的危险是非肥胖者的 4～5 倍，而上身性肥胖发生胆结石的危险性则更大。

③ 肥胖与糖尿病：流行病学研究证明，腹部脂肪堆积是发生 2 型糖尿病一个独立危险因素，常表现为葡萄糖耐量受损，对胰岛素有抵抗性，而随着体重的下降，葡萄糖的耐量改善，胰岛素分泌减少，胰岛素抵抗性减轻。

④ 肥胖与某些癌症的关系：研究发现肥胖与许多癌症的发病率呈正相关，肥胖妇女患子宫内膜癌、卵巢癌、宫颈癌和绝经后乳腺癌等激素依赖性癌症的危险性较大；另外，结肠癌和胆囊癌等消化系统肿瘤的发生也与肥胖有关。

⑤ 对呼吸系统的影响：胸壁、纵隔等脂肪增多，使胸腔的顺应性下降，引起呼吸运动障碍，表现为头晕、气短、少动嗜睡，稍一活动即感疲乏无力，称为呼吸窘迫综合征。

4. 肥胖的预防和治疗

（1）肥胖的预防　大量实践表明，肥胖的预防远较治疗易于奏效，其最为根本的预防措施，就是要有充分的体力活动和适当的饮食量，使摄入的能量与消耗的能量基本平衡。关键则在于及早采取措施以防患于未然，并养成习惯持之以恒。

① 合理膳食　要根据个人的工作情况与劳动强度，安排合理的食谱，做到饮食有规律。要少量多餐，晚餐少吃，少吃油炸食品和甜食、零食；饮食要清淡。多吃蔬菜水果，保证维生素和矿物质的摄入；少喝甜饮料，喝酒要适量，限制食盐的摄入量。

② 合理运动　各种体力活动都可以增加机体的热能消耗，活动强度越大，能量消耗越多。要根据自己的身体状况，尽可能多从事体力活动，坚持体育锻炼，体育锻炼不仅能避免身体内脂肪过多，而且能使肌肉发达，使人健康、强壮。

（2）肥胖的治疗　肥胖的治疗即达到能量负平衡，促进脂肪分解。目前常采用的方法有以下几种：

① 饮食减肥法　控制总热能的摄入量，使能量代谢呈现负平衡，可促进脂肪的分解，有利于降低体重。但能量摄入的降低应适可而止，必须以保证人体能从事正常的活动为原

则，不能过分限制能量的摄入，防止出现副作用。一般成人每天摄入能量控制在 1000kacl 左右，最低不应低于 800kcal。在选择食物种类上，应多吃瘦肉、奶、水果、蔬菜和谷物食物，少吃肥肉等油脂含量高的食物，一日三餐食物总摄入量应控制在 500g 以内。为防止饥饿感，可食用纤维含量高的食品。同时，还应改掉不良的饮食习惯，如暴饮暴食、吃零食、偏食等。

饮食减肥法是所有减肥法的基础，但需要较长的时间，并且要持之以恒，在达到理想体重后，需继续注意控制 3 个月，否则调整好的饮食尚未养成习惯，很容易恢复原状，体重也就随之回升，前功尽弃。

② 运动减肥法　通过运动增加能量消耗，是造成机体热能负平衡的另一种手段。此外，运动还作用于神经内分泌系统，使之改善对脂肪代谢的调节，促进脂肪的分解，减少脂肪合成。

不是任何运动都能减肥，中等负荷强度，即最大耗氧量 55％ 左右的运动强度最好。以心率计为每分钟 110～130 次。强度过大能量消耗是以糖为主，此时反而抑制脂肪组织中脂肪酸的释放。而负荷强度小，机体热能消耗不多，达不到热能负平衡，起不到减肥作用。中等强度的运动要持续较长时间才能达到减肥效果。中等强度运动时，开始阶段不是立即动用脂肪，因为从脂肪库释放出脂肪并运到肌肉，需要一定时间，一般至少 20 分钟。因此，消耗体内脂肪的运动持续时间至少在 30 分钟以上，1～2 小时更好。运动的项目和形式不限，走路、慢跑、自行车、游泳、球类活动、舞蹈等均可，只要在运动强度和持续时间上符合上述要求均可。

饮食减肥法和运动减肥法相结合会取得更好的减肥效果。

③ 药物减肥法　药物减肥法不是减肥的主要手段，只宜作为饮食减肥等其他方法的辅助手段应用。减肥药物可分为以下几类：能量消耗增强药，食欲抑制药，阻止消化吸收类药，影响脂类代谢药。服用任何一种减肥药，都必须在医生指导下进行，定期作必要的体格检查和血液化验，以观察疗效和防止不良反应。

④ 非药物减肥法　用手术法可以去除脂肪，但效果并不理想，许多术后患者体重慢慢又恢复，甚至超过术前水平。我国传统医学治疗肥胖的方法主要有针刺疗法、耳穴贴压法、艾灸疗法、指针减肥法等，用于治疗单纯性肥胖症也有一定疗效。

二、高血压

高血压是一种常见的以体循环动脉血压增高为主的临床综合征。一般可分为原发性高血压和继发性高血压二种，其中以前者占绝大多数。对于迄今原因尚未完全阐明的高血压称为原发性高血压。病因明确，血压升高只是某些疾病的一种表现，称为继发性高血压。原发性高血压是一种常见病、高发病，近 10 年来原发性高血压在我国呈上升趋势。除遗传因素和精神紧张外，膳食与营养因素被认为与高血压有密切关系。

1. 营养因素与原发性高血压的关系

（1）食盐（氯化钠）　食盐摄入量与高血压显著相关。食盐摄入高的地区高血压发病率也高，限制食盐摄入可降低高血压发病率。食盐摄入过多，导致体内钠潴留，而钠主要存在于细胞外，使胞外渗透压增高，水分向胞外移动，细胞外液包括血液总量增多。血容量的增多造成心输出量增大，血压增高。

（2）脂肪与碳水化合物　脂肪与碳水化合物摄入过多，导致机体能量过剩，使身体变胖、血脂增高、血液的黏滞系数增大、外周血管的阻力增大，血压上升。

（3）酒精　大量研究发现少量饮酒（相当于 14～28g 酒精）者的血压比绝对禁酒者还

要低，但每天超过 42g 酒精者的血压则显著升高。

2. 原发性高血压的营养防治

（1）**限制能量的摄入**　限制能量摄入的目的是控制体重在标准范围内，控制体重可使高血压的发生率减低 28%～40%。在饮食中还要注意三餐热能的合理分配，特别应注意晚餐中能量不宜过高。

（2）**限制脂肪的摄入**　限制脂肪的摄入量，增加不饱和脂肪酸的比例，可降低血清甘油三酯与胆固醇水平，降低血液的黏滞系数；防止动脉粥样硬化，防止血管狭窄，降低血液阻力，防止血压升高。饱和脂肪酸、单不饱和脂肪酸和多不饱和脂肪酸的比例应为 1：1：1。

（3）**限制食盐的摄入，增加钾、钙的摄入量**　限盐前的血压越高，限盐降压的作用越明显。在正常情况下，人对钠盐的需要量为 0.5g/d。但在日常生活中，一般人群膳食含钠盐为 10～15g，远远超过机体的需要量，因此建议正常人每天摄盐量在 5g 以内。高血压患者盐的摄入量应在 1.5～3.0g。

大多数蔬菜水果都含有丰富的钾，尤以龙须菜、豆苗、莴笋等含量较高，增加蔬菜水果的摄入，可提高钾的摄入水平，增加钠的排出量，有利于预防高血压的发生。

高钙时，血中降钙素的分泌增加，降钙素可扩张血管，有利于血压的降低，因此增加钙的摄入量也有利于预防高血压的发生。

（4）**增加维生素 C 的摄入量**　维生素 C 可降低血清胆固醇，软化血管，增加血管的弹性，有利于预防高血压的并发症，减少心脑血管意外的发生，应适当补充。

（5）**限制饮酒**　建议高血压患者应限制饮酒量在 25g/d 以下，必要时完全戒酒。

三、动脉粥样硬化

动脉粥样硬化（atherosclerosis，AS）是一种炎症性、多阶段的退行性复合型病变，导致受损的动脉管壁增厚变硬、失去弹性、管腔缩小。由于动脉内膜聚集的脂质斑块外观呈黄色粥样，故称为动脉粥样硬化。目前认为动脉粥样硬化是造成冠心病和脑血管意外的主要原因，是生命的老化现象，在主要病变出现之前表现轻微，主要造成三种临床表现：卒中、冠心病和周围性血管性疾病。目前认为除了遗传、年龄、肥胖、吸烟和缺乏体力活动等因素外，营养膳食因素也极为重要。

1. 营养因素与动脉粥样硬化的关系

（1）**脂类**　大量流行病学研究表明，膳食脂肪的摄入总量与动脉粥样硬化呈正相关。摄入的脂肪总量越高，血液中的 CM（乳糜微粒）及 VLDL（极低密度脂蛋白）越高。而 CM 及 VLDL 因甘油三酯的含量高，非极性成分的比例大，与水的相容性小，易于沉降到血管壁而沉积，造成动脉粥样硬化。

不同的脂肪酸对动脉粥样硬化与冠心病的发生所起的作用不同。饱和脂肪酸使血清胆固醇上升，促进动脉粥样硬化的发生；而多不饱和脂肪酸则可降低血清甘油三酯及胆固醇水平，降低发病率。

尽管多不饱和脂肪酸具有降低血清甘油三酯和胆固醇的作用，但多不饱和脂肪酸易于发生氧化，产生脂质过氧化物，对细胞和组织造成一定损伤，而且多不饱和脂肪酸在降低 LDL（低密度脂蛋白）的同时还降低 HDL（高密度脂蛋白）水平，削弱了它对动脉硬化的预防作用。单不饱和脂肪酸降低血清胆固醇、甘油三酯和低密度脂蛋白的作用与多不饱和脂肪酸相近，但不降低高密度脂蛋白。所以，在考虑脂肪酸推荐摄入量时，必须同时考虑饱和脂肪酸、单不饱和脂肪酸、多不饱和脂肪酸三者间的合适比例。

饮食胆固醇摄入量与动脉粥样硬化发病率呈正相关。其原因是食物胆固醇越高，吸收也相应增加，造成血清胆固醇增高。

自然界绝大多数不饱和脂肪酸均为顺式，但在将植物油氢化制成人造黄油的过程中可产生反式脂肪酸。反式脂肪酸主要是油酸，会使血胆固醇浓度上升，经常摄入反式脂肪酸将增加患动脉硬化的危险。

（2）能量、碳水化合物　过多的能量摄入在体内转化为脂肪，储存在皮下或身体的各组织，形成肥胖。肥胖者的脂肪细胞对胰岛素的敏感性降低，引起葡萄糖的利用受限，继而引起代谢紊乱，血清甘油三酯升高。

碳水化合物能引起高脂血症。一方面，蔗糖、果糖摄入过多容易引起血清甘油三酯含量升高；另一方面，碳水化合物摄入过多可导致肥胖，增加患动脉硬化的风险。

（3）蛋白质　蛋白质与动脉粥样硬化的关系，尚未完全阐明。近年来，大量的报告指出，食用植物蛋白多的地区，冠心病的发病率较食用动物蛋白多的地区显著降低。动物及人的试验还表明，用大豆蛋白完全代替动物蛋白可使血胆固醇含量显著降低。

（4）维生素　维生素与动脉粥样硬化有一定的关系，其中较受重视的是维生素 C。已知它在维持血管壁的完整及脂代谢中起重要作用。长期服用维生素 C 对大鼠、家兔和豚鼠的实验性动脉粥样硬化有预防作用。临床中大剂量维生素 C 对治疗部分高胆固醇血症有一定效果。

其次是维生素 B_6，它与构成动脉壁的组织介质（酸性黏多糖）的代谢以及脂代谢中重要的酶类（脂蛋白酯酶）的活力有关。生物体在维生素 B_6 存在的情况下，能将亚油酸转变为多不饱和脂肪酸，如花生四烯酸，后者可促进胆固醇氧化为胆酸，从而增加胆固醇的排泄。除维生素 B_6 外，B 族维生素的其他成员，如维生素 B_{12}、泛酸、硫辛酸等也得到重视，且用作降血脂和防治冠心病药物的辅助成分。

维生素 E 可以减少氧化型低密度脂蛋白的形成；可以稳定细胞膜的结构，防止血管内皮的损伤，抑制血小板聚集，有预防动脉粥样硬化的作用。

（5）矿物质　对于矿物质与心血管病的关系，曾引起人们的极大重视。目前，了解得比较清楚的是铬和锰。这两种元素参与体内许多重要的代谢过程。用缺乏这两种元素的饲料喂饲大鼠和家兔，可形成动脉粥样硬化。铜缺乏也可使血胆固醇含量升高，并影响弹性蛋白和胶原蛋白的交联而引起心血管受损。碘被认为有防止脂类在动脉壁沉积的作用。钠和镉被认为与高血压的发病有关，因而可间接地影响动脉粥样硬化。缺硒可减少前列腺素的合成，促进血小板的凝集和血管收缩，增加患动脉粥样硬化的危险。

2. 动脉粥样硬化的营养防治

以营养手段预防动脉粥样硬化的基本原则是：在平衡膳食的基础上控制总能量和总脂肪，限制膳食饱和脂肪酸和胆固醇，保证充足的膳食纤维和多种维生素，补充适量的矿物质和抗氧化食品。

（1）控制总能量摄入　能量摄入过多是肥胖的重要原因，而肥胖又是动脉粥样硬化的重要危险因素，故应使热能摄入与消耗相平衡，通过热能的平衡来维持标准体重。

（2）限制脂肪和胆固醇的摄入　使脂肪供能占总能量的 25% 以下，降低饱和脂肪酸的摄入，少吃动物油脂，适当增加单不饱和脂肪酸和多不饱和脂肪酸的摄入。限制含胆固醇较高食物的摄入量，如猪脑、蛋黄、水生贝壳类及动物内脏。鱼类主要含 n-3 系列多不饱和脂肪酸，对心血管有保护作用，可适当多吃。

（3）提高植物蛋白的摄入，少吃甜食　蛋白质摄入量以占总热量的 15% 为宜。豆类蛋白质对防治动脉硬化的作用较明显。碳水化合物应占总能量的 60% 作用，限制单糖和双糖的摄入，少吃甜食和含糖饮料。

（4）增加膳食纤维的摄入量　膳食纤维能明显降低血胆固醇。膳食纤维的摄入量没有明确的规定，膳食中只要有足够的蔬菜、水果，并增加粗杂粮，避免食物过精过细即可。

（5）供给充足的维生素和矿物质　维生素C有软化血管的作用，可适当增加摄入量，除食用含维生素C丰富的食品外，可采用维生素C制剂；增加维生素E摄入，同时要注意其他维生素的平衡摄入。

矿物质元素不仅是人体必需的营养素，而且钙、镁、铜、铬等元素有利于预防动脉粥样硬化的发生，或改善心肌缺血的症状，降低冠心病的危害。因此，注意保证机体摄入足够的矿物质。

（6）减少食盐和酒精的摄入　高血压是动脉粥样硬化的重要威胁因素，为预防高血压，每日食盐的摄入应限制在5g以下。可少量饮酒，但严禁酗酒。

第三节　代谢性疾病

一、糖尿病

糖尿病是一种有遗传倾向的慢性代谢紊乱疾病或内分泌疾病。其内分泌改变主要是由于胰岛素分泌绝对或相对不足所引起的碳水化合物、脂肪、蛋白质、水及电解质的代谢紊乱。其临床表现有糖耐量降低，高血糖，糖尿和多尿，多饮，多食，消瘦乏力（三多一少）等症状。如得不到满意的治疗，易并发心血管、肾脏、眼部及神经等病变；严重病例可发生酮症酸中毒，高渗性昏迷，乳酸酸中毒以致威胁生命。但如能及早治疗，使病情控制，患者寿命可明显延长，而且能从事正常工作。

1. 营养因素与糖尿病的关系

（1）能量　能量过剩引起的肥胖是糖尿病的主要诱发因素之一。肥胖者多有内分泌代谢紊乱，如血清胰岛素水平升高，脂肪、肌肉以及肝细胞内胰岛素受体数目减少，亲和力下降，从而导致胰岛素抵抗，最终引起碳水化合物代谢障碍而发生糖尿病。一般随着体重的下降，葡萄糖耐量可以得到改善，并可使胰岛素分泌减少，胰岛素抵抗减轻。

（2）脂肪　膳食中多余的脂肪以甘油三酯的形式储存于脂肪细胞中，可以引起肥胖进而出现糖尿病。脂肪水解产生的脂肪酸与葡萄糖的利用存在一定程度的竞争，使葡萄糖的利用减少，出现胰岛素抵抗（即在某种血浆胰岛素水平下，肌肉对葡萄糖的摄取减少），这是糖尿病发病的主要原因。

（3）碳水化合物　当一次进食大量碳水化合物时，血清葡萄糖浓度迅速上升，当血糖水平长期处于较高状态而需要更多的胰岛素，或伴有肥胖等导致机体对胰岛素不敏感时，机体则需要分泌大量的胰岛素以维持血糖的正常水平，使胰腺因过度刺激而出现病理变化和功能障碍，最终出现糖尿病。

通常认为，单糖类和双糖类比多糖类更易通过肠道上皮细胞进入血液，餐后血糖值的升高也较为迅速，对胰腺的刺激较大。

（4）膳食纤维　食物中膳食纤维的含量少会使碳水化合物的消化吸收过快，引起血糖升高较多，对胰脏刺激过强，不利于糖代谢。

2. 糖尿病的营养防治

营养治疗是防治糖尿病的基本措施。

（1）合理控制总能量　合理控制总能量摄入是糖尿病营养治疗的首要原则。能量摄入以维持或略低于理想体重为宜。

（2）限制精制糖的摄入，选用淀粉等作为碳水化合物的来源　对糖尿病患者的碳水化合物摄入量没有严格限制，可占能量的50%～60%，但对碳水化合物的来源要求很高，因为不同的碳水化合物，对血糖的影响不同。一般地，高分子碳水化合物如淀粉，对血糖的影响较小，而小分子糖，如蔗糖、葡萄糖、乳糖等对血糖的影响较大，应严格限制其摄入量；水果中因含有较多的小分子糖，也应限制其摄入量。

（3）限制脂肪的摄入量　糖尿病的常见合并症之一是高血脂与冠心病。为防止血管合并症的发生，应适当限制脂肪的摄入量，一般占总能量的20%～30%。此外应限制饱和脂肪酸的摄入量，最好多不饱和脂肪酸、单不饱和脂肪酸、饱和脂肪酸的比例为1∶1∶1。

（4）增加膳食纤维摄入量　膳食纤维特别是可溶性膳食纤维可以在肠道形成凝胶，使糖的吸收减慢从而降低空腹血糖和餐后血糖，延缓糖尿病合并症的发生。不溶性膳食纤维能促进肠蠕动，加快食物通过肠道，减少吸收，具有间接缓解餐后血糖升高和减肥的作用。

（5）增加维生素摄入量　糖尿病患者因主食和水果摄入量受限制，且体内物质代谢相对旺盛，较易发生维生素和矿物质缺乏。因此，应供给足够的维生素和矿物质。

二、痛风

痛风是一组与遗传有关的由嘌呤代谢紊乱所致的疾病。其临床特点为反复发作的急性关节炎及慢性的表现如痛风石、关节强直或畸形、肾实质损害、尿路结石、高尿酸血症。痛风并非单一疾病，而是一种综合征，有许多疾病可以引起血尿酸增高，并沉积于关节、结缔组织和肾脏而导致这些部位的损害。

痛风发病的主要环节是尿酸代谢失常所引起的血尿酸过高。尿酸是人类嘌呤及核酸的分解代谢产物，有内源和外源之分。内源性尿酸来自肝脏合成或核酸的人体内合成与更新，外源性尿酸则来自嘌呤含量高的食物。正常情况下，人体所产生的尿酸70%～75%由尿排出，20%～25%由大肠排出，2%左右由自身细胞分解。尿酸生成过多或排泄太慢，均可导致高尿酸血症。

痛风患者营养治疗的主要原则是停止摄入富含嘌呤的食物，降低体内尿酸的含量。痛风饮食重要的是应了解食物中嘌呤的含量（如表7-3～表7-6所示），患者可用100g食物中嘌呤含量<75mg的食物，少用每100g食物中嘌呤含量>75mg的食物，禁用每100g食物中嘌呤含量在150～1000mg的食物。痛风患者应控制能量摄入，保持理想体重；降低脂肪和蛋白质的摄入，所食用的蛋白质以牛奶、鸡蛋和植物蛋白为宜；宜采用少盐饮食，多选择蔬菜水果等碱性食物，特别是高钾、低钠的碱性蔬菜，这样既可促进尿酸盐的溶解和排泄又可补充维生素和矿物质。痛风患者应增加水的摄入促进尿酸的排泄并禁止饮酒。

表 7-3　嘌呤含量最高的食物（每100g嘌呤含量150～1000mg）

类别	品种
肉类及内脏	牛肝233mg、牛肾200mg、牛胰脏825mg、牛脑195mg、凤尾鱼363mg、沙丁鱼295mg
肉汤	各种肉、禽制的浓汤和清汤160～400mg

表 7-4　嘌呤含量较高的食物（每100g嘌呤含量75～150mg）

类别	品　种
鱼类	鲤鱼、鳕鱼、鲈鱼、鲭鱼、大比目鱼、鱼卵、小虾、鳗鱼
禽类	鹅、鸽、鸭、野鸡、火鸡

类别	品　　　种
肉类	兔肉、鹿肉、猪肉、牛舌
豆类	扁豆

表 7-5　嘌呤含量较少的食物（每 100g 嘌呤含量＜75mg）

类别	品　　　种
鱼类	青鱼、鲱鱼、鲑鱼、金枪鱼、龙虾、蟹、牡蛎
肉类	鸡、火腿、羊肉、牛肉
谷类	麦麸、面包、麦片
蔬菜类	芦笋、菜花、四季豆、青豆、豌豆、菜豆、菠菜、蘑菇

表 7-6　嘌呤含量很少的食物

类别	品　　　种
乳类	各种鲜奶、炼乳、奶酪、酸奶、冰淇淋
蛋类	鸡蛋、鸭蛋
谷类	精白米、富强粉、玉米、精白面粉、馒头、面条、通心粉、苏打饼干、蛋糕
蔬菜类	卷心菜、胡萝卜、芹菜、黄瓜、茄子、甘蓝、莴苣、西红柿、刀豆、西葫芦、南瓜、萝卜、洋葱、白菜、山芋、土豆、泡菜、咸菜
水果类	梨、杏、苹果、葡萄、橙等
干果类	花生、杏仁、核桃、糖及糖果
各种饮料	汽水、茶、咖啡、可可等

第四节　营养与癌症

癌症，又称恶性肿瘤，是一类严重威胁人类健康和生命的疾病，其特征为异常细胞生长失控，并由原发部位向其它部位扩散。这种扩散如无法控制，将侵犯要害器官并引起功能衰竭，最后导致个体死亡。不少国家因恶性肿瘤死亡占三大死因（癌症、心血管病、脑血管病）之首位。因此癌症的防治已是世界性的保健问题，是世界卫生组织疾病防治目标中重点防治的疾病。

癌症的发病原因目前尚不十分清楚，但据统计，在引起癌症发病的因素中，除环境因素是重要因素外，1/3 的癌症与膳食有关。膳食摄入的成分、膳食习惯、营养素摄入不足、营养素摄入过剩或营养素摄入不平衡都可能与癌症发病有关。

一、食物中的致癌物质

膳食中摄入致癌物质是导致癌症发生的重要原因之一。食物中已发现的致癌物以黄曲霉毒素、N-亚硝基化合物、多环芳烃和杂环胺分布比较广泛。

1. 黄曲霉毒素

黄曲霉毒素是霉菌毒素中致癌性最强和研究最多的一个。黄曲霉毒素（aflatoxin）是黄曲霉和寄生曲霉的代谢产物，可使多种动物诱发实验性肝癌。从流行病学调查中发现，凡食物中黄曲霉毒素污染严重和人类实际摄入量较高的地区，肝癌发病率也高。黄曲霉毒素主要污染粮油及其制品，如花生、花生油、玉米、大米、棉籽等，并且耐热，一般烹调加工破坏很少。预防黄曲霉毒素危害人类健康的主要措施是防止食品受黄曲霉菌及其毒素的污染，并尽量减少随同食品摄入毒素的可能性。

2. N-亚硝基化合物

N-亚硝基化合物是一类具有 $\searrow N-N=O$ 结构的有机化合物，根据其结构不同可分为 N-亚硝基胺和 N-亚硝基酰胺两大类，对动物均有较强的致癌作用。N-亚硝基化合物的前体物主要来源于环境中的硝酸盐和亚硝酸盐。肉类、鱼类、酒类及发酵食品中亚硝基化合物较为重要。肉制品如用硝酸盐或亚硝酸盐做添加剂，则能测出亚硝基化合物；鱼类食品，尤其是盐腌干鱼中也含有亚硝基化合物。发酵食品中酱油、醋、白酒、啤酒、酸菜等都可查出亚硝基化合物。新鲜蔬菜含很少亚硝酸盐，而蔬菜如在室温下存放，则由于细菌及酶的作用可将硝酸盐还原为亚硝酸盐。含大量硝酸盐的蔬菜有甜菜、菠菜、芹菜、大白菜、洋白菜、萝卜、菜花、生菜等。

3. 多环芳烃和杂环胺

食物在烟熏或烘烤，特别是富含脂肪或碳水化合物的食物在制作过程中容易产生具有致癌作用的 3,4-苯并芘等多环芳烃物质，并可分布在食物中。富含蛋白质的食物（如肉、鱼等）经高温分解后产生杂环胺类物质。这些化合物都是强致突变物质，在实验动物中可引起多种肿瘤，包括结肠瘤和乳腺瘤。科学家已从烘烤或油煎（炸）的肉和鱼类食品中分离出19种具有致突变的杂环胺类物质，其中10种能诱发大鼠发生乳腺癌。

4. 农药

如重铬酸盐、有机氯、有机磷、氨基甲酸酯类农药以及某些增效剂、熏蒸剂和除草剂等具有致癌作用，这些农药可由于使用不当而残留在食品中。

二、营养与膳食结构对癌症的影响

在饮食影响癌症发生的过程中，除食物中的致癌物起着重要作用外，人们的营养与膳食结构对癌症的发生也同样起着不可忽视的作用。

1. 脂肪

高脂肪的膳食会促发化学物质诱发乳腺癌、结肠癌和前列腺癌。动物试验表明，当脂肪含量由总能量的2%～5%增加到20%～27%时，动物癌症发生率增加和发生时间提前。达35%时可增加化学致癌物的诱发。因此，高脂肪膳食人群的上述癌症的发病率远高于食用脂肪较少的人群。

2. 能量

膳食能量的摄入与癌症发生有明显的相关性。摄入过量能量的人（表现在体重过重和肥胖）易患胰腺癌。动物试验表明，限制50%的能量摄入自发性癌症发生率由对照的52%下降至27%。苯并芘诱发皮肤癌的发生率由对照的65%下降至22%。限制人类的膳食能量可减少自发性癌症和致癌物促癌的发生。体重超重的人比体重正常的人或较轻的人更容易患癌症。

3. 碳水化合物

据有关报道高碳水化合物或高血糖浓度能抑制化学致癌剂对动物的致癌作用。膳食纤维是不能被人体吸收的多糖，在防癌上起着重要的作用。流行病学的调查及动物实验表明它能降低结、直肠癌的发病率。其主要作用是吸附致癌物质和增加容积稀释致癌物。食用真菌类食物中的多糖如蘑菇多糖、灵芝多糖、云芝多糖具有防癌的作用。但是对人类来说，摄入高精糖膳食（如高蔗糖）有发生结肠癌、直肠癌和乳腺癌的危险。

4. 蛋白质

蛋白质的摄入量过低或过高均会促进肿瘤的生长。食物中蛋白质含量较低，可促进癌变的发生。食管癌和胃癌的高发区，一般是土地贫瘠、居民营养欠佳、蛋白质摄入不足的地方。但是，摄入高蛋白质，又与结肠癌、乳腺癌和胰腺癌密切相关，可能与进入结肠的氨基酸通过发酵作用产生的氨有关。

5. 维生素

维生素 A 能捕捉破坏细胞的自由基，避免细胞的氧化损伤，强化上皮细胞和正常的酶功能，刺激免疫细胞杀灭初始的癌化细胞。

维生素 C 可以阻断致癌物质亚硝胺的合成；促进淋巴细胞的形成，增强机体免疫功能；还可通过影响能量代谢直接抑制癌细胞的生长。

维生素 E 可以抑制机体自由基的形成，保护细胞的正常分化，阻止上皮细胞过度增生角化，减少细胞癌变。

6. 矿物质

钙有抑制脂质过氧化的作用，它能与脱氧胆酸等相结合形成不溶性钙盐，能保护胃肠道免受次级胆酸的损伤。一些报道认为钙的摄入量与结、直肠癌呈负相关。

锌的摄入量过低，可降低机体的免疫功能，但锌的摄入量过高亦会降低机体免疫功能，锌的过多摄入还能影响硒的吸收。流行病学资料报道，锌摄入量过多可能与食管癌、胃癌有关。

硒的防癌作用比较肯定。流行病学的资料表明，土壤和植物中的硒含量、人群中硒的摄入量、血清中硒含量与人类各种癌症（肺癌、食管癌、胃癌、肝癌、肠癌、乳腺癌等）的死亡率呈负相关。动物实验表明，硒有抑制致癌物诱发食管癌、胃癌、肝癌、乳腺癌的作用。

三、从膳食和健康方面预防癌症

1997 年，世界癌症研究基金会（WCRF）总结了全世界在癌症领域的研究结果，提出了具有广泛科学依据的从膳食和健康方面预防癌症的 14 条建议。现摘录如下：

（1）**合理膳食**　膳食中应有充分的营养，并且食物要多样化，以植物性食物为主。植物性食物中应有较多的各种各样的蔬菜、水果、豆类和粗加工的谷类等。

（2）**控制体重**　避免体重过轻或过重。在成年后，限制终身体重变化不超过 5 千克。

（3）**坚持体力活动**　终身坚持体力活动，如果工作时的运动较少，每天应进行 1 小时快走或类似的运动，并且每周进行至少 1 小时出汗的剧烈运动。

（4）**多吃蔬菜、水果**　每天要吃 400～800 克蔬菜、水果。每天要吃五种以上果蔬，且常年坚持才有持续防癌作用。

（5）**以植物性食物为主**　食用多种来源的淀粉或富含蛋白质的植物性食品，每天吃600～800 克的各种谷类、豆类、薯类食物，最好吃粗加工的食物，限制精制糖的摄入。

（6）**酒精饮料**　建议不饮酒，反对过量饮酒。即使要饮酒，男性每天饮酒不超过一天总能量摄入的 5％，女性不超过 2.5％。

（7）**肉类**　如果喜欢吃肉，红肉（牛、羊、猪肉及其制品）摄入量每天应少于 80 克，多吃鱼、家禽以代替红肉。

（8）**脂肪和油脂**　限制高脂食物的摄入，选择适当的植物油并限制用量。可用玉米油、芝麻油、鱼油、花生油来代替动物油。油脂提供的能量应为总能量的 15％～30％。

（9）**盐和腌渍食品**　成人每天食盐量少于 6 克，限制腌制食物及烹饪、调料用盐。用其他调味品代替食盐。

（10）**食物贮藏** 不吃常温下储存时间过长、可能受到微生物毒素污染的食物，保存食品应避免霉变。

（11）**食物防腐** 易腐败的食品如吃不完，要冷冻或冷藏。

（12）**食品添加剂及残留物** 食物中的添加剂、污染物和其他残留物有严格的法规管理，它们的存在是无害的，但乱用或使用不当可能影响健康。

（13）**烹调方法** 不吃烧焦的食物，烤鱼、烤肉时应避免肉汁烧焦。只偶尔食用直接在火上烤的鱼、肉及熏肉。

（14）**营养补充剂** 对于遵循本建议的人来说，一般不必食用营养补充剂，食用营养补充剂对减少癌症危险可能没什么帮助。

第五节　营养与免疫

免疫指机体识别和排除抗原性异物，以维护机体内环境的平衡与稳定的一种特异性生理反应。其功能包括：

① 免疫防御：阻止病原微生物入侵或抑制其在体内繁殖与扩散，或者解除病原微生物及其代谢产物对机体的有害作用。

② 免疫监视：识别、杀伤和清除体内的突变细胞，防止肿瘤的发生。

③ 自我稳定：清除体内损伤、衰老或死亡的自身细胞，并进行免疫调节，以维持机体生理平衡。

一、人体的免疫系统

人体的免疫系统由免疫器官、免疫细胞和免疫分子组成。免疫器官可分为中枢免疫器官和周围免疫器官，骨髓和胸腺属中枢免疫器官，骨髓是干细胞和 B 细胞发育分化的场所，胸腺是 T 细胞发育分化的器官；脾和全身淋巴结是周围免疫器官，它是成熟 T 细胞和 B 细胞定居的部位，也是发生免疫应答的场所。广义的免疫细胞包括造血干细胞、淋巴细胞系、单核吞噬细胞系、粒细胞系、红细胞系以及肥大细胞和血小板等。免疫分子包括免疫细胞分子，如 T 细胞抗原识别受体、B 细胞抗原识别受体、免疫球蛋白分子、补体分子及细胞因子等。

二、营养素对免疫功能的影响

营养因素是机体依存的最为重要的环境因素之一，它是维持人体正常免疫功能和健康的物质基础。当机体营养不良时可导致免疫功能受损，使机体对病原的抵抗力下降，容易发生感染，而感染时由于蛋白质和多种营养素的消耗增加，同时摄入减少又加重了营养不良，形成恶性循环。

1. 蛋白质

营养不良中最典型的是蛋白质-能量营养缺乏（PEM），PEM 患者极易发生感染，特别是细菌、病毒的感染，主要是由于患者的免疫功能受到显著抑制，具体表现为 T 细胞明显减少，巨噬细胞、中性粒细胞对病原体的杀伤能力减弱，同时营养缺乏还导致体内重要组织和器官萎缩而丧失其机能。

2. 脂类

摄入足够的脂肪酸对免疫器官的发育和免疫系统的建立是必要的。实验动物缺乏脂肪酸时，出现淋巴样组织萎缩。但过量的脂肪酸同样会引起免疫功能的降低，过量的多不饱和脂肪酸会影响淋巴细胞和粒细胞的功能，而摄入过量的饱和脂肪酸，可使网状内皮细胞和粒细胞的游走、杀菌能力受到损伤。胆固醇对维持淋巴细胞的功能是必需的，但过量会改变细胞膜的脂质构成，影响淋巴细胞和粒细胞的功能。

3. 维生素

（1）**维生素 A**　维生素 A 缺乏对细胞免疫的影响表现在多个方面。维生素 A 缺乏时，影响消化道、呼吸道黏膜的完整性及分泌黏液的功能，使其免疫屏障作用减弱。动物试验表明，维生素 A 缺乏可导致小鼠胸腺和淋巴器官萎缩，胸腺淋巴细胞减少，脾脏重量减轻。维生素 A 可促进 B 细胞分泌抗体，增强机体免疫力。

（2）**B 族维生素**　维生素 B_1 与维生素 B_2 缺乏可造成血液粒细胞减少、细胞的噬菌能力降低，使机体对感染的抵抗力降低。维生素 B_6 是正常核酸和蛋白质合成所必需的物质，维生素 B_6 缺乏可明显地使 T 和 B 淋巴细胞减少和功能减退。叶酸和维生素 B_{12} 与 DNA 合成有关，缺乏将导致细胞的分化、增殖能力下降，从而引起免疫力的低下。

（3）**维生素 C**　维生素 C 是人体正常免疫功能所必需的营养素，它能增强机体的抵抗力，减少感染的发生。维生素 C 能提高吞噬细胞的活性，参与免疫蛋白的合成，促进淋巴母细胞生成和免疫因子产生。

（4）**维生素 E**　维生素 E 既是体内的抗氧化剂，又是一种免疫调节剂。维生素 E 能促进免疫器官的发育和免疫细胞的分化，提高机体免疫力。维生素 E 能提高网状内皮细胞的清除和吞噬能力，增强对感染的抵抗力和降低死亡率。

4. 矿物质

（1）**锌**　锌对免疫系统的正常发育和功能有重要作用。缺锌可造成胸腺萎缩、胸腺素分泌减少。缺锌可抑制 T 细胞的增生和分化，引起 T 细胞功能损害、NK 细胞（自然杀伤细胞）活性降低，脾脏吞噬细胞的吞噬率、吞噬指数和杀菌活性均下降。动物试验证明，缺锌使小鼠体内抗体的数量明显减少。

（2）**铁**　缺铁引起胸腺和淋巴组织萎缩，胸腺中淋巴细胞数量明显减少，且缺铁使吞噬细胞的杀菌活性降低，从而导致细胞免疫力低下。缺铁对体液免疫影响不大，缺铁时抗体反应和补体系统基本正常。

（3）**铜**　铜可增强中性粒细胞的吞噬功能。铜缺乏可抑制单核吞噬细胞系统，降低中性粒细胞杀菌活性，从而增加对微生物的易感性。

（4）**硒**　硒与免疫有着密切的关系，可增强细胞免疫和体液免疫的功能。如果硒的摄入量不足，则吞噬细胞的杀菌能力下降。硒可以促使产生 IgM 的细胞数目增多，并使 IgM 合成增加。

三、可调节机体免疫功能的饮食

1. 日常膳食

合理的膳食可改善机体免疫功能。良好的营养状态能促进免疫应答的水平，因此合理地摄入营养素能提高机体免疫力。蛋白质是机体防御功能的物质基础，免疫器官、免疫组织、抗体等都是由蛋白质组成的，膳食中应注意优质蛋白质的摄入。各种维生素以不同的机理和方式影响着人体的免疫系统，在膳食中应保证维生素的供给，多摄入一些新鲜的蔬菜和水果。日常膳食中注意矿物质的适量供给，每日矿物质的摄入量应达到我国膳食推荐摄入量标准，但要避免过量摄入造成的免疫损伤。

2. 功能食品

（1）**食用菌食品** 灵芝、香菇、猴头菇、茯苓、银耳等都含有真菌活性多糖。这些活性多糖能刺激免疫活性，能增强网状内皮系统吞噬肿瘤细胞的作用，促进淋巴细胞转化，激活 T 细胞和 B 细胞并促进抗体的形成。

（2）**螺旋藻类食品** 螺旋藻是一种蓝绿色多细胞丝状藻类，其主要功能成分为螺旋藻多糖、螺旋藻藻蓝蛋白。螺旋藻类食品能增强细胞免疫调节功能，延缓细胞衰老，促进胸腺、脾脏等免疫器官的生长和血清蛋白的合成。

（3）**花粉食品** 花粉含有丰富的蛋白质、各种糖类、脂肪酸、维生素和矿物质。其中起免疫调节作用的功能因子为花粉多糖和核酸。

（4）**传统药食同源食品** 枸杞、大枣等是传统的滋补食品，现代科学已经证明其具有提高机体免疫力、增强人体抗病力的功能。

 案例分析

▶ **案例 1** ◀

孙女士最近经常眼干、口腔溃疡、头发分叉甚至掉头发、疲乏……

问题：

1. 从营养学角度考虑这些症状可能是什么原因造成的？

2. 如何缓解这些症状？

分析：

问题 1：孙女士的这些症状可能是缺乏维生素导致的。如缺乏维生素 A，除了会发生干眼症外，也可出现角膜炎、干眼病、怕光、流泪，甚至可导致结膜增厚或软化，视力减退，以致出现夜盲症或失眠。缺乏 B 族维生素容易导致炎症的发生，比如毛囊炎、口腔溃疡、皮肤发炎，另外，非常容易导致烦躁和疲倦的发生。缺乏维生素 C 的症状有早上刷牙会牙龈出血，牙齿经常会感觉有浮动以及有松动感，受伤后伤口易感染，不易愈合，日常的精神状态也不佳。缺乏维生素 D，则是人体不能正常吸收吃进体内食物中的钙，导致体内钙缺乏，小儿发育不良易患佝偻病，成人则易患骨质软化。维生素缺乏还会出现睡眠不足、精神状态不好、食欲不振、人消瘦、无力等症状。

问题 2：缺乏维生素的时候要注意补充维生素，维生素 A 缺乏的时候会出现夜盲症，可以补充维生素 AD 胶丸或者多吃胡萝卜这一类的食物。缺乏 B 族维生素的时候会出现口角炎，可以补充鸡蛋黄、植物的种子（植物种子的外胚层含有丰富的 B 族维生素）。维生素 C 缺乏后容易得坏血病，要多吃新鲜的蔬菜和水果补充维生素 C。缺乏维生素 D 的时候会出现低钙血症，可以增加日光照射，让皮肤当中的维生素 D 变成活性的维生素 D，可以促进钙的吸收。

▶ **案例 2** ◀

患者，男，53 岁，高脂饮食多年。主因"间歇性跛行 5 年加重 1 年"入院。5 年前患者出现左下肢间歇性跛行，足背动脉搏动消失。经当地省三甲医院血管彩超检查发现"左腘动脉严重狭窄，动脉内粥样斑块形成"，诊断为"左下肢动脉硬化闭塞症"。

　　问题:
　　1. 什么是动脉粥样硬化? 它与饮食有什么关系?
　　2. 如何采用膳食疗法防治动脉粥样硬化? 请对该患者提出合理的膳食建议。
　　分析:
　　问题1: 请自己总结动脉粥样硬化的定义及其与饮食的关系。建议采用膳食疗法。
　　问题2: 患者高脂饮食多年,应当避免进食过多的动物性脂肪和富含胆固醇的食物,如肥肉、奶油、肝、脑、肾、骨髓、鱼子、蛋黄、椰子油等,增加不饱和脂肪酸的摄入,限制糖类食物的摄入。多进食富含维生素的蔬菜、水果和富含蛋白质的食物,如瘦肉、豆类及其制品等,并尽可能以豆油、菜油、麻油或玉米油作为食用油,饮食宜清淡。另外,应注重个人的生活方式,多锻炼,忌饮酒,多饮茶。

思考题

1. 维生素 D 的作用? 儿童缺少维生素 D 的危害有哪些? 如何预防和治疗?
2. 如何诊断痛风? 痛风对健康的危害有哪些? 患者在饮食中应注意哪些?
3. 请简述肥胖的原因及如何预防和治疗。
4. 贫血、克山病、克汀病等病症与微量元素缺乏有关。如何预防和治疗?
5. 什么是动脉粥样硬化? 怎样进行营养防治?
6. 糖尿病的营养防治办法有哪些?

第八章
食品的营养强化

 课前小提问

> 地方性甲状腺肿是世界性疾病，据世界卫生组织1960年估计，全世界患地方性甲状腺肿的患者不少于2亿，我国大概不少于2千万~3千万。我国对地方性甲状腺肿的大规模预防工作，是在中华人民共和国成立以后才开始的。新疆乌什县1964年地方性甲状腺肿发病率为64.3%，经过12年的食盐加碘后于1975年复查，发病率降到10.6%。青海贵德县1974年地方性甲状腺肿发病率为33.9%，通过3年食盐加碘后，1976年复查发病率降到9.7%。1989年对江西省20个县随机抽样，共7258175 人进行调查,结果显示地方性甲状腺肿平均患病率为1.75%。通过以上材料请谈一谈食品营养强化意义。

食品除了应具有良好的色、香、味、形态和质地等感官形状外，更应有一定的营养价值。但是从营养学的研究发现，人类几乎无法从单一天然食品中获得满足人体需要的各种营养素。此外，食品在储存、加工、烹调等过程中往往造成部分营养素的损失。因此，为了满足不同人群对营养素的需要，弥补天然食品的营养缺陷以及补充食品在加工、储存等过程中营养素的损失，通常需要对有关食品进行营养强化。

根据各类人群的营养需要，向食品中添加一种或多种营养素，或者某种天然食品，以提高食品营养价值的过程称为食品的营养强化（fortification），经过强化处理的食品称为强化食品（fortified food）。所添加的营养素或含有营养素的物质（包括天然的和人工合成的）称为食品营养强化剂或食品强化剂，我国《食品安全法》规定，"食品强化剂是指为增强营养成分而加入食品中的天然的或者人工合成的属于天然营养素范围的食品添加剂。"

经常被用于食品营养强化的营养强化剂主要包括必需氨基酸及含氮化合物、维生素和矿物质3类。此外也可包括用于营养强化的天然食物及其制品，如大豆粉、谷胚和大豆蛋白等。被强化的食品称为载体，载体一般选用食用范围广、消费量大、适合强化工艺处理、易于保存运输的食品，如大米、面粉等主食，乳制品、儿童食品、老年食品、饮料、罐头、酱油和食盐等。

第一节　食品营养强化的意义和作用

一、弥补天然食品的营养缺陷

几乎所有的天然食品单独食用时都不能满足人体对所需营养素的需要。例如，大米和面粉虽含有丰富的碳水化合物，但缺乏多种维生素，蛋白质含量和品质均不足，尤其是赖氨酸等必需氨基酸的不足，严重影响其营养价值。而新鲜水果、蔬菜含有丰富的维生素和矿物质，但蛋白质、脂肪和碳水化合物严重不足。至于那些含丰富优质蛋白质的肉、禽、蛋和水产类等动物性食物，其钙和维生素 C 等含量则不能满足人类的需要。即使营养素较全面的鲜奶类，其铁和维生素 D 却不能满足婴儿的长期需求。

此外，人们由于居住地区条件及饮食习惯的不同，往往也可能出现某种营养成分的不足，造成营养失衡，例如，某些内地和山区的食物易缺碘，有的地区缺锌，还有的地区缺硒。因此，有必要通过有针对性地对食品进行营养强化，来弥补天然食物的营养缺陷，提高其营养价值，增进人民的身体健康。

二、补充食品在加工、贮存及运输过程中营养素的损失

大多数食品在消费之前需要加工、烹调、贮存及运输，在这一系列过程中，各种因素可导致食品中营养素的不同程度损失。例如在碾米和小麦磨粉时，可造成多种维生素的损失，并且随着加工精度越高，这种损失越大。水果、蔬菜在切碎、漂洗过程中，水溶性和热敏性营养素均有不同程度的损失，尤其维生素 C 损失严重。而且由于新鲜的水果和蔬菜其本身含有的多种氧化酶（如抗坏血酸氧化酶、过氧化物酶、多酚氧化酶、细胞色素氧化酶等）的作用，也可引起果蔬在贮存、运输过程中维生素 C 不同程度的破坏。用小麦面粉烤制面包时，其中赖氨酸损失约 10%，烤制饼干时损失率高达 50%，同时，蛋氨酸和色氨酸也有较大程度的损失。

因此，为了补充食品在加工、贮存及运输等过程中损失的营养素，满足人体的营养需要，对上述食品进行营养强化很有实际意义。

三、方便摄食、简化膳食处理

食物多样化是许多国家膳食指南的基本原则之一。由于天然的单一食物仅含有人体需要的部分营养素，因此，人们为了获得全面的营养就必须同时进食多种食物。而烹调一餐食品品种多、营养素丰富的饭菜，在膳食处理上是烦琐的，费时费力。为适应越来越快的现代生活节奏，方便食品与快餐食品应运而生，但许多方便食品品种单一，不能满足人们的全面营养需要，为了在给人们带来方便的同时又能够确保人们的营养和健康，有必要对方便食品与快餐食品进行营养强化。

婴儿的膳食处理更为复杂，出生 6 个月的婴儿即使用母乳喂养，也应该按各月龄增加辅助食物，如蛋黄、肉末、肝酱、米粥、菜泥和果泥等，用于补充其维生素的不足。无论是原料的购买及制作均很麻烦，且易疏忽。若采用强化食品，例如在婴幼儿食品中强化维生素 A、维生素 D、维生素 E、维生素 C、维生素 B_1、维生素 B_2、维生素 B_6、维生素 B_{12}、烟酸、叶酸、泛酸、胆碱及矿物质钙、磷、镁、铁、锌等，满足婴儿的营养需要，可大大方便摄食。

此外，对于某些特殊人群，例如从事野外作业的地质勘查、探险活动及航天人员，也需要携带既进食简便又营养素全面的强化食品。尤其对行军作战的军事人员，由于军事活动体力消耗大、营养要求高，既要膳食味美和进食简便，又要营养全面，因而各国的军粮采用强化食品的比例很高，特别是在战时，大多是强化食品。

四、满足不同人群的营养需要

对于不同年龄、性别，不同生理、病理状况及不同工作性质和工作环境的人来说，他们

对营养需要的情况是不同的，针对各类人群对食品进行不同的营养强化可分别满足他们的营养需要。例如孕妇和乳母对营养素的要求非常高，她们很容易缺钙、铁、锌等矿物质及一些维生素。因此，对她们除了强调供应充足的高质量膳食外，最好能强化上述营养素。又如婴儿是人一生生长、发育最快的时期，当婴儿长到 4～6 个月以后，单纯人乳或牛乳喂养都不能满足孩子生长、发育的需要，这就有必要对食品进行营养强化和给以辅助食品，如婴儿配方奶粉，它通过添加某些成分，使其组成成分在数量和质量上都接近母乳，适合婴儿的喂养。

此外，不同职业的人群对营养素的需要有所不同。例如对井下作业的矿工，增加维生素 A、维生素 D、维生素 C 及钙等营养素可改善营养状况、增强视力、减轻疲劳和增强工作能力；对于接触重金属铅的作业人员，如果给以大量维生素 C 强化的食品，可促使进入人体消化道的铅排出体外，从而显著减少铅中毒的危害性和危险性；对于接触苯的作业人员，则应供给用维生素 C 和铁强化的食品，以减轻苯中毒和防止贫血。

五、防病、保健及其他

从预防医学的角度看，食品营养强化对预防和减少营养素缺乏病，特别是某些地方性营养素缺乏病具有重要的意义。例如我国和世界上大多数国家对缺碘地区的人采取了食盐加碘的办法，已基本控制了地方性碘缺乏病。对缺硒地区供应加硒食盐，对防止缺硒引起的克山病和大骨节病也很有效。

此外，某些食品强化剂除了可以提高食品的营养价值外，还可提高食品的感官质量、改善食品保藏性能。例如 β-胡萝卜素在作为维生素强化剂对黄油、奶油、冰淇淋进行营养强化的同时，还可作为食品着色剂，达到改善感官质量的目的。维生素 C 和维生素 E 在食品中有良好的抗氧化性能，在食品加工中可作为抗氧化剂使用；此外，当它们在肉制品中和亚硝酸盐并用时还具有阻止亚硝胺生成的作用，并有助于改善肉品的色泽。

第二节 食品营养强化的基本原则

营养强化食品的功能和优点是多方面的，但也必须要从安全卫生及经济效益等方面全面考虑，通常在食品强化时应该遵循以下基本原则。

一、有明确的目的和针对性

进行食品营养强化前首先要对本国或本地区的食物种类及人们的膳食习惯、营养状况作全面细致的调查研究，认真分析其膳食结构特点及缺少哪些营养成分，然后根据本国、本地区人们摄食的食物种类和数量选择需要进行强化的食品（载体）以及强化剂的种类和数量。例如，我国南方多以大米为主食，由于生活水平的提高，人们多食精米，导致硫胺素摄入量不足，致使有的地区脚气病流行。因此，除了提倡食用标准米以预防脚气病外，在有条件的地方也可考虑对精米进行适当的维生素强化。对于地方性营养缺乏症患者的强化食品更应仔细调查，针对所需的营养素精确地确定营养强化剂的品种和剂量，并选择好适当的载体进行强化。例如，我国是地方性碘缺乏病较严重的国家，政府选择与人们生活密切相关的食盐作为载体在全国范围内实行加碘盐的统一销售，取得了巨大的成效。

作为一个营养强化中缺乏针对性的例子，如美国在过去曾一度花费了大量人力和物力对面包进行赖氨酸强化。虽然对动物试验和人体研究的很多数据表明，用赖氨酸强化的面包可大大提高小麦蛋白质的生物价，但是这对一个本来优质蛋白质摄入普遍充足的发达国家，这种强化完全是多余的。不过对缺乏优质蛋白质食物的发展中国家和地区来说，进行赖氨酸强化是颇为有益的。

二、以营养平衡为准

根据营养学原理，人体对各种营养素的需要量之间有一定的比例关系。因此，合理膳食的基本原则就是要求人体摄入的各种营养素之间要保持数量比例的平衡。如必需氨基酸之间的平衡，产热营养素之间的平衡，钙、磷平衡，微量元素和维生素的平衡等。食品营养强化的根本目的就是改善天然食物存在的营养素不平衡关系。即通过加入其所缺少的营养素，使各种营养素含量之间达到平衡，适应人体需要。

三、确保强化食品的安全性和有效性

为了确保强化食品的安全性，许多国家均制定了营养强化剂的使用标准。我国于 1994 年发布了强制性国家标准 GB 14880—1994，即《食品营养强化剂使用卫生标准》，并于 2012 年将此标准修订为《食品安全国家标准 食品营养强化剂使用标准》（GB 14880—2012）代替 GB 14880—1994《食品营养强化剂使用卫生标准》。此标准规定了食品营养强化的主要目的、使用营养强化剂的要求、可强化食品类别的选择要求以及营养强化剂的使用规定，适用于食品中营养强化剂的使用，国家法律、法规和（或）标准另有规定的除外。食品营养强化剂的质量和纯度必须符合国家标准，同时其添加剂量也必须根据摄食情况以及每日膳食中营养素供给量标准确定。需要说明的是，营养强化剂与一般的食品添加剂在使用上有原则的区别。一般的食品添加剂在食品安全上只要求对人体无害，因此只需规定使用量的上限即可，而营养强化剂除了要求对人体无害外，还要有一定的营养效应，所以，对它的使用量要求既规定上限，还要规定下限。添加量一般为相当于食用对象正常参考摄入量（RNI）的 1/3 左右。

需要指出的是，由于营养素为人体所必需，人们往往易于注意到其不足或缺乏时的危害，而忽视其过多时对机体产生的不良作用。如脂溶性维生素，它们可以在体内积累，若用量过大则可使机体发生中毒性反应。

四、吸收率高，稳定性强

强化食品用的营养强化剂应该尽量选择吸收率高、稳定性强的品种。例如，作为铁强化作用的食品营养强化剂中，通常机体对二价铁的吸收比三价铁好；此外，机体对血红素铁的吸收利用远比非血红素铁好，我国近年来研制并获批准使用的氯化高铁血红素和铁卟啉即可供选用。

许多食品营养强化剂遇光、热和氧气等会引起分解、转化等而遭到破坏，在食品的加工及贮存等过程中会发生部分损失，降低强化效果，因而需要考虑改进加工工艺和强化剂本身的稳定性。例如用维生素 C 磷酸酯镁或维生素 C 磷酸酯钙代替维生素 C，用硫胺素二月桂基硫酸盐或二苄基硫胺素代替硫胺素，用维生素 A 棕榈酸酯代替维生素 A 等，都取得了良好的效果。既保持了同样的生理功能，又提高了稳定性。

五、保持或改善食品的感官性状

食品大多具有其美好的色、香、味等感官性状，食品营养强化过程不能损害食品原有的风味和感官质量，而应该保持或改善食品的感官性状。食品营养强化剂多具有自身特有的色、香、味，有些甚至具有不良的味道，如鱼肝油有较浓的鱼腥味，维生素C酸涩味强，有些铁强化剂有红褐色和铁锈味，蛋氨酸强化食品时易产生异味，人们难以接受。用这些强化剂强化食品时，如果食品载体选择不当，则会损害食品原有的风味和感官质量。但如果食品载体选择恰当，则能够保持甚至大大改善食品的感官性状。例如铁盐呈黑色，若用于酱或酱油的强化时，因这些食品本身就有一定的颜色和味道，在一定的强化剂量范围内，不会产生不良感觉。又如用β-胡萝卜素对黄油、奶油、干酪、冰淇淋、糖果和果汁饮料进行强化，既有营养强化作用，又可改善食品色泽，提高感官质量。用维生素C强化果汁饮料无不良影响，而将其用于强化肉制品时，不但可增加肉制品的营养，还可作为发色助剂，并减少致癌物质亚硝胺的生成。

六、经济合理、利于推广

通常，食品的营养强化需要增加一定的成本，但其价格应控制在人们的可接受范围，价格不能过高，否则不容易推广。

第三节　食品强化技术

强化食品的生产工艺流程为：

制定配方→强化剂的计量和预混→强化剂的添加及混合→加工成型→包装出厂

一、强化食品配方的制定

配方的制定必须以现代营养科学为指导，根据食品营养强化的基本原则，全面考虑各方面的问题，选择合适的载体，精心选择确定强化剂的种类、品种和剂量。制定配方时应考虑以下几个问题：

1. 强化剂对食品色、香、味等感官性状的影响

食品的风味和感官性状是消费者选购食品时重点关注的因素。一些矿物质类元素的加入会影响强化食品的口味。添加某些维生素类营养素可能会影响食品的色泽和风味，例如维生素C会降低体系的pH，出现酸味，如改成维生素C的钠盐就可避免上述现象出现。在某些条件下，β-胡萝卜素和核黄素会使食品颜色发生变化。核黄素强化不均匀会使食品出现难看的色斑。这一类问题的存在会造成强化食品感官品质的下降，影响人们对强化食品的接受。所以在生产强化食品时，必须设法解决因添加各种不同营养成分而出现的产生不良风味及色泽、口感、沉淀及黏度变化等问题。

2. 强化剂的生物利用率及加工贮存的稳定性

虽然除了亚铁盐类微量营养素外，多数矿物质均不会受到加热的不良影响，但大多数维生素在高温、光照、有氧等条件下都不稳定，加工、贮存过程中容易被破坏。对易被氧化破坏的维生素类强化剂如维生素A和维生素C在生产中可适当添加抗氧化剂和螯合剂等作为稳定剂。常用的抗氧化剂和螯合剂有丁基羟基茴香醚（BHA）、没食子酸丙酯（PG）、卵磷脂及乙二胺四乙酸（EDTA）、去甲二氢愈创木酸（NDGA）等。此外，提高维生素类强化剂稳定性的方法之一是在不影响生理活性的条件下改变其化学结构。例如硫胺素的盐酸盐加热易破坏，对碱不稳定。为克服此缺点，现已合成10多种具有一定生理活性而又各具特点的硫胺素衍生物，如硫胺素硝酸盐、硫胺素硫代氰酸盐、二苯酰硫胺素、硫胺素二月桂基硫酸盐及二苯基硫胺素等。维生素C是热敏性最强、最易破坏的维生素。近年来研制成功的

维生素 C 磷酸酯镁或维生素 C 磷酸酯钙具有与维生素 C 同样的生理功能，并且比较稳定，即使在金属离子（Cu^{2+}、Fe^{2+}）存在下煮沸 30min，也基本无变化。

除了考虑营养强化剂的稳定性外，在制定配方时，还要考虑不同营养素之间相互协同或相互拮抗的关系。为了保证强化食品中营养素的含量，在设计配方时还要考虑生产过程中可能的损失情况，适当增加剂量。

3. 强化食品增加成本和费用

营养素的添加会造成食品原料和加工成本的增加。首先营养素的添加会造成直接成本提高；其次，有些添加剂可能需要对生产设备进行改造或增加，从而造成生产设备费用的提高；第三，强化食品最重要的是营养素含量稳定，企业要对生产的成品及时进行检测，造成检测成本的增加。

二、强化剂的预混

将食品营养强化剂添加到载体中的方式有 4 种：一是直接添加原形强化剂；二是添加制成的片剂或块剂；三是添加配制成的溶液；四是添加经预先干式混合的预混剂。

添加方式应以能使营养素在食品中均匀分布，保持最佳的稳定为准。为保证少量或微量的强化剂在强化食品中的均匀度和安全性，通常采用将强化剂预先配制成液体或固体的预混物，再添加到大批量的载体中的方法。配方中选用的某种固体强化剂都要磨成细粉，分别称取一定的数量，先加到少量（例如 1～2kg）载体中，置于小容量搅拌机内混匀，然后再与较大量（例如 5～10kg）的载体充分混合稀释，最终配制成含一定浓度强化剂的预混物。对于添加极微量的营养强化剂，如碘和硒的化合物，应先精确称取后分别溶解于少量温水中，然后喷雾于载体，经烘干后再预混。

三、强化剂的添加与混合

1. 在食品原料中添加

这类食品主要包括国家法令规定的强化项目，它们大多是人们普遍缺少的必需营养成分，对这类食品一般在日常必需食物或原料中预先加入。例如，为了预防甲状腺肿大，在食盐中添加碘；为了防止脚气病，在粮食中添加硫胺素。其他还包括在面粉、大米中添加维生素 A、维生素 D 及铁质、钙质等。这种强化方法简单，易操作。

2. 在加工过程中添加

在加工过程中添加是强化食品采用的最普遍的添加方法。在食品加工过程中的某个环节将营养强化剂添加到食品中，此法适用于罐装食品（如罐头、罐装婴儿食品、罐装果汁等）、人造奶油、糖果、糕点等。强化剂加入后，经过若干道加工工序，可使强化剂与食品的其他成分充分混合均匀，并使强化剂对食品色、香、味等感官性状造成的影响尽可能小。但是由于罐头食品加工过程中的某些处理过程，如巴氏杀菌、抽真空等，不可避免地使食品因为受到热、光、金属的影响而导致强化剂及其他有效成分的损失。因此，当采取这种强化方法时，应注意工艺条件和强化条件的控制，在最适宜的时间和工序添加强化剂，以尽可能减少食品有效成分的损失。

3. 在成品中混入

由于强化食品在加工和储藏过程中可能会造成营养强化剂一定程度上的损失，所以为了避免这种损失，可采取在成品中混入强化剂的方法进行强化，即在加工成品的最后工序中混入强化剂。这类食品主要包括婴幼儿强化奶粉、军队用粮中的压缩食品等。

四、改善强化食品的包装、储存条件

通常情况下，随着食品储存时间的延长，营养强化剂的含量会逐渐降低，其损失程度往往依食品的包装和储存条件而异。所以应该改善强化食品的包装盒储存条件，使其中营养强化剂的损失量降到最低。例如，对于一些光敏性较强的营养素，选择包装时应考虑不透光的材料，目前市场上出现的维生素A强化食用油，采用的就是不透光的包装材料；为了防止空气中的氧对强化剂的破坏作用，通常采用密封真空包装和抽氧充氮包装，如一些易被氧化的维生素应考虑采用不透气的包装材料，可在一定程度上延长此类产品的货架期。

储存温度是影响强化食品中强化剂（尤其是维生素类强化剂）损失程度的主要条件。通常，储存温度越高，维生素等的分解作用越快。如维生素C的分解速度在20℃时比6~8℃时快2倍。真空包装的强化乳儿粉，在37℃储存时许多维生素的损失都比常温大。所以强化食品应尽量储存在较低的温度条件下。

第四节　强化食品的种类和生产

营养强化食品的种类繁多，依强化食品在膳食结构中的比例可分为强化主食品（如大米、面粉等）和强化副食品（如肉制品、食盐、酱油等）。按食用对象分类可分为普通食品、婴幼儿食品、孕妇及乳母食品、老人食品、军用食品、预防职业病食品及航天食品等特殊需要食品。按所添加的营养强化剂的种类来分类，有维生素强化食品、蛋白质和氨基酸强化食品以及矿物质强化食品等。还有按富含营养素的天然食物分类，如酵母（富含B族维生素）、脱脂乳粉和大豆粉（富含蛋白质）等。

一、谷物强化食品

人们食用的谷物类食品主要是小麦和大米。谷类籽粒中营养素的分布很不均匀，多集中在谷皮和糊粉层中，所以谷类加工中，随着碾磨精度的增加，其营养素的损失程度也加大，且人们倾向于食用精白米面，这使得B族维生素的摄取量减少。因此目前许多国家对面粉、面包、面条和大米等都进行营养强化。

1. 面粉及其制品的营养强化

（1）面粉的营养强化　小麦是世界上种植最广、生产量最高的谷类，在很多国家和地区都是主要食品原料，对于人类能量摄取有着重要的意义。由于其食用广泛、稳定性高、加工特性好、强化成本低及强化工艺简单，因此面粉强化成为解决微量营养素缺乏问题的最佳选择之一。面粉强化营养素在国际上已有几十年的历史，并在许多国家推广利用，在世界范围内，对面粉进行强制性营养强化正成为趋势。目前共有14个国家制定了有关面粉强制性营养素强化的法规，有不少国家正在考虑制定强制性强化法规，但我国的面粉强化工作尚处于起步阶段。

国外强化面粉的营养素主要是硫胺素、核黄素、烟酸和铁等，一些国家还添加钙和叶酸。此外，也有添加维生素A和维生素D的。

我国国家公众营养改善项目专家工作组在全面分析了面粉强化的国际经验和我国食品强化的相关法规，并认真讨论了大部分人群长期食用时可能存在的安全方面问题的基础上，制定了我国强化面粉营养配方。面粉强化营养素添加量为（每1kg面粉中添加微营养素量）：硫胺素3.5mg，核黄素3.5mg，烟酸35mg，叶酸1mg，铁20mg，锌25mg，钙1000mg。以此营养配方强化的面粉，其加工精度、水分含量、粗细度、湿面筋含量、磁性金属物含量和含砂量均符合特制二等标准，并与基础面粉无明显差异。因此微营养素的强化总体上不影响面粉的质量和加工品质。

小麦面粉营养强化成本很低。在我国，如果按照上述配方生产营养强化面粉，生产1t强化面粉增加的成本不超过50.00元人民币，按每人每天400g消费量计算，每人每年仅需增加7.30元就能保证全年消费营养强化面粉。此外，规模化生产后，企业生产设备和质量控制增加的费用也不会太高。

面粉强化工艺简单，一般是先将营养强化剂与少量面粉及其他辅料混合制成营养素含量极高的预混料，再将预混料与要强化的面粉按一定比例混合均匀即可。预混料的制法有直接混合法和喷雾法两种。直接混合法就是将要强化的营养素与一定量的面粉混合配成预混料，再将此预混料与一定量的面粉混合均匀即制成需要的强化面粉。喷雾法是将营养强化剂与水混合，例如将硫胺素、核黄素、矿物质、氨基酸等溶于水中，将其水溶液与面粉均匀混合，一起进行喷雾干燥，所得产品即为富含营养素的预混料，再将此预混料与一定量的面粉混合均匀即制成需要的强化面粉。

（2）面条的营养强化　面条是我国北方人民的主食之一，也是亚洲一些国家和地区人民的主食之一。泰国规定，制造商可以根据自愿原则在面条中强化维生素A、铁和B族维生素。面条强化时，为了使营养素的损失较少，常将强化剂夹于面条中间。具体做法是：用两条普通面带夹住含有强化剂的面带，三条面带一起轧压成新面带，再切分为强化面条。面条、通心粉等面食制品在干燥或煮食过程中各种维生素的保存率多在65%～85%之间。

（3）面包的营养强化　面包是很多国家的重要食品。面包的强化在西方及亚洲地区很普遍，其强化的营养素多为维生素（硫胺素、核黄素、维生素D、尼克酸）和必需氨基酸（赖氨酸）。强化方法有几种，有直接将强化剂加入到面粉中去的，也有将营养强化剂预先制成片剂或粉粒，在一次发酵后调和面团时将其加入，与面团充分混合后再继续后续操作。

面包也用作矿物质的强化载体。在美国、英国和瑞士等国家因广泛食用铁强化面包，使缺铁性贫血发生率大幅度下降。采用钙强化面粉制作面包效果很好，当钙强化水平高出标准2～4倍（达到每100g面包含211～924mg）时仍不会影响感官和质构特性。在动物实验中，喂食钙强化面包的小鼠股骨强度较之对照组显著增加。在面包的钙强化研究中发现，使用碳酸钙与乳钙（钙质量分数为5.6%的高钙乳清粉）其吸收效果接近，因此，作为价廉的钙源，碳酸钙可以为面包钙强化的首选。

2. 强化大米

大米是中国、日本、泰国等一些亚洲国家及非洲等地区人民的主食，鉴于其加工后的营养素损失以及蛋白质中赖氨酸、蛋氨酸等的不足，对其进行营养强化是十分必要的。目前世界各国对大米强化的态度一般以自愿为原则，多数国家并未制定强化大米的法规。一方面因为大米加工厂家太多，难以进行强制性规定；另一方面因为大米并非西方发达国家人民的主食。大米的强化首先由菲律宾于1944年实际应用，并在当地防治维生素缺乏症等方面很有成效。他们经过2年普遍食用强化米，基本上消除了脚气病，提高了人民健康水平。此后，在日本等亚洲国家及拉丁美洲等一些国家中也陆续开始食用强化米。

目前文献报道的强化米制造方法很多，归纳起来有内持法和外加法两类。内持法就是设法将米粒外层及胚芽中的营养素尽可能转移至米粒内部，使其在碾制及后续加工过程中能较多地保持米粒中原有的营养素；外加法是将各种营养强化剂配制成水溶液或脂溶性溶液，然后将米浸渍其中，以吸收各种营养成分，或者将营养强化剂溶液喷涂于米粒上，然后经真空干燥制成。

二、强化副食品

1. 强化食盐

内陆地区往往缺碘。由于食盐是人们每天的必需品，也是主要的调味品。而无论社会经济状况如何，每个成年人每日摄入食盐的数量一般比较恒定，因此，食盐是强化碘的理想载体。很多国家都制定了强制性加碘的强化食盐政策，各国都对食盐进行了强化，其强化方法是在食盐中添加碘化钾。不同国家食盐碘强化水平差异很大，碘元素浓度在 $10\sim80mg/kg$ 之间。

有些国家还出现了碘、铁双重强化食盐的产品，在埃及还有钙、铁强化食盐，也有对食盐强化氟预防龋齿的报道。

2. 强化酱油

酱油是日常生活中常用的调味品，特别是在中国及东南亚国家和地区。有些国家把酱油用做强化硫胺素（硫胺素的强化剂量一般为 $17.5mg/L$）、核黄素和钙等的载体。如同食盐是碘强化的最佳载体一样，酱油由于其深褐色的液体、复杂而强烈的风味、食用的大众性以及食用量的自限性，似乎最适合作为铁强化剂的载体。

一般的铁强化剂都有较刺激的铁腥味，影响人们的接受。NaFeEDTA 是一种新型铁营养强化剂，1993 年被联合国食品添加剂联合专家委员会推荐作为铁营养强化剂，具有食用安全、吸收率高、能显著改善缺铁性贫血、不影响酱油感官品质等优点，被认为是一种理想的铁营养强化剂。我国营养学家大量研究证实，NaFeEDTA 络合铁强化酱油是改善我国居民缺铁性贫血的有效方式。我国批准使用 NaFeEDTA 络合铁强化酱油，作为改善缺铁性贫血的方式在全国进行生产推广。

3. 强化人造奶油

在欧美国家，食用面包时常佐以人造奶油，因而人造奶油的消费量比较大，是每天必需食用的主要副食品。目前，全世界大约有 80% 的人造奶油都进行了强化。人造奶油主要强化维生素 A 和维生素 D，其强化方法是将维生素直接混入人造奶油中，经搅拌均匀后即可食用。我国规定在人造奶油中可强化维生素 A $4000\sim8000\mu g/kg$、维生素 E $100\sim180\mu g/kg$、维生素 D $125\sim156\mu g/kg$。

三、婴幼儿及儿童专用的强化乳制品

牛奶代替人奶或作为人奶的补充喂养婴儿已非常普遍，尽管牛奶营养丰富，但是其与人奶在营养成分上存在不少差异，仅靠普通的牛奶喂养婴儿不能满足其生长发育的需要，如用牛奶为主料喂养婴儿，必须对牛奶进行适当的强化处理，使之适合于婴儿的生长发育。

以鲜牛奶为原料，脱盐乳清粉为主要配料，适量添加糖类和脂肪，减少 K、Ca、Na 等无机盐的含量，使其各种营养素接近或相当于母乳成分，这样加工的奶粉在我国称为婴儿配方乳粉。我国 2023 年 2 月 22 日正式实施中华人民共和国国家卫生健康委员会发布的《制定修订婴幼儿配方食品系列标准》，本次婴幼儿配方食品的新国标重大改变为：将《较大婴儿和幼儿配方食品》（GB 10767—2010）分为 2 个标准，即《较大婴儿配方食品》（GB 10766—2021）和《幼儿配方食品》（GB 10767—2021），这一改变使我国婴儿配方乳粉国标与国际食品法典委员会标准修订趋势一致，而且也将根据婴幼儿月龄提供更精准的营养元素。在现行国标中，未规定较大婴儿配方食品中的乳清蛋白。乳清蛋白由于其高营养和易吸收，含多种活性成分的特点，对于处于生长发育高峰期的婴幼儿来说具有积极意义。新国标调整了较大婴儿和幼儿配方食品中蛋白质含量要求，并增加了较大婴儿配方食品中乳清蛋白含量要求。其中，乳基较大婴儿配方食品中乳清蛋白含量应≥40％。在现行国标中，2段和3段奶粉中均未规定乳糖的含量，乳糖作为普通婴幼儿的最佳碳水化合物来源，不仅可以提供能量，而且对婴幼儿的生长发育具有积极作用。新国标规定，乳基较大婴儿配方食品中乳糖占碳水化合物含量应≥90％，乳基幼儿配方食品中乳糖占碳水化合物含量应≥50％，限制蔗糖在婴儿和较大婴儿配方食品中添加，婴儿和较大婴儿配方食品不应使用果糖、蔗糖，以及果葡糖浆等含有果糖和/或蔗糖的原料作为主要碳水化合物来源。微量元素包括维生素和矿物质，这类物质人体无法合成，只能通过外界获取。新国标严格规定了这两类营养素的最小值和最大值。在新国标中，维生素和矿物质含量值的修订主要包括部分指标的最小值，以保证营养素摄入的充足性；设定了部分指标的最大值，以保证营养素摄入的安全性；增加了豆基产品中对蛋白质、铁、锌、磷含量的单独规定。胆碱、硒和锰对婴幼儿生长发育具有重要作用。新国标规定，将婴儿和较大婴儿配方食品中的胆碱从可选择成分调整为必需成分，将较大婴儿配方食品中的锰和硒从可选择成分调整为必需成分。

四、强化军粮

强化军粮是出现得最早，也是要求很高的强化食品。为了适应严酷的战争环境，军粮既要营养全面，还要便于携带、易于烹煮、便于开启和食用。平时的军粮可以和一般民用的相仿，到了战时，则必须采用强化食品。为了携带方便，强化军粮大多以高能压缩食品为主，将几种不同的食品混合置于一个包装盒内，这些食品是按照有关的热能及营养素含量计算而定，并配成一餐的供应量。普通餐盒内的主食大多由压缩饼干、压缩米糕、高油脂酥糖等组成；副食大多包括压缩肉松、肉干、调味菜干粉及各种汤料等，此外还有乳粉、炼乳、人造奶油、巧克力及罐头食品等，并可与食盒搭配食用。它们也都根据各自的特点，增补适当的强化剂。至于强化剂的品种及用量还可根据军、兵种的不同而异。

五、其他强化食品

食品营养强化已经有100多年的历史，强化食品的种类繁多，不胜枚举，而且还在不断增加。除了前面介绍的强化食品外，近来市场上出现了很多强化了水溶性维生素及钙、铁、锌等营养素的各种饮料、糖果及罐头类强化食品。此外还有适应各种特殊人群和不同职业营养需要的强化食品以及疗效食品等。

 案例分析

▶ 案例 ◀

孕妇对叶酸的需求量比正常人高4倍，缺乏叶酸可导致胎儿畸形。我国因为缺乏叶酸而导致发生率约为3.8‰的神经管畸形，包括无脑儿、脊柱裂等，另外还可发生早期的自然流产。根据上述材料请谈谈营养强化意义和作用。

分析：

请自己总结营养强化意义和作用。

思考题

1. 营养强化意义和作用是什么？
2. 食品营养强化的基本原则有哪些？
3. 强化剂对食品色、香、味等感官性状有哪些影响？
4. 在 2023 年中华人民共和国国家卫生健康委员会发布的《制定修订婴幼儿配方食品系列标准》中，婴幼儿配方食品的新国标进行了哪些调整？

第九章
食品污染

 课前小提问

食品从种植、养殖到食用经过多个环节，每个环节都有可能混入或产生某些有害因素。环境污染造成环境中存在一些有毒、有害物质，这些物质通过一定途径进入正常食品可能污染食品，试举例说说你所了解的环境污染物有哪些，其对食品产生怎样的影响。

第一节　概述

食品本身一般不含有有害物质或含量极少。但食品从种植、养殖到生产、加工、储存、运输、销售、烹调直至食用的整个过程中的各个环节，都有可能混入或产生某些有害因素，使食品受到污染，以致降低食品卫生质量或对人体造成不同程度的危害。环境中或人为的一些有毒、有害物质通过一定途径进入正常食品，造成食品安全性、营养性和（或）感官性状发生改变，这个过程称之为食品污染。而进入食品中的对人体有毒有害的物质就被称为食品污染物。

食品污染按污染物的性质可分成如下三类。

一、生物性污染

食品的生物性污染主要包括微生物、寄生虫、昆虫及病毒的污染。微生物污染主要有细菌与细菌毒素、真菌与真菌毒素污染。细菌污染主要分为两类：一类为可以引起人类感染性疾病或食物中毒的致病菌和条件致病菌；另一类为导致食品腐败变质的非致病菌。真菌与真菌毒素污染主要是指霉菌与霉菌毒素污染，食品中的霉菌一般不引起霉菌病，而由霉菌产生的毒素则可引起人的急、慢性中毒，甚至致畸、致癌、致突变。寄生虫和虫卵主要是通过患者、病畜的粪便间接或直接污染食品。昆虫污染主要包括粮食中的甲虫、螨类、蛾类以及动物食品中和发酵食品中的蝇、蛆等。病毒污染包括肝炎病毒、脊髓灰质炎病毒和口蹄疫病毒等。

二、化学性污染

食品化学性污染情况复杂，范围较广，主要包括：①来自生产、生活和环境中的污染物，如农药、兽药、有毒金属、多环芳烃化合物、N-亚硝基化合物、杂环胺、二噁英等；②在食品加工、储存过程中产生的物质，如酒中有害的醇、醛类；③掺假、制假过程中加入的物质；④食品容器、包装材料、运输工具等接触食品时溶入食品中的有害物质；⑤滥用食品添加剂等。

三、物理性污染

物理性污染主要是指食品中多种非化学性的杂物，如玻璃、砂石、塑料等及食品的放射性污染。虽然有的污染物可能并不威胁消费者的生命，但是严重影响了食品应有的感官性状和营养价值，食品质量得不到保证。

食品污染的途径主要有农业污染，如农业生产中常常使用化肥、杀虫剂、杀菌剂、除草剂等，这类物质本身就是毒物或含有有毒成分，这样便直接对食品的原料造成了污染；工业污染，如在食品生产加工过程中，生产原料、生产工艺及工业的三废排放不符合卫生要求等造成食品污染；储运污染，食品在储存过程中的霉变及使用防腐、防霉剂等或由于车船等运输工具不洁造成食品污染；人为污染，一些非法的食品生产经营者，人为地掺入有毒、有害物质；意外污染，如发生地震、火灾、水灾、核泄漏事故、禽畜流行病等意外情况时，也可对食品造成污染。

食品污染对人体的危害取决于污染物的毒性大小、污染量及人的摄入量。一般对人体的危害可分为三类：急性毒性，污染物随食物进入人体在短时间内造成机体损害，称为急性中毒。引起急性中毒的污染物有细菌及其毒素、霉菌及其毒素和化学毒物。慢性毒性，食物被某些有害物质污染，其含量虽少，但由于长期持续不断地摄入且在体内蓄积，引起机体损害，表现出各种各样的慢性中毒症状，如慢性铅中毒、慢性汞中毒、慢性镉中毒等。致畸、致癌、致突变，某些食品污染物通过孕妇作用于胚胎，出现畸胎，甚至死胎。引起致畸的物质有滴滴涕（DDT）、五氯酚钠、西维因等农药，以及黄曲霉毒素等。目前怀疑或具有致癌作用的物质有数百种，其中90％以上是化学因素，如亚硝胺、黄曲霉毒素、多环芳烃以及砷、镉、镍、铅等，与饮食有关的占35％。突变是生物细胞的遗传物质出现了可被察觉并可以遗传的变化，使后代细胞以及生物具有新的特性。肿瘤的形成也可能是体细胞突变的结果。

第二节　食品的生物性污染及其预防

食品在从生产到消费的整个过程中，随时都有被生物，特别是微生物污染的可能。食品的生物性污染降低了食品的卫生质量，对食用者可造成不同程度的危害。食品生物性污染指的是微生物、寄生虫及昆虫等生物对食品的污染。污染食品的微生物可根据其对人体的致病能力分为三类：①直接致病微生物，包括致病性细菌、人畜共患传染病病原菌和病毒、产毒霉菌和霉菌毒素，可直接对人体致病并造成危害；②相对致病微生物，即通常条件下不致病，在一定特殊条件下才有致病力的微生物；③非致病微生物，包括非致病菌、不产毒霉菌及常见酵母，它们对人体本身无害，是引起食品腐败变质、卫生质量下降的主要原因。

一、食品的微生物污染及其防治

1. 食品的细菌污染及腐败变质

（1）食品的细菌污染　食品中常见的细菌称为食品细菌，其中包括致病性、相对致病性和非致病性细菌。这里重点讨论非致病菌，它们是评价食品卫生质量的重要指标。

影响食品卫生质量的非致病菌主要有：假单胞菌属，微球菌属，芽孢杆菌属，肠杆菌属，弧菌属，嗜盐杆菌属和嗜盐球菌属，乳杆菌属。

食品细菌污染的危害性质与程度取决于污染食品的细菌种类和数量，如以杂菌为主的食品细菌污染以引起食品腐败变质为主；而当肠道致病菌污染食品时可引起传染病或食物中毒。共存于食品中的细菌的种类和数量称为食品的菌相，其中相对数量较大的细菌称为优势菌种。通过对食品菌相与优势菌的检验分析，可预测食品的变化。食品的菌相可因细菌污染的途径，食品的理化性质，食品所处的条件如温度、水分含量、pH 值、氧气及渗透压等的不同而有所不同，从而决定了食品的变化及危害程度。

① 食品细菌污染的途径　食品从生产到消费的诸多环节，都有可能受到细菌的污染，受污染的途径有以下几种。

a. 原料污染。食品原料在采集、加工前已被土壤或水中的微生物污染。

b. 食品在加工、储藏、运输、销售过程中的污染。由于不卫生的操作和管理而使食品被不洁环境中的细菌所污染。如烹调加工过程中未能使生熟食品分开，使食品中已存在或污染的细菌大量繁殖造成食品污染；从业人员不严格执行操作规程卫生要求，或从业人员患有传染性疾病，均可造成食品的污染；不利的储藏环境会使细菌污染食品，进而在食品中生长繁殖；运输、销售过程中的不洁容器、包装材料等造成食品的污染。食品生产用水不符合水质卫生标准也是造成微生物污染食品的重要途径。

c. 食品消费的污染。食品被消费者购买后，由于存放不当或用具不卫生也可造成食品的污染。

② 食品细菌污染的指标　反映食品卫生质量的细菌污染主要指标有食品菌落总数、食品大肠菌群近似数及各种致病菌的有无。

a. 菌落总数。菌落总数是指食品检样经过处理，在一定条件下（如培养基成分、培养温度和时间、pH 值、需氧性等）培养后所取单位质量（g）、体积（mL）或表面积（cm^2）检样中所含菌落的总数。由于采用的检验方法不同，食品中的细菌总数有两种表示方式：一种称为食品的菌落总数；另一种称为食品的细菌总数。两种表示方法均不能完全反映食品的细菌污染状态，用细菌总数表示时，活菌和死菌都被记录，测定值大于实际值；而菌落总数的培养条件严格，那些不符合条件的活菌不能生成菌落，使测定值小于实际值。由于食品的污染菌主要来源于温血动物的粪便，因此测定菌落总数要比测定细菌总数能较客观地反映食品的污染状况。所以在我国和其他大多数国家，对细菌总数的检验采用菌落总数来进行，一般是在营养琼脂培养基、37℃±0.5℃、pH 值 7.0 下，培养 48～72h 所得的菌落数。

食品的细菌总数反映了食品的卫生质量，是食品清洁状态的标志。理论上食品的细菌越多，对食品的分解越快，食品腐败变质的速度越快，因此可以利用细菌总数来预测食品的储藏期。

b. 大肠菌群近似数。大肠菌群均来自人或温血动物的肠道，为革兰氏阴性杆菌，需氧与兼性厌氧，不形成芽孢，在 35～37℃ 下能发酵乳糖产酸产气。许多国家把大肠菌值作为食品卫生质量的鉴定指标，用于判断食品是否受温血动物粪便的污染和肠道致病菌污染的可能性。一般采用乳糖发酵法进行检验，检验结果用相当于 100g 或 100mL 食品中大肠菌群的近似数来表示，简称大肠菌群近似数（maximum probable number，MPN）或大肠菌值。

在食品中检出典型大肠杆菌，表示食品近期受粪便的污染；若检出非典型大肠杆菌，说明食品受粪便的陈旧污染。

大肠菌群为嗜中温菌，在 5℃ 以下基本不能生长，因此不适于作低温水产品，尤其是速冻食品的污染指示菌。近年来，有研究提出将肠球菌也作为反映粪便污染的指示菌，其准确性还有待于进一步研究。

c. 肠道致病菌。致病菌是严重危害人体健康的一种指标菌，国家卫生标准中明确规定各种食品不得检出致病菌。在怀疑食品受致病菌污染时，可进行致病菌的检验。目前食品中经常检出的致病菌有沙门氏菌属、变形杆菌属、副溶血性弧菌、致病性大肠杆菌、金黄色葡萄球菌及志贺氏菌等。

（2）**食品的腐败变质** 食品的腐败变质是指在以微生物为主的各种因素作用下，所发生的食品感官性质与营养成分的一切变化。这些变化往往是食品成分的降解伴随着产生令人不愉快的色、香、味、形等感官性状的变化，从而使食品降低或丧失食用价值，是食品生产与经营中最常见的卫生问题之一。

① 食品腐败变质的条件 食品被微生物污染后是否会导致腐败变质，与食品本身的性质、微生物的作用及所处的环境因素等有密切的关系。

a. 食品自身的性质。动植物食品都含有蛋白质、脂肪、碳水化合物、维生素和矿物质等营养成分，还含有一定的水分，具有一定的酸碱度和渗透压，含有分解各种成分的酶，这些都是微生物在食品中生长繁殖并引起食品成分分解的先决条件。

b. 微生物的作用。在食品腐败变质过程中起主要作用的是微生物，包括细菌、霉菌和酵母菌，由于食品化学成分不同，所以引起腐败变质的微生物种类也不相同。如引起肉类等动物性食品变质的，大多是能分解蛋白质和脂肪的细菌；而引起水果和蔬菜腐烂的，大多是些可在 pH 值较低、温度较高的条件下生长繁殖的霉菌和酵母；粮食的霉变多为霉菌引起。

c. 环境因素。食品腐败变质除与食品自身的性质、组成及微生物的作用有关外，还取决于食品所处的环境条件，如温度、湿度、pH、光线、空气以及存放时间等。

凡是营养成分丰富，水分、酸度、渗透压适宜，组织结构疏松或破溃的食品，均适于微生物生长繁殖，也特别容易腐败变质，这些食品称为易腐食品，如肉、鱼、奶、蛋、水果、蔬菜等食品。

② 食品腐败变质的危害 腐败变质的食物不同程度地具有使人们难以接受的感官性质，如刺激性气味、异常颜色、组织溃烂及黏液污秽等。其次，食物成分的分解可使营养价值严重降低，如蛋白质、脂肪、碳水化合物，甚至维生素、无机盐也有大量的破坏和流失。腐败变质的食物大多微生物污染严重，菌相复杂，菌量增加，使致病菌和产毒霉菌存在的机会增多，从而引起人的不良反应甚至引起食物中毒。

吃清洁卫生、不变质的食物是《中国居民膳食指南》中强调的。因此对腐败变质的食物要准确鉴定，严加控制。但有时出于物质条件或经济条件的限制，也要充分考虑具体情况，分别处理。如轻度腐败的肉、鱼类通过煮沸可以消除异常气味，部分腐败的水果、蔬菜可拣选分类处理，单纯感官性状变化的食品可加工复制等。但一切处理的前提是必须确保人体健康。

③ 食品腐败变质的鉴别 食品腐败变质的即时鉴别可以降低食品腐败变质对人体的危害，并减少因此而造成的经济损失。食品腐败变质的鉴定一般采用感官、物理、化学和微生物四个方面的指标。

a. 感官鉴定 食品的腐败变质均伴有食品感官性质的变化，利用人的感觉器官通过视觉、嗅觉、听觉、味觉和触觉对食品质量的鉴定称为食品的感官评价。人类的感官对食品腐败变质的变化有时要比仪器更敏感，不同的食品，发生腐败变质后的感官变化不同。

ⓐ 粮谷类食品。粮谷类食品的腐败变质主要由霉菌引起，因此这类食品的腐败变质主要的感官变化为：粮粒失去正常的鲜亮光泽，颜色发灰发绿，粮粒的重量减轻，千粒重下降，可闻及霉变味。

ⓑ 生鲜肉类。肉类蛋白质含量较高，由于蛋白质分解，其腐败变质往往带有特殊的臭味，并且肌肉失去弹性，用手指按压肉块，肉块凹陷不能弹起。大量微生物的生长，使肉质的色泽发暗，表面污秽，切面灰暗、黏刀。

ⓒ 淀粉含量高的食品。糖类分解产酸产气，食品大多变酸。

ⓓ 鱼类。鱼体发暗，鳞片脱落，眼球塌陷，腹部膨胀、破裂，并带有蛋白质腐败的恶

臭味。

ⓔ 鲜奶。牛奶发生腐败变质后变酸，同时由于 pH 值的下降，蛋白质凝固，出现"奶豆腐"的现象。

ⓕ 罐头食品。罐头食品的腐败变质往往由厌氧菌所引起，分解食品成分并产酸产气，所以出现"胖听"的现象，敲击罐头壁发出空洞音，在水中加热，会出现冒泡现象。

食品腐败变质的感官鉴定操作简单，敏感性高，但往往受检验者的主观影响，特别是腐败变质初期，感觉不敏感者往往忽略，因此，对腐败变质食品的化学鉴定是非常必要的。

b. 理化鉴定　不同食品发生腐败变质的变化不同，所采用的鉴定指标也不同，对某种食品来说，选择敏感的鉴定指标非常重要，常用的指标如下所述。

ⓐ pH 值。食品的 pH 值是食品卫生最常用的检测指标之一，特别是含碳水化合物的食品在发生腐败变质时，必然带来食品 pH 值的变化，此外，油脂酸败也带来 pH 值的变化。但食品在刚刚发生腐败变质时往往检测不到 pH 值的变化。有些食品具有一定的缓冲作用，食品发生腐败变质但产酸量少时也检测不到 pH 值的变化。

ⓑ 总挥发性盐基氮。蛋白质分解产生的小分子含氮化合物具有挥发性，称为挥发性盐基氮。食品越新鲜，挥发性盐基氮的含量越低，根据挥发性盐基氮可判定食品的新鲜度，主要用于生鲜肉类的鉴定。

ⓒ K 值。它是鱼类早期腐败的鉴定指标。K 值系指 ATP 分解的低级产物肌苷（HxR）和次黄嘌呤（Hx）占 ATP 系列分解产物（ATP＋ADP＋AMP＋IMP＋HxR＋Hx）的百分比，用于表示低级分解产物的多少。K≤20％说明鱼体绝对新鲜；K≥40％说明鱼体开始有腐败迹象。

ⓓ 二甲胺与三甲胺。二甲胺与三甲胺是鱼虾类产品腐败变质的特征性产物，测定其含量可用于鱼虾类水产品新鲜度的鉴定。

ⓔ 过氧化值。用于油脂酸败的早期检验。在油脂酸败的早期，酸败尚不明显而酸价变化不大时，油脂产生的过氧化物可使脂肪的过氧化值上升。

ⓕ 羰基价。羰基价是脂肪酸败的鉴定指标，表示脂肪酸败过程中脂肪酸分解产生的醛、酮等含羰基的化合物的含量。

ⓖ 碘价、凝固点、密度、折射率、皂化价。在油脂酸败过程中，脂肪酸的分解可使其固有的碘价、凝固点、密度、折射率、皂化价等发生变化。

c. 微生物鉴定　食品中的微生物虽然不一定代表食品发生了腐败变质，但食品的腐败变质主要由微生物引起，因此食品中含有大量微生物时应引起高度重视。

④ 食品腐败变质的控制措施　食品的腐败变质主要是由微生物引起，因此减少微生物污染和抑制微生物的生长繁殖是防止食品腐败变质最重要的措施。

a. 防止食品的微生物污染　防止食品微生物污染，要做到：注意生产企业的环境卫生；减少生产过程的污染；保证食品储存、运输、销售卫生；保证从业人员的卫生。

b. 合理保藏食物　食品保藏是通过改变食品的温度、水分、氢离子浓度、渗透压以及采用其他抑菌杀菌的措施，将食品中的微生物杀灭或减弱其生长繁殖的能力。常见的食品保藏方法有如下几种。

ⓐ 食品的化学保藏。食品的化学保藏主要是使用食品防腐剂来防止和延缓食品的腐败变质，食品防腐剂应符合既在食品中有防腐的功能又对人体相对无毒。

ⓑ 食品的低温保藏。绝大部分致病菌和腐败菌均为嗜中温菌，其生长繁殖最适温度为20～40℃。在 10℃以下微生物的生长繁殖将大为削弱，低于 0℃时有些微生物虽然能够生长，但已不能分解蛋白质和脂肪，对碳水化合物的发酵能力也减弱。嗜冷菌是指可以在 5℃或更低温度下生长的微生物，这些菌在致病菌和腐败菌中所占比例不大，而且在 0℃以下也

可控制到一定程度。

低温下食品的主要变化是脂肪酸败,一般情况下长期保藏肉类以-20℃为好;而富含不饱和脂肪酸的鱼类,以-30~-25℃范围为好。

ⓒ 食品的高温保藏。高温保藏食品的原理是基于高温对微生物的破坏效应。高温是指高于周围环境温度的温度。

就食品保藏而言,通常高温保藏的方法有两种:巴氏杀菌和高温杀菌。巴氏杀菌是采用较低的加热温度杀灭所有致病菌和破坏及降低一些食品中腐败微生物数量的一种杀菌方式。高温杀菌是指杀灭所有可以测出的活菌的一种杀菌方式。乳和乳制品采用超高温(ultra high temperature,UHT)技术灭菌。该技术利用高温(140~150℃)在很短的时间(几秒)内即可使产品达到无菌的要求。UHT加工乳在室温下储存时间可长达8周,在此期间也不会发生风味上的改变。

此外,食品的高温灭菌还可用微波加热法。微波是高频电磁波,国际上对食品工业使用的微波频率规定为915MHz和2450MHz两个频率。其消毒效果与常规巴氏灭菌效果相类似。

ⓓ 食品干燥保藏。食品干燥保藏的机制是降低食品水分至某一含量以下,抑制可引起食品腐败和食物中毒的微生物的生长。通常将含水量在15%以下或a_w值在0.00~0.60之间的食品称为干燥食品。冷冻干燥食品也属此类。另一类食品水分含量在25%~50%之间,a_w值在0.60~0.85,且同样具有一定的货架稳定期,这类食品称半干燥食品。

ⓔ 食品辐照保藏。辐照食品(irradiated food)是指利用人工控制的辐射能源处理过的食品。食品辐照是随着对核能的开发利用而开发的一种食品保藏方法。目前用于加工和实验用的辐照源有钴60和铯137产生的γ射线,以及电子加速器产生的低于10兆电子伏(MeV)的电子束。

辐照工艺并不适合于所有食品的处理,而且目前仍然有人担心食品辐照的卫生和安全性,因而仍有国家未认可辐照食品。

2. 霉菌与霉菌毒素对食品的污染及其预防

霉菌(mold)在自然界分布很广,它们是丝状体比较发达的小型真菌。真菌的种类很多,其形态和构造也比较复杂。如酵母菌和部分霉菌为单细胞,食用菌和大多数霉菌为多细胞真菌。虽然有些真菌被应用于食品工业,如酿酒、制酱等,但也有些真菌给人体健康造成很大的危害,如一些蘑菇可引起食物中毒,一些假丝酵母、隐球酵母等在一定条件下可引起人的感染,而对人的健康危害最大的是霉菌。

(1) 主要产毒霉菌及主要霉菌毒素 霉菌广泛存在于自然界,大多数对人体无害,但有的霉菌却是有害的,某些霉菌的产毒菌株污染食品后,会产生有毒的代谢产物,即霉菌毒素。产毒霉菌是指已经发现具有产毒菌株的一些霉菌。

目前已知的产毒霉菌主要有:①曲霉菌属,包括黄曲霉、赭曲霉、杂色曲霉、烟曲霉、构巢曲霉和寄生曲霉等;②青霉菌属,包括岛青霉、橘青霉、黄绿青霉、扩展青霉、圆弧青霉、皱褶青霉和荨麻青霉等;③镰刀菌属,包括梨孢镰刀菌、拟枝孢镰刀菌、三线镰刀菌、雪腐镰刀菌、粉红镰刀菌、禾谷镰刀菌等;④其他菌属,如绿色木霉、漆斑菌属、黑色葡萄状穗霉等。

霉菌种类很多,所以产生的毒素也多,已知的霉菌毒素约有200种左右。目前对霉菌毒素的分类尚无较好方法,有人曾按霉菌毒素对动物的毒性作用将其分成肝脏毒、肾脏毒、神经毒、光致敏性皮炎毒和其他毒性等五类。由于一种毒素可能表现出多种毒性,而且霉菌毒素对人体的毒性作用尚未完全明确,所以目前仍主张按毒素产生的来源对霉菌毒素进行分类。

（2）霉菌产毒的特点及条件　霉菌毒素（mycotoxin）主要是指霉菌在其所污染的食品中产生的有毒代谢产物。霉菌产毒只限于少数的霉菌，而产毒菌种中也只有一部分菌株产毒。同一菌种的产毒能力取决于菌株本身的生物学特性以及外界条件的不同，或两者兼有之。总体来看，霉菌产毒有如下特征：①同一产毒菌株的产毒能力是可变的；②产毒菌种产毒不具有严格的专一性，如杂色曲霉毒素可由杂色曲霉、黄曲霉和构巢曲霉产生，又如岛青霉可以产生黄天精、红天精、岛青霉毒素以及环氯素等几种毒素；③产毒霉菌产生毒素需要一定的条件。

产毒条件主要是指基质（食品）、水分、温度以及通风情况等。

① 基质　霉菌的营养来源主要是糖和少量的氮及矿物质，因此霉菌在天然食品上比在人工合成的培养基上更易繁殖。不同的基质对霉菌的生长和产毒有一定影响。如玉米与花生中黄曲霉及其毒素检出率高，小麦和玉米以镰刀菌及其毒素污染为主，青霉及其毒素主要在大米中出现。

② 水分　水分是霉菌生长与产毒的重要条件。被霉菌利用的是基质中的自由水，因此基质中的水分活度决定了霉菌生长和产毒的水分条件。食品的 a_w 值越小，越不利于微生物的繁殖。针对粮食而言，a_w 降至 0.7 以下时，一般的霉菌均不能生长；粮食水分为 17％～18％时，其水分活度大约为 0.8～0.9，此是霉菌繁殖产毒的最佳条件。

③ 温度　除水分外，温度对霉菌的繁殖与产毒也有重要影响。大多数霉菌繁殖最适宜的温度为 25～30℃，在 0℃ 以下或 30℃ 以上时，不能产毒或产毒能力减弱。

④ 通风情况　大部分霉菌繁殖和产毒需要有氧条件，但毛霉、灰绿曲霉是厌氧菌并可耐受高浓度的 CO_2。

（3）霉菌和霉菌毒素污染食品的危害　从食品卫生学角度应该考虑以下两个方面的问题。

① 霉菌污染引起食品变质　霉菌污染食品可使食品的营养价值和食用价值降低，甚至完全不能食用。据粗略估计，每年全世界平均至少有 2％的粮食因霉菌污染发生霉变而不能食用。霉菌污染食品的程度以及被污染食品卫生质量的评定可从两个方面进行：a. 霉菌污染程度，是以单位质量或容积的食品或 100 粒粮食上霉菌菌落总数来表示食品中带染霉菌的情况，目前我国已制定了多种食品霉菌菌落总数的上限标准。b. 检测霉菌菌相的构成，如粮食，在田间生长期即带染的一些霉菌（称为田野霉），其中主要包括交链孢霉、弯孢霉、芽枝霉以及头孢霉等，这些霉菌对粮食并无损害，或者在一定条件下才能有害，粮食中如以这些霉菌占优势则表明粮食是新鲜的。粮食收割后可从外界污染一些霉菌，如曲霉、青霉、毛霉、木霉等，曲霉和青霉在储藏的粮食中最易检出，但此时并不表示粮食已霉变，它们要在一定条件下才能大量繁殖使粮食发霉；而毛霉、根霉、木霉常在粮食霉变的后期才能检出，此时表示粮食已发霉变质。

② 霉菌毒素引起人畜中毒　早在 19 世纪即有人类食用面粉引起麦角中毒的报道。在世界很多地方也曾发生过赤霉病麦中毒。西伯利亚东部地区居民食用田间越冬小麦，其中含有三线镰刀菌产生的 T-2 毒素，使得食用者发生食物中毒性白细胞缺乏症（alimentary toxic aleukia，ATA）。20 世纪 50 年代日本的大米因受青霉菌污染而呈现黄色（黄变米），其中含有损害肝脏的毒素，结果食用后引起中毒。而 60 年代又发现被黄曲霉污染并含有黄曲霉毒素的饲料引起畜禽中毒。从霉菌毒素中毒发生情况来看，具有如下特征：没有传染性流行，与饮食高度相关；表现出较为明显的地方性和季节性，甚至有些可具有地方病的特征。霉菌毒素中毒的临床症状表现多种多样，较为复杂。有因短时间内食入大量霉菌毒素引起的急性中毒，也有因少量长期食入含有霉菌毒素的食品而引起的慢性中毒，表现为诱发肿瘤、造成胎儿畸形和引起体内遗传物质发生突变等。目前我国多个食品安全标准规定了霉菌菌落总数

的限量值，见表 9-1。

表 9-1　部分食品霉菌限量值

食品种类	霉菌限量/(CFU/g)	现行相关标准
糕点、面包	150	GB 7099—2015
夹心饼干、非夹心饼干	50	GB 7100—2015
饮料(固体饮料)	20(50)	GB 7101—2022
蜜饯	50	GB 14884—2016
蜂蜜	200	GB 14963—2011
食品工业用浓缩液(汁、浆)	100	GB 17325—2015
果冻	20	GB 19299—2015
坚果与籽类食品(烘炒)	25	GB 19300—2014
发酵乳	30	GB 19302—2010
冲调谷物制品	100	GB 19640—2016
即食藻类干制品	300	GB 19643—2016
稀奶油、奶油和无水奶油	90	GB 19646—2010

注：括号中的限值适用于固体饮料。

（4）黄曲霉毒素　黄曲霉毒素（aspergillus flavus toxin，AFT）是黄曲霉和寄生曲霉在基质、温度、湿度和空气均适宜的条件下产生的代谢产物，也是人们研究得最多的真菌毒素。该毒素可引起动物急性中毒死亡，其也是毒性和致癌性最强的真菌毒素。对黄曲霉毒素的认识可追溯到 1960 年，当时英国有 10 万多只火鸡幼禽在食用了从非洲和南美洲进口的花生粉之后全部死亡。后来人们从有毒的饲料中分离出了黄曲霉和这种霉菌产生的一种毒素，被定名为黄曲霉毒素。之后又经过证实，寄生曲霉和温特曲霉也能产生黄曲霉毒素。

① 黄曲霉毒素的化学结构及性质　黄曲霉毒素是一类结构类似的物质，其基本结构都含有二呋喃环和香豆素（氧杂萘邻酮），在紫外线照射下发出不同颜色的荧光，根据荧光颜色及其结构分别命名为黄曲霉毒素 B_1、黄曲霉毒素 B_2、黄曲霉毒素 G_1、黄曲霉毒素 G_2、黄曲霉毒素 M_1、黄曲霉毒素 M_2、黄曲霉毒素 P_1、黄曲霉毒素 Q_1、黄曲霉毒素 H_1、黄曲霉毒醇、黄曲霉毒素 GM 等。在紫外线下观察时，黄曲霉毒素 B_1、黄曲霉毒素 B_2 呈蓝色，黄曲霉毒素 G_1 呈绿色，黄曲霉毒素 G_2 呈绿-蓝色，黄曲霉毒素 M_1 呈蓝-紫色，黄曲霉毒素 M_2 呈紫色。目前已分离鉴定出的有 20 余种，其中毒性最强的有 6 种，其化学结构式如图 9-1 所示。

黄曲霉毒素几乎不溶于水，在中性、酸性溶液中很稳定，但在碱性条件下（加 NaOH）黄曲霉毒素的内酯环被破坏形成香豆素钠盐，其可溶于水被洗脱掉。黄曲霉毒素易溶于油和一些有机溶剂，如氯仿和甲醇，但不溶于乙醚、石油醚和正己烷。黄曲霉毒素耐热，在一般的烹调加工温度下很少被破坏，在 280℃时可发生裂解，毒性破坏。

② 对食品的污染及危害　黄曲霉毒素的污染遍布各种农产品。但在热带和亚热带地区的食品受污染较重，主要受污染的食品有花生及其制品、玉米、棉籽、大米、小麦、大麦和豆类及其制品、乳品、啤酒、可可、葡萄干等。其中以花生和玉米污染最为严重。美国弗吉尼亚州在 5 年时间内检测了约 500 份玉米样品，每年的玉米样品中约有 25％含有毒素，其中 18％～61％样品的毒素含量高于 $20\mu g/kg$。美国食品和药物管理局（FDA）制定的食品中黄曲霉毒素允许量标准如下：所有食品（除牛奶外）黄曲霉毒素 B_1 不得检出，黄曲霉毒素 B_2、C_1、C_2 不得超过 $20\mu g/kg$。我国台湾地区曾报告花生制品、甜薯、大米受到黄曲霉毒素污染，以花生最高，$>30\mu g/kg$。

在我国南方高温、高湿地区一些粮油及其制品也受到污染。王君、刘秀梅的试验显示，

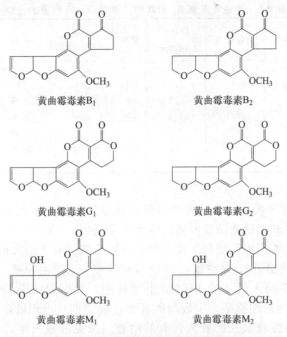

图 9-1　几种黄曲霉毒素的结构式

在玉米、大米、花生、核桃和松子中，被黄曲霉毒素污染最严重的是玉米，不仅污染率高（70.27%）、含量高（最高含量 $1098.36\mu g/kg$），而且污染范围广。在 8 个地区采集的 74 份玉米样品中全部存在黄曲霉毒素的污染，检出率为 40%～100%。花生中 AFT 的污染率为 25.76%，其中湖北的样品污染水平较高，平均为 $78.99\mu g/kg$，其余地区的含量均低于 $20.00\mu g/kg$。大米、核桃、松子的污染状况较轻，平均含量均低于 $0.60\mu g/kg$。西北农林大学张宸于 2006 年通过对采自全国 18 个大城市的主要粮食类 486 个样品、植物油类 146 个样品中 $AFTB_1$ 含量的检测发现，有 2 个花生样品、3 个花生油样品的黄曲霉毒素 B_1 含量超过国家标准；黄曲霉毒素 B_1 在全国粮食类、植物油产品中的检出阳性率分别为 0.41%、2.06%；全国粮油食品中黄曲霉毒素 B_1 污染总体水平南方地区比北方地区严重。

黄曲霉毒素的危害主要是引起人及动物中毒和致癌作用，黄曲霉毒素有很强的急性毒性，也有明显的慢性毒性与致癌性。根据雏鸭的黄曲霉毒素的半数致死量（LD_{50}）显示，黄曲霉毒素的毒性顺序基本如下：黄曲霉毒素 B_1 ＞黄曲霉毒素 M_1 ＞黄曲霉毒素 G_1 ＞黄曲霉毒素 M_2 ＞黄曲霉毒素 B_2 ＞黄曲霉毒素 G_2。

a. 急性毒性。黄曲霉毒素是一种剧毒物质，对鱼、鸡、鸭、鼠类、兔、猫、猪、牛、猴以及人类均有极强的毒性。各种动物对黄曲霉毒素的敏感性不同，其敏感性依动物的种类、年龄、性别、营养状况等而有很大的差别（见表 9-2）。多数的敏感动物在摄入毒素之后的 3d 内死亡，在死后解剖中发现它们的肝脏均有明显损伤，可见肝实质细胞坏死、胆管上皮增生、肝脂肪浸润及肝出血等急性病变。人体组织体外试验还发现，黄曲霉毒素 B_1 可阻止人肺、肝细胞的 DNA 及 RNA 合成，抑制人白细胞分裂，并使染色体破碎。因此，黄曲霉毒素亦可引起人的急性中毒。

b. 慢性毒性。如小剂量长期摄入黄曲霉毒素还会产生慢性毒性，主要表现为动物生长障碍，肝脏出现亚急性或慢性损伤。其他症状表现为体重减轻、生长发育迟缓、食物利用率下降、母畜不孕或产仔减少。中毒病变为肝实质细胞坏死、变性，胆管上皮增生，纤维细胞增生，形成再生结节；肝功能降低，出现肝硬化等。

表 9-2　黄曲霉毒素 B_1 对几种动物急性致死剂量的比较

动物	年龄 （或体重）	性别	染毒途径	LD_{50}/ （mg/kg）	动物	年龄 （或体重）	性别	染毒途径	LD_{50}/ （mg/kg）
鸭雏	1d	雄	经口	0.37~0.56		30d	雄	经口	10.2
小鼠	1d	雄、雌	经口	1.0	豚鼠	成年	雄	iv	约 1.0
	21d	雄	经口	5.5	兔	泌乳期	雄、雌	iv	约 0.5
	21d	雌	经口	7.4	狗	成年	雄、雌	iv	约 1.0
大鼠	100g	雄	经口	7.2		成年	雄、雌	经口	约 0.5
	100g	雄	iv[①]	6.0	鲑鱼	100g	雄、雌	经口	约 0.5
	100g	雌	经口	17.9					

① iv 表示静脉注射。

c. 致癌性。黄曲霉毒素是目前发现的最强的化学致癌物质，其致肝癌强度为二甲基偶氮苯的 900 倍，比二甲基亚硝胺诱发肝癌的能力大 75 倍。

致癌性包括长期慢性作用致癌和一次"冲击量"致癌。有人给大鼠一次 7mg/kg 体重剂量的黄曲霉毒素 B_1，共给予 15 只雌鼠，26 个月时其中 7 只发生肝癌。有报道用 $20\mu g/kg$ 黄曲霉毒素污染的花生喂饲大鼠，90 周时可出现肝癌，此时摄入黄曲霉毒素 B_1 的总量为 $230\mu g$。出现的肝癌多为肝细胞型，少数为胆管型或混合型。出现肝癌的动物食欲下降、消瘦、精神萎靡，常见血性腹水及脾肿大。有的动物虽未见肝癌发生，但可见到胆管上皮增生、肝细胞增生及再生结节。黄曲霉毒素不仅可诱发肝癌，还可诱发其他部位肿瘤，如胃腺癌、肾癌、直肠癌及乳腺、卵巢、小肠等部位肿瘤。经气管给予黄曲霉毒素 B_1，可诱发气管鳞状上皮癌。

调查结果发现，某些地区人群膳食中黄曲霉毒素水平与原发性肝癌的发病率呈正相关，如表 9-3 所示。研究表明，在原发性肝癌发病机制中黄曲霉毒素接触水平比乙肝病毒的感染及流行更为重要。

表 9-3　黄曲霉素摄入量与原发性肝癌发病率关系

国家	地区	$AFTB_1$ 摄入量 /[ng/(kg·d)]	原发性 病例数	肝癌发病率 /[例/(10 万人·年)]
肯尼亚	高地势区	3.5	4	1.2
泰国	Songkhla	5.0	2	2.0
斯威士兰	高原	5.1	11	2.2
肯尼亚	中地势区	5.9	33	2.5
斯威士兰	温暖草原	8.9	29	3.8
肯尼亚	低地势区	10.0	49	4.0
斯威士兰	Lebombo	15.4	4	4.3
泰国	Rntburi	45.0	6	6.0
斯威士兰	低暖草原	43.1	42	9.2
莫桑比克	Inhamban	222.4	462	13

③ 预防措施

a. 食品防霉。此是预防食品被黄曲霉毒素污染的最根本措施。以粮油食品为例，防霉要控制其水分、温度以及环境的湿度和氧气含量等，可采用以下措施：ⓐ从田间开始防霉。首先要防虫、防倒伏；在收获时要及时排除霉变粮株。ⓑ降低水分，脱粒后的粮食要及时晾晒，控制粮粒的水分在 13％ 以下，通常玉米在 12.5％ 以下，花生仁在 8％ 以下，霉菌即不易繁殖。ⓒ低温保藏，保藏时还要注意通风、降温。ⓓ气调保藏，用惰性气体代替空气或采用充氮气方法防霉，效果较好。ⓔ化学防霉，用各种防霉剂来保存食品，但要注意其在食品中的残留及其本身的毒性。①选用和培育抗霉的粮豆新品种。

b. 去除毒素。主要是用物理、化学或生物学方法将毒素去除，或者采用各种方法破坏毒素，具体如下。

ⓐ 挑选霉粒法。在家庭或小规模生产中应用效果较好。主要挑除霉坏、破损、皱皮、变色及虫蛀等粮粒，可使黄曲霉毒素的含量大为下降。

ⓑ 碾轧加工法。主要适用于受污染的大米。毒素在米糠中含量高，因此碾轧加工可降低米粒中毒素含量，但其缺点是营养素损失较多，粮食损耗量较大。

ⓒ 加水搓洗法。在日常生活中，淘米时用水搓洗，随水倾去悬浮物，反复洗搓几次直至水洗液澄清为止，可去除大部分毒素，但维生素 B_1 亦损失很多。

ⓓ 吸附去除法。含毒素的植物油可加入活性白陶土或活性炭等吸附剂，然后搅拌静置，毒素可被吸附而达到去毒作用。

ⓔ 植物油加碱去毒法。碱炼本身就是油脂精炼的一种加工方法，黄曲霉毒素在碱性条件下，其结构中的内酯环被破坏形成香豆素钠盐，后者溶于水，故加碱后再用水洗可去除毒素。

ⓕ 微生物去毒法。某些霉菌、细菌等能将毒素去除，但食品中营养素亦随之消耗，实际应用尚有距离。

ⓖ 紫外线去毒。利用紫外线照射破坏毒素。

此外，将污染的粮食酿制成蒸馏酒等也可去除毒素。国外尚有用有机溶剂抽提毒素、用化学药物破坏毒素或用高温破坏毒素等方法，均取得一定效果。

c. 制定食品中黄曲霉毒素最高允许量标准。限定各种食品中黄曲霉毒素含量也是减少毒素对人体危害的重要措施。我国各种主要食品中黄曲霉毒素 B_1 允许量标准为：玉米、花生仁、花生油不得超过 $20\mu g/kg$；玉米及花生仁制品（按原料折算）不得超过 $20\mu g/kg$；大米、其他食用油不得超过 $10\mu g/kg$；其他粮食、豆类、发酵食品不得超过 $5\mu g/kg$；婴儿代乳食品不得检出。

我国还规定婴幼儿奶粉中不得检出黄曲霉毒素 M_1，牛奶中黄曲霉毒素 M_1 含量不得超过 $0.5\mu g/L$。这与 2001 年国际食品法典委员会第 24 次大会规定的牛奶中黄曲霉毒素 M_1 的最高限量相同。GB 2761—2017《食品安全国家标准　食品中真菌毒素限量》规定了食品中黄曲霉毒素 B_1 的限量指标，如表 9-4 所示。

表 9-4　食品中黄曲霉毒素 B_1 限量指标

食品类别（名称）	限量/($\mu g/kg$)
谷物及其制品	
玉米、玉米面(渣、片)及玉米制品	20
稻谷[a]、糙米、大米	10
小麦、大麦、其他谷物	5.0
小麦粉、麦片、其他去壳谷物	5.0
豆类及其制品	
发酵豆制品	5.0
坚果及籽类	
花生及其制品	20
其他熟制坚果及籽类	5.0
油脂及其制品	
植物油脂(花生油、玉米油除外)	10
花生油、玉米油	20
调味品	
酱油、醋、酿造酱	5.0

食品类别(名称)	限量/(μg/kg)
特殊膳食用食品	
婴幼儿配方食品	
婴儿配方食品[b]	0.5(以粉状产品计)
较大婴儿和幼儿配方食品[b]	0.5(以粉状产品计)
特殊医学用途婴儿配方食品	0.5(以粉状产品计)
婴幼儿辅助食品	
婴幼儿谷类辅助食品	0.5
特殊医学用途配方食品[b](特殊医学用途婴儿配方食品涉及的品种除外)	0.5(以固态产品计)
辅食营养补充品[c]	0.5
运动营养食品[b]	0.5
孕妇及乳母营养补充食品[c]	0.5

[a] 稻谷以糙米计。
[b] 以大豆及大豆蛋白制品为主要原料的产品。
[c] 只限于含谷类、坚果和豆类的产品。

（5）其他霉菌毒素　见表9-5。

表 9-5　常见霉菌毒素及毒性

毒素名称	产毒菌	受染食品	毒性
杂色曲霉毒素	杂色曲霉 构巢曲霉 焦曲霉	玉米	肝毒性 致癌
赭曲霉毒素	赭曲霉	玉米、花生 小麦、棉籽	肝肾毒性 肝肾毒性
展青霉素	展青霉	水果 果脯制品	呕吐 皮肤过敏
黄绿霉毒素	黄绿青霉	黄变米	神经毒性
橘青霉素	橘青霉	粮谷类	肾毒性
红色青霉毒素	红色青霉 紫色青霉	粮谷类	肝肾毒性

3. 病毒对食品的污染

病毒是非常小的微生物，大小为15～400nm，致病性病毒直接或间接污染食品及水源，人经口感染可导致肠道传染病的发生或导致家畜传染病的流行。

（1）口蹄疫病毒　口蹄疫病毒（foot and mouth diseas virus）是引起偶蹄动物的一种接触性急性传染病的病原，多见于牛、羊、猪，犊牛死亡率较高。口蹄疫在动物间会以非常快的速度传染，具有流行快、传播广、发病急、危害大等流行病学特点，疫区发病率可达50%～100%，所以它对农畜业的危害比对人类健康的危害要大得多。

人类感染口蹄疫主要传染源是患病的牛、羊、猪等家畜。人接触到疫畜患病处水疱、唾液、粪、乳、尿以及破溃的蹄皮都可发生感染，因这些排泄物、分泌物中含有大量口蹄疫病毒。人的口蹄疫有时呈地方性流行，主要是因饮食病畜乳、奶脂和挤奶、处理病畜时发生接触感染。人感染口蹄疫既可以通过消化道，也可以通过创伤皮肤，甚至还可能通过呼吸道感染。患口蹄疫的患者也可以成为传染别人的传染源，但这种情况很罕见。口蹄疫感染人类，感染潜伏期为 2～18d，一般为 3～8d，其症状包括不适、发烧、呕吐、口腔组织发生红色溃疡腐烂（表面腐蚀性水疱），偶有皮肤小水疱。对于人类，值得注意的是，该症状与另外一种病毒疾病的症状类似，另外一种疾病通常称为"手足口病"，更频繁地发生在人类身上，特别是小儿，这种疾病是由小核糖核酸病毒科的另一种病毒引起，它是一种称为柯萨奇 A 病毒的肠道病毒。

口蹄疫病毒对高温、酸和碱比较敏感，直射阳光 60min、煮沸 3min、70℃ 10min 可杀死，可以使用这些方法对可疑受到污染的车、船等运输工具或饲槽等用具进行消毒。应加强对动物的检验和检疫，患病动物性食品应及时销毁，以免动物性食品中有病毒的污染，也要防止食品加工过程中造成的交叉污染。加强对动物饲养过程的管理，注射有效疫苗，发现疫情后首先封锁厂（场）区、停止牲畜流动，报告当地有关部门采取防疫措施，并送检病科确诊；将同批牲畜在当日全部清理屠宰；病畜的粪便、胃肠内容物、污物和污水经消毒后方可运出或排出，病畜停留过的场地、圈舍和车间进行消毒处理；所有设备、工具和工作人员的工作服、帽、靴应进行彻底消毒。

（2）**猪水疱病病毒**　猪水疱病病毒引起的猪水疱病是一种接触性急性传染病，猪是唯一的自然宿主，主要经伤口感染。在口腔黏膜、鼻头、乳房、蹄部发生水疱，外观与口蹄疫难以分辨。病毒主要存在于水疱皮和疱液中，内脏和肌肉含病毒量极微。人也可感染。

猪水疱病病毒对消毒剂和环境因素抵抗力强。对酸的耐受力强，用病猪肉做的香肠，在 400d 后仍能从中分离出活的病毒。用盐腌制病猪肉 3 个月后也可检测出病毒。常规浓度的常用消毒药均不能在较短时间杀死此病毒。消毒药中以 5% 氨水的效果较好，1% 过氧乙酸 60min 可使病毒灭活。

此病的传染源是病猪或潜伏期的和病愈带毒猪。病毒通过粪、尿和奶等排出，也可经污染的车船、用具和饲养人员而传播，使人、猪感染发病。一年四季均可发病，特别是在猪群高度集中、调运频繁的场所发病率高，可达 70%～80% 以上，但死亡率很低。

人感染后有轻微的发热、流感样症状，在手指、足趾处发生水疱等，重者有非化脓性脑炎症状。对猪水疱病无特效疗法，发现患猪应施行急宰，猪舍、用具等彻底消毒。做好猪群预防接种，以防止此病的发生。还应加强屠宰加工厂的卫生检验，防止对人的感染。从事与病猪接触工作的饲养员和其他工作人员应做好个人防护。

（3）**禽流感病毒**　禽流感病毒（AIV）属甲型流感病毒。流感病毒属于 RNA 病毒的正黏病毒科，分甲、乙、丙 3 个型。其中甲型流感病毒多发生于禽类，一些亚型也可感染猪、马、海豹和鲸等各种哺乳动物及人类；乙型和丙型流感病毒则分别见于海豹和猪的感染。甲型流感病毒呈多形性，其中球形直径 80～120nm，有囊膜。基因组为分节段单股负链 RNA。依据其外膜血凝素（H）和神经氨酸酶（N）蛋白抗原性的不同，目前可分为 15 个 H 亚型（H1～H15）和 9 个 N 亚型（N1～N9）。感染人的禽流感病毒亚型主要为 H5N1、H9N2、H7N7，其中感染 H5N1，也称为高致病性禽流感（HPAI）的患者病情重，病死率高。

禽流感病毒对乙醚、氯仿、丙酮等有机溶剂均敏感。常用消毒剂容易将其灭活，如氧化剂、稀酸、十二烷基硫酸钠、卤素化合物（如漂白粉和碘剂）等都能迅速破坏其传染性。

禽流感病毒对热比较敏感，65℃ 加热 30min 或煮沸（100℃）2min 以上可灭活。病毒在粪便中可存活 1 周，在水中可存活 1 个月，在 pH<4.1 的条件下也具有存活能力。病毒对低温抵抗力较强，在有甘油保护的情况下可保持活力 1 年以上。病毒在直射阳光下 40～48h 即可灭活，如果用紫外线直接照射，可迅速破坏其传染性。

人感染禽流感的主要途径仍是通过呼吸道传播。但病毒存在于病禽的所有组织、体液、分泌物和排泄物中，因此通过消化道、皮肤损伤和眼结膜也可传染。吸血昆虫也可传播病毒。病禽肉和蛋也可带毒。WHO 认为，12 岁以下儿童、老年人、与家禽尤其是病禽密切接触人群以及与患者密切接触者（包括医务人员）为禽流感感染的高危人群。

人感染后，潜伏期为 3～5d，表现为感冒症状，呼吸不畅，呼吸道分泌物增加。病毒可通过血液进入全身组织器官，严重者可引起内脏出血、坏死，造成机体功能降低，甚至引起死亡。

人类对禽流感的研究和防治工作已有 100 多年的历史。目前研究结果表明，禽流感病毒中缺乏人流感病毒的基因片段，除非禽流感病毒与人流感病毒发生基因重组，否则它很难侵犯人类，导致人与人之间传播。人禽流感的发生，目前只可能是因接触病禽而感染，而且概率很小。

人禽流感被认为是职业病，多发生于从事禽的饲养、屠宰、加工和相关实验室工作人员。控制禽发生禽流感具体措施主要是做好禽流感疫苗预防接种，防止禽类感染禽流感病毒。一旦发生疫情后，应将病禽及时捕杀，对疫区采取封锁和消毒等措施。

饲养人员和与病禽接触的人员应采取相应防护措施，以防发生感染。注意饮食卫生，食用可疑的禽类食品时，要加热煮透。对可疑餐具要彻底消毒，加工生肉的用具要与熟食分开，避免交叉污染。

（4）**疯牛病病毒** 疯牛病是牛海绵状脑病（bovine spongiform encephalopathy，BSE）的俗称，为一种慢性、具有传染性的致死性中枢神经系统疾病。1985 年 4 月首先发现于英国，并于 1986 年 11 月定名为 BSE。疯牛病的病原是一类蛋白质侵染颗粒，即朊病毒。朊病毒对紫外线、辐射、超声波、蛋白酶等理化因子有较强的抗性；高温（134～138℃、30min 不能完全使其灭活）、核酸酶、羟胺、亚硝酸等核酸变性剂都不能破坏其感染性；病牛脑组织用常规福尔马林浓度固定，不能使其完全灭活；能耐受的酸碱范围为 pH 2.7～10.5。BSE 自 1986 年首诊以来，全世界已发现 18 万头以上的病牛，波及世界很多国家，如法国、爱尔兰、加拿大、丹麦、葡萄牙、瑞士、阿曼和德国等。

疯牛病可以通过受孕母牛经胎盘传染给犊牛，也可经患病动物的骨肉粉加工的饲料传播到其他的牛。人吃了带有疯牛病病原体的牛肉，是否引起人的"BSE"，目前尚无定论。但许多科学家都坚信，疯牛病和最近出现的人类的新型克雅病存在着必然的联系。人患克雅病后，长期昏睡或变成痴呆，解剖死者大脑发现进行性淀粉样病变，脑内的灰质和白质逐渐消失，脑子变成海绵状，因而脑功能消失，所以此病又称"海绵状脑病"。此病具有很大的危险性，潜伏期长，从两年到几十年，因无自觉症状难于早期诊断，待发生痴呆时脑内已发生不可逆转病变，死亡率几乎为 100%。

BSE 的流行给养牛业、饲料加工业、牛肉及其产品、活牛、牛精液和胚胎的贸易都造成了严重损失，同时也严重地威胁着人类的生命和健康。本病尚无有效治疗方法，控制措施以预防为主。目前采取的主要措施为：禁止将患病动物骨肉粉等产品作为饲料，以防止通过饲料造成疾病在牛群中的流行；发现患畜立即按有关规定捕杀，禁止将病牛的脑、脊髓、牛肉等加工成任何种类的食品；禁止进口和销售来自发生疯牛病国家的牛肉、牛组织、脏器等为原料生产制成的食品和饲料产品。

（5）**甲肝病毒** 甲肝病毒即甲型肝炎病毒（hepatitis A virus，HAV），为甲型肝炎的病原，其抵抗力强，低温可长期保存，但 98～100℃加热 5min 可完全使之灭活。紫外线照射 1～5min，用甲醛溶液或氯处理，均可使之灭活。

传染源主要是急性期感染者和亚临床感染者。尤其是后者无症状，不易发现，是重要的传染源。HAV 通常由粪便排出体外，通过污染的水源、蔬菜、食品、手、用具等经口传染。其中水、贝甲壳类动物是最常见的传染源。

引起甲型肝炎，潜伏期 15～45d（平均 30d），急性黄疸型患者常有发热、食欲不振、厌油、恶心或呕吐、腹部不适、腹泻或便秘，进而患者的皮肤、角膜发黄，肝肿大、肝区疼痛、尿黄等；无黄疸型患者仅有乏力、恶心、肝区痛和腹胀、消化不良、体重减轻等。经彻底治疗后，预后良好。

甲型肝炎病毒主要通过粪便污染食品和水源，并经口传染，因此加强饮食卫生、保护水源是预防的主要环节。对食品生产、加工人员定期进行体检，做到早发现、早诊断和早隔离。急性患者治愈后，须继续观察6个月。对患者的排泄物、血液、食具、物品、床单、衣物等须进行严格消毒。严防饮用水被粪便污染，加强对饮用水的消毒和管理；对餐饮业人员要严格卫生制度，养成良好的卫生习惯，对餐饮具进行严格消毒。接种甲肝疫苗有良好的预防效果，向患者注射丙种球蛋白有减轻症状的作用。

（6）脊髓灰质炎病毒　脊髓灰质炎病毒是引起脊髓灰质炎的病原，以小儿多见，故又名小儿麻痹症。

病原体脊髓灰质炎病毒属微小RNA病毒，直径27 nm，为肠道病毒之一。该病毒在外界生活力较强，在粪便、污水、乳制品等食品中能存活数月，在−40℃可保存多年；对乙醇、胃酸及肠液均具有相当强的抵抗力。但对干燥、热的抵抗力弱，加热56℃30min被灭活，煮沸后立刻死亡。紫外线及各种氧化消毒剂均能在短期内使之灭活。

病毒可随患者和带毒者的粪便排出，若直接污染饮水、食物、手或经蝇、蟑螂为媒介污染食物，可经口感染。还可在疾病的早期，病毒随咽部分泌物排出，经空气以飞沫传播。

脊髓灰质炎以1~5岁儿童发病率高，夏季多见。在流行时以隐性感染及无瘫痪病例为多，仅极少数发生肌肉弛缓性瘫痪。患者出现发热、多汗、烦躁不安、感觉过敏、疼痛、颈背强直、腱反射由亢进转为减弱、肢体不对称弛缓性瘫痪。

一旦发现脊髓灰质炎的患者，要对患者进行隔离至少40d以上，与之接触过的儿童（未服过脊髓灰质炎疫苗）须观察20d；必须对患者的粪便、分泌物等及其污染的衣服、用具、食具等进行消毒处理。口服脊髓灰质炎疫苗是预防本病的主要措施。

二、寄生虫及虫卵对食品的污染

寄生虫不能或不能完全独立生存，需在另一生物的体表或体内才能生存，被寄生的生物体称为寄生虫的宿主。成虫和有性繁殖阶段的宿主称为终末宿主，幼虫和无性繁殖阶段的宿主称为中间宿主。寄生物从宿主获得营养生长繁殖，给宿主造成伤害，甚至死亡。寄生虫及其虫卵可直接污染食品，也可经含寄生虫的粪便污染水体和土壤等环境，再污染食品，人经口摄入而发生食源性寄生虫病。

表9-6所列为重要寄生虫的分类、宿主、传染媒介和病症。

表9-6　重要寄生虫的分类、宿主、传染媒介和病症

分类	寄生虫	寄生虫分类	中间宿主	保虫宿主	终末宿主	传染媒介	病症
主要由蔬菜传播的寄生虫	蛔虫	线虫		猪	人、猪	食物、粪便	肠炎、肺炎
	阿米巴原虫	原虫			人	粪便、蝇虫	痢疾、肝囊肿
	鞭虫	原虫			人	食物	轻型肠炎
	姜片吸虫	吸虫	扁卷螺		猪、人	水生植物	肠炎、贫血
	钩虫	线虫		人	人	粪便	钩虫病
	粪线虫	线虫		人	人、狗	粪便	肠炎、肺炎
	蛲虫	线虫		人	人	粪便	轻型肠炎

分类	寄生虫	寄生虫分类	中间宿主	保虫宿主	终末宿主	传染媒介	病症
主要由畜禽肉食品传播的寄生虫	牛肉绦虫、囊尾蚴	绦虫	人、马、羊	人	人	牛肉	轻型肠炎、器官损害
	猪肉绦虫、囊尾蚴	绦虫	人、鼠、猪	人	人	猪肉	轻型肠炎、器官损害
	弓形虫	原虫	猪、鸟、猫	猪、人	人	猪肉	流产、器官损害
	旋毛虫	线虫	牛、羊	猪	人	猪肉	肠炎、肌炎
	细粒棘球绦虫	绦虫	牛、羊、马、人、骆驼		犬科动物	肉类、粪便	器官损害、压迫症、过敏
	隐孢子虫	原虫	可感染人、牛、羊、猫、犬等，不需要转换宿主			食物、粪便	胃肠炎
主要由鱼介类食品传播的寄生虫	并殖吸虫	吸虫	螺蛳、淡水蟹	猫、狗、猪	人、肉食类动物	蟹	肺炎
	华支睾吸虫	吸虫	螺蛳、鱼、虾		人、动物	鱼、虾	肝炎、胆管炎
	广州管原线虫	线虫	螺类	蛙、虾、蟹	鼠、猫等哺乳动物	螺类等鱼介类食物	脑膜炎、器官损害
	异尖线虫	线虫	人		海产鱼类	海产鱼类食物	内脏幼虫移动症
	广节裂头绦虫	绦虫	水蚤	狗、人	人、狗、猫	鱼	肠炎、贫血
	有棘颚口虫	线虫	淡水鱼、水蚤	鱼、鸟	人	鱼	湿疹、肌炎
	横川吸虫	吸虫	螺蛳、淡水鱼		人、食鱼兽	鱼	肠炎

1. 囊虫对食品的污染

囊虫又称囊尾蚴，是寄生在人的小肠中的猪有钩绦虫和牛无钩绦虫的幼虫。能引起猪、牛的囊虫病，猪囊尾蚴也可引起人的囊虫病。

人患囊尾蚴病是由于食入受虫卵污染的食物而引起的囊虫感染，特别是因生吃或食用未煮熟的"米猪肉"（在肌肉中的囊尾蚴呈米粒或豆粒大小，习惯称为"米猪肉"或"豆猪肉"）而被感染，也可能由于胃肠逆蠕动把自己小肠中寄生的绦虫孕卵节片逆行入胃，虫卵就如同进入猪体一样，经过消化道，进入人体各组织，特别在横纹肌中发育成囊尾蚴，使人患猪囊尾蚴病。其症状为：①皮下及肌肉囊尾蚴病。患者局部肌肉酸痛、发胀。②脑囊尾蚴病。患者可因脑组织受压迫而出现癫痫、脑膜炎、颅内压增高、痴呆，还可引起抽搐、瘫痪以致死亡。③眼囊尾蚴病。寄生于眼部可导致视力减退，甚至失明，还可出现运动、感觉、反射改变，以及头痛、头晕、恶心及其他症状。一条成虫的寿命可达 25 年以上。一般一个人可感染 1～2 条，偶有 3～4 条。人除了是绦虫的终末宿主外，还可以是中间宿主。此外，家猪、野猪、犬、羊也是中间宿主。

预防猪囊虫病应加强肉品的卫生检验和处理制度，对生猪实行"定点屠宰、集中检疫"，防止患囊尾蚴的猪肉或牛肉进入消费市场；不食生猪肉和没有完全烧烤熟透的肉类食品，对切肉用的刀、砧板、抹布、盛具要生熟分开并及时消毒，防止发生交叉污染；猪要圈养，防止猪食人粪而感染；养成良好的卫生习惯，加强粪便无害化处理；生食的蔬菜、瓜果要洗干净，饮用水要消毒，严禁喝生水。

2. 旋毛虫对食品的污染

旋毛虫即旋毛形线虫，其成虫寄生于肠管，称肠旋毛虫；幼虫寄生于横纹肌中，且形成包囊，称肌旋毛虫。人和几乎所有的哺乳动物（如家猪、犬、猫、鼠、野猪等）均能感染。由其引起的旋毛虫病是一种重要的人畜共患寄生虫病，对食品卫生有重要的影响，危害很大。

旋毛虫主要寄生的部位有膈肌、舌肌、心肌、胸大肌和肋间肌等，以膈肌最为常见。旋毛虫包囊对外界环境的抵抗力较强，能耐低温，猪肉中的包囊在－15℃下储藏 20d 才死亡，在－12℃可保持活力达 57d，在－21℃仅存活 8～10d。包囊对热的抵抗力较弱，一般肉中心温度达到 60℃，5min 即可杀死虫体。包囊在腐肉中也可存活 2～3 个月。熏烤、腌制及暴晒等加工方法不能杀死包囊。旋毛虫是永久性寄生虫，同一个动物既是它的终末宿主，又是它的中间宿主，它不需要在外界环境或中间宿主内发育。

人感染旋毛虫的原因，主要是与食肉习惯有关，调查表明发病人数中 90% 以上与吃生猪肉有关；其次通过肉屑污染餐具、手指和食品等引起感染，尤其是烹调加工时生熟不分造成污染；此外粪便中、土壤中和昆虫体内的旋毛虫幼虫也可能成为人类的感染源。

人体感染旋毛虫初期（成虫寄生期，约 1 周）会引起肠炎，多数患者出现恶心、呕吐、腹痛和粪便中带血等症状。中期（幼虫移行期，2～3 周）会引起急性血管炎和肌肉炎症，表现为头痛、高热、怕冷、全身肌肉痛痒，尤以四肢和腰部明显；疼痛出现后，发生眼睑、颜面、四肢或下肢水肿，水肿部位皮肤发红发亮。此外，实质器官如心、肝、肺、肾等可引起不同程度的功能损害，并伴有周围神经炎，视力、听力障碍，半身瘫痪等。末期（成囊期，4～16 周）表现有肌肉隐痛，重症者可因毒血症或合并症而死亡。

预防旋毛虫病应加强卫生宣传，普及有关旋毛虫方面的知识，改变饮食习惯，不食生的或半生的猪肉和其他动物肉，以杜绝感染；加强肉品卫生检验制度；加强猪的饲养管理，猪要圈养，不以生的或混有肉屑的泔水喂猪；消灭鼠类，以减少感染来源。发现猪旋毛虫病要按规定及时处理，处理方法为：在 24 个肉片标本内，发现包囊的或钙化的旋毛虫不超过 5 个者，横纹肌、心脏高温处理后出厂；超过 5 个以上者横纹肌和心脏工业用或销毁，但皮下及肌间脂肪可炼食用油，体腔脂肪不受限制出厂。

3. 其他寄生虫对食品的污染

（1）龚地弓形虫　龚地弓形虫引起弓形虫病，又称弓形体病或弓浆虫病。龚地弓形虫是一种原虫，宿主十分广泛，可寄生于人及多种动物中，是重要的人畜共患病。

龚地弓形虫存在有性繁殖和无性繁殖两个阶段，猫为终末宿主，人、猪和其他动物（啮齿动物及家畜等）为中间宿主。龚地弓形虫滋养体对温度较敏感，所以不是主要传染源。包囊对低温的抵抗力强，冰冻状态下可存活 35d，在寄主体内可长期生存，在猪、犬体内可存活达 7～10 个月。卵囊在自然界可较长期生存。

病畜的肉、乳含有虫体，泪、唾液、尿液中也含有虫体，可造成食品污染，人因食用含虫体的食品而感染。除消化道感染外，也可经接触发生感染。孕妇感染后可经胎盘传染给胎儿。人感染的症状有发热、不适、夜间出汗、肌肉疼痛、咽部疼痛、皮疹，部分患者出现淋巴结肿大、心肌炎、肝炎、关节炎、肾炎和脑病。

杜绝感染要做到：对畜牧业和肉类食品加工企业从业人员定期做检查，饲养宠物的人员也应经常做健康检查，做好粪便无害化处理工作和灭鼠工作；不食生蛋、生乳和生肉，生熟食品用具严格分开。

（2）阿米巴虫　阿米巴虫有多种，一般认为只有溶组织内阿米巴虫具有侵袭组织的能力。溶组织内阿米巴虫为单细胞寄生动物，即原生动物，主要感染人类和灵长类，一些哺乳动物如狗和猫也可感染。滋养体排出体外极易死亡，无传播作用。包囊在外界环境中有较强的抵抗力，在大便中能存活 2 周，在水中能存活 5 周，在常用消毒剂中能存活 20～30min，一般饮水消毒的氯浓度不能将其杀死，但在 60℃10min 可杀死。

有活力的滋养体只存在于宿主和新鲜粪便中，而包囊在水、土壤和食品中生存数周。感染有时可持续数年，表现为无症状感染、胃肠道紊乱、痢疾（粪便中有血和黏液）。并发症有肠道溃疡和肠道外脓肿。

阿米巴病经粪便污染的饮水和食品传播，与患者的手和污染的物体接触或性接触也可引起感染。所有人群均可感染，皮肤上有损伤和免疫力低下的人症状严重。

（3）十二指肠钩虫　十二指肠钩虫细小、半透明、淡红色，长约1cm。钩虫为多寄主寄生虫，除人体感染外，十二指肠钩虫还可感染犬、猪、猫、狮、虎、猴等。钩虫的发育温度22～34.5℃，在15℃以下和37℃以上停止发育。中国南方几乎全年都可感染，北方地区感染季节较短。

成虫寄生在寄主的小肠，虫卵随粪便排出，在温暖、潮湿、疏松的土壤中且有荫蔽的条件下于1～2d孵出第一期杆状蚴，蜕皮发育为第二期杆状蚴，再经5～6d，第二次蜕皮后发育为丝状蚴，具有感染能力，又称感染期幼虫。它具有向湿性，当接触人体时可侵入并进入血管或淋巴管，随血流经心至肺，穿破肺微血管进入肺泡，沿支气管上行至会咽部，随吞咽活动经食管进入小肠，经第三次蜕皮，形成口囊，吸附肠壁，摄取营养。3～4周后再蜕皮即为成虫。成虫的寿命可达5～7年，但大部分于1～2年内被排出体外。

人身体外露部分接触含感染幼虫的土壤时，丝状蚴可经皮肤入侵。生食蔬菜时幼虫可经口腔和食道黏膜侵入体内。幼虫可引起钩蚴性皮炎，成虫可引起腹痛、持续性黑便、贫血。

（4）似蚓蛔虫　似蚓蛔虫简称蛔虫，寄生于人体小肠内，也可寄生于猪、犬、猫等动物，可引起蛔虫病。蛔虫病是一种常见寄生虫病，呈世界性分布。

蛔虫属于线虫纲、蛔科、蛔属。成虫呈圆柱形，似蚯蚓状，活的呈粉红色，死后为黄白色。蛔虫卵对各种环境因素的抵抗力很强。虫卵在土壤中能生存4～5年，在粪坑中生存6～12个月，在污水中生存5～8个月，在-10～-5℃生存2年；在2%的甲醛溶液中可以正常发育；用10%的漂白粉溶液、2%NaOH溶液均不能杀死蛔虫卵；但在阳光直射或高温、干燥、60℃以上的3.5%碱水、20%～30%热草木灰水或新鲜石灰水的条件下可杀死蛔虫卵。

成虫寄生于寄主的小肠内，虫卵随粪便排出体外，在适宜的环境中经10d左右发育为第一期幼虫，经一定时间的生长和蜕皮，变为第二期幼虫（幼虫仍在卵壳内），再经3～5周才能达到感染性虫卵阶段。感染性虫卵一旦与食品、水、尘埃等一起经口摄入，则在人体肠道内孵化，钻进肠壁，随血流经肝、肺，后经支气管、气管、咽返回小肠内寄生。在此过程中，其幼虫逐渐长大为成虫。成虫在小肠里能生存1～2年，甚至有的可达4年以上。

肠蛔虫患者可有腹部不适或上腹部或脐部周围疼痛，食欲减退、易饿、便秘或腹泻、呕吐、烦躁、夜间磨牙、低热、哮喘、荨麻疹等症状。若成虫钻入胆道可发生胆管蛔虫病，钻入胆囊、肝脏、阑尾、胰腺等部位而引起并发症，若造成肠穿孔可导致腹膜炎。成虫可互相扭结成团，造成肠梗阻。

防治蛔虫病要开展卫生宣传教育工作，使人人养成良好的卫生习惯，不饮生水，不吃不洁净的食物，不随地大小便，饭前便后要洗手，小孩不要玩泥土等；改善环境卫生，粪便要无害化处理，以达到彻底杀死虫卵的目的。

三、昆虫、鼠类动物、鸟类对食品的污染

虽然对食品造成危害的只有较少的几种昆虫、鼠类动物和鸟类，但是这些害虫使食品工业每年损失数十亿美元。因此有必要熟悉污染食品的主要害虫及其防治方法。

1. 昆虫

（1）蟑螂　蟑螂是食品加工厂和食品服务设施内最为普遍的一类害虫。它能携带并传

播各种病原菌，大多数蟑螂携带约50种不同的微生物（例如沙门氏菌和志贺氏菌），并传播骨髓灰质炎和霍乱病原菌——霍乱弧菌。

蟑螂通过接触食品，特别是咬和咀嚼食物而传播各种不同的微生物。除碳水化合物含量高的食物外，人类消费的任何物质以及人类排泄的废物、腐烂物、死昆虫（包括蟑螂本身）、鞋垫以及纸和木材都能成为蟑螂的食物。蟑螂在阴暗处及晚上人类活动干扰少的时候最活跃。

蟑螂的繁殖速度很快，每月能繁殖许多，其卵鞘中约含15～40粒卵，通常产在隐蔽处受到额外的保护。刚孵出的蟑螂很快就能与蟑螂成虫一样取食。幼虫的蟑螂体形较小、没有翅膀，其他与成虫完全相似。蟑螂的寿命可达1年多，其间能进行几次繁殖。

任何加工、储藏、制备或经营食品的地方都可能存在蟑螂。它们倾向于隐藏并产卵于阴暗、温暖且难清扫的地方，例如，在设备和支架中、设备与支架之间以及支架底部下方的小空间都是蟑螂最喜欢栖息的场所。当这些栖息地没有食物或受其他蟑螂排挤时，它们才会出现在有光线的地方。

在食品企业中，蟑螂是一种四季都有的害虫，因此，防治蟑螂是一项持续不断的工作，通常采用保持环境卫生和化学药剂防治的方法。保持环境卫生是最重要的防治措施，如彻底清除杂乱物品，用填隙物或其他密封材料填补地面和墙壁上的裂缝能减少蟑螂的侵入，对新进的物品要进行彻底检查并立即杀灭已发现的蟑螂或卵等。将化学防治与卫生操作结合起来，控制蟑螂的效果更佳，也更经济。另外，蟑螂在约5℃的环境中就不活跃了，因此，食品的冷冻储藏或冷藏能减少蟑螂的侵入。

（2）**其他昆虫**　食品加工和食品服务业中最普遍的季节性昆虫是苍蝇，其中最常见的种类是家蝇和果蝇。家蝇是一种比蟑螂危害性更大的害虫。家蝇能侵入任何地方，并向人类及其食物传播各种病原菌。

苍蝇主要是以动物和人的排泄物为食物，并在其足、口器、翅膀上和内脏中携带病原菌。当苍蝇爬经食物时，这些病原菌就会传播到食物中。苍蝇只能摄取液体食物，在其进食前，它们分泌唾液来溶解固体食物，而它们的唾液或呕吐物中含有大量能污染食品、设备、物品及器具的细菌。它能传播的疾病有伤寒、痢疾及链球菌和葡萄球菌感染等。

苍蝇最喜欢栖息在温暖的避风处。家蝇在交配期内每周平均产卵120颗，一个繁殖季节内能繁衍出成千上万代。温暖、潮湿并有腐烂物的避光处是家蝇孵卵以及由卵成长为幼蝇或蛆的理想场所。

家蝇在12～35℃的环境中最为活跃，1℃以下便不活跃，−5℃以下保持几小时便被冻死。在40℃高温下家蝇发生热麻痹，当温度升至49℃时即被杀死。

防治苍蝇的措施有：首先要保持清洁卫生。对已进入设施内的苍蝇，要及时将其杀灭。可利用捕蝇器及化学试剂（如除虫菊酯）进行化学防治，但化学试剂在食品设施内的应用要注意药剂的毒性，防止给食品带来危害。防止苍蝇侵入以及采用捕捉器防治的方法值得提倡。

果蝇是一种比家蝇小的季节性昆虫，在深夏和秋季时最多。果蝇成虫约2～3mm长，红眼睛，呈浅棕色，易受水果尤其是腐烂后水果的引诱，对污物或动物排泄物不感兴趣，因此，果蝇携带的有害细菌相对较少。

腐烂植物和腐烂水果较多的深夏和早秋季节，果蝇繁殖最快。果蝇的寿命约为1个月。防治果蝇的方法主要采用风幕和纱幕，能减少果蝇侵入，对已侵入的果蝇，电捕蝇器有一定的杀灭效果。但是，防治果蝇最有效的方法还是避免腐烂水果和发酵食品的堆积。

其他危害食品加工和食品服务业的害虫还有许多，如蚂蚁、甲虫、蛾，后两种通常出没于干燥的储藏区内。蚂蚁常于墙壁，特别是热源（如热水管道）附近筑巢。一旦怀疑有蚂蚁侵入，可用吸满糖浆的海绵作诱饵，以杀虫剂杀灭。由于蚂蚁、甲虫和蛾生长所需的食物量很少，所以保持良好的环境卫生、合理存放食物及其他物品是防治这些害虫的必要条件。

2. 老鼠

老鼠既危险又具破坏性，据美国国家饭店协会调查，每年因啮齿类动物给美国造成的经济损失高达 60 亿美元，其中包括它们所吃掉的和污染的食品以及它们损坏的财产，亦包括老鼠咬烂电线引起火灾所造成的损失。另外老鼠还能盗食森林的种子、啃食幼苗、树皮，给森林带来严重的危害。老鼠能破坏草原，与牲畜争夺牧草，影响畜牧业。

老鼠能直接或间接地传播各种疾病，如钩端螺旋体病、鼠型斑疹伤寒和沙门氏菌病。1粒老鼠屎中存在几百万种有害微生物，老鼠屎干裂或被压碎后的颗粒能被室内的空气流带入食品中。

防治老鼠最有效的方法有：①切断老鼠进入栖息地的入口并清除滋养老鼠的废砖瓦砾堆。②使用消毒剂和捕捉器能暂时减少老鼠的数量。③清除老鼠栖息地。④合理贮藏食物和其他物品，食品和其他物品应存放在密封性能好的容器内，并保持清洁卫生，这均有助于断绝老鼠的食物来源。

3. 鸟类

鸟类（如鸽子、麻雀和燕八哥）也是食品污染的一大问题。鸟粪携带各种对人有害的微生物，这些微生物有螨、真菌病原、鸟疫病原、假结核病原、弓浆虫病原、沙门氏菌以及能导致脑炎、鹦鹉热和其他疾病的微生物。而且，鸟类还会将昆虫引入工厂，导致虫害。

防治措施有：①合理的管理及卫生设施可以减少厂区内鸟粪的数量，当食品转移之后必须打扫卫生。②门、窗及通风口应该装纱幕以防鸟类飞入。③采用各种驱鸟设施驱赶鸟类，采用化学药剂灭鸟及生物防治等方法，达到防治鸟类的目的。采用化学药剂灭鸟要及时除去死鸟，以防止其他动物误食而导致二次中毒。

第三节　食品的化学性污染及其预防

食品的化学性污染种类繁多，较常见和重要的有农药、兽药、有毒金属、N-亚硝基化合物、多环芳烃化合物、杂环胺、二噁英以及来自食品容器、包装材料、食品添加剂的污染等。

一、农药残留及其预防

1. 农药的概念及分类

农药（pesticide）是指用于预防、消灭或者控制危害农业、林业的病、虫、草和其他有害生物，以及有目的地调节植物、昆虫生长的化学合成或者来源于生物和其他天然物质的一种物质或者几种物质的混合物及其制剂。

按用途可将农药分为杀（昆）虫剂（insecticide）、杀（真）菌剂（fungicide）、除草剂（herbicide）、杀螨剂、杀鼠剂、植物生长调节剂、昆虫不育剂等类型。其中使用最多的是杀虫剂、杀菌剂和除草剂三大类。按化学组成和结构可将农药分为有机磷、氨基甲酸酯、拟除虫菊酯、有机氯、有机砷、有机汞、苯氧乙酸类等多种类型。目前世界各国注册的农药近2000 种，常用的有 500 多种。我国使用的原药有 250 种、制剂 800 多种。

农药的使用减少了农作物的损失、提高了农业生产的经济效益并增加了食物供应。但由于农药的大量和广泛使用，不仅可对人体造成多方面的危害，如使人中毒、致癌、致畸、致突变，还对环境造成了严重的污染，使环境质量恶化，生态平衡破坏。

由于使用农药而对环境和食品造成的污染（包括农药及其有毒衍生物的污染）称之为环境农药残留或食品农药残留（pesticide residue）。

2. 食品中常见的农药及其残留

（1）**有机氯**　有机氯是应用最早的高效广谱杀虫剂，大部分是含有一个或几个苯环的氯衍生物。在环境中很稳定，不易降解，脂溶性强，故在生物体内主要蓄积于脂肪组织。主要品种有"DDT"和"六六六"，其次是艾氏剂、狄氏剂、毒杀芬、氯丹、七氯、林丹、开蓬等。

有机氯多属中等毒性农药，急性中毒主要是神经系统和肝、肾损害的表现，慢性中毒主要表现为肝脏病变、血液和神经系统损害。有机氯可通过胎盘屏障进入胎儿，部分品种及其代谢产物有一定致畸性。人群流行病学调查也表明，使用此类农药较多地区的畸胎率和死胎率比使用此类农药较少的地区高 10 倍左右。据报道，某些有机氯农药在动物实验中有一定致癌作用，较大剂量的 DDT 可使小鼠、兔和豚鼠等动物的肝癌发生率明显增高；某些有机氯农药具有一定的雌激素活性，并可增加乳腺癌等激素相关肿瘤发生的危险性。

DDT 和六六六在各类食品中都有不同程度的残留，尤其是在禽畜肉、蛋、奶以及水产等动物性食品中残留量比较高，水生生物对有机氯有较强的生物富集作用。

由于有机氯农药易于在环境中长期蓄积，并可通过食物链而逐级浓缩，还有一定的潜在危害和三致作用，故在许多国家已停止使用。我国于 1983 年停止生产，1984 年停止使用六六六和 DDT 等有机氯农药。

（2）**有机磷**　有机磷类农药是我国目前应用最广泛、使用量最大的杀虫剂、杀菌剂、杀线虫剂，常用的有敌百虫、敌敌畏、乐果、马拉硫磷、甲拌磷、甲胺磷、倍硫磷、杀螟硫磷、稻瘟净、敌瘟灵、克线丹、丙线磷、苯线磷等。此类农药大部分是磷酸酯类或酰胺类化合物，多为油状，不溶于水，易溶于有机溶剂，在碱性溶液中易水解破坏。其化学性质较不稳定，易于降解而失去毒性，故不易长期残留，在生物体的蓄积性亦较低。早期使用的一些品种（如内吸磷、对硫磷等）对人和哺乳动物有较大的毒性，大量接触或摄入可致急性中毒甚至死亡。

有机磷属于神经毒剂，主要抑制生物体内胆碱酯酶活性，中毒多为急性，部分品种有迟发性神经中毒作用。临床表现为：头昏、无力、精神烦躁、激动，并且恶心及多汗，视力模糊，全身肌肉紧束感，腹痛，多次呕吐，进而出现肌肉抽搐，发生肺水肿，重度患者很快进入昏迷，全身抽搐，大小便失禁，如不及时抢救，可因呼吸中枢抑制或周围循环衰竭而死亡。慢性中毒主要是神经系统、血液系统和视觉损伤的表现。多数有机磷农药无明显的致畸、致癌、致突变作用。

有机磷农药主要是在植物性食物中残留，如水果蔬菜等最易接受有机磷，在这些植物里残留量高，残留时间长，一般蔬菜和水果上的有机磷农药在室温下经 7～10d 可消失 50%，在低温状态下则分解缓慢。

（3）**氨基甲酸酯类**　其是 20 世纪 50 年代美国针对有机磷农药的缺点合成的一类杀虫剂，目前使用的品种已有 50 多个。氨基甲酸酯类农药可分为 N-烷基化合物（用作杀虫剂）和 N-芳香基化合物（用作除草剂）2 类，可用作杀虫剂的常用品种有西维因、涕灭威、克百威、灭多威、残杀威等，除草剂如禾大壮、哌草丹、丁草特、野麦畏等。氨基甲酸酯类农药的优点是药效快，选择性较高，对温血动物、鱼类和人的毒性较低，易被土壤微生物分解，且不易在生物体内蓄积。氨基甲酸酯类也是胆碱酯酶抑制剂，但其抑制作用有较大的可逆性，水解后酶的活性可不同程度恢复。其急性中毒主要表现为胆碱能神经兴奋症状，可见流涎、流泪、颤动、瞳孔缩小等，在低剂量轻度中毒时，可见一时性的麻醉作用，大剂量中毒时可表现深度麻痹，并有严重的呼吸困难。但目前尚未见有迟发性神经毒作用。慢性毒性和致癌、致畸、致突变毒性方面的报道亦不完全一致，近年来有研究表明此类农药在弱酸条件下可与亚硝酸盐生成亚硝胺，可能有一定的潜在致癌作用。

氨基甲酸酯类农药主要在植物性食品中残留，但一般不超过国家标准。氨基甲酸酯类农药在体内不蓄积，动物性食品不易检出。

（4）**拟除虫菊酯类**　此是 20 世纪 70 年代初合成的一类模拟天然除虫菊酯化学结构的杀虫剂和杀螨剂。目前大量使用的品种已达数十个，具有高效、低毒、低残留等特点。按化学结构可分为 2 种：Ⅰ型不含氰基，如丙烯菊酯、联苯菊酯等；Ⅱ型含氰基，如氯氰菊酯、溴氰菊酯等。

拟除虫菊酯类农药多具有中等毒性或低毒性，属于神经毒，蓄积性较弱，因此不易引起慢性中毒，急性中毒多见于误服或生产性接触。急性中毒主要表现为流涎、多汗、意识障碍、言语不清、反应迟钝、视物模糊、肌肉震颤、呼吸困难等，重者可致昏迷、抽搐、心动过速、瞳孔缩小、对光反射消失、大小便失禁，可因心衰和呼吸困难而死亡。拟除虫菊酯类农药对皮肤和黏膜的刺激性较大，可引起眼睛及上呼吸道的不适，亦可引起皮肤的感觉异常及迟发型变态反应。有关其致癌和致畸性方面尚少有报告。

拟除虫菊酯类农药降解快，残留浓度低，但对多次采收的蔬菜仍有污染的可能性，如番茄等。

（5）**混配农药**　两种或两种以上农药的合理混配使用可提高其作用效果，并可延缓昆虫和杂草对其产生抗性。但多种农药混合或复配使用有时可加重其毒性（包括相加及协同作用），如有机磷可增加拟除虫菊酯类农药的毒性，氨基甲酸酯和有机磷农药混配使用则对胆碱酯酶的抑制作用显著增强，有机磷农药之间亦常有明显的协同作用。

3. 污染食品的农药来源

进入环境中的农药，可通过多种途径污染食品。据估计通过食物进入人体的农药约占 80%～90%。食品中农药残留的主要来源如下所述。

（1）**田间施用农药的直接污染**　包括残留在农作物的表面和被作物吸收分布到植株中的污染。内吸性农药（如内吸磷、对硫磷）残留多，而渗透性农药（如杀螟松）和触杀性农药（如拟除虫菊酯类）残留较少，且主要是表面黏附污染。稳定的品种（如有机氯、重金属制剂等）比易降解的品种（如有机磷）的残留时间更长，油剂比粉剂更易残留，喷洒比拌土洒残留高。在灌溉水中用农药则对植物根基部污染较大；施药浓度高、次数频、距收获间隔期短则残留高；气温、降雨、风速、日照等均可影响农药的清除和降解，施药后的气温越高、雨水越多，残留越少；植物不同其吸收及消解农药的能力就不同，因此残留量也不同。

（2）**环境污染物的污染**　由于施用农药和工业三废的污染，大量农药进入空气、水和土壤，成为环境污染物。据调查，农场、草场、森林施药后，40%～60%农药散落至土壤，5%～30%农药扩散于大气中。农作物生长在被污染的环境中，从土壤、灌溉水和空气中吸收农药。

（3）**通过食物链污染**　农药污染经食物链传递时发生生物浓集、生物积累和生物放大而造成食品中农药的高残留。如饲料污染农药而致肉、奶、蛋的污染；含农药的工业废水污染江河湖海进而污染水产品等。

（4）**其他污染**　粮食储存、加工、运输、销售过程中的污染；粮库内使用熏蒸剂等对粮食造成的污染；禽畜饲养场所及禽畜体施用农药对动物性食品的污染；事故性污染；误将农药加入或掺入食品中；施用时用错品种或剂量而致农药高残留；非农用杀虫剂的污染等。

4. 控制食品中农药残留的措施

（1）加强对农药生产和经营的管理、安全合理使用农药　许多国家有严格的农药管理和登记制度，如美国农药归属环保局、食品和药物管理局和农业部管理。我国也同样重视农药的生产和管理，2001年国务院修改的《农药管理条例》中规定由国务院农业行政主管部门负责全国的农药登记和农药监督管理工作，由国务院农业行政主管部门所属的农药检定机构负责全国的农药具体登记工作。申请农药登记需提供农药样品以及农药的产品化学、毒理学、药效、残留、环境影响、标签等方面的资料。申请资料分别由国务院农业、工业产品许可管理，卫生、环境保护部门和全国供销合作总社审查并签署意见后，由农药登记评审委员会综合评价，符合条件者由国务院农业行政主管部门发给农药登记证。《农药管理条例》中还规定我国实行农药生产许可制度，即生产已依法取得农药登记的农药还必须报国务院工业产品许可管理行政管理部门批准。未取得农药登记和农药生产许可证的农药不得生产、销售和使用。我国已颁布《农药登记毒理学试验方法》（GB 15670）和《食品安全性毒理学评价程序》（GB 15193），对农药及食品中农药残留的毒性试验方法和结果评价做了具体的规定和说明。《农药合理使用准则》（GB 8321.10）规定了各种农药的使用范围，对主要作物和常用农药规定了最高用药量或最低稀释倍数以及最多使用次数和安全间隔期（最后一次施药距收获期的天数），以保证食品中农药残留不致超过最大允许限量标准。

另外，2000年起停止批准新增甲胺磷、对硫磷、甲基对硫磷、久效磷、磷胺等5种高毒有机磷杀虫剂的制剂及其混剂的农药登记。同时我国已先后停产禁用了一批毒性较大的农药品种，如剧毒的氟乙酸钠、氟乙酰胺、毒鼠强、狄氏剂、艾氏剂、内吸磷；高毒及有环境毒性问题的有机汞杀菌剂、无机砷杀虫剂；高残留的六六六、滴滴涕、氯丹；具有慢性毒性和三致作用的二溴乙烷、二溴氯丙烷、2,4,5-涕、敌枯双、三环锡、杀虫脒、除草醚等。

（2）制定和严格执行食品中农药残留限量标准　FAO/WHO对食品中农药的残留量有相应的规定。我国亦十分重视食品中的农药残留问题，目前已颁布了33个食品中农药残留限量国家标准（共计79种农药）和24个相应的农残分析方法标准（共计52种农药），并对食品中的农药进行监测。

（3）采取有效方法消除食品中的残留农药　农产品中的农药，主要残留于粮食糠麸、种皮、蔬菜表面和水果表皮，可用机械的或热处理的方法予以消除或减少，尤其是化学性质不稳定、易溶于水的农药，在食品的洗涤、浸泡、去壳、去皮、加热等处理过程中均可大幅度消减。马铃薯经洗涤后，马拉硫磷可消除95%，去皮后消除99%。柑橘果皮中甲基嘧啶磷为0.5～5mg/kg时，果肉中小于0.3mg/kg；带皮的菠萝用三唑酮浸渍11d后，果肉中的残留仅为果皮中的0.5%～1%。谷物经碾磨加工、去除谷皮后，大多数农药残留量可减少70%～99%。内吸性的农药经此类处理后减少不显著，如马铃薯去皮后，其甲拌磷和乙拌磷分别减少50%和35%，而非内吸性的毒死蜱和马拉硫磷几乎可完全去除。蔬菜清理（拣折）后农药残留量亦可大幅度减少。蔬菜中农药残留量在烹调后可减少15%～70%。煮饭、烘烤面包等亦可不同程度地减少农药残留量。粮食中的"DDT"经加热处理后可减少13%～49%。大米、面粉、玉米面经过烹调制成熟食后，"六六六"残留量没有显著变化。肉经过炖煮、烧烤或油炸后"DDT"可除去25%～47%。植物油经精炼后，残留的农药可减少70%～100%。

消除和减少农药残留，除了采取上述措施外，还应积极研制和推广使用低毒、低残留、高效的农药新品种，尤其是开发和利用生物农药，逐步取代高毒、高残留的化学农药。大力发展无公害食品、绿色食品和有机食品，开展食品卫生宣传教育，增强生产者、经营者和消费者的食品安全意识，严防食品中的农药残留及其对人体健康和生命的危害。

二、有毒金属污染及其预防

1. 食品中有毒金属的来源

食品中的各种元素，有的是人体必需的，如钾、钙、钠、镁、铁等；还有些金属元素，甚至包括某些必需元素，摄入过量也可对人体产生较大的毒性作用或潜在危害，如铬、锰、锌、铜等。而一些元素只少量摄入就会对人体产生毒害作用，如铅、镉、汞、砷等，常称之为有毒金属。这些金属元素可以通过食物和饮水摄入，以及呼吸道吸入和皮肤接触等途径进入人体。食品中的有毒金属来源主要有以下几种。

（1）**自然环境中的有毒金属被食用作物吸收** 由于不同地区环境中元素分布的不均一性，可造成某些地区某些金属元素的含量较高，而使这些地区生产的植物中该种金属元素含量也较高，如陕西紫阳是富硒地区，该地区生长的植物硒含量相对就高。

（2）**工业"三废"及农药化肥的使用造成有毒有害金属元素对食品的污染** 随着工农业生产的发展，工业生产中的废水、废气、废渣的不科学排放及农药化肥中的有毒金属元素通过各种渠道进入食品中，对食品造成直接或间接的污染。

（3）**其他来源** 食品加工、储存、运输和销售过程中使用或接触的机械、管道、容器以及添加剂中含有的有毒有害金属元素导致食品的污染。

2. 食品中有毒金属的危害及预防措施

食品中有毒金属摄入人体，可产生多方面的危害。有害金属大多蓄积性强，进入人体后排出缓慢，生物半衰期较长；可通过食物链的生物富集作用而在生物体及人体内达到很高的浓度，如鱼虾等水产品中汞和镉等金属毒物的含量，可能高达其生存环境浓度的数百甚至数千倍。有人做过测试，海水中有机氯农药 DDT 的浓度在 0.00003mg/kg 时，经过水体内各级生物的彼此吞食的食物链，在肉食与脂肪中的含量增大到了 2.5mg/kg，约放大了 8.3万倍。

有毒金属污染食品对人体造成的危害，常以慢性中毒和致癌、致畸、致突变作用为主。

有毒金属对人体毒性的强弱也会受到多种因素的影响。以有机形式存在的金属及水溶性较大的金属盐类，因其在消化道吸收较多，通常毒性较大。机体的健康和营养状况，尤其是体内蛋白质和某些维生素（如维生素 C）的营养水平对金属毒物的吸收和毒性有较大影响。金属元素间或金属与非金属元素间的相互作用影响其毒性，如铁可拮抗铅的毒性作用，其原因是铁与铅竞争肠黏膜载体蛋白和其他相关的吸收及转运载体，从而减少铅的吸收；锌可拮抗镉的毒性作用，因锌可与镉竞争含锌金属酶类；硒可拮抗汞、铅、镉等重金属的毒性作用，因硒能与这些金属形成硒蛋白络合物，使其毒性降低，并易于排除。相反，某些有毒金属元素间也可产生协同作用，如砷和镉的协同作用可造成对巯基酶的严重抑制而增加其毒性；汞和铅可共同作用于神经系统，从而加重其毒性作用。

预防金属毒物污染食品要做到：制定各类食品中有毒金属的最高允许限量标准，并加强经常性的监督检测工作；妥善保管有毒金属及其化合物；消除污染源，控制工业三废排放，加强污水处理和水质检验；禁用含汞、砷、铅的农药和劣质食品添加剂；金属和陶瓷管道、容器表面应做必要的处理；发展并推广使用无毒或低毒食品包装材料等；对已污染的食品要尽快科学地处理。

3. 食品中常见的几种有害金属

（1）**镉（Cd）** 镉（cadmium）为银白色金属，质地柔软，有延展性。镉金属基本无毒，镉的化合物特别是氧化镉有较大毒性，硫化镉、碳酸镉、氧化镉等不溶于水，镉的硫酸盐、硝酸盐和卤化物均溶于水。镉的有机化合物常见的有辛酸镉、硬脂酸镉、月桂酸镉等。

镉在自然界广泛存在，但含量很低。食品中的镉主要来源于环境的污染。镉在工业上的应用十分广泛，故由于工业三废尤其是含镉废水的排放对环境造成的污染也较为严重，间接地对食品造成了污染，一般食品中均能检出镉，含量范围在 0.004～5mg/kg 之间。但镉也可通过食物链的富集作用而在某些食品中达到很高的浓度。如生活在镉污染水域中的鱼贝及其他水生生物的含镉量可以达污染前的 450 倍，个别海贝类可高达 10^5～3×10^6 倍。我国报告镉污染区生产的稻米含镉量亦可达 5.43mg/kg。一般而言，海产食品、动物性食品（尤其是肾脏）含镉量高于植物性食品，而植物性食品中以谷类和洋葱、豆类、萝卜等蔬菜含镉较多。

镉盐常用作玻璃、陶瓷类容器的上色颜料，并用作金属合金和镀层的成分，以及塑料稳定剂等，许多食品包装材料和容器也含有镉。因此使用这类食品容器和包装材料也可对食品造成镉污染。尤其是用作存放酸性食品时，可致其中的镉大量溶出，严重污染食品，导致镉中毒。

被镉污染的食物进入人体，其消化吸收率约为 5%～10%，食物中镉的存在形式以及膳食中蛋白质、维生素 D 和钙、锌等元素的含量等因素均可影响镉的吸收。进入人体的镉大部分与低分子硫蛋白结合，形成金属硫蛋白，主要蓄积于肝、肾脏，体内的镉可通过粪、尿和毛发等途径排出，半衰期约 15～30 年。正常人血镉<50μg/L，尿镉<3μg/L，发镉<3μg/g。如血镉>250μg/L 或尿镉>15μg/L，则表示有过量镉接触和镉中毒的可能。

镉引起人中毒的剂量平均为 100mg。急性中毒者主要表现为恶心、流涎、呕吐、腹痛、腹泻，继而引起中枢神经中毒症状。严重者因虚脱而死亡。慢性镉中毒主要损害肾脏、骨骼和消化系统。除急、慢性中毒外，国内外亦有不少研究表明，镉及含镉化合物对动物和人体有一定的致畸、致癌和致突变作用。

食品中镉的允许限量：FAO/WHO 提出的暂定每周可耐受摄入量（PTWI）为 7μg/kg 体重，即每人每日镉的允许摄入量为 60μg（以平均体重 60kg 折算）。我国暂订 ADI 为 150μg。我国《食品安全国家标准　食品中污染物限量》（GB 2762—2022）规定食品中镉限量指标见表 9-7。

表 9-7　食品中镉限量指标

食品类别（名称）	限量（以 Cd 计）/(mg/kg)
谷物及其制品	
谷物（稻谷[a] 除外）	0.1
谷物碾磨加工品［糙米、大米（粉）除外］	0.1
稻谷[a]、糙米、大米（粉）	0.2
蔬菜及其制品	
新鲜蔬菜（叶菜蔬菜、豆类蔬菜、块根和块茎蔬菜、茎类蔬菜、黄花菜除外）	0.05
叶菜蔬菜	0.2
豆类蔬菜、块根和块茎蔬菜、茎类蔬菜（芹菜除外）	0.1
芹菜、黄花菜	0.2
水果及其制品	
新鲜水果	0.05
食用菌及其制品（香菇、羊肚菌、獐头菌、青头菌、鸡油菌、榛蘑、松茸、牛肝菌、鸡枞、多汁乳菇、松露、姬松茸、木耳、银耳及以上食用菌的制品除外）	0.2
香菇及其制品	0.5
羊肚菌、獐头菌、青头菌、鸡油菌、榛蘑及以上食用菌的制品	0.6
松茸、牛肝菌、鸡枞、多汁乳菇及以上食用菌的制品	1.0
松露、姬松茸及以上食用菌的制品	2.0
木耳及其制品、银耳及其制品	0.5（干重计）

食品类别(名称)	限量(以 Cd 计)/(mg/kg)
豆类及其制品	
豆类	0.2
坚果及籽类	
花生	0.5
肉及肉制品(畜禽内脏及其制品除外)	0.1
畜禽肝脏及其制品	0.5
畜禽肾脏及其制品	1.0
水产动物及其制品	
鲜、冻水产动物	
鱼类	0.1
甲壳类(海蟹、虾蛄除外)	0.5
海蟹、虾蛄	3.0
双壳贝类、腹足类、头足类、棘皮类	2.0(去除内脏)
水产制品	
鱼类罐头	0.2
其他鱼类制品	0.1
蛋及蛋制品	0.05
调味品	
食用盐	0.5
鱼类调味品	0.1
饮料类	
包装饮用水(饮用天然矿泉水除外)	0.005mg/L
饮用天然矿泉水	0.003mg/L
特殊膳食用食品	
婴幼儿谷类辅助食品	0.06

a 稻谷以糙米计。

(2)汞(Hg) 汞(hydrargyrum)又称水银,为银白色液体金属,易蒸发,常温下可以形成汞蒸气。汞不溶于冷的稀硫酸和盐酸,可溶于氢碘酸、硝酸和热硫酸。各种碱溶液一般不与汞发生反应,汞不易与氧作用,但易与硫作用生成硫化汞,与氯作用生成氯化汞及氯化亚汞。与烷基化合物可形成有机汞。汞化合物均有毒性,有机汞毒性大于无机汞。

汞及其化合物广泛应用于工农业生产和医药卫生行业,可通过废水、废气、废渣等污染环境。进入人体的汞主要来源于受污染的食物,其中又以鱼贝类食品的甲基汞污染对人体的危害最大。含汞的废水排入江河湖海后,其中所含的金属汞或无机汞可以在水体(尤其是底层污泥)中某些微生物的作用下转变为毒性更大的有机汞(主要是甲基汞),并可由于食物链的生物富集作用而在鱼贝类体内达到很高的含量,故由于水体的汞污染而导致其中生活的鱼贝类含有大量的甲基汞。

汞还可通过含汞农药的使用和废水灌溉农田等途径污染农作物和饲料,造成谷类、蔬菜水果和动物性食品的汞污染。

食品中的金属汞几乎不被吸收,无机汞吸收率亦很低,90%以上随粪便排出,而有机汞的消化道吸收率很高,达 95%以上。吸收的汞迅速分布到全身组织和器官,但以肝、肾、脑及血液中含量最多。汞蒸气较易透过肺泡壁含脂质的细胞膜,与血液中的脂质结合,很快分布到全身各组织。汞在红细胞和其他组织中被氧化成 Hg^{2+},并与蛋白质结合而蓄积,很难再被释放。甲基汞在脑内蓄积,导致脑和神经系统损伤,并可致胎儿和新生儿的汞中毒。

汞是强蓄积性毒物,在人体内的生物半衰期平均为 70d 左右,在脑内的半衰期为 180～250d。体内的汞可通过尿、粪和毛发排出,故毛发中的汞含量可反映体内汞含量情况。

甲基汞中毒的主要表现是神经系统损害的症状，如运动失调、语言障碍、视野缩小、听力障碍、感觉障碍及精神症状等，严重者可致瘫痪、肢体变形、吞咽困难甚至死亡。有报告表明，人体内甲基汞蓄积量达 25mg 时可出现感觉障碍，55mg 时可出现运动失调，90mg 时可出现语言障碍，170mg 时可出现听觉障碍，200mg 时可致死亡。血汞在 200μg/L 以上，发汞在 50μg/g 以上，尿汞在 2μg/L 以上，即表明有汞中毒的可能。血汞＞1mg/L、发汞＞100μg/g 可出现明显的中毒症状。

食品中汞的允许限量：FAO/WHO 提出的暂定每周可耐受摄入量（PTWI）为 0.3 mg（其中甲基汞＜0.2 mg）。我国《食品安全国家标准　食品中污染物限量》（GB 2762—2022）规定食品中汞限量指标见表 9-8。

表 9-8　食品中汞限量指标

食品类别（名称）	限量（以 Hg 计）/（mg/kg）	
	总汞	甲基汞[a]
水产动物及其制品（肉食性鱼类及其制品除外）	—	0.5
肉食性鱼类及其制品（金枪鱼、金目鲷、枪鱼、鲨鱼及以上鱼类的制品除外）	—	1.0
金枪鱼及其制品	—	1.2
金目鲷及其制品	—	1.5
枪鱼及其制品	—	1.7
鲨鱼及其制品	—	1.6
谷物及其制品		
稻谷[b]、糙米、大米（粉）、玉米、玉米粉、玉米糁（渣）、小麦、小麦粉	0.02	
蔬菜及其制品		
新鲜蔬菜	0.01	—
食用菌及其制品（木耳及其制品、银耳及其制品除外）	—	0.1
木耳及其制品、银耳及其制品	—	0.1（干重计）
肉及肉制品		
肉类	0.05	—
乳及乳制品		
生乳、巴氏杀菌乳、灭菌乳、调制乳、发酵乳	0.01	—
蛋及蛋制品		
鲜蛋	0.05	—
调味品		
食用盐	0.1	—
饮料类		
饮用天然矿泉水	0.001mg/L	—
特殊膳食用食品		
婴幼儿罐装辅助食品	0.02	—

注："—"指无相应限量要求。

[a] 对于制定甲基汞限量的食品可先测定总汞，当总汞含量不超过甲基汞限量值时，可判定符合限量要求而不必测定甲基汞；否则，需测定甲基汞含量再作判定。

[b] 稻谷以糙米计。

（3）铅（Pb）　铅（plumbum）为灰白色质软金属，有良好的延展性，在空气中能迅速生成氧化膜。加热 400℃ 以上有大量铅蒸气逸出，在空气中氧化并凝结成烟。铅不溶于水，可溶于硝酸溶液和热硫酸中。

铅及其化合物广泛存在于自然界。植物可通过根部吸收土壤中的铅，动物性食品一般含铅较少。食品的铅污染主要来源于：食品容器和包装材料，以铅合金、马口铁、陶瓷及搪瓷等材料制成的食品容器常含有较多的铅，如盛放酸性食品时，其中的铅可溶出而污染食品；

食品加工机械、管道和聚氯乙烯塑料中的含铅稳定剂等均可导致食品铅污染；工业三废和汽油燃烧，生产和使用铅及含铅化合物的工厂排放的废气、废水、废渣可造成环境铅污染，进而造成食品的铅污染，汽油中常加入有机铅作为防爆剂，故汽车等交通工具排放的废气中含有大量的铅，可造成公路干线附近农作物的严重铅污染；含铅农药（如砷酸铅等）的使用，可造成农作物的铅污染；含铅的食品添加剂或加工助剂，如加工皮蛋时加入的黄丹粉（氧化铅）和某些劣质食品添加剂等亦可造成食品的铅污染。

进入消化道的铅约 5%~10% 被吸收，儿童吸收率达 30%~50%。其吸收部位主要是十二指肠，吸收率受膳食中蛋白质、钙和植酸等因素的影响。吸收入血的铅大部分（90% 以上）与红细胞结合，随后逐渐以磷酸铅盐形式沉积于骨中。在肝、肾、脑等组织亦有一定的铅分布并产生毒性作用。体内的铅主要经尿和粪排出，其生物半衰期较长，故可长期在体内蓄积。尿铅、血铅和发铅是反映体内铅负荷的常用指标。血铅的正常值上限我国定为 $2.4\mu mol/L$，尿铅的正常值上限定为 $0.39\mu mol/L$（$0.08mg/L$）。

铅对生物体内许多器官组织都具有不同程度的损害作用，特别是对造血系统、神经系统和肾脏的损害尤为明显。食品铅污染所致的主要是慢性中毒，临床上表现为贫血、神经衰弱、神经炎和消化系统症状，如面色苍白、头昏、头痛、乏力、食欲不振、失眠、烦躁、肌肉关节疼痛、肌无力、口有金属味、腹痛、腹泻或便秘等，严重者可致铅中毒性脑病。儿童对铅较成人更敏感，摄入过量可影响其生长发育，导致智力低下。

食品中铅的允许限量：两次中国总膳食研究，每人每日铅膳食摄入量分别为 $86.3\mu g$ 和 $81.5\mu g$。FAO/WHO JECFA（1993）发布铅 PTWI 为 $0.025mg/kg$ 体重，以此 PTWI 值计，则分别为 PTWI 的 40.3% 和 38.0%。我国《食品安全国家标准 食品中污染物限量》（GB 2762—2022）规定食品中铅限量指标见表 9-9。

表 9-9　食品中铅限量指标

食品类别（名称）	限量（以 Pb 计）/(mg/kg)
谷物及其制品[a][麦片、面筋、粥类罐头、带馅(料)面米制品除外]	0.2
麦片、面筋、粥类罐头、带馅(料)面米制品	0.5
蔬菜及其制品	
新鲜蔬菜（芸薹类蔬菜、叶菜蔬菜、豆类蔬菜、生姜、薯类除外）	0.1
叶菜蔬菜	0.3
芸薹类蔬菜、豆类蔬菜、生姜、薯类	0.2
蔬菜制品（酱腌菜、干制蔬菜除外）	0.3
酱腌菜	0.5
干制蔬菜	0.8
水果及其制品	
新鲜水果（蔓越莓、醋栗除外）	0.1
蔓越莓、醋栗	0.2
水果制品[果酱(泥)、蜜饯、水果干类除外]	0.2
果酱(泥)	0.4
蜜饯	0.8
水果干类	0.5
食用菌及其制品（双孢菇、平菇、香菇、榛蘑、牛肝菌、松茸、松露、青头菌、鸡枞、鸡油菌、多汁乳菇、木耳、银耳及以上食用菌的制品除外）	0.5
双孢菇、平菇、香菇、榛蘑及以上食用菌的制品	0.3
牛肝菌、松茸、松露、青头菌、鸡枞、鸡油菌、多汁乳菇及以上食用菌的制品	1.0
木耳及其制品、银耳及其制品	1.0(干重计)
豆类及其制品	
豆类	0.2

食品类别（名称）	限量（以 Pb 计）/(mg/kg)
豆类制品（豆浆除外）	0.3
豆浆	0.05
藻类及其制品	
新鲜藻类（螺旋藻除外）	0.5
螺旋藻	2.0（干重计）
藻类制品（螺旋藻制品除外）	1.0
螺旋藻制品	2.0（干重计）
坚果及籽类（生咖啡豆及烘焙咖啡豆除外）	0.2
生咖啡豆及烘焙咖啡豆	0.5
肉及肉制品	
肉类（畜禽内脏除外）	0.2
畜禽内脏	0.5
肉制品（畜禽内脏制品除外）	0.3
畜禽内脏制品	0.5
水产动物及其制品	
鲜、冻水产动物（鱼类、甲壳类、双壳贝类除外）	1.0（去除内脏）
鱼类、甲壳类	0.5
双壳贝类	1.5
水产制品（鱼类制品、海蜇制品除外）	1.0
鱼类制品	0.5
海蜇制品	2.0
乳及乳制品（生乳、巴氏杀菌乳、灭菌乳、调制乳、发酵乳除外）	0.2
生乳、巴氏杀菌乳、灭菌乳	0.02
调制乳、发酵乳	0.04
蛋及蛋制品	0.2
油脂及其制品	0.08
调味品（香辛料类除外）	1.0
香辛料类[b][花椒、桂皮（肉桂）、多种香辛料混合的香辛料除外]	1.5
花椒、桂皮（肉桂）、多种香辛料混合的香辛料	3.0
食糖及淀粉糖	0.5
淀粉及淀粉制品	
食用淀粉	0.2
淀粉制品	0.5
焙烤食品	0.5
饮料类（包装饮用水、果蔬汁类及其饮料、含乳饮料、固体饮料除外）	0.3
包装饮用水	0.01mg/L
含乳饮料	0.05
果蔬汁类及其饮料[含浆果及小粒水果的果蔬汁类及其饮料、浓缩果蔬汁（浆）除外]	0.03
含浆果及小粒水果的果蔬汁类及其饮料（葡萄汁除外）	0.05
葡萄汁	0.04
浓缩果蔬汁（浆）	0.5
固体饮料	1.0
酒类（白酒、黄酒除外）	0.2
白酒、黄酒	0.5
可可制品、巧克力和巧克力制品以及糖果	0.5
冷冻饮品	0.3
特殊膳食用食品	
婴幼儿配方食品[c]	0.08（以固态产品计）
婴幼儿辅助食品	0.2

食品类别（名称）	限量（以 Pb 计）/(mg/kg)
特殊医学用途配方食品（特殊医学用途婴儿配方食品涉及的品种除外）	
10 岁以上人群的产品	0.5（以固态产品计）
1 岁～10 岁人群的产品	0.15（以固态产品计）
辅食营养补充品	0.5
运动营养食品	
固态、半固态或粉状	0.5
液态	0.05
孕妇及乳母营养补充食品	0.5
其他类	
果冻	0.4
膨化食品	0.5
茶叶	5.0
干菊花	5.0
苦丁茶	2.0
蜂蜜	0.5
花粉（松花粉、油菜花粉除外）	0.5
油菜花粉	1.0
松花粉	1.5

[a] 稻谷以糙米计。

[b] 新鲜香辛料（如姜、葱、蒜等）应按对应的新鲜蔬菜（或新鲜水果）类别执行。

[c] 液态婴幼儿配方食品根据 8∶1 的比例折算其限量。

（4）砷（As）　砷（arsenic）有灰、黄、黑色三种异形体，灰砷具有金属性。砷是一种非金属元素，但由于其许多理化性质类似于金属，故常将其归为"类金属"之列。砷的化合物有无机砷和有机砷两类。无机砷在环境中或生物体内可形成甲基砷化物。无机砷化物在酸性环境中经金属催化释放新生态氢，生成砷化氢气体，具有强毒性。

砷及其化合物广泛存在于自然界，并大量用于工农业生产中，故食品中通常含有微量的砷。食品中的砷污染主要来源于：含砷农药的使用，如有机砷类杀菌剂等，无机砷农药已很少使用，如水稻孕穗期施用有机砷农药后，收获的稻米中砷残留量可达 3～10mg/kg，而正常稻谷含砷不超过 1mg/kg；工业三废的污染，尤其是含砷废水对江河湖海的污染以及灌溉农田后对土壤的污染，均可造成对水生生物和农作物的砷污染，甲壳类和某些鱼类对砷有很强的富集能力，富集到数千倍或几万倍，但其中大部分是毒性较低的有机砷；还有就是食品加工过程中使用的原料、化学物质以及添加剂等的砷污染和误用等原因可造成加工食品的砷污染。

元素砷几乎无毒，砷的硫化物毒性亦很低，而砷的氧化物和盐类毒性较大。As^{3+} 的毒性大于 As^{5+}，无机砷的毒性大于有机砷。食物和饮水中的砷经消化道吸收入血后主要与血红蛋白中的珠蛋白结合，24h 内即可分布于全身组织，以肝、肾蓄积量最多，其次皮肤、毛发、指甲和骨骼等器官和组织中蓄积量也较多。砷的生物半衰期约为 80～90d，主要经粪和尿排出。

砷的急性中毒通常是由于误食（As_2O_3）而引起的。主要表现为胃肠炎症状、呕吐、腹泻、休克、中毒性心肌炎、肝病等。严重者可致中枢神经系统麻痹而死亡，并可出现七窍出血等现象。慢性中毒主要表现为食欲下降、体重下降、胃肠障碍、末梢神经炎、皮肤色素异常（白斑或黑皮症）以及皮肤过度角化等。日本已将慢性砷中毒列为第四号公害病。

现已证实多种砷化物具有致突变性，可在体内外导致基因突变、染色体畸变并抑制

DNA损伤的修复。砷酸钠可透过胎盘屏障，对小鼠和地鼠有一定致畸性。流行病学调查亦表明，无机砷化合物与人类皮肤癌和肺癌的发生有关。

食品中砷的允许限量：1988年FAO/WHO建议以无机砷的形式暂定人体每周允许摄入量（PTWI）为0.015mg/kg，以人体重60kg计，每人每日允许摄入量（ADI）为0.129mg。我国大部分人群每日膳食中无机砷摄入量在75.45μg以下，人均最大摄入量为88.58μg。我国《食品安全国家标准　食品中污染物限量》（GB 2762—2022）规定食品中砷限量指标见表9-10。

表 9-10　食品中砷限量指标

食品类别（名称）	限量（以 As 计）/（mg/kg）	
	总砷	无机砷[b]
谷物及其制品		
谷物（稻谷[a] 除外）	0.5	—
稻谷[a]		0.35
谷物碾磨加工品［糙米、大米（粉）除外］	0.5	—
糙米		0.35
大米（粉）		0.2
水产动物及其制品（鱼类及其制品除外）		0.5
鱼类及其制品		0.1
蔬菜及其制品		
新鲜蔬菜	0.5	—
食用菌及其制品（松茸及其制品、木耳及其制品、银耳及其制品除外）		0.5
松茸及其制品		0.8
木耳及其制品、银耳及其制品		0.5（干重计）
肉及肉制品	0.5	—
乳及乳制品		
生乳、巴氏杀菌乳、灭菌乳、调制乳、发酵乳	0.1	
乳粉和调制乳粉	0.5	
油脂及其制品（鱼油及其制品、磷虾油及其制品除外）	0.1	
鱼油及其制品、磷虾油及其制品		0.1
调味品（水产调味品、复合调味料和香辛料类除外）	0.5	
水产调味品（鱼类调味品除外）		0.5
鱼类调味品		0.1
复合调味料		0.1
食糖及淀粉糖	0.5	
饮料类		
包装饮用水	0.01mg/L	—
可可制品、巧克力和巧克力制品以及糖果		
可可制品、巧克力和巧克力制品	0.5	
特殊膳食用食品		
婴幼儿辅助食品		
婴幼儿谷类辅助食品（添加藻类的产品除外）		0.2
添加藻类的产品		0.3
婴幼儿罐装辅助食品（以水产及动物肝脏为原料的产品除外）		0.1
以水产及动物肝脏为原料的产品		0.3
辅食营养补充品	0.5	—

食品类别(名称)	限量(以 As 计)/(mg/kg)	
	总砷	无机砷[b]
运动营养食品		
固态、半固态或粉状	0.5	—
液态	0.2	—
孕妇及乳母营养补充食品	0.5	—

注:划"—"者指无相应限量要求。

[a] 稻谷以糙米计。

[b] 对于制定无机砷限量的食品可先测定其总砷,当总砷含量不超过无机砷限量值时,可判定符合限量要求而不必测定无机砷;否则,需测定无机砷含量再作判定。

三、兽药残留对食品的污染

随着集约化畜牧业的发展,兽药的作用范围不断扩大,有的药物如抗生素、磺胺药等已经广泛用于畜禽业。然而,动物药品用量的逐年增加也给动物性食品带来了严重的兽药残留问题,并成为社会关注的焦点。

药物残留往往成为引发国际贸易中非贸易性技术壁垒障碍的导火线。2001 年 1 月底,欧盟以从中国进口的水产品中检测出超出欧盟标准的氯霉素为由,做出了禁止中国水产品进口决议。此决议使中国对欧盟出口损失 6 亿多美元。更令人担忧的是,由于欧盟的禁令,美国、日本等国已高度关注我国出口水产品的质量,2002 年 1 月,美国 FDA 也做出反应,对我国虾产品发出预警通报,并再次发文强调禁止在动物源性食品中使用氯霉素、磺胺类等11 种药物。2002 年 5 月 24 日,美国路易斯安那州农林部通过紧急法案,对中国进口的所有小龙虾和虾类产品进行氯霉素检测。美国佛罗里达州检出中国虾类含氯霉素。2002 年 3 月,日本厚生省宣布对我国动物产品实施严格检查,并公布了 11 种药物的残留限量。

根据联合国粮农组织和世界卫生组织(FAO/WHO)食品中兽药残留联合立法委员会的定义,兽药残留是指动物产品的任何可食部分所含兽药的母体化合物及(或)其代谢物,以及与兽药有关的杂质。所以兽药残留既包括原药,也包括药物在动物体内的代谢产物和兽药生产中所伴生的杂质。

目前对人畜危害较大的兽药及饲料药物添加剂主要包括抗生素类、磺胺类、呋喃类、抗寄生虫类和激素类等药物。

(1)**抗生素类**　按抗生素(antibiotics)在畜牧业上应用的目的和方法,可将它们分为两类:一类是治疗动物临床疾病的抗生素;另一类是用于预防和治疗亚临床疾病的抗生素,即作为饲料添加剂低水平连续饲喂的抗生素。

治疗用抗生素主要品种有青霉素类、四环素类、杆菌肽、庆大霉素、链霉素、红霉素、新霉素和林可霉素等。常用饲料药物添加剂有盐霉素、马杜霉素、黄霉素、土霉素、金霉素、潮霉素、伊维菌素、庆大霉素和泰乐菌素等。

由于抗生素用量越来越大,不可避免会存在残留问题。有些国家动物性食品中抗生素的残留比较严重,如美国曾检出 12%肉牛、58%犊牛、23%猪、20%禽肉有抗生素残留;日本曾有 60%的牛和 93%的猪被检出有抗生素残留。为控制动物食品药物残留,必须严格遵守休药期,控制用药剂量,选用残留低、毒性小的药物,并注意用药方法与用药目的一致。

(2)**磺胺类药物**　磺胺类药物是一类具有广谱抗菌活性的化学药物,广泛应用于兽医临床。

磺胺类药物主要有用于全身感染的磺胺药，如磺胺嘧啶、磺胺甲基嘧啶、磺胺二甲嘧啶等；用于肠道感染、内服难吸收的磺胺药物和用于局部的磺胺药（如磺胺醋酰）等。

磺胺类药物残留问题的出现已有近30年的时间，并且在近15～20年内磺胺类药物残留超标现象很严重。磺胺类药物残留主要发生在猪肉中，其次是小牛肉和禽肉中。磺胺类药物还可在蛋和乳中残留。

（3）其他兽药　除抗生素类和磺胺类药物外，激素类生长促进剂在畜牧业中应用也很广泛。激素是由机体某一部分分泌的特种有机物，可影响机体机能活动并协调机体各个部分的作用，促进畜禽生长。在畜禽饲养上应用激素制剂有许多显著的生理效应，如加速催肥，还可提高胴体的瘦肉与脂肪的比例。但由于激素残留不利于人体健康，产生了许多负面影响，许多种类现已禁用。农业农村部规定，禁止所有激素类及有激素类作用的物质作为动物生长促进剂使用。

激素的种类很多，按化学结构可分为固醇或类固醇（主要有肾上腺皮质激素、雄性激素、雌性激素等）以及多肽或多肽衍生物（主要有垂体激素、甲状腺素、甲状旁腺素、胰岛素、肾上腺素等）两类。按来源可分为天然激素和人工激素，天然激素指动物体自身分泌的激素，人工激素是用化学方法或其他生物学方法人工合成的一类激素。

兽药中还有许多类似抗生素的人工合成药物，如化学合成的抗菌驱虫剂，其抗菌驱虫作用强，而促生长效果差，且毒性较强，长期使用不但有不良作用，而且有些还存在残留与耐药性问题，甚至有致癌、致畸、致突变的作用。

（4）兽药残留的危害　兽药在动物体内残留量与兽药种类、给药方式及器官和组织的种类有很大关系。在一般情况下，对兽药有代谢作用的脏器，如肝脏、肾脏，其兽药残留量高。

兽药残留不仅对人体健康造成直接危害，而且对畜牧业和生态环境也造成很大威胁，最终将影响人类的生存安全。同时，兽药残留也影响经济的可持续发展和对外贸易。

① 兽药残留对人体健康的危害　兽药残留对人体健康的危害主要表现在以下几个方面：毒性作用，过敏反应和变态反应，细菌耐药性，菌群失调，致畸、致癌、致突变作用，激素的副作用等。

人长期摄入含兽药残留的动物性食品后，药物不断在体内蓄积，当浓度达到一定量后，就会对人体产生毒性作用、过敏和变态反应、细菌耐药性、菌群失调和三致作用。现已发现兽医临床上常用的广谱抗蠕虫病的药物苯并咪唑类，可持久地残留于肝内并对动物具有潜在的致畸性和致突变性。另外，残留于食品中的丁苯咪唑、苯咪唑、阿苯达唑和苯硫氨酯具有致畸作用，克球酚、雌激素则具有致癌作用。而磺胺类药物可引起肾损害，特别是乙酰化磺胺在尿中溶解度低，析出结晶后对肾脏损害更大。而如果人们长期食用含低剂量激素的动物性食品，由于积累效应，有可能干扰人体的激素分泌体系和身体正常机能，特别是类固醇类和β-兴奋剂类在体内不易代谢破坏，其残留对食品安全威胁很大。

② 控制兽药残留的措施

a. 加强监管力度。肉品检验部门、饲料监督检查部门以及技术监督部门应该加强动物饲料和动物性食品中的药物残留的检测，建立并完善分析系统，加强监督检测工作，以保证动物性食品的安全性，提高食品质量，减少因消费动物性食品引起变态反应的危险性。另外，还可通过制备高效低毒化学药品和加强对新药物进行安全性毒理学评价进行控制。

b. 制定和完善动物性食品中兽药允许残留量标准。掌握兽药残留的规律，兽药的残留与使用药物的种类、剂量、时间及动物品种和生长期有关，不同的兽药在畜禽体内的消除规律不同。因此，为保证动物内服或注射药物后药物在动物组织中残留程度能降至安全范围，须严格规定药物休药期，并制定最大残留限量（MRL）。农业农村部、卫生健康委、市场监管总局三部门联合发布的 GB 31650—2019《食品安全国家标准　食品中兽药最大残留限量》，于 2020 年 4 月 1 日正式实施。

c. 合理使用药物。使用兽用专用药，能用一种药的情况下不用多种药，特殊情况下一般最多使用不超过三种抗菌药物。

d. 加强宣传，普及食品安全知识，使消费者自身提高防范意识，在生活中采取措施减少药物残留的影响。如消费者可通过烹调加工、冷藏等合适的食用方式和加工方法减少食品中的兽药残留。如 WHO 估计肉制品中的四环素类兽药残留经加热烹调后，$5\sim10mg/kg$ 的残留量可减低至 $1mg/kg$。氯霉素经煮沸 30min 后，至少有 85％失去活性。

四、其他有机化合物对食品的污染

1. N-亚硝基化合物污染及其预防

N-亚硝基化合物（N-nitroso compound）是一类具有 N-亚硝基（ $N—N=O$ ）结构的有机化合物，对动物有较强的致癌作用。目前，人们已研究过的 300 多种亚硝基化合物，90％以上对动物有不同程度的致癌性。

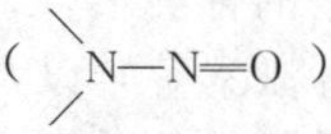

N-亚硝基化合物是一大类化合物，按其分子结构不同，可分成 N-亚硝胺和 N-亚硝酰胺两大类。

① N-亚硝胺（N-nitrosamine）　亚硝胺是研究最多的，也是对食品污染最严重的一类 N-亚硝基化合物，其基本结构如图 9-2 所示。

图 9-2 的结构式中，R^1、R^2 可以是烷基或环烷基，也可以是芳香环或杂环化合物。如 R^1 和 R^2 相同，称为对称性亚硝胺；R^1 与 R^2 不同时，则称为非对称性亚硝胺。

② N-亚硝酰胺（N-nitrosamide）　N-亚硝酰胺的基本结构如图 9-3 所示。式中的 R^1 和 R^2 可以是烷基或芳基，R^2 也可以是 NH_2、NHR、NR_2（称为 N-亚硝基脲）或 RO 基团（即亚硝基氨基甲酸酯）。

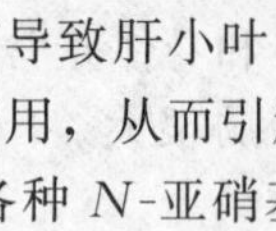

图 9-2　N-亚硝胺基本结构 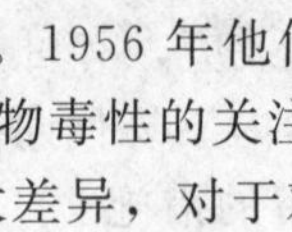　　　图 9-3　N-亚硝酰胺的基本结构

（1）N-亚硝基化合物的毒性　对 N-亚硝基化合物的毒性研究开始于 20 世纪 50 年代。1954 年 Barnes 和 Magee 较详细地报告了二甲基亚硝胺的急性毒性及其主要的病理损害，认为该化合物可导致肝小叶中心坏死及继发性肝硬化。1956 年他们又报告了二甲基亚硝胺对大鼠的致癌作用，从而引起了人们对 N-亚硝基化合物毒性的关注与研究。

① 急性毒性　各种 N-亚硝基化合物的急性毒性有较大差异，对于对称性烷基亚硝胺而言，其碳链越长，急性毒性越低。见表 9-11。

表 9-11　N-亚硝基化合物的急性毒性（雄性大鼠，经口）

N-亚硝基化合物	$LD_{50}/(mg/kg)$	N-亚硝基化合物	$LD_{50}/(mg/kg)$
甲基苄基亚硝胺	18	吡咯烷亚硝胺	900
二甲基亚硝胺	$27\sim41$	二丁基亚硝胺	1200
二乙基亚硝胺	216	二戊基亚硝胺	1750
二丙基亚硝胺	480	乙基二羟乙基亚硝胺	7500

② 致癌、致畸、致突变作用　目前已有大量的研究结果表明，N-亚硝基化合物对多种实验动物有很强的致癌作用。N-亚硝基化合物是前致癌物，需在体内代谢后才具有致癌作用，N-亚硝酰胺是直接致癌物。至今尚未发现有一种动物对 N-亚硝基化合物的致癌作用有抵抗力。并且多种途径摄入均可诱发肿瘤，如呼吸道吸入、消化道摄入、皮下肌内注射，甚至皮肤接触 N-亚硝基化合物都可诱发多种组织器官的肿瘤，大多以肝、食管和胃为主。反复多次给药，或一次大剂量给药都能诱发肿瘤，且有明显的剂量-效应关系。大量研究表明，N-亚硝基化合物可通过胎盘对子代致癌，且动物在胚胎期对其致癌作用的敏感性明显高于出生后或成年期。亚硝酰胺对动物有一定的致畸性，试验结果表明甲基（或乙基）亚硝基脲可诱发胎鼠的脑、眼、肋骨和脊柱等畸形，并存在剂量-效应关系，而亚硝胺的致畸作用很弱。

20 世纪 60 年代以后的研究结果表明，亚硝酰胺是直接致突变物，能引起细菌、真菌、果蝇和哺乳类动物细胞发生突变。亚硝胺需经哺乳动物微粒体混合功能氧化酶系统代谢活化后才有致突变性。

（2）　N-亚硝基化合物对食品的污染　食品中的 N-亚硝基化合物系由亚硝酸盐和胺类在一定的条件下合成。硝酸盐可以在硝酸还原菌的作用下转化为亚硝酸盐，因此硝酸盐、亚硝酸盐和胺类均为 N-亚硝基化合物的前体物质，这些物质广泛存在于环境和食品中，在适宜的条件下，它们可通过化学或生物学途径合成各种各样的 N-亚硝基化合物。

① 食品中的硝酸盐、亚硝酸盐和胺类　蔬菜等农作物在生长过程中，从土壤中吸收硝酸盐等营养成分，在植物体内酶的作用下硝酸盐还原为氨，并进一步与光合作用合成的有机酸生成氨基酸和蛋白质。当光合作用不充分时，植物体内可积蓄较多的硝酸盐（见表 9-12）。蔬菜中亚硝酸盐含量（见表 9-13）通常远远低于硝酸盐含量。在蔬菜的腌制过程中，亚硝酸盐含量明显增高，不新鲜的蔬菜中亚硝酸盐含量亦可明显增高。

表 9-12　部分蔬菜中硝酸盐的平均含量　　　　　　　　　　　单位：mg/kg

蔬菜	平均含量	蔬菜	平均含量
菠菜	2464	生菜	2164
莴苣	1954	圆白菜	196
油菜	3466	小白菜	743
芹菜	3912	紫菜头	784
白菜	1530	茄子	275
黄瓜	125	扁豆	157
苦瓜	91	豌豆	99
南瓜	330	蛇豆	99
冬瓜	288	柿子椒	93
丝瓜	118	小辣椒	110
西葫芦	137	番茄	88
藕	126	茭白	103

表 9-13　部分食物中亚硝酸盐的平均含量　　　　　　　　　　单位：mg/kg

食物种类	平均含量	食物种类	平均含量
柿子椒	0.06	木耳菜	0.14
苦瓜	0.09	紫菜头	0.22
丝瓜	0.16	蛇豆	0.06
芥菜叶	3.9	卤黄瓜	9.0
白菜叶	0.05	腌菜叶	96.0
酸白菜	7.3	酸米汤	22.4

食物种类	平均含量	食物种类	平均含量
小麦粉	3.8	谷子	2.0
全麦粉	10.0	黄豆粉	10.0
红薯	0.13	苹果汁	0.7

鱼、肉等动物性食品用硝酸盐腌制是许多国家和地区的一种古老和传统的方法，腌制过程中细菌将硝酸盐还原为亚硝酸盐，亚硝酸盐与肌肉中的乳酸作用生成游离的亚硝酸，亚硝酸的存在既能抑制许多腐败菌的生长，达到防腐的目的，也可分解产生 NO 与肌红蛋白结合，形成亚硝基肌红蛋白，可使腌肉、腌鱼等保持稳定的红色，从而改善此类食品的感官性状。

使用亚硝酸盐作为食品添加剂目前尚无更好的替代品，故仍允许限量使用。我国规定肉制品中亚硝酸盐残留量（以亚硝酸钠计）不得超过 30mg/kg，肉罐头不得超过 50mg/kg。

鱼和某些蔬菜中的胺类和二级胺类物质含量较高，鱼肉中二甲胺的含量多在 100mg/kg 以上。鱼、肉及其产品中二级胺的含量随其新鲜程度、加工过程和储藏条件的不同而有很大差异，晒干、烟熏、装罐等加工过程均可致二级胺含量明显增加。在蔬菜中，红萝卜的二级胺含量较高。玉米、小麦、黄豆、红薯干、面包等食品中，亦有较多的二级胺。肉、鱼等动物性食品中含有丰富的蛋白质、脂肪，在其腌制、烘烤等加工处理过程中，尤其是在油煎、油炸等烹调过程中，可产生较多的胺类化合物。腐烂变质的鱼、肉类，也可产生大量的胺类。部分鱼、肉制品中亚硝胺的含量见表 9-14。

表 9-14　部分鱼、肉制品中亚硝胺的含量

鱼肉制品	国家或地区	亚硝胺	含量/(µg/kg)
干香肠	加拿大	二甲基亚硝胺	10~20
沙拉米香肠	加拿大	二甲基亚硝胺	20~80
咸肉	加拿大	吡咯烷亚硝胺	4~40
大红肠	加拿大	吡咯烷亚硝胺	20~105
牛肉香肠	美国	哌啶亚硝胺	50~60
咸鱼	英国	二甲基亚硝胺	1~9
咸肉	中国	二甲基亚硝胺	0.4~7.6
熏肉	中国	二甲基亚硝胺	0.3~6.5
炸五香鱼罐头	中国	吡咯烷亚硝胺	33.4
咸鲱鱼	中国香港	二甲基亚硝胺	40~100
便餐鲱鱼	中国香港	二甲基亚硝胺	300
干鱿鱼	日本	二甲基亚硝胺	300
鱼干	日本	二甲基亚硝胺	15~84
压缩火腿	日本	二甲基亚硝胺	10~25
熏肉	荷兰	二甲基亚硝胺	3
熏火腿	荷兰	二甲基亚硝胺	0.4

② 亚硝胺的合成　食品中含有的硝酸盐、亚硝酸盐及有机胺类物质在适宜的条件下生成 N-亚硝基化合物。前体物质越多，生成 N-亚硝基化合物越快；合成的速度也与食品的 pH 值有关，多数在酸性条件下合成速度较快。

啤酒生产过程中可能生成二甲基亚硝胺。在啤酒生产工艺改进（大麦芽不再直接用火干燥）后，其亚硝胺含量明显降低。

人体内也能合成一定量的 N-亚硝基化合物。由于在 pH<3 的酸性环境中合成亚硝胺的反应较强，因此胃可能是人体内合成亚硝胺的主要场所。此外，在唾液中及膀胱内（尤其是

尿路感染时）也可能合成一定量的亚硝胺。

（3）N-亚硝基化合物对人类健康的危害及预防措施　胃癌和食管癌是最常见的恶性肿瘤。一些研究表明，胃癌的病因可能与环境中硝酸盐和亚硝酸盐的含量，特别是饮水中的硝酸盐含量水平有关。日本人的胃癌高发可能与其爱吃咸鱼和咸菜有关，因咸鱼中胺类（特别是仲胺）含量较高，而咸菜中亚硝酸盐与硝酸盐含量较高，故有利于亚硝胺的合成。智利的研究认为，其人群中的胃癌高发可能与大量使用硝酸盐肥料，从而造成土壤和蔬菜中硝酸盐与亚硝酸盐含量过高有关。

N-亚硝基化合物也可能引起肝癌。在一些肝癌高发区的流行病学调查表明，喜食腌菜可能也是肝癌发生的危险性因素。对若干肝癌高发区的腌菜进行亚硝胺测定的结果显示，其亚硝胺的检出率可高达60%以上。

防止亚硝基化合物危害的主要措施如下。

① 控制食品加工中硝酸盐或亚硝酸盐用量　这可以减少亚硝基化前体的量从而减少亚硝胺的合成。在加工工艺可行的情况下，尽可能使用亚硝酸盐的替代品。

② 减少氮肥，用钼肥替代　农业用肥及用水与蔬菜中亚硝酸盐和硝酸盐含量有密切关系。使用钼肥有利于降低蔬菜中硝酸盐含量，例如，白萝卜和大白菜等施用钼肥后，亚硝酸盐含量平均降低1/4以上。

③ 增加维生素C等亚硝基化阻断剂的摄入量　维生素C、维生素E、许多酚类及黄酮类化合物等均有较强的抑制亚硝基化过程的作用，有较强的阻断亚硝基化的作用，对已形成的亚硝基化合物无作用。许多流行病学调查也表明，在食管癌高发区，维生素C摄入量很低，故增加维生素C摄入量可能有重要意义。除维生素C外，我国学者发现大蒜和大蒜素可抑制胃内硝酸盐还原菌的活性，使胃内亚硝酸盐含量明显降低。茶叶和茶多酚、猕猴桃、沙棘果汁等对亚硝胺的生成也有较强阻断作用。

④ 防止食物霉变或被其他微生物污染　这是由于某些细菌或霉菌等微生物可还原硝酸盐为亚硝基盐，而且许多微生物可分解蛋白质，生成胺类化合物，或有酶促亚硝基化作用。

⑤ 制定标准并加强监测　目前我国已制定出水产制品和肉制品中N-二甲基亚硝胺的限量卫生标准（GB 2762—2022）。其中规定，水产制品中N-二甲基亚硝胺≤4.0μg/kg，肉制品中N-二甲基亚硝胺≤3.0μg/kg。在制定标准的基础上，加强对食品中N-亚硝基化合物含量的监测，严禁食用N-亚硝基化合物含量超过标准的食物。

2. 多环芳烃化合物污染及其预防

多环芳烃（polycyclic aromatic hydrocarbon，PAH）是指含有两个以上苯环的碳氢化合物，包括烯环化合物和稠环化合物两类。稠环化合物是一类具有较强致癌作用的食品化学污染物，目前已鉴定出数百种，其中苯并[a]芘（benzo[a]pyrene，B[a]P）为典型代表，对其研究也最为充分，故在此主要介绍苯并[a]芘。

苯并[a]芘是由5个苯环构成的多环芳烃，在常温下为浅黄色的针状结晶，难溶于水，稍溶于甲醇和乙醇，易溶于脂肪、丙酮、苯、甲苯、二甲苯及环己烷等有机溶剂，在苯溶液中呈蓝色或紫色荧光。苯并[a]芘性质较稳定，但阳光及荧光可使之发生光氧化反应，氧也可使其氧化，与NO或NO_2作用则可发生硝基化。

（1）苯并[a]芘的毒性　苯并[a]芘的急性毒性为中等或低毒性，能诱发动物（小鼠和豚鼠）接触性皮炎，并可引起皮肤过度角质化。大量研究资料表明，苯并[a]芘对多种动物、多种器官有肯定的致癌性。苯并[a]芘属于前致癌物，需经体内代谢后才具有致癌活性。

苯并[a]芘在一些致突变反应的实验中皆呈阳性反应。此外，在人组织培养试验中也发现苯并［a］芘有组织和细胞毒性作用，可导致上皮分化不良、细胞损伤、柱状上皮细胞变形等。动物实验表明，苯并［a］芘还具有胚胎毒，可造成胚胎畸形、死胎及流产。

（2）苯并［a］芘对食品的污染　苯并［a］芘主要由各种有机物如煤、柴油、汽油及香烟的不完全燃烧产生。食品中的苯并［a］芘主要来源有：①食品加工过程中，如在用煤、炭和植物燃料烘烤或熏制时直接受到污染；受机油和食品包装材料等的污染，在柏油路上晒粮食使粮食受到污染；食品成分在高温烹调加工时发生热解或热聚反应所形成。②环境污染，如植物性食品可吸收土壤、水和大气中污染的苯并［a］芘；水产品受到污水的污染。③植物和微生物可合成微量苯并［a］芘。

由于食品种类和生产加工、烹调方法的差异以及距离污染源的远近等因素的不同，食品中苯并［a］芘的含量相差很大。其中含量较多者主要是烘烤和熏制食品。

（3）苯并［a］芘对人类健康的危害及预防措施　人群流行病学研究表明，食品中苯并［a］芘对人类健康的危害含量与胃癌等多种肿瘤的发生有一定关系。有调查资料证明，冰岛是胃癌高发的国家，这可能与他们喜欢食用烟熏食品有明显的关系；在匈牙利西部一个胃癌高发地区的调查表明，该地区居民经常食用家庭自制的含苯并［a］芘的熏肉是胃癌发生的主要危险性因素之一。拉脱维亚某沿海地区的胃癌高发被认为与当地居民吃熏鱼较多有关。

防止苯并［a］芘危害的措施如下。

① 制定食品中允许含量标准　目前许多国家的科研机构都在探讨食物中多环芳烃和苯并［a］芘对人类健康危害的限量标准及人体允许摄入量问题。《食品安全国家标准　食品中污染物限量》（GB 2762—2022）规定见表9-15。

表 9-15　食品中苯并［a］芘限量指标

食品类别（名称）	限量 μg/kg
谷物及其制品 　稻谷[a]、糙米、大米（粉）、小麦、小麦粉、玉米、玉米粉、玉米糁（渣）	2.0
肉及肉制品 　熏、烧、烤肉类	5.0
水产动物及其制品 　熏、烤水产品	5.0
乳及乳制品 　稀奶油、奶油、无水奶油	10
油脂及其制品	10

[a] 稻谷以糙米计。

② 改进食品加工烹调方法　熏制、烘烤食品及烘干粮食等的加工应改进燃烧方式，避免使食品直接接触炭火；食品生产加工过程中要防止润滑油污染食品，或改用食用油作润滑剂；不在柏油路上晾晒粮食和油料种子等，以防沥青污染。

③ 去毒　用吸附法可去除食品中的一部分苯并［a］芘。如在浸出法生产的菜油中加入0.3%～0.5%活性炭，在90℃下搅拌30min，并在140℃ 93.1kPa真空条件下处理4h，其所含苯并［a］芘即可去除89%～95%。此外，用日光或紫外线照射食品也能降低苯并［a］芘含量。

④ 加强环境治理　减少环境苯并［a］芘的污染，从而减少其对食品的污染。

3. 杂环胺类化合物污染及其预防

20世纪70年代有研究者在食品中发现了具有强烈致突变性杂环胺。到目前为止，已分离出20多种杂环胺，大部分具有强烈的致突变性，并可诱发多种组织肿瘤。

杂环胺类化合物包括氨基咪唑氮杂芳烃（AIA）和氨基咔啉两类。

食品中的杂环胺类化合物主要产生于高温烹调加工过程，尤其是蛋白质含量丰富的鱼、肉类食品在高温烹调过程中更易产生杂环胺类化合物。食品在高温（100～300℃）条件下形成杂环胺的主要前体物质是肌肉组织中的氨基酸和肌酸或肌酸酐。

杂环胺的合成主要受前体物含量、加工温度和时间的影响，温度比时间更重要。糖被认为在杂环胺形成过程中可能起催化剂的作用。油炸、烧烤要比煨炖、水煮、微波炉烹调产生的杂环胺多。现在认为，美拉德反应与杂环胺的产生有很大关系，该反应可产生大量杂环物质（可多达160余种），其中一些可进一步反应生成杂环胺。

防止杂环胺危害的措施如下。

① 制定食品中的允许限量标准　建立和完善杂环胺的检测方法，加强食物中杂环胺含量监测，深入研究杂环胺的生成及其影响条件、体内代谢、毒性作用及其阈剂量等，尽快制定食品中的允许限量标准。

② 改变不良烹调方式和饮食习惯　杂环胺的生成与不良烹调加工有关，特别是过高温度烹调食物。因此，应注意不要使烹调温度过高，不要烧焦食物，并应避免过多食用烧烤煎炸的食物。

③ 增加蔬菜水果的摄入量　膳食纤维有吸附杂环胺并降低其活性的作用，蔬菜水果中的某些成分有抑制杂环胺的致突变性和致癌性的作用。增加蔬菜水果的摄入量能够大大减少杂环胺的危害。

④ 灭活处理　次氯酸、过氧化酶等处理可使杂环胺氧化失活，亚油酸可降低其诱变性。

4. 二噁英污染及其预防

氯代二苯并对二噁英（PCDD）和氯代二苯并呋喃（PCDF）一般通称为二噁英（dioxin，PCDD/F），为氯代含氧三环芳烃类化合物，有200余种同系物异构体。二噁英最早发现于美国在越南战争中使用的一种落叶剂，由于发现能导致人类的胚胎畸形，于1970年禁止用于军事。几年来欧洲一些国家相继发生食品的二噁英污染事件，由于其毒性大并具有较强的致畸、致癌性，已成为世界各国研究最多的化合物之一。

二噁英对热十分稳定，在温度超过800℃时才开始被降解，而在1000℃以上才会被大量破坏；水溶性很差而脂溶性很强，故可蓄积于动植物体内的脂肪组织中，并可经食物链富集；在环境中的半衰期长且挥发性很低，故可长期存在于环境中，其平均半衰期约为9年。在紫外线的作用下可发生光降解。

（1）毒性和致癌性

① 急性毒性　二噁英大多具有较强的急性毒性，其急性中毒主要表现为体重极度下降，并伴有肌肉和脂肪组织的急剧减少（故称为废物综合征）。此外，皮肤接触二噁英可发生氯痤疮，表现为皮肤过度角化和色素沉着。

② 肝毒性　二噁英对动物有不同程度的肝损伤作用，主要表现为肝脏肿大、实质细胞增生与肥大。不同种属动物对其肝毒性的敏感性亦有较大差异，仓鼠和豚鼠较不敏感，而对大鼠和兔的肝损伤极其严重，可导致死亡。

③ 免疫毒性　二噁英对体液免疫和细胞免疫均有较强的抑制作用，在非致死剂量时可抑制抗体的生成，降低机体的抵抗力。

④ 生殖毒性　二噁英属于环境内分泌干扰物，具有明显的抗雌激素作用，可引起女性

月经周期的改变和生殖功能异常。近年来还有一些研究表明，二噁英亦有明显的抗雄激素作用，可致雄性动物睾丸形态改变、精子数量减少、雄性生殖功能降低，血清睾酮水平亦有明显降低。

⑤ 致畸性　二噁英对多种动物有致畸性，尤以小鼠最为敏感，可致胎鼠发生腭裂和肾盂积水等畸形。

⑥ 致癌性　二噁英对多种动物有极强的致癌性。国际癌症研究机构（IARC）1997 年已将二噁英确定为Ⅰ类致癌物。但目前尚未发现二噁英有明显的致突变作用，故认为此类化合物可能是非遗传毒性致癌物，其主要作用发生在肿瘤的促进阶段，是一类作用较强的促癌剂。

（2）环境和食品中二噁英的来源　曾大量用作除草剂和落叶剂的 2,4,5-T 和 2,4-二氯酚（2,4-D）中含有较大量的二噁英，其他许多农药如氯酚、菌螨酚、六氯苯和氯代联苯醚除草剂等也不同程度地含有二噁英。

垃圾焚烧不完全时以及含大量聚氯乙烯塑料的垃圾焚烧时可产生大量的二噁英。此外，医院废弃物和污水、木材燃烧、汽车尾气、含多氯联苯的设备事故以及环境中的光化学反应和生物化学反应等均可产生二噁英。

食品中的二噁英主要来自于环境的污染，尤其是经过生物链的富集作用，可在动物性食品中达到较高的浓度。食品包装材料也可造成食品的二噁英污染。如在加热的情况下，塑料、一次性饭盒等可产生二噁英。

（3）预防措施

① 控制环境污染　如减少含二噁英的农药和其他化合物的使用；控制垃圾燃烧（尤其是不完全燃烧）和汽车尾气对环境的污染等。

② 发展实用的二噁英检测方法　目前公认的检测方法只有高分辨气质联用技术，但所需设备昂贵，检测周期长，检测成本高昂，目前仅少数发达国家和我国内地极个别实验室能够开展检测工作。因此，发展可靠、实用和成本较低的二噁英检测方法，并制定食品中的允许限量标准是目前亟待解决的问题。

五、食品容器、包装材料污染及其预防

食品包装的主要目的是保护食品质量和卫生，不损失原始成分和营养，方便运输，促进销售，提高货架期和商品价值。但是现代食品包装由于使用了种类繁多的包装材料，包括塑料、橡胶、搪瓷、陶瓷、纸、竹、木、金属、天然纤维、化学纤维、玻璃等制品和接触食品的涂料等，加上食品在生产经营过程中接触食品的机械、管道、传送带、容器、用具、餐具等，这些包装材料和设备用具在一定程度上也增加了食品的不安全因素。某些材料的成分有可能迁移入食品中，造成食品的化学性污染，将给人体带来危害。

根据 GB 9685—2016《食品安全国家标准　食品接触材料及制品用添加剂使用标准》的规定，食品接触材料及制品允许使用的添加剂有 1294 种。

1. 塑料制品及其卫生问题

塑料根据受热后的性能变化，可分为热塑性和热固性两类。目前经常使用的食品容器包装材料的热塑性塑料包括聚乙烯（PE）、聚丙烯（PP）、聚苯乙烯（PS）、聚氯乙烯（PVC）、聚碳酸酯（PC）、聚对苯二甲酸乙二醇酯（PET）、苯乙烯-丙烯腈-丁二烯共聚物（ABS）、苯乙烯与丙烯腈的共聚物（AS）等；热固性塑料有三聚氰胺及脲醛树脂等。

（1）常用塑料制品

① 聚乙烯（polyethylene，PE）塑料　由乙烯单体聚合而成，故与其他元素的相容性很

差，能加入其中的添加剂的种类很少，因而难以印上鲜艳的图案。

高压聚乙烯质地柔软，多制成薄膜，其特点是具透气性、不耐高温、耐油性亦较差。低压聚乙烯坚硬、耐高温，可以煮沸消毒。

聚乙烯塑料本身是一种无毒材料。聚乙烯塑料的污染物主要包括聚乙烯中的单体乙烯、添加剂残留以及回收制品污染物。其中乙烯有低毒，但由于沸点低，极易挥发，在塑料包装材料中残留量很低，加入的添加剂量又非常少，基本上不存在残留问题，一般认为聚乙烯塑料是安全的包装材料。但低分子量聚乙烯可溶于油脂而具有蜡味，从而影响产品质量。聚乙烯回收再生品不允许用于制作食品的包装容器。

② 聚丙烯（polypropylene，PP）塑料　聚丙烯透明度好，耐热，且有防潮性（即透气性差），常用于制成薄膜、编织袋和食品周转箱等。聚丙烯加工中使用的添加剂与聚乙烯塑料相似，一般认为聚丙烯是安全的，其安全性高于聚乙烯塑料。聚丙烯的安全性问题主要是回收再利用品，与聚乙烯相类似。

③ 聚苯乙烯（polystyrene，PS）塑料　聚苯乙烯由苯乙烯单体聚合而成。聚苯乙烯本身无毒、无味、无臭，不易生长霉菌。常用品种有透明聚苯乙烯和泡沫聚苯乙烯两类（后者在加工中加入发泡剂制成，曾用作快餐饭盒，因可造成白色污染，现已禁用）。

其主要卫生问题是单体苯乙烯及甲苯、乙苯和异丙苯等杂质具有一定的毒性。用聚苯乙烯容器贮存牛奶、肉汁、糖液及酱油等可产生异味；贮放发酵奶饮料后，可有少量苯乙烯移入饮料，其移入量与贮存温度和时间呈正相关。

④ 聚氯乙烯（polyvinyl chloride，PVC）塑料　聚氯乙烯是由氯乙烯聚合而成的。聚氯乙烯塑料由聚氯乙烯树脂加以增塑剂、稳定剂等加工制成。聚氯乙烯塑料有软质和硬质之分，硬质聚氯乙烯塑料不含或含极少增塑剂，它们安全性好，可用于食品的包装。软质聚氯乙烯塑料中增塑剂含量较大，用于食品包装安全性差，通常不用于直接的食品包装，常用于生鲜水果和蔬菜包装。聚氯乙烯树脂本身是一种无毒聚合物，但其原料单体氯乙烯在体内可与 DNA 结合产生毒性，主要表现在神经系统、骨骼和肝脏，同时还具有致癌和致畸作用。

⑤ 聚碳酸酯（polycarbonate，PC）塑料　具有无毒、无味、耐油的特点。可用于制造食品的模具和婴儿奶瓶。PC 容器和包装材料不宜接触高浓度乙醇溶液。

⑥ 不饱和聚酯树脂及其玻璃钢制品　用于食品容器及包装材料，用于盛装肉类、蔬菜、水产、饮料、酒类等食品的储槽，也大量用于饮用水的水箱。在不饱和聚酯树脂及其玻璃钢中的引发剂和催化剂品种较多，有些毒性较大。作为食品容器应以不饱和聚酯树脂加入过氧甲乙酮为引发剂，环烷酸钴为催化剂，玻璃纤维为增强材料制成玻璃钢。

⑦ 三聚氰胺及脲醛树脂容器　三聚氰胺与甲醛缩合热固成为三聚氰胺甲醛树脂，又称蜜胺树脂；尿素与甲醛缩合热固成为电玉，二者均可制作食具，能耐 120℃高温。

（2）塑料制品卫生要求与标准　各种塑料由于其树脂、助剂种类和用量、加工工艺以及使用条件的不同，对不同塑料制品应有不同要求，但总的要求应是对人体无害。GB 4806.7—2023《食品安全国家标准　食品接触用塑料材料及制品》对食品用塑料树脂及制成品提出了卫生要求。

2. 橡胶制品的卫生

橡胶是一种高分子化合物，有天然与合成橡胶两类。橡胶制品一般以橡胶基料为主要原料，配以一定助剂，组成特定配方加工而成。橡胶中的毒性物质来源于橡胶基料和添加助剂。

（1）橡胶基料

① 天然橡胶　天然橡胶是由橡胶树流出的乳胶，经过凝固、干燥等工艺加工而成的弹性固形物。它是以异戊二烯为主要成分的不饱和的高分子化合物，其含烃量达 90% 以上。

一般认为天然橡胶无毒。由于加工工艺的不同，天然橡胶基料有乳胶、烟胶片、风干胶片、白皱片、褐皱片等。除褐皱片外均适合于制作食品用橡胶制品。

② 合成橡胶　合成橡胶是由单体聚合而成的高分子聚合物，大多是由二烯类单体聚合，主要有硅橡胶、丁橡胶、乙丙橡胶、丁苯胶、丁腈胶、氯丁胶等。丁腈胶由丁二烯和丙烯腈共聚而成，虽然耐油性较强，但丙烯腈单体的毒性较大，能引起溶血且有致癌、致畸作用。美国 FDA 1977 年将丁腈橡胶成型品中的丙烯腈溶出量由 0.3mg/kg 下降到 0.05mg/kg。有报道称氯丁胶单体局部接触有致癌作用，一般不得用于制作食品用橡胶制品，其余均可以用于食品工业。

（2）橡胶添加剂　在橡胶合成过程中为满足工艺的需要，往往需要加入大量添加剂，它们有些会以单体残留，在接触食品时可溶出到食品中，其中有较大毒性的，就会对人体造成伤害。

① 硫化促进剂　硫化促进剂简称促进剂，起促进橡胶硫化的作用，提高橡胶的硬度、耐热性和耐浸泡性。促进剂大多数为有机化合物，目前食品用橡胶制品中容许使用的促进剂有二硫化四甲基秋兰姆、二乙基二硫代氨基甲酸锌、N-氧二亚乙基-2-苯并噻唑次磺酰胺。其中亚乙基硫脲有致癌性，秋兰姆类、二硫化四甲基秋兰姆与锌结合对人体有害。

② 防老剂　防老剂具有防止橡胶制品老化的作用，提高橡胶制品的耐热、耐酸、耐臭氧、耐曲折龟裂性。芳香胺类衍生物有明显的毒性，禁止用于食品用橡胶制品中。

③ 填充剂　一般橡胶制品常使用的填充剂炭黑中含有较多的 B［a］P，炭黑的提取物有明显的致突变作用。有些国家规定去除 B［a］P 的炭黑才能用于食品用橡胶制品中。

3. 涂料的卫生问题

为了防止食品对容器的腐蚀，或为了防止容器中某些有害物质对食品的污染，往往在食品容器的内壁上涂上涂料，形成一层耐酸碱、抗腐蚀的涂膜。我国允许使用的涂料有非高温成膜涂料和高温成膜涂料两大类。前者包括聚酰胺环氧树脂涂料、过氯乙烯涂料、漆酚涂料等，主要用于饮料、酒类、酱油等液体调味品的储藏池、槽、罐的内壁；高温成膜涂料常用的有环氧酚醛涂料、水基改性环氧涂料、有机硅防粘涂料和有机氟防粘涂料等，主要喷涂于盛装罐头食品的金属罐内壁以及锅、勺、铲等食品用工具和某些食品加工设备的表面。

（1）非高温成膜涂料　环氧树脂由 4,4-二羟基二苯基丙烷（双酚 A，又称二酚基丙烷）与环氧氯丙烷聚合而成，聚合程度越高，分子量越大，就越稳定，越不容易迁移至食品中。环氧树脂涂料需要加固化剂，以固化成膜，聚酰胺是其固化剂。应防止固化剂使用过量或固化不全。过氯乙烯树脂中含有氯乙烯单体，成膜后仍可能有氯乙烯的残留，故要求成膜后氯乙烯单体的溶出量不得＞1mg/L。漆酚涂料中的游离酚、甲醛也可向食品中迁移。

（2）高温成膜涂料　环氧酚醛涂料由环氧树脂与酚醛树脂聚合而成，成膜后涂膜中仍可能含有游离酚和甲醛等未聚合的单体和低分子聚合物。水基改性环氧涂料中也含有环氧酚醛树脂，也可能含有游离酚和甲醛。有机硅防粘涂料是较安全的食品容器内壁防粘涂料。有机氟防粘涂料包括聚氟乙烯、聚四氟乙烯、聚六氟丙烯涂料等，以聚四氟乙烯最为常用。聚四氟乙烯是一种较安全的食品容器内壁涂料，但由于对被涂覆的坯料清洁程度要求较高，坯料在喷涂前常用铬酸盐处理，从而造成涂料中有铬盐的残留。聚四氟乙烯使用时加热温度不宜超过 250℃，因为其在 280℃ 时会发生裂解，产生挥发性很强的有毒氟化物。

GB 4806.10—2016《食品安全国家标准　食品接触用涂料及涂层》对接触食品允许使用的涂料涂层及相关要求都作了规定。

4. 其他包装材料的卫生问题

（1）陶器和瓷器　陶器和瓷器以黏土为主要原料，加入长石、石英为原料，经过配料、细碎、除铁、炼泥、成型、干燥、上釉、烧结、彩饰，经高温烧结而成。一般的陶瓷器本身没有毒性，主要是釉彩的毒性。陶瓷器釉彩均为金属氧化颜料，如硫化镉、氧化铅、氧化铬、硝酸锰等。陶瓷制品中镉、铅溶出限量标准见表 9-16。

表 9-16 陶瓷制品中镉、铅溶出限量标准

项目	指标						检测方法参加标准
	扁平制品/(mg/dm²)	贮存罐/(mg/L)	大空心制品/(mg/L)	小空心制品(杯类除外)/(mg/L)	杯类/(mg/L)	烹饪器皿/(mg/L)	
铅(Pb)≤	0.8	0.5	1.0	2.0	0.5	3.0	GB 31604.34—2016《食品安全国家标准 食品接触材料及制品 铅的测定和迁移量的测定》
镉(Cd)≤	0.07	0.25	0.25	0.30	0.25	0.30	

（2）**搪瓷** 搪瓷食具容器具有耐酸、耐高温、易于清洗等特性。搪瓷表面的釉彩成分复杂，多采用金属盐类，如氧化钛、氧化锌、硫化镉、氧化铅、氧化锑等。应尽量少用或者不用铅、锌、砷、镉的金属氧化物。

（3）**不锈钢和铝制品**

① 不锈钢食具容器 不锈钢具有耐腐蚀、外观洁净、易于清洗消毒的特性。不锈钢材料中掺入的镍、钼、钛、钒等微量元素以及铬在食品中的溶出量可造成食品污染。食品餐具选用的奥氏体型不锈钢和马氏体型不锈钢两种型号其有害金属在食品中的溶出量也不同。使用不锈钢食具容器时要注意以下三个方面。

a. 不可长时间用不锈钢容器盛放盐、酱油、醋、菜汤等，因为这些食品中含有很多电解质，不锈钢容器与这些电解质起化学反应，导致有毒的金属元素溶出。

b. 不可用不锈钢锅煲中药，因为中药含有多种生物碱、有机酸等成分，特别是在加热条件下，易与不锈钢中的某些元素发生化学反应，而使药物失效，甚至生成某些毒性更大的络合物。

c. 不锈钢容器洗涤时不要用强碱性或强氧化性的化学物质如碱、次氯酸钠等。

GB 4806.9—2023《食品安全国家标准 食品接触用金属材料及制品》规定各种存放食品的容器和加工机械不应对人体健康造成危害。与食品直接接触的金属基材和不锈钢镀层不应使用铅、镉、砷、汞、锑、铍和钍作为合金元素，其不锈钢金属基材和不锈钢镀层中杂质元素含量应满足（%）为：砷(As)≤0.01、镉(Cd)≤0.01、铅(Pb)≤0.01。

② 铝制品 铝制食具在制作时应选用精铝，不得采用废旧回收铝作原料，因为回收铝中杂质和其他有毒元素难以控制，容易造成食品污染。铝可对肝、骨、造血细胞等产生毒性。铝还可在神经细胞中大量滞留引起神经递质缺乏症，若铝在人体内积累过多，可引起智力下降、记忆力减弱，导致老年性痴呆。用铁锅配铝铲、铝勺，会使食品中铝含量增加，这不仅因为两者易发生摩擦，还由于铝和铁是两种化学活性不同的金属，当它们以食物作为电解质时，铝和铁能形成一种化学电池，电池作用的结果使铝离子进入食品。此外，不宜用铝制餐具久存饭菜、长期盛放含盐食物及蒸煮牛奶等。GB 4806.9—2023《食品安全国家标准 食品接触用金属材料及制品》适用于以铝为原料，冲压或浇铸成型的各种餐具及其他接触食品的容器和材料。感官要求接触食品的表面应清洁，镀层不应开裂、剥落，焊接部分应光洁，无气孔、裂缝、毛刺；迁移试验所得浸泡液不应有异臭。理化指标要求（迁移物指标，mg/kg）：砷(As)≤0.002，镉(Cd)≤0.002，铅(Pb)≤0.01。

（4）**玻璃制品** 玻璃是以二氧化硅为主要原料，配以一定的辅料，经高温熔融制成。二氧化硅的毒性很小，但有些辅料的毒性很大，如红丹粉、三氧化二砷，尤其是中高档玻璃器皿，如高脚酒杯需要添加铅化合物。玻璃制品中镉、铅溶出限量标准见表 9-17。

表 9-17　玻璃制品中镉、铅溶出限量标准

项目	指标						检测方法参加标准
	扁平制品/(mg/dm²)	贮存罐/(mg/L)	大空心制品/(mg/L)	小空心制品(杯类除外)/(mg/L)	烹饪器皿/(mg/L)	口缘要求/(mg/L)	
铅(Pb)≤	0.8	0.5	0.75	1.5	0.5	4.0	GB 31604.34—2016《食品安全国家标准　食品接触材料及制品　铅的测定和迁移量的测定》
镉(Cd)≤	0.07	0.25	0.25	0.5	0.05	0.4	

（5）包装纸　主要的卫生问题有：纸浆中的农药残留；回收纸中油墨颜料中的铅、镉、多氯联苯等有害物质；劣质纸浆漂白剂，有些漂白剂有一定的毒性，甚至有致癌作用，如荧光漂白剂等；造纸加工助剂的毒性。目前我国尚无食品包装材料印刷专用油墨颜料，一般工业印刷用油墨及颜料中的铅、镉等有害金属和甲苯、二甲苯或多氯联苯等有机溶剂均有一定毒性。

第四节　食品的放射性污染及其预防

一、物质的放射性

物质释放出射线的现象叫做放射性。释放射线的物质叫做放射性物质。放射性物质是由放射性核素组成的。核素（nuclein）是具有确定质子数和中子数的一类原子或原子核。质子数相同而中子数不同者称为同位素（isotope）。能放出射线的核素叫做放射性核素（radionuclide）或放射性同位素。放射性物质可以由一种放射性核素组成，也可以由多种放射性核素组成。一种放射性核素组成的物质，可以叫做某核素，也可叫做某放射性物质；一种以上放射性核素组成的物质，一般笼统地称为放射性物质。放射性物质自发释放射线的现象叫做放射性物质的衰变（decay）或蜕变，衰变是一种原子核转变为另一种原子核的过程，所以又把衰变叫做核转变。

放射性物质衰变时，它的质量和数量减少。一定量的放射性核素发生一半自然衰变所经历的时间，叫做放射性核素的半衰期或物理半衰期，通常以符号 $T_{1/2}$ 或 $t_{1/2}$ 表示。不同的放射性核素半衰期不同，如核素 ^{209}Bi(铋) 的半衰期长达 2.7×10^{17} 年，而 ^{135}Cs(铯) 的半衰期只有 2.8×10^{-10} s。由于半衰期长的放射性核素在食物和人体内的存在时间长，从安全性角度出发应关注半衰期长的放射性核素对食品的污染。

放射性物质释放出来的射线称作放射性，又称辐射，射线或辐射包括 α 射线、β 射线、γ 射线等。通过人工的方法，还可以释放 X 射线、质子、中子等辐射。α 射线带正电，电离能力强，对机体组织损伤大，但穿透物质的能力差，一张纸可阻挡天然放射性物质释放的 α 射线；β 射线是来自原子核内的一种带电的电子流，带负电，其带电量比 α 射线少，电离能力亦小，对人体伤害不如 α 射线，但穿透物质的能力强，很容易穿过皮肤角质层而进入人体内，对人体造成伤害；γ 射线是原子核内释放出来的能量束流，是高能光子，不带电荷，穿透物质的能力最强，比 β 射线大 50～100 倍，比 α 射线大 1 万倍，体外照射时，可以贯穿全身，伤害较大，但其电离能力差，内照射伤害比 α 射线和 β 射线低。

电离辐射的单位原常用厘米-克-秒（centiliter gram second，CGS）制，20 世纪 70 年代以后国际辐射单位与测量委员会（International Commission on Radiation Units and Measurements，ICRU）推荐使用国际制单位。另外，表示电离辐射的单位又有吸收剂量戈瑞

（Gray，Gy）、剂量当量希沃特［Sievert，简称希（Sv）］、放射性活度贝可勒尔［Becquerel，简称贝可（Bq）］和照射量（暴露剂量）库仑每千克（Coulomb/kilogram，C/kg）之分。

二、食品中放射性物质的来源

1. 天然放射性物质

天然放射性物质是指自然界本身固有的，未受人类活动影响的电离辐射水平。它主要来源于宇宙线和环境中的放射性核素，后者主要有地壳（土壤、岩石等）中含有的 K（钾）、Ra（镭）、Rb（铷）、Th（钍）、U（铀）及其衰变产物。环境天然放射性物质辐射剂量平均为 1.05×10^{-3} 戈瑞/年［1 戈瑞表示质量为 1 千克的组织吸收了 1 焦耳的能量（1J/kg），1Gy=1J/kg］。

绝大多数的动物性、植物性食品中都含有不同量的天然放射性物质。但由于不同地区环境的放射性物质不同，不同的动植物以及生物体的不同组织对某些放射性物质的亲和力有较大差异，因此，不同食品中的天然放射性物质可能有很大差异。

食品中的天然放射性核素主要是 ^{40}K 和少量的 ^{226}Ra、^{228}Ra（镭）、^{210}Po（钋）以及天然钍和天然铀等。

2. 人为的放射性物质

人为的放射性物质污染主要来源于几方面：①原子弹和氢弹爆炸时可产生大量的放射性物质，对环境可造成严重的放射性核素污染。②核工业生产中的采矿、冶炼、燃料精制、浓缩、反应堆组件生产和核燃料再处理等过程均可通过三废排放等途径污染环境。③使用人工放射性同位素的科研、生产和医疗单位排放的废水。④意外事故造成的放射性核素泄漏主要引起局部性环境污染，如英国温茨盖尔原子反应堆事故和苏联切尔诺贝利的核事故，都造成了严重的环境污染。

人为污染食品的放射性核素主要有 ^{131}I、^{90}Sr（锶）、^{89}Sr、^{137}Cs（铯）。

牛奶是 ^{131}I 的主要污染食品。此外，新鲜蔬菜也含有较大量 ^{131}I。^{131}I 半衰期约为 8d，对食品的长期污染较轻。^{90}Sr 广泛存在于土壤中，是食品放射性的主要来源。^{90}Sr 易污染的食品主要为奶制品，其次是蔬菜水果、谷类和面制品。^{90}Sr 进入人体后大部分沉积于骨骼，其代谢与钙相似。同 ^{90}Sr 相比，^{89}Sr 对食品的污染较轻。^{137}Cs 半衰期长达 30 年，其化学性质与钾相似，易被机体充分吸收并可参与钾的代谢过程。环境中的放射性核素可通过水、土壤、空气污染植物性食品，或通过与外环境接触和食物链污染动物性食品。

三、食品放射性污染对人体的危害

电离辐射对人体的影响有外照射和内照射两种形式。

人体暴露于放射性污染的大气环境，电离辐射直接作用于人体体表，称为外照射。外照射主要引起皮肤的损伤甚至导致皮肤癌。穿透性强的 γ 射线也可造成全身性的损伤，引起多器官和组织的疾病。

由于摄入被放射性物质污染的食品和水，电离辐射作用于人体内部，对人体产生影响称为内照射。由于放射性核素在体内分布不均一，且内照射在沉积部位是连续的，致使内照射常以局部损害为主。

食品放射性污染对人体的危害主要是内照射效应。其主要表现为对免疫系统、生殖系统的损伤和致癌、致畸、致突变作用。

有研究表明，低剂量辐射可引起免疫功能抑制或增强（兴奋）反应。辐照对生殖功能有明显损害。辐照可使精子畸形数增加，精子生成障碍，精子数减少以及睾丸重量下降，低剂量长期内照射还可致胎仔减少、死胎、胎儿畸形和智力发育障碍。同时低剂量长期内照射使动物和人体产生致癌、致畸、致突变作用。辐射可引起白血病、甲状腺癌、乳腺癌、肺癌、肝癌、骨肉瘤等肿瘤。

四、防止食品放射性污染的措施

预防食品放射性污染：一是要加强对放射性污染源的管理；二是要防止摄入被放射性物质污染的食品。

对放射源要进行科学的管理，防止意外事故的发生，减少放射性核素在采矿、冶炼、燃料精制、浓缩、生产和使用过程中对环境的污染，对放射性废弃物要及时、妥当地处理与净化。

我国颁布了《食品中放射性物质限制浓度标准》（GB 14882—1994），并同时颁布了相应的检验方法标准（GB 14883.1—2016～GB 14883.10—2016）。对可能被放射性物质污染的食品严格按照国家卫生标准进行检测，使食品中放射性物质的含量控制在允许浓度范围以内。此外，使用辐照工艺作为食品保藏和改善食品品质的方法时，应严格遵守国家标准中对食品辐照的有关规定。

 案例分析

▶ **案例 1** ◀

某人在超市购买椰汁发现椰汁已经发酸变质，且表皮已经开始腐烂了，除了表皮发软发黄，倒出来的椰汁呈比较黏稠的状态，拿到鼻子前能闻到明显酸味。到食品药品监督管理所反映此事，了解到目前《食品安全法》对腐败变质的界定主要是针对预包装类食品，对生鲜类食品的规定相对模糊。但如果超市明知食品腐败变质仍在出售，监管部门是可以对其进行立案处罚的。

问题：

1. 食品腐败变质的鉴定指标有哪些？此次事件顾客的鉴定指标是什么？

2. 如何预防食品的腐败变质呢？

3. 如果你是超市工作人员，发现变质的食品应该如何处理？

分析：

问题 1：食品腐败变质的指标有感官鉴定、理化鉴定和微生物鉴定。此次事件顾客的鉴定指标是通过感官鉴定得到的结论。

问题 2：预防食品的腐败变质要做到①防止食品的微生物污染，②合理保藏食物。食品保藏是通过改变食品的温度、水分、氢离子浓度、渗透压以及采用其他抑菌杀菌的措施，将食品中的微生物杀灭或减弱其生长繁殖的能力。常见的食品保藏方法有：利用食品防腐剂，使用既在食品中有防腐的功能又对人体相对无毒的化学药剂保藏食品；食品的低温保藏，在10℃以下微生物的生长繁殖将大为削弱，低于5℃或更低温度大部分微生物生长和发酵能力极其微弱；高温保藏；干燥保藏以及辐照保藏食品。

问题 3：作为超市老板，必须对所售商品负责，若售卖的是食品要保证食品安全，对顾客健康负责。如果经营生鲜食品应该学会保藏方法并了解生鲜食品的保鲜期，一旦发现变质的食品应该及时处理，不能继续售卖食用。

▶ 案例2 ◀

2011年3月11日，日本东部遭遇大地震和海啸，导致大约1.8万人死亡或者失踪，福岛核电站因海水灌入导致4个核反应堆中有3个先后发生爆炸和堆芯熔毁，造成灾难性核泄漏。有统计显示，截至2015年2月，福岛县共有166名青少年被诊断为甲状腺癌或疑似甲状腺癌。日本冈山大学教授津田敏秀等人2015年在国际医学杂志《流行病学》上发表论文指出，受福岛核事故泄漏大量放射性物质影响，福岛县内儿童甲状腺癌罹患率是日本全国平均水平的20～50倍。日本海洋大学副校长、日本海洋学会副会长神田穰太说，^{137}Cs是福岛核事故泄漏的最主要放射性物质，泄漏到海洋中的量一般认为是$1 \times 10^{16} \sim 2 \times 10^{16}$贝可勒尔。2015年5月11日，在与福岛县相邻的栃木县，一所小学的校餐被检出放射性铯超标，其中竹笋的放射性铯超标一倍以上。

问题：

1. 放射性物质污染食品后会对人产生哪些危害？
2. 为什么当地儿童中甲状腺癌高发？
3. 应该如何控制食品的放射性污染？

分析：

问题1：食品放射性污染对人体的危害主要是内照射效应。其主要表现为对免疫系统、生殖系统的损伤和致癌、致畸、致突变作用。

有研究表明，低剂量辐射可引起免疫功能抑制或增强（兴奋）反应。辐照对生殖功能有明显损害。辐照可使精子畸形数增加，精子生成障碍，精子数减少以及睾丸重量下降，低剂量长期内照射还可致胎仔减少、死胎、胎儿畸形和智力发育障碍。同时低剂量长期内照射使动物和人体产生致癌、致畸、致突变作用。辐射可引起白血病、甲状腺癌、乳腺癌、肺癌、肝癌、骨肉瘤等肿瘤。

问题2：辐射可引起白血病、甲状腺癌等，而儿童正处于生长发育过程中，免疫功能还没发育成熟，并且自我保护能力弱，导致疾病更容易侵犯儿童。在该事故中，大量的放射性物质被释放出来，其中主要为^{131}I、^{133}I、^{137}Cs。因此，在其附近的海水和土壤及食物中放射性^{131}I和^{133}I为主要污染物。居民如果吃了受放射性碘污染的食品，甲状腺接受的^{131}I辐射剂量就较高，特别是儿童。吃了被污染的水产品、牛奶、蔬菜等，^{131}I聚集于甲状腺，这是儿童中甲状腺癌发生率高的主要原因。

问题3：预防食品放射性污染一是要加强对放射性污染源的管理；二是要防止摄入被放射性物质污染的食品。对放射源要进行科学的管理，防止意外事故的发生，减少放射性核素在采矿、冶炼、燃料精制、浓缩、生产和使用过程中对环境的污染，对放射性废弃物要及时、妥当地处理与净化。

该事故中放射性核素可对环境造成长期的污染，可通过食物链及生物富集作用进入人体，形成内照射，引起放射性损害。因此，要对环境及食品进行放射性监测，以控制其对人体的损害。

 思考题

1. 什么是食品腐败变质？简述食品腐败变质的原因及预防措施。

2. 简述食品被细菌、霉菌污染后的危害。

3. 病毒污染食品的特点有哪些？

4. 食品中常见寄生虫有哪些？俗称的米猪肉或豆猪肉主要是污染了哪类寄生虫？食入这类猪肉对健康有什么影响？

5. 简述食品中农药残留的来源及其危害以及控制食品中农药残留量的方法。

6. 什么是兽药及兽药残留？如何控制食品中的兽药残留？

7. 影响食品安全的重金属有哪些？简述其污染食品的途径及对人体的危害。

8. 简述如何确保食品添加剂的使用安全。

9. 食品中 N-亚硝基化合物的来源有哪些？

10. 长期大量摄入油炸、烧烤、熏制和腌制食品有何危害？

11. 简述二噁英的毒性特点。

12. 放射性物质对食品的污染及危害有哪些？

第十章
食物中毒

课前小提问

2012年7月3日13时，某县疾控中心接到群众电话报告，辖区某乡镇李家村村民李某的婚宴上有数十名用餐人员在1小时左右陆续出现头晕、恶心、呕吐，疑似食物中毒。部分患者已经送到该镇卫生院救治。你认为疾控中心接到电话该如何处理？

第一节 概述

一、食物中毒的概念

食物中毒属食源性疾病，是食源性疾病中最为常见的疾病。食物中毒系指摄入了含有生物性、化学性有毒有害物质的食品或把有毒有害物质当作食品摄入后所出现的非传染性（不同于传染病）的急性、亚急性疾病。食物中毒不包括因暴饮暴食而引起的急性胃肠炎、食源性肠道传染病（如伤寒）和寄生虫病（如旋毛虫病）以及摄入某些有毒、有害物质而引起的以慢性毒害为主要特征（如致癌、致畸、致突变）的疾病。

引起食物中毒的食品有：被致病菌、毒素及有毒化学品污染的食品；贮存条件不当，在贮存过程中产生有毒物质的食品，如发芽的马铃薯、霉变粮食等；外观与食物相似而本身含有有毒成分的物质，如毒蕈；本身含有有毒物质，而加工、烹调不当未能将毒物去除的食品，如河豚等。

二、食物中毒的特点

食物中毒发生的原因各不相同，但其表现均有如下共同特点。

① 发病与食物有关，患者有食用同一污染食物史；流行波及范围与污染食物供应范围相一致；停止污染食物供应后，流行即告终止；具有明显的地区性、季节性。

② 发病潜伏期短，一般在进食后 24～48h 发病，来势急剧，呈暴发性，短时间内可能有多数人发病，发病曲线呈突然上升的趋势。

③ 中毒患者临床表现基本相似，以恶心、呕吐、腹痛、腹泻等胃肠道症状为主。

④ 一般无人与人之间的直接传染。

三、食物中毒的分类

按中毒食品种类，可将食物中毒分为 5 类。

（1）**细菌性食物中毒** 指摄入被细菌或细菌毒素污染的食品而引起的食物中毒。其是最多见的一类食物中毒，发病率较高，死亡率较低。发病有明显的季节性，以 5～10 月最多。

（2）**真菌性食物中毒** 指食用被真菌及其毒素污染的食物而引起的食物中毒。发病率较高，死亡率也较高，发病的季节性及地区性均较明显。

（3）**动物性食物中毒** 指食用动物性有毒食品而引起的食物中毒。发病率及病死率较高。如河豚中毒。

（4）**有毒植物中毒** 指食用植物性有毒食品引起的食物中毒，多数病死率较高。如含氰苷果仁、菜豆、毒蕈等引起的食物中毒。

（5）**化学性食物中毒** 指食用含有或污染化学性毒物的食品引起的食物中毒。发病的季节性、地区性均不明显，但发病率和病死率均较高，如农药、某些金属或类金属化合物、亚硝酸盐等引起的食物中毒。

四、食物中毒的处理

发生食物中毒后，首先应积极组织抢救治疗患者，及时向所在地食品卫生监督机构报告，进行现场调查处理。采集样品进行实验室检验，综合分析判断。查明中毒食品和原因，提出控制蔓延和预防措施，同时配合医务部门制定抢救和治疗方案。

在急救治疗食物中毒患者时，必须遵循如下原则：立即排出胃肠道内尚存毒物。采用催吐、洗胃、导泻、灌肠等急救措施，防止毒物吸收，保护胃肠黏膜。可采取中和毒物、吸附毒物、沉淀毒物等方法或采用特效解毒剂治疗。尽快排泄体内已经吸收的毒物，一般采用利尿措施以促进排泄或冲淡毒物，个别可采用换血法。对不同中毒患者，根据病情进行对症治疗。

第二节　细菌性食物中毒

细菌性食物中毒是食物中毒中最常见的一种，其发病率最高。据我国卫生部的统计资料，2008 年全国食物中毒报告 431 起，中毒 13095 人，死亡 154 人，涉及 100 人以上的食物中毒 13 起。其中，2008 年第二季度，全国食物中毒事件报告 96 起，中毒 3348 人，死亡 29人，与第一季度相比，报告起数增加 70.2%，中毒人数增加 168.1%，死亡人数增加 11.5%，而微生物性食物中毒的报告起数、中毒人数分别增加 227.3%、335.3%，主要是由蜡样芽孢杆菌、副溶血性弧菌和沙门氏菌等细菌引起的细菌性食物中毒；第四季度，食物中毒事件报告 104 起，中毒 3496 人，死亡 36 人。微生物性食物中毒的中毒人数最多，占总中毒人数的 44.8%。具体参见表 10-1。

表 10-1　食物中毒报告季度分布

时间	报告起数	中毒人数	死亡人数
第一季度	57	1216	27
第二季度	96	3348	29
第三季度	174	5035	62
第四季度	104	3496	36
合计	431	13095	154

细菌性食物中毒通常有明显的季节性，多发生于气候炎热的季节，以 5～10 月较多，7～9 月尤易发生，主要是由于细菌在较高的温度下易于生长繁殖或产生毒素；同时由于此时期内人体防御机能较低，易感性强，因此，发病率较高，但病死率一般较低。

在引起细菌性食物中毒的中毒食品中以动物性食品为主，如肉、蛋、奶、鱼及其制品，而植物性食物引起的相对较少，主要为剩饭、米糕、米粉等易出现由金黄色葡萄球菌、蜡样芽孢杆菌等引起的食物中毒。发现食物中毒应及时处理，首先迅速排出毒物，常用催吐、洗胃法。对肉毒毒素中毒，早期可用 1:4000 高锰酸钾溶液洗胃，然后对症治疗。

一、细菌性食物中毒发生的原因及条件

① 食品在生产、加工、储存、运输及销售过程中受到细菌污染。主要途径有：各种工具、容器及包装材料等不符合卫生要求，带有各种微生物；生熟食品的交叉污染；从业人员卫生习惯较差或本身带菌；食品生产及储存环境不卫生使食品容易受苍蝇、老鼠、蟑螂等害虫叮爬和尘埃污染。

② 食品在食用前未被彻底加热。被细菌污染的食品，食用前未经加热或加热时间短或加热温度不够，则不能将食品中的细菌全部杀灭及毒素破坏，导致食物中毒发生。

③ 食品水分含量高且储存方式不当。被细菌污染的食品，若在较高的温度下存放尤其放置时间过长则细菌大量繁殖及产毒。通常情况下，熟食被污染后，在室温下放置 3～4h，有的细菌就会繁殖到中毒量。

二、常见的细菌性食物中毒

1. 沙门氏菌食物中毒

沙门氏菌属（*Salmonella*）是肠杆菌科中的一个重要菌属，种类繁多，目前国际上已发现 2300 多个血清型，我国有 255 个。易引起人类食物中毒的沙门氏菌是猪霍乱沙门氏菌（*Salmonella choleraesuis*），其次是鼠伤寒沙门氏菌（*Salmonella typhimurium*）和肠炎沙门氏菌（*Salmonella enteritidis*）。

沙门氏菌属在外界的生活力较强，其生长繁殖的最适温度为 20～30℃，在普通水中可生存 2～3 周，在粪便中可生存 1～2 个月，在土壤中可过冬，在咸肉中也可存活很长时间。水经氯化物处理 5min 可杀灭其中的沙门氏菌。相对而言，沙门氏菌属不耐热，55℃ 1h、60℃ 15～30min、100℃ 立即被杀死。在水分活度大于 0.95 的食品中，沙门氏菌容易被巴氏消毒的温度灭活。

沙门氏菌污染食物后无感官性状的变化，易引起食物中毒，全年皆可发生，多见于夏、秋两季。5～10 月发病起数和发病人数可达全年发病总起数和总人数的 80%。沙门氏菌污染肉类食物的概率很高，如家畜中的猪、牛、马、羊、猫、犬，家禽中的鸡、鸭、鹅等的肉类，因此引起沙门氏菌食物中毒的食品主要为动物性食品，特别是畜肉类及其制品，其次为禽肉、蛋类、乳类及其制品。

沙门氏菌食物中毒潜伏期短，一般为 4～48h，长者可达 72h，潜伏期越短，病情越重。中毒开始时表现为头痛、恶心、食欲不振，然后出现呕吐、腹泻、腹痛。腹泻一日可数次至十余次，主要为水样便，少数带有黏液或血。发热，一般 38～40℃。轻者 3～4d 症状消失，重者可出现神经系统症状，还可出现尿少、无尿、呼吸困难等症状，如不及时抢救可导致死亡。按其临床特点分 5 种类型，其中胃肠炎型最为常见，其余为类霍乱型、类伤寒型、类感冒型和败血症型。

预防沙门氏菌属中毒，首先要防止病原菌污染，加强企业卫生管理和严格检查，严禁食

用病死的畜禽，生熟食品要分开，要避免交叉污染。其次要抑制细菌生长繁殖，食品要低温贮存（<5℃）在冷藏设备中。加热杀灭病原菌也是重要的预防措施之一，一般要求肉制品中心温度达80℃持续12min，禽蛋煮沸8min，沙门氏菌才能死亡。因此，凉拌肉食品的熟肉应新鲜，高温处理时要煮熟、煮透，剩菜食用前应充分加热。

2. 变形杆菌食物中毒

变形杆菌属肠杆菌科，为革兰氏阴性杆菌。变形杆菌在自然界分布广泛，在土壤、污水和垃圾中可检测出该菌。变形杆菌食物中毒是我国常见的食物中毒之一，引起食物中毒的变形杆菌主要是普通变形杆菌（*Proteus vulgaris*）、奇异变形杆菌（*P. mirabilis*）。

变形杆菌属腐败菌，一般不致病，需氧或兼性厌氧，其生长繁殖对营养要求不高，在4～7℃即可繁殖，属低温菌，人和动物的肠道内带有此菌。可以在低温储存的食品中繁殖。变形杆菌对热抵抗力不强，加热55℃持续1h即可将其杀灭。

变形杆菌食物中毒全年均可发生，大多数发生在5～10月，7～9月最多见。易污染食品主要是动物性食品，特别是熟肉以及熟的内脏制品。此外，凉拌菜、剩饭、水产品等也有变形杆菌食物中毒的报道。变形杆菌常与其他腐败菌共同污染生食品，使生食品发生感官上的改变，但被变形杆菌污染的熟制品通常无感官性状变化，极易被忽视而引起中毒。

变形杆菌食物中毒潜伏期一般为3～20h，短者30～120min，长者30h。主要表现为恶心、呕吐、发冷、发热、头晕、头痛、乏力、脐周阵发性剧烈绞痛。腹泻为水样便，常伴有黏液、恶臭，一日数次。体温一般在37.8～40℃，多在39℃以下。发病率较高，一般为50%～80%。病程较短，多为1～3d。多数在24h内恢复，死亡率低，预后良好。

预防工作的重点在于加强食品卫生管理，注意饮食卫生，尤其控制人类带菌者对熟食品的污染及生熟食品之间的交叉污染。

3. 蜡样芽孢杆菌食物中毒

蜡样芽孢杆菌（*Bacillus cereus*）为革兰氏阳性、需氧的芽孢杆菌。能在厌氧的条件下生长，是条件致病菌。该菌生长繁殖的最适温度为28～37℃，10℃以下不繁殖。该菌繁殖体较耐热，加热100℃经20min即被杀死；芽孢能耐受100℃ 30min，干燥120℃ 60min才能杀死。pH5以下对该菌繁殖体生长发育有显著的抑制作用。

蜡样芽孢杆菌在发芽末期可产生引起人类食物中毒的肠毒素，包括腹泻毒素和呕吐毒素。蜡样芽孢杆菌食物中毒的发生季节性明显，以夏、秋季，尤其是6～10月为多见。引起中毒的食品种类繁多，在我国引起中毒的食品主要为剩米饭、米粉、甜酒酿、剩菜、甜点心及乳肉类食品。中毒多因食品在食用前保存温度较高（20℃以上）和放置时间较长。蜡样芽孢杆菌食物中毒的临床表现因其产生的毒素不同而分为腹泻型和呕吐型两种。

蜡样芽孢杆菌食物中毒的预防：要在食品加工过程中严格管理，降低污染率和污染量；剩饭等熟食品须在10℃以下低温短时储存，使用前彻底加热，一般100℃持续20min。

4. 大肠埃希氏菌食物中毒

埃希氏菌属（*Escherichia*）俗称大肠杆菌属，为革兰氏阴性杆菌，多数菌株有周身鞭毛，能发酵乳糖及多种糖类，产酸产气，在自然界生活力强，土壤、水中可存活数月，其繁殖的最低水分活度为0.935～0.96。埃希氏菌属中以大肠埃希氏菌（*E. coli*）最为重要。大肠埃希氏菌在婴儿出生数小时后就进入肠道，并终生伴随，为人类和动物肠道的正常菌群，多不致病。当宿主免疫力下降或细菌侵入肠外组织和器官时，可引起肠外感染。大肠埃希氏菌中只有少数菌株能直接引起肠道感染，称致病性大肠埃希氏菌，所引起的肠道感染包括旅行者腹泻、婴儿腹泻、出血性结肠炎等，其发病原因与产生的肠毒素有关。目前已知的致病性大肠埃希氏菌为：①肠产毒性大肠埃希氏菌（ETEC）；②肠侵袭性大肠埃希氏菌

（EIEC）；③肠致病性大肠埃希氏菌（EPEC）；④肠出血性大肠埃希氏菌（EHEC）。另新增肠聚集-黏附性大肠埃希氏菌（EAggEC）。大肠埃希氏菌产生的肠毒素有两种：不耐热肠毒素和耐热肠毒素。

大肠埃希氏菌食物中毒多发生在 3～9 月份，主要临床表现有：急性胃肠炎型，潜伏期 10～15h，短者 6h，长者 72h，临床症状为水样腹泻、腹痛、恶心、发热 38～40℃。急性菌痢型，潜伏期 48～72h，主要表现为血便、脓性黏液血便，里急后重、腹痛，发热，病程 1～2 周。出血性肠炎，潜伏期 1～4d，主要表现为突发性剧烈腹痛，腹泻，先水便后血便，病程 10d 左右，病死率为 3%～5%，以老年人、儿童多见。常见中毒食品为各类熟肉制品及冷荤，其次为蛋及蛋制品中毒，受污染的水源、土壤及带菌者的手均可直接污染食物或通过食品容器再污染食物。对大肠埃希氏菌食物中毒采取的预防措施与沙门氏菌食物中毒的预防措施类似。

5. 葡萄球菌食物中毒

葡萄球菌属（*Staphylococcus*）是革兰氏阳性兼性厌氧菌，因常堆聚成葡萄串状，故名。多数为非致病菌，少数可导致疾病。代表种有金黄色葡萄球菌（*Staphylococcus aureus*）（黄色）、白色葡萄球菌（*S. albus*）（白色）、柠檬色葡萄球菌（*S. citreus*）（橙色）。生长繁殖的最适 pH 为 7.4，最适生长温度为 30～37℃，可以耐受较低的水分活度，因此能在 10%～15% 氯化钠培养基或高糖浓度的食品中繁殖。葡萄球菌的抵抗能力较强，在干燥的环境中可生存数月，对热具有较强的抵抗力，70℃需 1h 方被灭活。

金黄色葡萄球菌是引起食物中毒的常见菌种之一，50% 以上的金黄色葡萄球菌可产生肠毒素，并且一个菌株能产生两种以上的肠毒素。金黄色葡萄球菌在自然界无处不在，空气、水、灰尘及人和动物的排泄物中都可找到。因而，食品受其污染的机会很多。近年来，由金黄色葡萄球菌引起的食物中毒越来越多，据美国疾病控制中心报告，由金黄色葡萄球菌引起的感染占第二位，仅次于大肠杆菌。金黄色葡萄球菌肠毒素是一个世界性的卫生难题，在美国由金黄色葡萄球菌肠毒素引起的食物中毒占整个细菌性食物中毒的 33%，加拿大则更多，占到 45%，我国每年发生的此类中毒事件也非常多。

金黄色葡萄球菌食物中毒多见于春夏季，中毒食品种类多，如奶、肉、蛋、鱼及其制品。此外，剩饭、油煎蛋、糯米糕及凉粉等引起的中毒事件也有报道。上呼吸道感染患者鼻腔带菌率 83%，所以人畜化脓性感染部位常成为污染源。

金黄色葡萄球菌可通过以下途径污染食品：食品加工人员、炊事员或销售人员带菌，造成食品污染；食品在加工前本身带菌，或在加工过程中受到了污染，产生了肠毒素，引起食物中毒；熟食制品包装不密封，运输过程中受到污染；奶牛患化脓性乳腺炎或禽畜局部化脓时，对肉体其他部位的污染等。若破坏食物中存在的金黄色葡萄球菌肠毒素需在 100℃ 加热食物 2h。

金黄色葡萄球菌肠毒素食物中毒潜伏期短，一般为 2～5h，极少超过 6h。起病急骤，有恶心、呕吐、中上腹痛和腹泻，以呕吐最为显著。呕吐物可呈胆汁性或含血及黏液。剧烈吐泻可导致虚脱、肌痉挛及严重失水等现象。体温大多正常或略高。病程 1～2d。儿童对肠毒素比成年人更为敏感，故其发病率较成年人高，病情也较成年人严重。

预防中毒措施有：加强对皮肤病患者和带菌者的卫生管理，凡患有疖疮、化脓性皮肤病或上呼吸道炎症的人，要禁止从事直接接触食品制售的工作；要做好对易被葡萄球菌污染的食品的管理，剩饭、菜应及时低温冷藏或放在通风阴凉处，尽量缩短存放时间，食用前要充分加热，食品加工单位要做到以销定产；患化脓性乳腺炎奶牛的乳，不得供饮用或制造乳制品；在挤奶过程中要严格遵守卫生要求，避免污染；健康奶牛的奶在挤出后，还应迅速冷却至 10℃以下，以防止该菌的繁殖和毒素的形成；此外乳制品应以消毒奶为原料。

6. 副溶血性弧菌食物中毒

副溶血性弧菌（*Vibrio parahemolyticus*）为革兰氏阴性杆菌，呈弧状、杆状、丝状等多种形态，无芽孢，是一种嗜盐菌，主要存在于近岸海水、海底沉积物和鱼、贝类等海产品中。只有温度上升到 19～20℃时，副溶血性弧菌的数量才能达到可被检出的水平。副溶血性弧菌在 30～37℃、pH7.4～8.2、含盐 3％～4％培养基上和食物中生长良好。海水中可生存 47d 以上。在淡水中生存期较短，无盐条件下不生长。该菌不耐热，55℃加热 10min、75℃加热 5min、90℃加热 1min 即可死亡。对酸敏感，在普通醋中经 5min 即可死亡。

副溶血性弧菌引起的食物中毒是我国沿海地区最常见的一种食物中毒。通常在感染人体后 12h 内出现食物中毒症状。

据调查，我国沿海水域、海产品中副溶血性弧菌检出率较高，尤其是气温较高的夏秋季节。但近年来，随着海产食品的市场流通，内陆地区也有副溶血性弧菌食物中毒的散在发生。

7～9 月常是副溶血性弧菌食物中毒的高发季节。男女老幼均可患病，但以青壮年为多，病后免疫力不强，可重复感染。易污染食物主要是海产食品，其中以墨鱼、带鱼、虾、蟹最为多见，如墨鱼的带菌率可达 93％，其次为盐渍食品。

副溶血性弧菌食物中毒有细菌感染型中毒和细菌毒素型中毒两种，潜伏期为 2～40h，多为 14～20h。发病初期为腹部不适，尤其是上腹部疼痛或胃痉挛。恶心、呕吐、腹泻，体温一般为 37.7～39.5℃。发病 5～6h 后腹痛加剧，以脐部阵发性绞痛为本病特点。粪便多为水样、血水样、黏液或脓血便，里急后重不明显。重症患者可出现脱水及意识障碍、血压下降等，病程 3～4d，恢复期较短，预后良好。近年来国内报道的副溶血性弧菌食物中毒临床表现不一，可呈典型胃肠炎型、菌痢型、中毒性休克型或少见的慢性肠炎型症状。

为预防副溶血性弧菌食物中毒，要认真做到防止污染、控制细菌繁殖和杀灭病原菌。特别要注意海产品的烹调方法及操作卫生。海产品或熟食要在 10℃以下存放，最好不超过 2d。蒸煮虾蟹应在 100℃加热 30min。生食海蜇皮等凉拌菜时，应先洗净后再在开水中烫几分钟，加入食醋浸泡 10min，再加其他调味品。

7. 志贺氏菌食物中毒

志贺氏菌属（*Shigella*）通称痢疾杆菌，为革兰氏阴性菌。志贺氏菌在自然界生活力弱，在 10～37℃水中可生存 20d，于牛乳、水果、蔬菜中可生存 1～2 周，粪便中（15～25℃）可生存 10d。光照下 30min 可被杀死，加热 58～60℃经 10～30min 即死亡。但耐寒，在冰块中能生存 3 个月。在志贺氏菌中，以宋内氏志贺氏菌和福氏志贺氏菌在体外的生存力相对较强，志贺氏菌食物中毒主要由宋内氏志贺氏菌和福氏志贺氏菌引起。大多于 7～10 月发病。引起志贺氏菌中毒的食品主要是凉拌菜。在食品加工、集体食堂、饮食行业的从业人员患有痢疾或其带菌者，其手是污染食品的主要因素。熟食品被志贺氏菌污染后存放在较高的温度下，经过较长时间志贺氏菌可大量繁殖，食后会引起中毒。

志贺氏菌食物中毒潜伏期一般为 10～20h，短者 6h，长者 24h。患者会突然出现剧烈的腹痛、呕吐及频繁的腹泻并伴有水样便，便中混有血液和黏液，有里急后重、恶寒、发热，体温高者可达 40℃以上，有的患者可出现痉挛。预防措施同沙门氏菌食物中毒。

8. 肉毒梭菌食物中毒

自从 1896 年 Van E. Mengein 首次报道荷兰因食用火腿引起肉毒中毒暴发并分离出肉毒梭菌以来，世界各地陆续报道此病。我国于 1958 年首次报告新疆察布查尔县由于食用面酱半成品引起肉毒中毒之后，相继报告该地区由其他谷、豆类发酵食品等引起的肉毒中毒。

肉毒梭菌（*Clostridium botulinum*）为革兰氏阳性、厌氧、产孢子的杆菌。发育最适温度 25～37℃，产毒最适温度 20～35℃，当 pH 低于 4.5 或大于 9.0 时，或当环境温度低于 15℃或高于 55℃时，肉毒梭菌芽孢不能繁殖，也不能产生毒素。食盐能抑制肉毒梭菌芽孢的形成和毒素的产生，但不能破坏已形成的毒素。提高食品的酸度也能抑制肉毒梭菌的生长和毒素的形成。肉毒梭菌的芽孢抵抗力强，需经干热 180℃、5～15min，或高压蒸汽 121℃、30min，或湿热 100℃、5h 方可致死。

肉毒梭菌食物中毒是由肉毒梭菌产生的毒素，即肉毒毒素所引起。肉毒毒素是一种强烈的神经毒素，是目前已知的化学毒物和生物毒物中毒性最强的一种，对人的致死量为 10^{-9} mg/kg 体重。

肉毒梭菌食物中毒一年四季均可发生，主要发生在冬、春季。引起中毒的食品种类因地区和饮食习惯不同而异。国内以家庭自制植物性发酵品为多见，如臭豆腐、豆酱、面酱等，其他罐头瓶装食品、腊肉、酱菜和凉拌菜等引起中毒也有报道。欧洲各国肉毒梭菌中毒的食物多为火腿、腊肠及其他肉类制品；美国主要为家庭自制的蔬菜和水果罐头、水产品及肉、乳制品。食物中肉毒梭菌主要来源于带菌土壤、尘埃及粪便，尤其是带菌土壤可污染各类食品原料。

肉毒梭菌中毒的潜伏期为数小时至数天，一般为 12～48h，短者 6h，长者 8～10d，潜伏期越短，病死率越高。临床表现以运动神经麻痹的症状为主，而胃肠道症状少见。早期表现为头痛、头晕、乏力、走路不稳，以后逐渐出现视力模糊、眼睑下垂、瞳孔散大等神经麻痹症状；重症患者则首先出现对光反射迟钝，逐渐发展为语言不清、吞咽困难、声音嘶哑等，严重时出现呼吸困难、呼吸衰竭而死亡。病死率为 30%～70%，多发生在中毒后的 4～8d。采用多价抗肉毒毒素血清治疗本病后，病死率可降至 10%以下。患者经治疗可于 4～10d 后恢复，一般无后遗症。婴儿肉毒毒素中毒主要症状为便秘，头颈部肌肉软弱，吮吸无力，吞咽困难，眼睑下垂，全身肌张力减退，可持续 8 周以上。大多数 1～3 个月自然恢复，重症者可因呼吸麻痹致猝死。

预防措施主要是加强卫生宣教，建议牧民改变肉类的贮藏方式或生吃牛肉的饮食习惯；对食品原料进行彻底清洁处理，以除去泥土和粪便；家庭制作发酵食品时应彻底蒸煮原料，一般加热温度为 100℃、10～20min，以破坏各型肉毒梭菌毒素；加工后的食品应迅速冷却并在低温环境贮存，避免在较高温度或缺氧条件下存放，以防止毒素产生；食用前对可疑食物进行彻底加热；罐头食品的生产，要严格执行罐头生产卫生规范，彻底灭菌。

9. 李斯特氏菌食物中毒

李斯特氏菌是革兰氏阳性、不产芽孢和不耐酸的杆菌。在 5～45℃均可生长，该菌经 58～59℃、10min 可被杀灭，在 -20℃可存活一年，耐碱不耐酸，在 pH 9.6 的条件下仍能生长，在 10% NaCl 溶液中可生长，在 4℃的 20%NaCl 中可存活 8 周。

引起食物中毒的主要是单核细胞增生李斯特氏菌，它能致病和产生毒素。单核细胞增生李斯特氏菌广泛存在于自然界，不易被冻融，能耐受较高的渗透压，在土壤、地表水、污水、植物、烂菜中均有该菌存在，所以动物很容易食入该菌，并通过口腔-粪便的途径进行传播。据报道，健康人粪便中单核细胞增生李斯特氏菌的携带率为 0.6%～16%，有 70%的人可短期带菌，4%～8%的水产品、5%～10%的奶及其产品、30%以上的肉制品、15%以上的家禽均被该菌污染。人通过食入被污染的食物而感染的比率约占 85%～90%。

李斯特氏菌引起的食物中毒可在春季发生，更多发生在夏、秋季节。临床表现一般有两种类型：侵袭型和腹泻型。侵袭型的潜伏期为 2～6 周。患者开始常有胃肠炎的症状，最明显的表现是败血症、脑膜炎、脑脊膜炎、发热，有时可引起心内膜炎。孕妇、新生儿、免疫缺陷的人为易感人群。对于孕妇可导致流产、死胎等后果，对于幸存的婴儿则易患脑膜炎，导致智力缺陷或死亡；对于免疫系统有缺陷的人易出现败血症、脑膜炎。少数轻症患者仅有流感样表现。由李斯特氏菌引起的食物中毒的病死率高达 20%～50%。腹泻型患者的潜伏期一般为 8～24h，主要症状为腹泻、腹痛和发热。

预防措施为：对冰箱冷藏的熟肉制品及直接入口的方便食品、牛乳等，食用前要彻底加热。

第三节　真菌性食物中毒

一、赤霉病麦中毒

麦类、玉米等谷物被镰刀菌菌种侵染引起的赤霉病是一种世界性病害，感染赤霉病的小麦，亦称昏迷麦。谷物赤霉病的流行除造成严重减产外，谷物中含有的镰刀菌有毒代谢产物，可引起人畜中毒。

赤霉病麦的病原菌属镰刀菌属，据国外报道主要有禾谷镰刀菌（Fusarium graminearum）、黄色镰刀菌（F. culmorun）、雪腐镰刀菌（F. nivale）、燕麦镰刀菌（F. avenaceum）、串珠镰刀菌（F. moniliforme）等，而国内报道主要是禾谷镰刀菌，占 94.5%。禾谷镰刀菌在气温 16～24℃、湿度 85% 时最适宜在谷物上繁殖。小麦、大麦、玉米、稻谷、甘薯等在生长期或在收获后保存不当均可感染禾谷镰刀菌，进而繁殖和产毒。

到目前，能引起麦类或玉米赤霉病的镰刀菌可产生两大类霉菌毒素，一类是单端孢霉烯族化合物，如雪腐镰刀菌烯醇、T-2 毒素等，具有致呕吐作用；该毒素耐热，一般烹调方法并不能去毒，110℃ 1h 才能被破坏。另一类是具有雌性激素作用的玉米赤霉烯酮类。赤霉病麦中毒是单端孢霉烯族化合物所致，摄入数量越多，发病率越高，发病程度也越严重。

赤霉病麦食物中毒一年四季均可发生，以麦收季节为多见。麦类赤霉病每年都会发生，一般情况下，我国每 3～4 年有一次麦类赤霉病大流行。

发生赤霉病的病麦在外表上与正常麦粒不同，皮发皱，呈灰白色且无光泽，颗粒不饱满，易碎成粉；受害麦粒也可出现浅粉红色或深粉红色，也有形成红色斑点状的。当赤霉病麦检出率在 3%～6% 时，人食用后就容易发生食物中毒。用赤霉病麦制成的面粉，只要其中毒素达一定数量，无论制成何种面制品，也无论用何种烹调方法，食后都可发生食物中毒。

其食物中毒的特点是：起病急，症状轻，病程短，可自愈。潜伏期短者 10～15min，长者 4～7h，一般 0.5～1h。主要症状有：初起胃部不适，恶心，继之有明显的呕吐、头晕、头痛、无力、腹胀、腹痛、腹泻等症状。中毒轻者一般在呕吐过后 2h 左右恢复正常，但仍有全身不适、乏力。老、幼、体弱者或进食量大者，症状较重，可有四肢酸软、心悸、呼吸加快、颜面潮红、步态不稳，形似醉酒，故称"醉谷病"。部分患者体温、脉搏略有升高。中毒的发病率为 33%～79%，一般停食病麦后 1～2d 可恢复，未见死亡病例。

预防赤霉病麦中毒要加强田间管理，推广抗赤霉病的谷物品种，收获后及时脱落，晒干或烘干并贮存于干燥、通风场所。降低或除去赤霉病麦粒及毒素，方法为：分离病麦；稀释处理，将正常麦粒与病麦混合，病麦检出率降至 1% 以下才安全；适当碾轧病麦毒素；改变食品加工方法。感染严重的病麦，可做工业淀粉或工业酒精，但不能做饲料。

二、霉变甘蔗中毒

节菱孢霉产生的耐热毒素 3-硝基丙酸（3-nitropropionic acid，3-NPA）污染甘蔗是霉变甘蔗中毒的直接原因。节菱孢霉最适宜的产毒条件是 15～18℃，pH 值为 5.5，培养基含糖量 2%～10%。3-NPA 是一种神经毒，主要损害中枢神经，也累及消化系统，但较轻。

霉变甘蔗中毒多发生在每年的 2～4 月份，大部分发生在北方某些省份，引起中毒的甘蔗大多来自南方一些省区，如广东、广西、福建等。一般是每年的 11 月份于甘蔗收割季节由南方运来北方，贮存至翌年春季陆续销售。春季气温上升，霉菌大量繁殖引起甘蔗霉变并产生毒素。有的甘蔗收获时未完全成熟，含糖量低（约为 7.76%），则更有利于节菱孢霉的生长、繁殖和产毒。一般节菱孢霉污染甘蔗后在 2～3 周内即可产生毒素。

霉变的甘蔗外观光泽差，手按硬度差、无弹性，尖端和断面有白色絮状或绒毛状霉菌菌丝体，内瓤部呈浅色或深褐色，可有霉点，嗅之有霉味和酒糟味或酸味。人们食用这种甘蔗即可导致中毒。

霉变甘蔗中毒潜伏期为 10min～17h，大多为食后 2～8h。一般潜伏期愈短，症状愈重。轻度中毒者有头晕、头痛、恶心、呕吐、腹泻，有的患者有眩晕、视力障碍、不能站立或不能坐，24h 后恢复健康，不留后遗症。重度中毒者初有恶心、呕吐、腹痛、头晕、视力障碍，剧烈呕吐后出现阵发性抽搐，抽搐时眼球偏侧凝视（大多向上）、四肢强直、屈曲、内旋，手呈鸡爪样，面肌颤动，大小便失禁。抽搐每次持续 1～2min，1d 可发作数次至十几次。抽搐后进入昏迷。多于病后 1～3d 死亡，死亡原因主要是呼吸衰竭。病死率较高。重症及死亡者多为儿童。中毒重症者常留有后遗症，如痉挛性瘫痪、语言障碍、吞咽困难、眼睛同向偏视、身体蜷曲状、四肢强直等，很少恢复。

预防霉变甘蔗中毒的措施有：甘蔗成熟后再收割，收割后防冻。贮存及运输过程中要防冻、防伤，防止霉菌污染繁殖；贮存期不宜太长，要定期对甘蔗进行检查，发现霉变甘蔗立即销毁。加强监督检查，严禁出售霉变甘蔗。

三、霉变甘薯中毒

甘薯（又名红薯、甜薯、地瓜等）可因霉菌作用而引起表面出现黑褐色斑块，变苦、变硬等，称为黑斑病，食用黑斑病甘薯可引起人畜中毒。

造成霉变甘薯中毒（黑斑病甘薯中毒）是由于茄病腐皮镰刀菌（*F. solani*）或甘薯长喙壳菌（*Ceratocystis fimbriata*）的污染以及由此而产生的毒素引起的。

引起霉变甘薯中毒的毒素有甘薯黑斑霉酮（ipomeamarone，甘薯酮）、甘薯霉斑醇（ipomeamaronol，甘薯醇）、甘薯霉斑二醇（甘薯宁）、4-薯醇（4-ipomeanol）等。毒素的耐热性强，无论生食或熟食均可引起中毒。毒素在中性环境下很稳定，但遇酸、碱均能破坏。

中毒潜伏期为 1～24h。轻者主要表现为：头晕、头痛、恶心、呕吐、腹痛、腹泻；重者除上述症状外，同时会有肌肉震颤及痉挛、瞳孔散大、嗜睡、昏迷，3～4d 后体温升高，最后死亡。

预防霉变甘薯中毒要做好：①做好甘薯的贮藏工作，防止薯皮破损而受病菌污染，注意贮存条件，防止霉变。②经常检查贮藏的甘薯，如发现有褐色或黑色斑点，应及时选出，防止病菌扩散。③已发生黑斑病的甘薯，不论生熟都不能食用，但可作工业酒精的原料。

四、麦角中毒

早在 17 世纪中叶，人们就认识到食用含有麦角的谷物可引起中毒，即麦角中毒（ergotism）。麦角是麦角菌（*Clauiceps prupurea*）侵入谷壳内形成的黑色和轻微弯曲的菌核

（sclerotium），菌核是麦角菌的休眠体。麦角菌是致禾本科植物病害的一种真菌。它的孢子进入花蕊的子房中，在子房中继续繁殖发育，形成菌丝，经过 $2\sim3$ 周，在麦穗上出现角化而成麦角。麦角中含有麦角生物碱。麦角生物碱是一种含氮物质，能使血管收缩。现在已知的有麦角新碱（ergometrine）、麦角异新碱（ergobasinine）、麦角胺（ergotamine）、麦角异胺（ergotaminine）、麦角克碱（ergocristine）、麦角异克碱（ergocristinine）等。麦角的毒性程度根据麦角中生物碱的含量多少而定，通常含量为 $0.015\%\sim0.017\%$，高者达 0.22%。麦角的毒性非常稳定，贮存数年之久其毒性不受影响。焙烤时毒性也不被破坏。

易受麦角菌侵染的谷物主要是黑麦，其次为小麦、大麦、谷子，还有玉米、水稻、燕麦、高粱等。在收获季节如遇到潮湿和温暖的天气，谷物很容易受到麦角菌的侵染。因此麦角中毒的暴发常在多雨的年份。

人类的麦角中毒可分为两类，即坏疽性麦角中毒和痉挛性麦角中毒。坏疽性麦角中毒的症状包括剧烈疼痛、肢端感染和肢体出现灼焦和发黑等坏疽症状，严重时可出现断肢。痉挛性麦角中毒的症状是神经失调，出现麻木、失明、瘫痪和痉挛等症状。

坏疽性麦角中毒的原因是麦角毒素具有强烈收缩动脉血管的作用，从而导致肢体坏死。麦角毒素可无需通过神经递质，直接作用于平滑肌而收缩动脉。中毒严重者往往死于心力衰竭。孕妇中毒时可引起流产或早产。

预防麦角中毒的措施有：①消除食用粮谷及播种粮谷中的麦角，可用机械净化法或 25% 食盐水浮选漂出麦角；②注意按规定检验面粉中是否含有麦角生物碱。

第四节　天然有毒动植物中毒

一、食品中天然有毒物质的种类

在某些动植物中含有的有毒物质种类很多，与人类关系密切的主要有下列几种。

1. 生物碱

生物碱（alkaloid）是存在于自然界（主要为植物，但有的也存在于动物）中的一类含氮的碱性有机化合物，有似碱的性质，在植物体内多以有机酸盐的形式存在。大多数有复杂的环状结构，氮素多包含在环内，有显著的生物活性，是中草药中重要的有效成分之一，具有光学活性。但也有少数生物碱例外。

生物碱的种类很多，其生理作用也有很大差异，引起的中毒症状也不相同。如罂粟科、茄科、毛茛科、豆科、夹竹桃科等植物中含有生物碱，有的植物含很多种生物碱，如金鸡纳树含 30 多种、长春花含 70 多种。在动物中，海狸含海狸碱，蟾蜍分泌的毒汁中亦含有生物碱。

此外，烟草的叶、茎中含有十余种生物碱，其中主要成分为烟碱。烟碱为强毒性生物碱，皮肤和黏膜均易吸收，也可由消化道、呼吸道吸收中毒。烟碱作用于中枢神经和自主神经系统，小剂量时产生兴奋，大剂量时产生抑制麻痹作用。

2. 苷类

（1）苷类（glycoside）　又称配糖体，是由糖或糖的衍生物（如糖醛酸）的半缩醛羟基与另一非糖物质中的羟基以缩醛键（苷键）脱水缩合而成的环状缩醛衍生物。苷类一般味苦，可溶于水及醇中，而且极易被酸或共同存在于植物中的酶水解，水解的最终产物为糖及苷元。苷元是苷中的非糖部分。由于苷元化学结构类型不同，因而所生成的苷的生理活性亦不相同，可将苷分为多种类别，如黄酮苷、蒽苷、强心苷、皂苷、氰苷等。氰苷和皂苷常引起天然动植物食物中毒。

（2）氰苷（cyanogenic glycoside）　氰苷是结构中有氰基的苷类，水解后产生氢氰酸（HCN），能麻痹咳嗽中枢，所以有镇咳作用，但过量则可中毒。氰苷在植物中分布较广，禾本科、豆科和一些果树的种子、幼枝、花、叶等部位含有氰苷，一些鱼类，如青鱼、草鱼、鲢鱼等的胆中也含有氰苷。

（3）皂苷（saponin）　皂苷又称皂素，是广泛存在于植物界的一类特殊的苷类，它的水溶液经振摇后可产生持久的肥皂样的泡沫，因而得名。皂苷对黏膜，尤其对鼻黏膜的刺激性较大。内服量过大可伤肠胃，发生呕吐，并引起中毒。含有皂苷的植物有豆科、五加科、蔷薇科、菊科、葫芦科和苋科，动物中有海参和海星。

此外，观赏植物中也有的种类含有苷类，如夹竹桃的枝、叶、树皮和花中都含有夹竹桃苷，误食其叶片或在花期中的花丛下进食、散步时，有可能受花粉、花瓣污染而发生中毒。

3. 有毒蛋白质和肽

蛋白质是生物体内最复杂，也是最重要的物质之一。异体蛋白质注入人体组织可引起过敏反应，内服某些蛋白质也可产生各种毒性。加热处理可使其变性并丧失毒性。毒蘑菇中的毒伞菌、白毒伞菌、褐鳞环柄菇等含有毒肽和毒伞肽。有些鱼类，如青海湖裸鲤、鲇鱼等，它们的卵中含有有毒物质，鱼卵毒素属于球朊型蛋白质。植物中的硒蛋白、蓖麻毒素、巴豆毒素、刺槐毒素等都属于有毒蛋白质。

此外，在豆类和谷类及其他作物中存在的蛋白酶抑制剂也是蛋白质或蛋白质的结合体，在具有很高的活性时能抑制某些酶对蛋白质的分解，引起人体对蛋白质的消化和吸收障碍。如大豆中的胰蛋白酶抑制物可抑制胰脏分泌的胰蛋白酶的活性。

在大豆和菜豆中含有的植物红细胞凝集素，简称凝集素或凝血素，是可以使红细胞凝集的蛋白质，对一定的糖分子有特异亲和能力，是一种糖蛋白。因此，如食用生大豆，不仅可降低大豆的营养价值，食用过量还可中毒，但此种蛋白质不耐热，可用热处理方法消除。

4. 酶

某些植物体含有对人体健康不利的酶，它们也属于蛋白质类化合物。这些酶可能通过分解维生素等人体必需成分而释放出有毒化合物。如蕨类植物中的硫胺素酶可破坏动植物体内的硫胺素，引起人和动物的硫胺素缺乏症。大豆中存在着破坏胡萝卜素的脂（肪）氧化酶，食入未处理的大豆可使家畜及人体的血液和肝脏内维生素 A 及胡萝卜素的含量降低。

5. 其他有毒物质

除以上几种有毒物质外，还有：

① 草酸及草酸盐　草酸在人体中可与钙结合形成不溶性的草酸钙，不溶性的草酸钙可在不同的组织中沉积，尤其在肾脏。

主要含草酸的植物有：盐生草、苋属植物、滨藜、马齿苋、菠菜、竹笋、可可、茶叶、杏仁等。

② 棉酚　棉酚存在于棉花的叶、茎、根和种子中，它是一种细胞原浆毒，对心、肝、肾及神经、血管等均有毒性，并影响生殖系统。棉籽饼和粗制棉籽油中的棉酚含量都较高，如未经脱酚处理，且食用量过多时，有可能引起人畜中毒。

二、几种常见的天然有毒物质中毒

1. 毒蕈中毒

蕈类又称蘑菇，属于真菌植物。毒蕈是指食后可引起食物中毒的蕈类。毒蕈中毒多发生于高温多雨的夏秋季节，往往由于个人采摘野生鲜蘑菇，又缺乏识别有毒与无毒蘑菇的经验，误食毒蕈造成。我国目前已鉴定的蕈类中，可食用蕈 300 种，有毒蕈类约 100 种，其中含有剧毒可致死的约有 10 种，分别是褐鳞环柄菇、肉褐鳞环柄菇、白毒伞、鳞柄白毒伞、毒伞、秋生盔孢伞、鹿花菌、包脚黑褶伞、毒粉褶菌、残托斑毒伞等。

根据所含有毒成分的临床表现，一般可将毒蕈分为以下几个类型。

（1）**胃肠毒型**　症状常以胃肠炎为主。中毒的潜伏期比较短，一般为 0.5～6h。主要症状为剧烈的腹痛、腹泻、水样便、恶心、呕吐，体温不高。一般经过适当对症处理可迅速恢复，病程短，一般 2～3d，死亡率低。

引起此型中毒的毒蕈代表为黑伞蕈属和乳菇属的某些蕈种，毒素可能为类树脂物质、苯酚、类甲酚、呱啶或蘑菇酸等。

（2）**神经精神型**　此型中毒潜伏期为 0.5～4h。临床表现除有胃肠反应外，主要是神经精神症状：流涎、流泪、大汗、瞳孔缩小、脉缓等，重症患者出现谵妄、精神错乱、幻视、幻听、狂笑、动作不稳、意识障碍等，亦可有瞳孔散大、心跳过速、血压升高、体温上升等。如果误食牛肝蕈属中的某些毒蕈中毒时，还有特有的"小人国幻觉"，患者可见一尺高、穿着鲜艳的小人在眼前跑动。经及时治疗后症状可迅速缓解，病程一般 1～2d，预后良好，死亡率低。

（3）**溶血型**　此型中毒由鹿花蕈引起，有毒成分为鹿花毒素（gyromitirin），属甲基联胺化合物，有强烈的溶血作用，可使红细胞遭到破坏。此类中毒潜伏期一般为 6～12h，多于胃肠炎症状后出现溶血性黄疸、肝脾肿大，少数患者出现蛋白尿。有时溶血后有肾脏损害。严重中毒病例可因肝、肾功能受损和心衰而死亡。

（4）**脏器损害型**　此型中毒最为严重，有毒成分主要为毒肽类（phallotoxin）和毒伞肽类（anatoxin），存在于毒伞蕈属、褐鳞小伞蕈及秋生盔孢伞蕈中。此类毒素剧毒，对人致死量为 0.1mg/kg 体重，可使体内大部分器官发生细胞变性。含此毒素的新鲜蘑菇 50g 即可使成人致死，几乎无一例外。发生中毒如不及时抢救死亡率很高，可达 50%～60%，其中毒伞蕈属中毒可达 90%。

脏器损害型中毒表现十分复杂，按病程发展分六期。

① 潜伏期　此型中毒潜伏期一般为 10～24h 发病，长短与中毒严重程度有关。

② 胃肠炎期　恶心、呕吐、腹痛、严重腹泻，水样便，同时伴头晕、头痛、全身乏力等，多在 1～2d 缓解。

③ 假愈期　胃肠炎症状缓解后，患者暂无症状或感轻度乏力，但精神骤然好转，自觉轻松如常，给人以假愈现象，而实际上毒肽已进入内脏，肝损害已开始。轻度中毒患者肝损害不严重，由此期可进入恢复期。多数患者在经过 18～48h 假愈期后转入脏器损害期。

④ 脏器损害期　中毒严重的患者在发病后 2～3d 出现肝、肾、脑、心等实质性脏器损害，以肝脏损害最严重。可出现肝肿大、黄疸、肝功能异常，严重者可出现肝坏死、肝昏迷；肾脏损害可出现尿少、无尿或血尿，甚至尿毒症，肾功能衰竭。

⑤ 精神症状期　病情继续进展，患者表现谵妄、烦躁不安、表情淡漠、思睡，继而出现惊厥、昏迷，甚至死亡（有些患者在胃肠炎期后立即出现烦躁、惊厥、昏迷，但无肝肿大及黄疸，属于中毒性脑病）。

⑥ 恢复期　经及时治疗后患者在 2～3 周后进入恢复期，各症状好转并痊愈。

（5）**光过敏性皮炎型**　因误食胶陀螺（猪嘴蘑）引起。中毒时身体裸露部位如颜面出现肿胀、疼痛，特别是嘴唇肿胀、外翻，形如猪嘴唇。还有指尖疼痛、指甲根部出血等。

预防毒蕈中毒发生的措施有：切勿采摘自己不认识的蘑菇食用；毫无识别毒蕈经验者千万不要自己采摘蘑菇食用。

毒蕈中毒发生要及时催吐、洗胃、导泻、灌肠，迅速排出毒物。对各型毒蕈中毒根据不同症状和毒素情况采取不同治疗方案：①胃肠毒型可按一般食物中毒处理；②神经精神型可采用阿托品治疗；③溶血型可用肾上腺皮质激素治疗，一般状态差或出现黄疸者，应尽早应用较大量的氢化可的松并同时给予保肝治疗；④肝肾型中毒可用二巯基丙磺酸钠治疗，该药品可破坏毒素，保护体内含巯基酶的活性。

2. 发芽马铃薯中毒

马铃薯别名土豆、山药蛋等。马铃薯中含有龙葵素（solanine）。马铃薯的龙葵素含量随品种和季节不同而有所不同，新鲜组织含量一般每千克 20～100mg，一般不会使人中毒。龙葵素含量在马铃薯储藏过程中会逐渐增加，特别是当马铃薯发芽、表皮变青或储存不当出现黑斑和光照时，均可大大提高龙葵素的含量。如芽部龙葵素含量可高达 420～730mg/100g，而一般人只要食进 200～400mg 龙葵素就会引起中毒。

龙葵素对胃肠道黏膜有较强的刺激作用，对呼吸中枢有麻痹作用，并能引起脑水肿、充血。此外对红细胞有溶血作用。

中毒潜伏期一般为 1～12h。先有咽喉抓痒感及烧灼感，上腹部烧灼感或疼痛，其后出现胃肠炎症状。此外可有头晕、头痛、瞳孔散大、耳鸣等症状，严重者出现抽搐。可因呼吸麻痹而死亡。

预防发芽马铃薯中毒应做到：对已发芽的马铃薯食用时去皮、去芽、挖去芽周围组织，经充分加热后食用；因龙葵素遇醋易分解，故烹调时放些食醋，可加速龙葵素的破坏。对发芽多者或皮肉变黑绿者不能食用。

3. 含氰苷类食物中毒

含氰苷类食物中毒有苦杏仁、桃仁、李子仁、枇杷仁、樱桃仁、亚麻仁等中毒及木薯中毒，其中以苦杏仁及木薯中毒最常见。在木薯、亚麻仁中含有的氰苷为亚麻苦苷（linamarin），苦杏仁、桃仁、李子仁、枇杷仁、樱桃仁中含有的氰苷为苦杏仁苷（amygdalin），二者的毒性作用及中毒表现相似。

苦杏仁苷引起中毒的原因是苦杏仁苷在酶或酸作用下水解释放出具有挥发性的氢氰酸。氢氰酸的最小致死口服剂量为每千克体重 0.5～3.5mg。小孩吃 6 粒苦杏仁，大人吃 10 粒就能引起中毒；小孩吃 10～20 粒，大人吃 40～60 粒可致死。

亚麻苦苷水解后也释放出氢氰酸，但亚麻苦苷不能在酸性的胃中水解，而要在小肠中进行水解。因此，木薯中毒病情发展较缓慢。

苦杏仁中毒的潜伏期为 0.5～12h，一般 1～2h。主要症状为口中苦涩、流涎、头晕、头痛、恶心、呕吐、心悸、四肢无力等。重者胸闷、呼吸困难，呼吸时有时可嗅到苦杏仁味。严重者意识不清、呼吸微弱、昏迷、四肢冰冷，常发生尖叫，继之意识丧失、瞳孔散大、对光反射消失、牙关紧闭、全身阵发性痉挛，最后因呼吸麻痹和心跳停止而死亡。此外，亦有引起多发性神经炎的。

木薯中毒的潜伏期稍长些，一般 6～9h。临床症状与苦杏仁中毒的表现相似。

4. 其他植物性食物中毒

（1）**菜豆中毒**　菜豆因地区不同又称为豆角、芸豆、梅豆角、扁豆、四季豆等，是人们普遍食用的蔬菜。生的菜豆中含有对人体有害的成分，人们食用了炒、煮不透的菜豆后可中毒。

菜豆中的含毒成分目前尚未十分清楚。可能与其含有的皂苷及红细胞凝集素有关。菜豆中毒是因为烹调时没有充分加热，豆内所含毒素未完全破坏造成。中毒程度与食入量一致。

菜豆中毒的潜伏期一般为 1～5h。主要症状有恶心、呕吐、腹痛、腹泻、头晕、头痛，少数患者有胸闷、心慌、出冷汗等。体温一般正常。本中毒病程短，恢复快，多数患者在24h内恢复健康。预后良好，无死亡。

预防措施为：烹调时炒熟煮透，最好炖食，以破坏其中的毒素。

（2）鲜黄花菜中毒　黄花菜又名金针菜，为多年生草本植物，是一种味道鲜美、营养丰富的花用蔬菜。但鲜黄花菜中含有秋水仙碱，这种物质本身并无毒性，但当它进入人体并在组织间被氧化后，会迅速生成二秋水仙碱，其是一种剧毒物质。成年人一次食入0.1～0.2mg秋水仙碱（相当于50～100g鲜黄花菜）即可引起中毒，一次摄入3～20mg即可导致死亡。二秋水仙碱主要对人体胃肠道、泌尿系统具有毒性并产生强烈的刺激作用。

鲜黄花菜引起的中毒一般在4h内出现症状。主要是嗓子发干、心慌胸闷、头痛、呕吐、腹痛及腹泻，重者还可出现血尿、血便、昏迷等。

预防鲜黄花菜中毒，在烹调前处理即浸泡处理，先将鲜黄花菜焯水，然后清水浸泡2～3h，中间换水，因秋水仙碱易溶于水，经此处理后可去除大部分，或采摘后先晒干再食用，可保证安全。

（3）白果中毒　白果又名银杏，是我国特产，味带香甜，可以煮或炒食，有祛痰、止咳、润肺、定喘等功效。但在白果的肉质外种皮、种仁及绿色的胚中含有有毒成分白果二酚、白果酚、白果酸等，其中尤以白果二酚毒性最大。

当人皮肤接触种仁或肉质外种皮后可引起皮炎、皮肤红肿。经皮肤吸收或食入白果的有毒部位后，中毒的主要表现为中枢神经系统损害和胃肠道症状。中毒的潜伏期为1～12h。轻者精神呆滞、反应迟钝、食欲不振、口干、头晕、呕吐、腹泻等，1～2d可愈。重者除胃肠道症状外还有抽搐、肢体强直、呼吸困难、神志不清、瞳孔散大等。严重者常于1～2d因呼吸衰竭、心脏衰竭而危及生命。一般儿童中毒量为10～50粒。

预防中毒措施为：采集白果时避免与种皮接触；不生食白果及变质的白果；生白果去壳及果肉中绿色的胚，加水煮熟后弃水再食用，但也应控制数量。

5. 河豚中毒

河豚是暖水性海洋底栖鱼类，属无鳞鱼的一种，我国各大海区均有分布，其中有些品种也进入江河产卵繁殖（清明节前后由海中逆游至入海口河中产卵）。

河豚是一种味道鲜美但含有剧毒物质的鱼类，民间自古以来就有"拼死吃河豚"的说法。引起中毒的主要物质是河豚毒素即氨基全氢间二氮杂萘，是一种毒性强烈的非蛋白质类神经毒素。该毒素理化性质稳定，一般加热烧煮、日晒、盐腌均不被破坏；100℃7h、120℃加热60min、220℃10min才可使其完全破坏。对低pH值稳定，但在pH3以下和pH7以上不稳定。河豚鱼肉用4%氢氧化钠处理20min或2%的碳酸钠溶液浸泡24h可失去毒性。

河豚毒素主要作用于神经系统，抑制神经细胞对钠离子的通透性，从而阻断神经传导，使神经末梢和神经中枢发生麻痹，同时引起外周血管扩张，血压下降，最后出现呼吸中枢和血管运动中枢麻痹。

河豚的含毒情况比较复杂，其毒力强弱随鱼体部位、品种、季节、性别及生长水域等因素而异。在鱼体中以卵、卵巢、肝、皮的毒力最强，肾、肠、眼、鳃、脑髓、血液等次之，肌肉和睾丸毒力较小。每年春季2～5月份为河豚生殖产卵期，毒力最强，因此春季易发生中毒。

中毒的特点是发病急速而剧烈，潜伏期很短，一般在食后10min～5h即发病，病情发展迅速。初有恶心、呕吐、腹痛等胃肠症状，口渴，唇、舌、指尖等发麻，随后发展到感觉消失，四肢麻痹，共济失调，全身瘫痪，可有语言不清、瞳孔散大和体温下降。重症因呼吸衰竭而于4～6h内死亡，最快者发病10min死亡。病死率40%～60%。

河豚中毒多为误食，也有因喜食河豚但未将其毒素除净而引起中毒。

预防措施为：加强卫生宣教，提高消费者对河豚的识别能力及对河豚毒素的认识能力，防止误食；禁止出售河豚，如果发现，应将河豚剔除集中妥善处理；经批准加工河豚的单位，必须严格按照规定由专业人员进行"三去"加工，即去内脏、去皮、去头，洗净血污，再盐腌晒干。剖割下来的内脏、皮、头及经营中剔出的变质河豚等应妥善处理，不得随意丢弃。

6. 有毒贝类中毒

有毒贝类中毒系由于食用某些贝类如贻贝、蛤贝、螺类、牡蛎等引起，中毒特点为神经麻痹，故称为麻痹性贝类中毒。

贝类之所以有毒与海水中的藻类有关。当贝类食入有毒的藻类（如膝沟藻科的藻类）后，其所含的有毒物质即进入贝体内并在贝体内呈结合状态，但对贝类本身没有毒性。当人食用这种贝类后，毒素可迅速从贝肉中释放出来并对人呈现毒性作用。目前已从贝类中分离、提取和纯化了几种毒素，其中较重要的一种是石房蛤毒素（saxitoxin，STX），其为分子质量较小的非蛋白质毒素。纯石房蛤毒素为白色，亦溶于水，耐热，80℃ 1h毒性无变化，100℃ 30min毒性减少1/2；对酸稳定，对碱不稳定，胃肠道易吸收。石房蛤毒素为神经毒，主要的毒性作用为阻断神经传导。对人的经口致死量为0.5～0.9mg。

贝类中毒的发生往往与"赤潮"有关，赤潮的主要毒素就是石房蛤毒素。赤潮发生时，海中毒藻密度增加，贝类被毒化。中毒多发生于沿海国家和地区，我国的浙江、福建、广东等地均曾多次发生，导致中毒的贝类有蚶子、花蛤、香螺、织纹螺等常食用的贝类。

中毒的潜伏期短，仅数分钟至20min，最长不超过4h。初起为唇、舌、指尖麻木，随后四肢末端和颈部麻木，运动失调，眩晕、发音困难、流涎，伴有头痛、恶心，最后出现呼吸困难，可因呼吸衰竭窒息而死。患者血压一般无变化。中毒程度与进食量及烹调食用方法有关。病死率一般为10%。

防止中毒发生，主要应进行预防性监测，当发现贝类生长的海水中有大量海藻存在时，应测定当时捕捞的贝类所含的毒素量。美国FDA规定，新鲜、冷冻和生产罐头食品的贝类中，石房蛤毒素最高允许含量不应超过0.8mg/kg；食前应清洗漂养，去除内脏，食用时采用水煮捞肉去汤等方法，使摄入的毒素降至最低程度。

7. 鱼类引起的组胺中毒

本类中毒是由于食用含有一定数量组胺（histamine）的某些鱼类而引起的类过敏性食物中毒。组胺是组氨酸的分解产物，海产鱼类中的青皮红肉鱼类（如鲐鱼、鲣鱼、鲭鱼、金枪鱼、沙丁鱼、秋刀鱼、竹荚鱼等）肌肉中含血红蛋白较多，因此组氨酸含量也较高。当受到富含组氨酸脱羧酶的细菌如组胺无色杆菌、大肠杆菌、葡萄球菌、链球菌等的污染，并在适宜的环境条件下，组氨酸被脱羧而产生大量组胺。一般认为鱼体中组胺含量超过200mg/100g即可引起中毒。

组胺中毒特点为发病快，症状轻，恢复快。潜伏期一般数分钟至数小时，主要表现为面部、胸部及全身皮肤潮红、刺痛、灼烧感，眼结膜充血，并伴有头痛、头晕、心动加速、胸闷、呼吸急速、血压下降，有时可有荨麻疹，个别出现哮喘，体温正常，一般多在1～2d恢复健康。预后良好，未见死亡。

预防组胺中毒的措施有：防止鱼类腐败变质；加强对青皮红肉鱼类中组胺含量的监测，凡含量超过100mg/100g者不得上市销售；烹调时加醋烧煮和油炸等可使组胺减少（可使组胺含量下降2/3左右）。

8. 其他动物性食物中毒

（1）鱼胆中毒 我国民间有以鱼胆治疗眼病或作为"凉药"的传统习惯，但因服用量、服用方法不当而发生中毒者也不少。

鱼胆的胆汁中含胆汁毒素，此毒素不能被热和乙醇所破坏，能严重损伤人体的肝、肾，使肝脏变性、坏死、肾脏肾小管受损、集合管阻塞、肾小球滤过减少，尿液排出受阻，在短时间内既导致肝、肾功能衰竭，也损伤脑细胞和心肌。

鱼胆中毒一般在服后5～12h出现症状。初期恶心、呕吐、腹痛、腹泻，随之出现黄疸、肝肿大、肝功能变化；尿少或无尿，肾功能衰竭，中毒严重者死亡。

由于鱼胆毒性大，烹调方法（蒸、煮、冲酒等）不能去毒，预防鱼胆中毒的唯一方法是不要滥用鱼胆治病，必须使用时，应遵医嘱，并严格控制剂量。

（2）有毒蜂蜜中毒 一般蜂蜜对人有益无害，但当蜜源植物有毒时，蜂蜜也会因而含毒。其有毒蜜源来自含生物碱的有毒植物，常见的为雷公藤、洋地黄、断肠草等有毒植物。国外亦有报道有毒蜜源植物为山踯躅、附子等。

蜂蜜中毒多在食后1～2d出现症状，轻症患者仅有口干、口苦、唇舌发麻、头晕及胃肠炎症状。中毒严重者有肝损害（肝肿大、肝功能异常）、肾损害（尿频或少尿、管型尿、蛋白尿等）、心率减慢、心律失常等症，可因循环中枢和呼吸中枢麻痹而死亡。

预防措施为：中毒原因与蜜源植物有关，故于蜂房周围砍去有毒的植物，培植无毒蜜源植物。个人不吃夏秋季上市的蜂蜜。对夏季上市的蜂蜜要加强检验，如发现有毒植物花粉，须经加工过滤检验合格后方可销售；有异味者，如苦味则不宜食用。

第五节　化学性食物中毒

化学性食物中毒是指由于食用了被有毒有害化学物质污染的食品所引起的食物中毒。

一、亚硝酸盐中毒

亚硝酸盐中毒大多是由于意外事故性中毒，误将亚硝酸盐（nitrite）当作食盐食用而引起中毒，或由于在食品加工过程中作为发色剂的硝酸盐或亚硝酸盐加入过量所引起的中毒，或由于食入含有大量硝酸盐、亚硝酸盐的蔬菜或食物所致。

蔬菜或食物中的亚硝酸盐归纳起来主要有以下几个来源：①蔬菜在生长过程中可从土壤中吸收大量的硝酸盐，新鲜蔬菜贮存过久，尤其腐烂时及煮熟蔬菜放置过久，菜内原有的硝酸盐在其还原菌的作用下转化为亚硝酸盐；②腌制不久的蔬菜往往含有大量亚硝酸盐，尤其是在加盐量少于12%、气温高于20℃的情况下可使菜中亚硝酸盐含量显著增高（但一般情况下于腌制20d后消失）；③个别地区的井水含硝酸盐较多，在细菌的作用下硝酸盐还原成亚硝酸盐；④亚硝酸盐亦可在体内形成，当胃肠道功能紊乱、贫血、患肠道寄生虫病及胃酸浓度降低时，可使肠道内亚硝酸盐形成速度过快或数量过多以致机体不能及时将亚硝酸盐分解为氨类物质，从而导致亚硝酸盐中毒。

亚硝酸盐为强氧化剂，进入血液后可使血中低铁血红蛋白氧化成高铁血红蛋白，从而失去输送氧的功能，致使组织缺氧，出现青紫症状而中毒。亚硝酸盐的中毒剂量为0.3～0.5g，致死剂量为1.0～3.0g。

误食亚硝酸盐纯品引起的中毒潜伏期很短，一般约10min；大量食用蔬菜等引起的中毒潜伏期一般为1～3h，甚至可长达20h。中毒的主要症状为口唇、指甲以及全身皮肤出现青紫等组织缺氧表现。自觉症状有头晕、头痛、无力、心率快、嗜睡或烦躁不安、呼吸急促，并有恶心、呕吐、腹痛、腹泻，严重者昏迷、惊厥、大小便失禁，可因呼吸衰竭导致死亡。

防止中毒要做到以下几点：①保持蔬菜的新鲜，勿食存放过久或变质的蔬菜，剩余的熟蔬菜不可在高温下存放过久；腌菜时所加盐的含量应达到12％以上，不吃腌制不透的腌菜，至少需腌制15d以上再食用。②肉制品中硝酸盐、亚硝酸盐的添加量应严格遵照国家卫生标准的规定，不可多加。③不使用苦井水，不得不用时，应避免水长时间保温后又用来煮饭菜。④加强硝酸盐和亚硝酸盐的保管，避免误食。

二、有机磷农药中毒

有机磷农药是目前应用最广泛的杀虫剂。有机磷农药有一定毒性，在生产和使用过程中如不注意防护，往往可污染环境和食品，而使人发生食物中毒。

引起中毒的原因有：误食或把盛装过农药的容器再盛装其他食物引起中毒或误食农药毒杀的禽、畜；喷洒农药不久的瓜果、蔬菜，未经安全间隔期即采摘食用。

有机磷农药有100多种，其毒性大小相差很大，一般可分三类：①高毒类，如甲拌磷（3911）、对硫磷（1605）、内吸磷（1059）；②中毒类，如敌敌畏、甲基1059、异丙磷；③低毒类，如敌百虫、乐果、杀螟松、马拉硫磷。

有机磷农药在酸性溶液中较稳定，在碱性溶液中易分解失去毒性，故绝大多数有机磷农药与碱性物质，如肥皂、碱水、苏打水接触时可被分解破坏，但敌百虫例外，其遇碱可生成毒性更大的敌敌畏。

有机磷农药中毒的机理，一般认为是抑制了胆碱酯酶的活性，造成组织中乙酰胆碱的积聚。即有机磷农药进入人体后与体内胆碱酯酶迅速结合，形成磷酰化胆碱酯酶，使胆碱酯酶活性受到抑制，失去催化水解乙酰胆碱的能力，结果使大量乙酰胆碱在体内蓄积，导致以乙酰胆碱为传导介质的胆碱能神经处于过度兴奋状态，从而出现中毒症状。

中毒的潜伏期一般在2h以内，误服农药者可立即发病。根据中毒症状的轻重可将急性中毒分为三度。

（1）轻度中毒　表现为头痛、头晕、恶心、呕吐、多汗、流涎、胸闷无力、视力模糊等，瞳孔可能缩小。血中胆碱酯酶活力减少30％～50％。

（2）中度中毒　除上述症状外，出现肌束震颤、轻度呼吸困难、瞳孔明显缩小、血压升高、意识轻度障碍。血中胆碱酯酶活力减少50％～70％。

（3）重度中毒　出现瞳孔缩小如针尖大，呼吸极度困难，出现青紫、肺水肿、抽搐、昏迷、呼吸衰竭、大小便失禁等，少数患者出现脑水肿。血中胆碱酯酶活力减少70％以上。

上述症状中以瞳孔缩小、肌束震颤、血压升高、肺水肿、多汗为主要特点。

需要特别注意的是某些有机磷农药，如马拉硫磷、敌百虫、对硫磷、乐果、甲基对硫磷等有迟发性神经毒性，即在急性中毒后的第二周产生神经症状，主要表现为下肢软弱无力、运动失调及神经麻痹等。

预防措施有：健全农药的保管使用制度，农药必须有固定的专用储存场所，专人管理，其周围不能存放食品；配制及喷洒农药的器具要妥善保管；喷洒农药最好在早晚无风时进行，必须穿工作服、戴手套、口罩，有风时在上风向喷洒，喷药后须用肥皂洗净手、脸，方可饮水和进食；喷洒农药及收获水果蔬菜，必须遵守安全间隔期；禁止食用因剧毒农药致死的各种畜禽。

三、砷中毒

砷的化合物一般都有剧毒，常见的有三氧化二砷（通常称为砒霜、白砒或红信石、白信石)、砷酸钙、亚砷酸钠、砷酸铅等。三价砷化合物的毒性大于五价砷化合物，亚砷酸化合物毒性大于砷酸化合物毒性。

引起中毒的原因主要有误食含砷的毒鼠药、灭螺药、杀虫药，以及被此类杀虫药刚喷洒过的瓜果蔬菜，毒死的禽、畜肉类等；三氧化二砷毒性很大，其纯品外观和食盐、糖、面粉、石膏等相似，可因误食、误用引起中毒；亦有因饮食被三氧化二砷污染的井水和食物而发生中毒者；食品工业用原料或添加剂质量不合格，砷含量超过食品卫生标准；母亲中毒可导致胎儿及乳儿中毒。最近几年陆续有报道服用牛黄解毒片而引起慢性砷中毒的病例，不得不引起重视，原因是牛黄解毒片里含有雄黄（主要成分为二硫化二砷）。

砷的成人经口中毒剂量以三氧化二砷计约为 5～50mg，致死量为 60～300mg。中毒潜伏期短，仅为十几分钟至数小时。患者口腔和咽喉有烧灼感，口渴及吞咽困难，口中有金属味。随后出现恶心，反复呕吐，甚至吐出黄绿色胆汁，重者呕血、腹泻，初为稀便，后呈米泔样便并混有血液。症状加重时全身衰竭，脱水，体温下降，虚脱，意识消失。肝肾损害可出现黄疸、蛋白尿、尿少等症状。重症患者出现神经系统症状，如头痛、狂躁、抽搐、昏迷等。抢救不及时可因呼吸中枢麻痹于发病 1～2d 内死亡。

预防措施为：对含砷化合物及农药要健全管理制度，实行专人专库、领用登记。盛装砷制剂农药的容器必须有鲜明、易识别的标志并标明"有毒"字样，以防误食。农药不准与食品混放、混装；盛装含砷农药的容器、用具应有明显的标记并不得再用于盛装食品。拌过农药的粮种亦应专库保管，防止误食。砷中毒死亡的家禽，应深埋销毁，严禁食用。砷酸钙、砷酸铅等农药用于防治蔬菜、果树害虫时，要确定安全使用期，以防蔬菜水果农药残留量过高。食品加工过程中所使用的原料、添加剂等其砷含量不得超过国家允许标准。

四、金属中毒

环境中金属元素可以通过食物、饮水、呼吸道和皮肤接触等途径进入人体，其中一些金属元素在较低摄入量的情况下对人体即可产生明显的毒性作用，如铅、镉、汞等，常称之为有毒金属。另外许多金属元素，甚至包括某些必需元素如铬、锰、锌、铜等摄入过量也可对人体产生较大的毒性作用或潜在危害。

金属中毒的例子有：汞中毒、铅中毒、锌中毒等。以下重点介绍锌中毒。

锌是人体所必需的微量元素，保证锌的营养素供给量对于促进人体的生长发育和维持健康具有重要意义。金属锌本身无毒，锌的盐类超量可引起中毒。锌的推荐摄入量与中毒剂量相距很近，即安全带很窄。如成人锌的推荐摄入量为 10～12.5mg/d，而中毒量为 80～400mg。

急性锌中毒可由空气及水源污染，或误服大量锌化合物，如硫酸锌、醋酸锌、氯化锌、氧化锌等引起。到目前为止，锌中毒的发生主要还是由于使用镀锌容器存放酸性食品和饮料所致。锌不溶于水，能在弱酸或果酸中溶解，致使被溶解下来的锌以有机盐的形式大量混入食品，即可引起食物中毒。

锌中毒潜伏期很短，仅数分钟至 1h。临床上主要表现为胃肠道刺激症状，如恶心、持续性呕吐、上腹部绞痛、口中烧灼感及麻辣感，伴有眩晕及全身不适。体温不升高，甚至降低。严重中毒者可因剧烈呕吐、腹泻而虚脱。病程短，几小时至 1d 可痊愈。

预防措施主要是禁止使用锌铁桶盛放酸性食物、醋及清凉饮料；食品加工、运输和储存过程中均不可使用镀锌容器和工具接触酸性食品。国内曾报告几起由于使用锌桶盛醋，大白铁壶盛放酸梅汤和清凉饮料而引起的锌中毒。另外，应加强对补锌制剂和保健食品审批，并加强对市场的监督管理；是否需要补锌及补锌剂量应在临床医生指导下进行，不可自行乱补乱用。

第六节　食物中毒的调查处理

食物中毒属突发事件，要做到及时处理必须做好经常性准备工作：建立制度，明确职责；开展食物中毒调查处理的监测和技术培训；做好食物中毒事件发生后的组织协调工作。按照食物中毒调查处理应急方案开展抢救、调查、控制和处理工作，使食物中毒及早得到控制。

一、食物中毒的一般急救处理

食物中毒发生后，抢救工作是否正确、及时，直接关系到患者的安危，因此必须尽快进行抢救工作。一般急救处理原则主要是及早清除胃肠道内未被吸收的毒物，防止毒物吸收，排除已吸收的毒物；采取必要的对症治疗并防止感染或后遗症。

1. 排除未被吸收的毒物

催吐、洗胃、灌肠或导泻在非细菌性食物中毒的抢救中极为重要，应及早进行。但肝硬化、心脏病和胃溃疡等患者应禁忌催吐和洗胃。

（1）**催吐**　多用于中毒发生不久，毒物尚未大量吸收，意识清醒的患者。昏迷患者不宜采用。方式可刺激咽部或给催吐剂。常用催吐剂有 2%～4% 温盐水、0.5% 硫酸铜或 1% 硫酸锌溶液，每次 100～200mL。吐根糖浆 15～20mL 或碘酒 0.5mL，加水一杯口服，服至胃内容物全部吐出为止。不能口服催吐剂的患者，成年人可皮下注射盐酸阿扑吗啡 5mg。

（2）**洗胃**　洗胃可以彻底清除胃内未被吸收的毒物。如采取洗胃，则可免去催吐。进行越早越彻底，则效果越好。某些食物中毒，例如砷中毒和毒蕈中毒时，摄入毒物后虽达 4h 以上，胃黏膜皱襞内仍可能有残留毒物，故应注意彻底清洗。即使就诊时虽已距摄取食物的时间较长，但洗胃仍可起到一定的作用。

（3）**导泻与灌肠**　如中毒时间较久，估计毒物已部分进入肠内，洗胃后，可服泻剂。但有严重腹泻者则不需要。常用泻剂有硫酸镁或硫酸钠，其用量均为 15～30g，加水约 200mL 内服。亦可用中药泻剂，如大黄与元明粉各四钱煎服。

如中毒已久，可用 1% 盐水、肥皂水或清水，加温至 40℃ 左右，进行高位连续灌肠。

2. 防止毒物的吸收和保护胃肠道黏膜

中毒后，应尽快应用拮抗剂，拮抗剂直接与胃肠道中尚未被吸收的毒物发生作用，使其毒性降低或变为无毒，或减少毒物与胃肠黏膜接触机会，而延缓吸收。常用的口服局部拮抗剂如下。

① 通用解毒剂　主要成分为活性炭 4 份、氧化镁 2 份和鞣酸 2 份，混匀后，加水 100 份。可用于吸附、沉淀或中和生物碱、苷类、重金属盐和酸类。

② 弱碱性物质　肥皂水、4% 氧化镁或氢氧化镁等，可中和酸性毒物和破坏某些有机磷农药等。

③ 氧化剂　0.02%～0.05% 高锰酸钾或 1% 过氧化氢溶液对许多毒物和生物碱类等有一定的氧化和解毒作用。

④ 其他　牛奶、生蛋清等也能结合和沉淀多种毒物如砷和汞等，以保护黏膜、黏附毒素和阻滞吸收。1%～4% 的鞣酸溶液和活性炭混悬液可以分别沉淀或吸附生物碱和重金属类。

3. 促进毒物排泄

一般毒物或毒素摄入人体后，多由肝脏解毒，经肾随尿排出；或经胆管与肠道随同胆汁混入粪便排出。因此大量输液是抢救食物中毒的重要措施之一。输液可稀释毒物，保护肝肾，促进毒物排泄和及时补充机体所损失的液体。

可大量饮入温开水或盐糖水等以及静脉滴注生理盐水、5％葡萄糖盐水或10％葡萄糖溶液等。如尿量过少，可静脉注射50％葡萄糖80～100mL，或静脉滴注20％甘露糖醇或25％山梨糖醇100～250mL。某些主要由肾脏排出的毒物，可反复多次应用甘露糖醇或山梨糖醇利尿，以加速其排出。

4. 对症治疗

排除毒物、减少毒物的吸收和解毒治疗虽然是抢救食物中毒的首要措施，但由于毒物已经损及有关器官，使其正常生理功能减退或紊乱，发生各种严重症状，如不积极进行对症治疗，必将影响患者的恢复。因此，必须采取有效措施进行对症治疗。急救时，排毒、解毒和对症治疗同时进行，可收到更好的效果。

二、食物中毒事故处理程序

发生可疑食物中毒事件时，卫生行政部门应按照《食物中毒事故处理办法》《食物中毒诊断标准及处理总则》《食品卫生监督程序》的要求及时报告，并组织和开展对患者的紧急抢救、现场调查和对可疑食品的控制、处理等工作，同时注意收集与中毒事件有关的违反《食品安全法》的证据，做好对肇事者追究法律责任的证据收集工作。

《中华人民共和国卫生部令（第8号）——食物中毒事故处理办法》中规定：县级以上地方人民政府卫生行政部门主管管辖范围内的食物中毒事故的监督管理工作。跨辖区的食物中毒事故由食物中毒发生地的人民政府卫生行政部门进行调查处理，由食物中毒肇事者所在地的人民政府卫生行政部门协助调查处理。对管辖有争议的，由共同上级人民政府卫生行政部门管辖或者指定管辖。

1. 报告登记

发生食物中毒或者疑似食物中毒事故的单位和接收食物中毒或者疑似食物中毒患者进行治疗的单位应当及时向所在地人民政府卫生行政部门报告发生食物中毒事故的单位、地址、时间、中毒人数以及可疑食物等有关内容。

县级以上地方人民政府卫生行政部门接到食物中毒或者疑似食物中毒事故的报告，应当及时填写"食物中毒报告登记表"，并报告同级人民政府和上级卫生行政部门。对于中毒人数超过30人及以上的，食物中毒发生在学校、地区性或者全国性重要活动期间的等情况实施紧急报告制度。

2. 组织开展现场调查

（1）成立调查组　县级以上地方人民政府卫生行政部门在接到食物中毒的报告后，应立即着手在2h内做好人员和设备的准备工作，组成调查处理小组赶赴现场。调查处理小组应由有经验的专业技术人员领导，由食品卫生监督人员、检验人员或流行病学医师组成。调查人员应分头进行对患者和中毒场所的调查。

（2）开展现场卫生学和流行病学调查　现场卫生学和流行病学调查内容包括对患者、同餐进食者的调查，对可疑食品加工现场的卫生学调查，采样进行现场快速检验或动物实验、实验室检验，根据初步调查结果提出可能的发病原因及防止中毒扩散的控制措施等内容。对上述内容的调查应进行必要的分工，尽可能同时进行。

对患者和同餐进食者的调查：调查人员在协助抢救患者的同时，应向患者详细了解有关发病情况，内容包括各种临床症状与体征及诊治情况，重点观察与询问患者的主诉症状、发病经过、精神状态和呕吐、排泄物的性状；详细登记发病时间、可疑餐次（无可疑餐次应调查发病前72h内的进餐食谱情况）的进餐时间及食用量等。

通过对患者的调查应完成以下内容：①发病人数；②可疑餐次的同餐进食人数及范围、去向；③共同进食的食品；④临床表现及共同点（包括潜伏期和临床症状、体征）；⑤用药情况和治疗效果；⑥需要进一步采取的抢救和控制措施。

3. 样品的采集与检验及调查资料的技术分析

在样品采集现场，调查人员应尽一切可能完成对中毒发生现场可疑食品和患者排泄物（大便和尿的标本、呕吐物）的样本收集工作。

样品应在最短的时间内送往实验室检验，不能及时送样的应在现场对样品进行冷藏；结合患者临床表现和流行病学特征，推断中毒原因和毒物的性质，选择检验项目；实验室在收到中毒样品后应在最短的时间内开始检验，检验结果的报告一般最迟不得超过5d；为检查样品的毒力（性），可在检验的同时进行动物试验。

在获取现场卫生学调查的资料和实验室检验结果后，结合临床表现、流行病学资料、可疑食品加工制作情况和实验室检验结果进行汇总分析，按各类食物中毒诊断标准确定的判定依据和原则做出综合判定。

4. 事件控制和处理

在食物中毒暴发事件责任认定之后，对肇事单位要及时采取最终控制和处理措施：要立即追回已售出的感染或中毒食品，并对所有感染或中毒食品视不同性质进行深埋、消毒、销毁等无害化处理，对有使用价值的（如用工业用酒精制造的酒）可作工业用，对感染或中毒场所包括工具、设备均要进行全面严格的清洗消毒；要根据相关法律法规，对肇事单位采取责令停止生产经营、销毁导致食物中毒的食品、没收违法所得以及罚款等行政处罚措施，对制售有毒有害食品致人死亡等触犯刑法的，还要追究刑事责任。食物中毒调查结束后，应整理调查资料，撰写调查报告。

 案例分析

▶ 案例 ◀

某区疾控中心接到医疗机构报告的一起疑似食物中毒事件，患者21例，有相似的临床症状：头晕，口唇、手脚及脸部皮肤发绀，并有在某小吃店共同进食史。区疾控中心的流行病学调查结果如下：在21例中毒患者中，最短潜伏期为20min，最长潜伏期为120min，平均潜伏期为45min；临床表现有恶心的13人，有呕吐的14人，有头痛的10人，有嘴唇发绀的11人，其余临床表现均在10例以下。共采集患者呕吐物样本6份，食物原料样本3份，调味料样本15份，在患者呕吐物和盐中均检测出较高值的亚硝酸盐。此外，21名中毒患者中有9名患者做了血氧饱和度检测，8名患者血氧饱和度在80%左右，1名患者血氧饱和度在85%左右。

问题：

1. 根据上述资料，判断该事件为何种食物中毒，该种食物中毒的机制是什么？

2. 该种中毒最明显的体征是什么？

3. 按照病原物的性质，可将食物中毒分为哪几大类？

4. 如何预防该种食物中毒？

分析：

问题1：根据患者的临床表现、食物及患者呕吐物实验室检测结果，可判断为亚硝酸盐食物中毒。其中毒机制是亚硝酸盐将血液中正常的低铁（二价）血红蛋白氧化为高铁（三价）血红蛋白。高铁血红蛋白不仅失去携带氧的能力，还能阻止正常血红蛋白释放氧，因而出现组织缺氧现象。中枢神经系统的功能也因缺氧而受到损害。

问题2：亚硝酸盐食物中毒最典型的体征为口唇、指（趾）甲及全身皮肤出现青紫发绀。

问题3：按照病原物的性质，可将食物中毒分成细菌性食物中毒、真菌性食物中毒、动物性食物中毒、植物性食物中毒、化学性食物中毒。

问题4：预防亚硝酸盐食物中毒主要从以下6个方面着手：①妥善保存亚硝酸盐和硝酸盐，防止误食。②严格硝酸盐和亚硝酸盐类食品添加剂的使用。③蔬菜现做现吃。④改良水质。⑤改善土壤环境。⑥合理加工烹调。

 思考题

1. 简述食源性疾病与食物中毒的联系和区别。

2. 常见的食物中毒有哪些种类和特点？

3. 常见的细菌性食物中毒主要有哪些？主要采取的防控措施有哪些？

4. 什么是真菌毒素？简述真菌性食物中毒的预防方法。

5. 常见的真菌性食物中毒有哪些？

6. 在日常生活中如何预防食品的真菌性食物中毒？

7. 简述动植物天然有毒物质的概念。简述河豚的毒性特点及食用河豚中毒的预防措施。

8. 蕈菌中毒有哪几个类型？

9. 化学性食物中毒的种类及各种类的典型症状是什么？

10. 有机磷农药、氨基甲酸酯类农药残留主要对人体产生什么危害？它们毒作用的机制是什么？

11. 简述硝酸盐和亚硝酸盐的来源及危害。

12. 分别简述铅、汞、镉、砷中毒会对人体造成哪些危害。

13. 简述食物中毒流行病学调查工作流程。

第十一章
食品的安全卫生及管理

 课前小提问

　　食品在生产、运输、储存、销售等环节中都可能受到不同污染物的污染，出现各种安全卫生问题，威胁人们的身体健康。不同种类的食品其安全卫生问题各不相同，因此，研究和掌握各类食品的安全卫生问题，有利于采取适当的卫生管理措施，确保食品安全。试说说你所了解的食品安全卫生问题，你认为应该怎样避免产生这样的卫生问题？

第一节　粮豆、蔬菜、水果的安全卫生及管理

一、粮豆的安全卫生及管理

1. 粮豆的主要安全卫生问题

（1）生物性污染

① 微生物污染　粮豆在农田生长期、收获及储存过程中的各个环节均可受到微生物的污染。粮豆上的微生物主要有细菌、酵母菌和霉菌。就对粮食的危害程度而言，以霉菌最为突出，细菌次之，酵母更轻微些。粮豆霉菌污染是多种多样的，主要的有曲霉和寄生曲霉，还有青霉、毛霉、根霉等。霉菌在粮豆中生长繁殖，使粮豆霉变，并产生相应的毒素。霉菌的繁殖降低了粮食的营养价值，改变感官性状，更为严重的是，霉菌毒素可能对人体造成严重危害。

② 仓储害虫　世界上发现仓储害虫300多种，我国有50多种，主要有甲虫（大谷盗、米象、谷囊和黑粉虫等）、螨类（粉螨）及蛾类（螟蛾）等。仓储害虫在原粮、半成品粮中都能生长，当库温为18～21℃、相对湿度在65％以上时，易于繁殖。当库温在10℃以下时，其活动能力降低。仓储害虫在原粮和半成品粮豆上都能生长，并使其发生变质，失去或降低食用价值。每年世界各国在粮食储藏过程中因虫害造成的损失约占产量的10％，因此应予积极防治。

（2）化学性污染

① 农药污染　用于农田杀虫、杀菌、除草和粮仓杀虫、灭鼠的化学药物品种繁多。粮豆中农药残留可来自：由于防治病虫害、除草等直接施用的农药污染食用作物；农药的施用，对环境造成一定的污染，环境中的农药通过水、空气、土壤等途径进入粮豆作物，残留在粮豆中的农药。随着农药的广泛长期使用，残留量呈逐渐增加的趋势。

② 有害毒物的污染　被污染粮豆中的汞、镉、砷、铅、铬和氰化物等主要来自未经处

理或处理不彻底的工业废水和生活污水对农田的灌溉。一般情况下，污水中的有害有机成分经过生物、物理及化学方法处理后可减少甚至消除，但以金属毒物为主的无机有毒成分或中间产物就可能通过污水灌溉农作物造成严重污染。日本曾发生的"水俣病""骨疼病"都是因长期食用工业污水灌溉的农作物而引起的慢性中毒。

（3）有毒植物种子及其他污染

① 有毒植物种子　农作物在生长和收割后，粮食中常混杂有有毒植物种子，如麦角、毒麦、麦仙翁子、槐子、毛果洋茉莉子、曼陀罗子等。这些种子内含有有毒物质，会对机体产生一定的毒性作用。

② 其他污染　泥土、砂石和金属是粮豆中的主要无机夹杂物，分别来自田园、晒场、农具和加工机械，不但影响感官性状，而且损伤牙齿和胃肠道组织。

2. 粮豆的安全卫生管理

（1）**控制粮豆水分和储藏条件**　粮豆含水分的高低与其储藏时间的长短和加工密切相关。在储藏期间粮豆水分含量过高时，其代谢活动增强而发热，使霉菌、害虫易生长繁殖，致使粮豆发生霉变和变质，因此应将粮豆水分控制在安全储存所要求的水分含量以下。粮谷的安全水分为 $12\%\sim14\%$，豆类为 $10\%\sim13\%$。应加强粮豆入库前的质量检查，同时还应控制粮豆储存环境的温度和湿度。

（2）**搞好仓库卫生**　保持储粮卫生要注意粮仓的密闭与通风，防止仓库病虫害和霉菌等的侵染。要控制仓内的温度和湿度，及时翻倒、晾晒、降温，掌握相应气象条件下门窗启闭规律，仓库坚固、防潮、防鼠、防雀，定期监测粮食水分含量和温度，发现问题及时采取措施，做好定期消毒工作，控制熏蒸剂、杀虫剂、杀菌剂的使用量和残留量。

（3）**防止农药及有害毒物的污染**　要合理使用农药，确定用药品种和剂量、施药方式以及残留量标准。应定期检测农田及粮豆的有害毒物水平，灌溉水质必须符合标准，工业废水和生活污水必须处理后使用。

（4）**防止无机夹杂物及有毒种子的污染**　在粮豆加工过程中安装过筛、吸铁、风选等设备可有效除去无机夹杂物。加强选种、田间管理及收获后的清理可减少有毒种子污染。

（5）**搞好粮豆运输、销售的卫生**　粮豆运输应有专用车船，并定期清洗消毒，禁止用装过农药、毒品或有异味的车船装运粮豆；使用符合卫生标准的专用粮豆包装袋；粮豆在销售过程中应防虫、防鼠和防潮，霉变和不符合卫生要求的粮豆禁止加工销售。

二、蔬菜、水果的安全卫生及管理

1. 蔬菜、水果的主要安全卫生问题

（1）**微生物和寄生虫卵对蔬菜、水果的污染**　新鲜蔬菜、水果在果园或菜田主要受土壤污染，可被土壤中的肉毒梭菌、产气荚膜梭菌污染。其次由于施用人畜粪便和生活污水灌溉农田，使蔬菜被肠道致病菌和寄生虫卵污染的情况较严重，如卷心菜、莴苣等均已检出过被伤寒沙门氏杆菌及志贺氏菌、肠道病毒、蛔虫卵等污染。水生植物，如红菱、茭白、荸荠等都有可能污染姜片虫囊蚴，如生吃可导致姜片虫病。蔬菜、水果采摘后在运输、储存或销售过程中也可受到肠道致病菌的污染，污染程度和表皮破损有关。

（2）**有害化学物质对蔬菜、水果的污染**

① 农药污染　蔬菜、水果使用农药较多，它们在蔬菜、水果上残留也较多，特别是化学性质稳定的农药如有机氯、有机汞和毒性较强的某些有机磷等，检出率在 95% 以上。农药污染成为化学性污染最严重的方面，这些都是由于滥用和不合理使用农药所致。

② 工业废水中有害化学物质的污染　利用工业废水直接浇灌蔬菜，可影响食用者的健

康。工业废水中含有许多有害物质，如酚、铅、镉、砷、铬等，若不经处理直接灌溉菜地，毒物可通过蔬菜进入人体产生危害。据调查我国平均每人每天摄入铅 86.3μg（占 ADI 20.1%），其中 23.7%来自蔬菜；平均每人每天摄入镉 13.8μg（占 ADI 22.9%），其中 23.9%来自蔬菜。用含砷废水灌溉菜地，可使小白菜含砷量高达每千克 60～70mg，而一般蔬菜中平均含量为每千克 0.5mg 以下。

③ 其他有害化学物质的污染　亚硝酸盐的污染也是化学性污染的一个方面。蔬菜、水果中的硝酸盐与亚硝酸盐含量并不多，但在生长时遇到干旱或收获后不恰当地存放、储藏和腌制时，硝酸盐和亚硝酸盐含量就会增加，从而对人体产生不利影响。

2. 蔬菜、水果的安全卫生管理

（1）防止致病菌及寄生虫卵的污染　以人或动物粪便作肥料时应经过无害化处理，用粪尿混合封存、发酵沉卵、堆肥、沼气发酵等方法及厌氧处理后，杀灭粪便中的寄生虫和病原体。用生活污水灌溉时也应先沉淀去除寄生虫卵。推行蔬菜摘净残叶、去除烂根、清洗干净后包装上市。水果和生食的蔬菜在食前应清洗烫漂或化学法消毒净化。

（2）合理使用农药，控制农药残留　加强农药和催熟剂使用过程管理，使用高效低残留农药，禁止高残留、残留期长农药的使用（如甲胺磷、对硫磷等高毒农药不允许使用），禁止使用对人体有害的催熟剂。根据农药的毒性和残效期来确定对作物使用的次数、剂量和安全间隔期（即最后一次施药距收获的天数）。此外，过量施用含氮化肥会使蔬菜受硝酸盐污染，如对茄果类蔬菜在收获前 15～20d，应少用或停用含氮化肥，且不应使用硝基氮化肥进行叶面喷肥。制定蔬菜、水果农药最大残留量标准，对激素类农药慎重使用。

（3）控制工业废水污染　利用工业废水灌溉农田，应经无害化处理，并符合国家工业废水排放标准方可使用，应尽量使用地下水灌溉农田。

（4）防止蔬菜、水果腐败变质　蔬菜、水果含水分多、组织嫩脆、易损伤和腐败变质，因此储藏的关键是保持蔬菜、水果的新鲜度。蔬菜、水果的储藏条件影响其保鲜程度。一般保存蔬菜、水果的适宜温度在 0℃左右，此时，既能抑制微生物活动，又可防止蔬菜、水果冻结。此外，应根据果蔬不同种类和品种的特点，将适宜长期储藏和易于败坏、难以储藏的分类储藏，建立健全加工、储藏、运输、销售的合理储藏或冷藏条件，将新鲜蔬菜、水果用软包装销售，有的可速冻销售，如嫩豌豆、菜豆等；也可采用冷藏、速冻，结合保鲜剂、辐照的办法延长保藏期并改善商品质量。

第二节　畜、禽肉与鱼类食品的安全卫生及管理

一、畜肉的安全卫生及管理

1. 畜肉的主要安全卫生问题

（1）肉的腐败变质　牲畜在宰杀后，生活时的正常生化平衡被打破，在动物体内组织酶的作用下，发生一系列的复杂的生化反应，结果产生外观上的僵硬状态（僵直），所宰杀的肉在 4℃左右存放 1～3d 后，肉僵直过程结束，肌肉变得松软多汁，有弹性，味道鲜美，且表面蛋白凝固而形成有光泽的膜，有阻止微生物侵入的作用，这一过程称为后熟，俗称排酸。此阶段的肉为新鲜肉。

肉类的变质是后熟过程的继续。肉类保存不当，极易腐败变质。腐败最早由表面污染的细菌所引起。表面污染的细菌在适宜温度下大量繁殖，并逐渐向深层侵入。细菌繁殖使蛋白质和脂肪分解，并产生胺、氨、硫化氢、吲哚、硫醇、粪臭素等代谢产物，脂肪也发生酸败产生醛、酸类物质，它们都有恶臭气味。腐败变质的肉感官上主要表现为发黏、发绿、发

臭，并含有毒胺和细菌毒素等有毒物质，故不能食用。

（2）生物性污染

① 人畜共患传染病病原体的污染　人畜共患传染病的病原体包括致病菌和病毒。如炭疽杆菌、鼻疽杆菌、结核杆菌、加氏杆菌、猪丹毒杆菌以及口蹄疫病毒等。被这些病原污染的肉类食品，必须严格按照肉品卫生检验制度进行处理。

② 人畜共患寄生虫病的污染　许多人畜共患的寄生虫病，如囊虫病、绦虫病、旋毛虫病、蛔虫病、姜片虫病等，可通过食用受到寄生虫及虫卵污染的肉品，引起人体感染寄生虫病。故必须对肉类食品进行严格检验，视污染轻重给予不同处理。

③ 细菌污染　肉类的细菌污染有 2 类：一是腐败的，如大肠杆菌、化脓性球菌等，这些细菌能引起肉品发生腐败变质，严重时不能食用；二是致病菌，如沙门氏菌、葡萄球菌、肉毒梭菌、结核杆菌等，会引起细菌性食物中毒和传染病的发生。

（3）化学性污染

① 抗生素残留污染　抗生素残留是指抗菌药物及其代谢物在动物体组织和脏器中蓄积或储存，牲畜屠宰后它们残留于肌肉或其他脏器中。常用的抗生素有青霉素、链霉素、庆大霉素、四环素、头孢霉素等，其中青霉素使用最为广泛。肉中的残留抗生素进入人体后可使人产生耐药性，影响药物治疗效果；有的产生过敏性反应。畜禽业生产中一般要求使用人不常用、排泄快、吸收少、成本低的抗生素，屠宰前一定要有休药期。

② 激素残留污染　激素残留是指畜牧业生产中应用激素作为动物饲料添加剂，以促进动物生长、增加体重和肥育为目的，或用于疾病防治和同步发情而导致肉品中残留激素，主要是雌激素和雄激素。残留于肉品中的激素一旦通过食物链进入人体，即会明显地影响机体的激素平衡，有的引起致癌、致畸；有的引起机体水、电解质、蛋白质、脂肪和糖的代谢紊乱等。如生长促进激素己烯雌酚可在肝脏内残留并存在致癌性。

为防止动物性食品中的残留药物对人体健康的危害，我国已颁布《动物性食品中兽药最高残留限量》，要求合理使用兽药，遵守休药期（畜、禽停止给药到允许屠宰，或它们的产品如奶、蛋许可上市的间隔期），加强残留量的监测。

③ 兴奋剂残留污染　兴奋剂又叫 β-肾上腺素功能启动剂，是一类与肾上腺素或去肾上腺素结构和功能类似的苯乙醇胺类衍生物。如临床上用于治疗哮喘病的盐酸克伦特罗（瘦肉精）。饲料中添加盐酸克伦特罗后能促进动物生长，提高畜禽的瘦肉率，减少脂肪沉积和提高饲料利用率，满足人们改变肉食结构的要求。盐酸克伦特罗在体内代谢较慢，添加于饲料中会在畜、禽肌肉，特别是内脏，如肺、肝、肾脏等中残留而引起食用者中毒，中毒症状为头晕、头痛、肌肉震颤、心悸、恶心、呕吐等，严重者可出现心律失常。国务院颁布的《饲料和饲料添加剂管理条例》明确规定，严禁在饲料和饲料添加剂中添加盐酸克伦特罗等药品。

④ 其他有害物质污染　环境中的汞、铅、砷和镉等有害金属以及氟化物、有机氯农药、多氯联苯、二噁英等可通过食物链进入动物体内，导致其产品中有害物质残留，进而引起食用者慢性中毒。在肉制品加工中，若护色剂使用不当，可引起亚硝酸盐残留量超标。用熏、烤、炸等方法加工动物性食品时，因温度过高或时间过长而产生的多环芳烃类、亚硝基化合物、杂环胺类等对人体均有毒害作用。

2. 肉类生产加工、运输及销售的安全卫生要求

（1）肉类加工厂和屠宰场的安全卫生要求　肉类加工厂、屠宰场的厂址选择和建筑设计应按我国《畜禽屠宰加工卫生规范》（GB 12694—2016）的规定，建立在地势较高、干燥、水源充足、交通方便、无有害气体及其他污染源、便于排放污水的城市近郊地区，屠宰场的选址应当远离生活饮用水的地表水源保护区。工厂总体设计要符合科学管理、方便生产和清洁卫生的原则，布局合理，符合流水作业要求，做到病健畜隔离和分宰。为了避免交叉污染，应按饲养、屠宰、分割、加工、冷藏的顺序合理设置。车间必须分开设置，采光和通风良好，有消毒设施。地面和墙壁要铺设瓷砖，便于清洗和消毒。屠宰加工间必须有兽医卫生设施，开展同步检验、对号检验和实验室检验。做好人兽共患病的防护工作。排放的污水应符合《肉类加工工业水污染物排放标准》（GB 13457—1992）。

（2）**宰前检验及屠宰的安全卫生要求**　宰前检验是对屠宰牲畜在放血解体前实施的健康检查。目的在于及时发现、剔除病畜，防止疾病传播和扩散，保证肉品安全卫生。检验方法以群体检查和个体检查为主，亦可用免疫学或其他实验室方法。牲畜经检验确认健康后，签发"宰前检验合格证明"，准予屠宰。对患有某些疫病、普通病以及其他病损的牲畜，为了防止传染或免于自然死亡而应强制进行急宰。凡患有严重传染病或恶性传染病的动物禁止屠宰，应采用不放血的方法捕杀后销毁。

牲畜在临宰前需停食静养 12～24h。宰前 3h 应充分喂水，用温水冲洗其体表，除去污物，防止宰中污染产品。屠宰程序为淋浴、电麻、宰杀、倒挂放血、热烫刮毛或剥皮、剖腹、取出全部内脏（肛门连同周围组织一起挖除），修割剔除甲状腺、肾上腺及明显病变的淋巴结。肉尸与内脏统一编号，以便发现问题后及时查出进行卫生处理。经检验合格的肉尸及时冷却入库，冻肉入冷冻库，温度低于−18℃。

（3）**运输、销售的安全卫生要求**　鲜肉运输应备专车，密封保温。在运输车上，鲜肉应挂放，冻肉可堆放。车上装防尘、防蝇、防晒设备。工人上车须穿经 50％碱水消毒过的鞋，脚不能踩肉品。合格肉与病畜肉、鲜肉与熟肉不得同车运输，肉尸和内脏不得混放。熟肉运送必须有专用盘、箱和密闭专用车，卸货时，盘箱不能直接与地面接触。盘、箱和车辆每次用后需用热碱水洗刷并消毒。零售点应有防尘、防蝇、冷藏设备。刀、砧板、工具应专用。当天售不完的肉，应冷藏保存。

3. 肉制品的安全卫生

（1）**肉制品加工过程中的污染**　肉制品品种繁多，常见的有干制品（如肉干、肉松）、腌制品（如咸肉、火腿、腊肉等）、灌肠制品（如香肠、肉肠、粉肠、红肠、香肚等）、熟肉制品（如卤肉、肴肉等）及各种烧烤制品。肉制品在加工时操作不当，会使其受到不同程度的污染。

① 食品添加剂污染　在肉制品生产过程中滥用食品添加剂，包括使用量超标和使用非食品用添加剂，都会造成添加剂的污染。如熟肉制品中滥用色素，大量使用硝酸盐、亚硝酸盐，均会给消费者造成危害。在肉制品生产中，为了保持肉品呈鲜艳的肉红色，普遍使用硝酸盐和亚硝酸盐作为发色剂。此外，硝酸盐和亚硝酸盐还具有一定的防腐作用，可延长产品保质期。但近年来人们发现亚硝酸盐能与各种氨基化合物反应，产生致癌的 N-亚硝基化合物，如亚硝胺等。因此，我国食品添加剂使用卫生标准规定：肉制品中的硝酸钠使用量≤0.5g/kg，亚硝酸钠≤0.15g/kg。

② 多环芳烃类的污染　多环芳族物质是普遍存在于烟熏、烘烤食品中的化学致癌物质，它们可直接来自于燃烧不全而产生的烟雾中，也可由肉类食品的蛋白质、脂肪、胆固醇类物质在高温条件下热分解产生。多环芳族物质可附着于食品表面，并能逐渐渗透到肉品内部。

（2）**肉制品生产安全卫生要求**

① 原料肉、辅料及食品添加剂应符合国家有关标准的规定。

② 加工车间的室温一般不超过 20℃。腌腊制品加工车间和储藏间的温度保持在 2～

4℃，以防止腐败变质。

③ 肉类加热处理时，一般要使肉中心温度达到 80℃，无血色方可。烧烤、烟熏制品，如熏肉、火腿、烟熏香肠等应注意选择热源和加工方法，以减少多环芳烃类物质的污染。

④ 加工过程中，原料、半成品、成品均不得直接接触地面或相互混杂。加工使用的容器、用具等应采用不锈钢、铝或塑料制品。操作过程中要注意生熟分开。

二、禽类安全卫生及管理

1. 禽肉的安全卫生及管理

（1）禽肉的安全卫生　禽肉的微生物污染主要有两类：一类为病原微生物，如沙门氏菌、金黄色葡萄球菌和其他致病菌，这些菌侵入肌肉内部，食前未充分加热可引起食物中毒；另一类为假单胞菌等，能在低温下生长繁殖，引起禽肉感官改变甚至腐败变质，在禽肉表面可产生各种色斑。

（2）禽类宰杀及储藏的安全卫生管理

① 禽类宰杀的安全卫生要求　宰前如发现病禽应及时处理，隔离或急宰，宰后发现病变者，应根据情况做无害化处理。宰杀前，应停食 24h，充分供应饮水。禽类的宰杀过程类似牲畜，为吊挂、放血、浸烫（50～54℃或 56～65℃）、拔毛，通过排泄腔取出全部内脏，尽量减少污染。

② 禽类储藏的安全卫生要求　宰杀后，禽尸应置于 −30～−25℃ 和相对湿度 80%～90% 的冷库中，急冻 24～48h 后再置于 −20～−12℃ 和相对湿度 90% 的冷库中储存，可保藏半年。

2. 禽蛋的安全卫生

（1）禽蛋的主要安全卫生问题　禽蛋的主要卫生问题是沙门氏菌属的污染和微生物作用引起的腐败。禽类因饲养条件和饲养场卫生制度的管理等方面的因素，而使其常带有沙门氏菌，尤其以禽类的卵巢、输尿管、泄殖腔带菌最多，于是使蛋的表面和内部均受到不同程度的沙门氏菌的污染，水禽蛋的沙门氏菌污染则更为严重。其他微生物也可通过不同途径侵入引起蛋的腐败变质。蛋壳表面细菌主要来自泄殖腔及不洁的产蛋场所。据调查，干净的蛋壳外表菌数约为 400 万～500 万个，不洁的可高达 1.4 亿～9 亿个。蛋壳表面的微生物还可通过毛细孔进入蛋内，特别是环境温度剧变、蛋壳上有水凝结或机械损伤时，蛋的污染更加严重。

（2）禽蛋储藏、加工的安全卫生管理　为了防止鲜蛋的腐败变质，必须做好禽类饲养中的卫生工作，使其能在清洁的草垫上产蛋。在运输过程中应避免污染和破损外壳。鲜蛋最好的保存条件是 1～5℃、相对湿度 87%～97%，可保存 4～5 个月。若无冷藏设备，可将蛋短期储存在木屑或米糠中，隔绝部分气温，使鲜蛋保存在一定的恒温环境中，以防止细菌侵入蛋内。此外还有水玻璃液（泡花碱液）和石灰水储存法以及二氧化碳、氮气、臭氧等气体储藏法和液体石蜡涂膜法等。

蛋制品主要有咸蛋、松花蛋（皮蛋）、糟蛋、冰蛋和蛋粉等。其中应特别注意冰蛋和蛋粉的沙门氏菌污染问题。加工中应注意以下卫生要求：选择良质鲜蛋，严禁使用黏壳蛋、黑斑蛋及水禽蛋等；洗涤干净，在漂白粉溶液（有效氯浓度 0.08%～0.1%）中消毒 5min，晒 4h，待干后在严格的卫生条件下打蛋；车间所有工具、容器应经 4% 碱水及清水分别浸泡并冲洗，再用蒸汽消毒 10min；生产工人必须有年度健康合格证，生产前，应洗手至肘部，再以酒精消毒。

三、鱼类的安全卫生及管理

1. 鱼类的主要安全卫生问题

（1）鱼类的腐败变质　鱼类食品营养丰富，含水分较多，体内酶的活动强烈，加之生长过程中受海洋、河流中微生物和化学物质的污染，水产食品保存不当时极易腐败变质，属高度易腐食品。鱼体在酶和微生物的作用下，易出现腐败，表现为鱼鳞脱落、眼球凹陷、鳃呈褐色并有臭味、腹部膨胀、肛门肛管突出、脊柱周围组织发红；若细菌继续作用，可导致鱼肌肉碎裂并与鱼骨分离，彻底腐败而无法食用。

鱼类食品变质后，不但可导致营养严重破坏，而且腐败过程中产生的有毒蛋白质会对人体产生毒性。人大量食用变质后的鱼等水产食品，会引起急性中毒。变质后的鱼等水产食品，应弃之不用，禁止食用。

（2）鱼类的污染

① 病原微生物的污染　由于所生活的水域被人、畜禽的粪便和生活污水污染，使鱼类易受病原微生物的污染。此外，在运输、销售、加工等生产过程中接触到受病原微生物污染的容器、工具等，也增加了污染的机会。常见致病菌有副溶血性弧菌、沙门氏菌、志贺氏菌、大肠杆菌、霍乱弧菌以及肠道病毒等。海产食品最容易受到副溶血性弧菌的污染，日本及我国沿海地区为副溶血性弧菌食物中毒发病率的高发区。

② 寄生虫　在自然环境中，许多寄生虫是以淡水鱼、螺、虾、蟹等作为中间宿主，人作为其中间宿主或终宿主。在我国，常见的鱼类的寄生虫有华支睾吸虫（或称肝吸虫）、肺吸虫等。华支睾吸虫的囊蚴寄生在淡水鱼体内，肺吸虫的囊蚴常寄生在蟹体内，当生食或烹调加工的温度和时间没有达到杀死感染性幼虫的条件时，极易使人感染这类寄生虫病。

③ 化学物质污染与蓄积　农田内的农药、化肥经雨水冲洗不断进入自然水体，工厂废水未经妥善处理而排到江海中。生活在水域中的鱼类通过食物链不可避免地要经常摄入大量化学毒物。水产生物对有些化学物质虽比较敏感，摄入少量便会中毒死亡，但对某些化学物质特别是重金属（如铅、汞、铬、镉等），则具有较强的耐受性，能把摄入的重金属不断浓缩蓄积在体内，其含量浓度可比水域中的浓度高数百倍以至千万倍。虽然重金属等化学物质在水产生物体内的半衰期比在人体内半衰期短，但如果生活环境的污染严重，有害物质在鱼体内仍会不断累积，从而对食用这些鱼类的人们带来潜在危害。

2. 鱼类食品的安全卫生管理

（1）鱼类食品的保鲜　鱼类保鲜的常用方法是冷藏，保藏方法是盐腌，主要是抑制组织酶的作用和微生物的生长繁殖。低温保鲜有冷藏和冷冻两种，冷藏多用机冰，仅能使鱼体温度降至10℃左右，约可保存5～14d；冷冻是经过−25℃以下速冻，然后储存在−20～−15℃的冷库中，此时组织酶和微生物均处于休眠状态，鱼类保鲜期可达半年以上。

盐腌保藏的用盐量视鱼的品种、储存时间及气温高低等因素而定。一般鱼类用15％以上食盐即可，此法简单易行，使用面很广。但保存鲣、鲹和鲐鱼的用盐量不应低于25％。

（2）鱼类食品运输、销售卫生要求　淡水活鱼可养在水中进行运输和销售，但应避免污水及化学毒物的污染。在活鱼运输中，采用二氧化碳处理活鱼，使之晕睡，运至目的地后再使其复苏，以保持鱼的鲜活状态。装运鲜鱼的容器或工具应彻底洗净和消毒。有毒的鱼类如河豚应及时拣出、专箱存放。销售前，尚需对鱼货复查，有无漏拣的毒鱼。

生产运输渔船（车）应经常冲洗，保持清洁卫生，减少污染；外运供销的鱼类及水产品应达到规定的限度，尽量冷冻调运，用冷藏车船装运。鱼类在运输、销售时应避免污水和化学毒物的污染，凡接触鱼类及水产品的设备用具应由无毒无害的材料制成，尽量减少鱼体损伤。

第三节　乳与乳制品的安全卫生及管理

一、乳的安全卫生问题

1. 乳的微生物污染

（1）**乳中的抑菌物质**　刚挤出的鲜乳中含有一些抗菌物质，如乳过氧化酶系统、溶菌酶、凝集素和白细胞等，在一定时间内可保持乳的新鲜度。保持的时间与保存温度和乳中原始菌数有关。如 0℃ 可以保持 48h，5℃ 为 36h，37℃ 为 2h。故挤出的鲜乳应及时在 4℃ 低温下保存，但当保存时间超过了它自身的抑制期，乳中污染的微生物生长繁殖，可以引起乳腐败变质。

（2）**乳的腐败变质**　乳是富含多种营养成分的食品，适宜微生物的生长繁殖，是天然的培养基。微生物污染乳后在乳中大量繁殖并分解营养成分，造成乳的腐败变质。如乳中的乳糖分解成乳酸，使乳 pH 下降呈酸味并导致蛋白质凝固。蛋白质分解产物，如硫化氢、吲哚等可使乳具有臭味，不仅影响乳的感官性状，而且使其失去食用价值。

引起乳腐败变质的微生物主要来自乳腔管、乳头管、挤乳人员的手和外界环境。因此做好挤乳过程各环节的卫生工作是减少微生物对乳的污染、防止腐败变质的有效措施。

（3）**致病菌对乳的污染**　乳畜场的牛、羊等畜群，在发生结核病、布鲁氏菌病、炭疽病、狂犬病和口蹄疫等人畜共患传染病及乳腺炎等病时，其致病菌能通过乳腺排出或污染到奶中，人类常通过饮食不经卫生处理的奶和奶制品而被感染患病。最常见的有牛结核病、牛布鲁氏菌病、羊布鲁氏菌病和乳腺炎等危害人类健康。乳弯曲杆菌、产气荚膜梭菌、沙门氏菌等也可通过奶类引起感染或食物中毒。曲霉菌与青霉菌常在奶牛的饲料中生长繁殖并产生各种真菌毒素，以此饲料饲喂奶牛后，会在牛奶中出现相应的真菌毒素，经常规奶类消毒方法是无法破坏或降低其含量的。

（4）**农药、兽药对乳的污染**　由于动物饲料、生存环境日益受到农药的污染，而使奶中农药残留量增加。为增加奶畜的产奶量和提高牛奶的质量，在饲料中添加动物激素后，容易造成其在牛奶中的残留，引起食用者不良反应。奶牛患病使用抗生素治疗后，也可在牛奶中检出抗生素，某些人群食用后可出现过敏反应。

2. 乳的产销安全卫生管理

（1）**对奶牛厂及奶牛的安全卫生要求**　奶牛厂必须建设在交通方便，水源充足，无有害气体、烟雾、灰沙及其他污染的地区，其卫生要求应符合 GB/T 16568—2006 奶牛场卫生规范的要求。供水除应满足生产需要外，水质应符合《生活饮用水卫生标准》。保持畜舍清洁、干燥、通风良好、光线充足。经常更换垫草，及时清理粪便，保持饲槽清洁，并有防蝇和消毒措施。饲养场必须建立检疫和防疫制度，培育无病奶牛。每年对奶牛进行炭疽的免疫接种以及布鲁氏菌病和结核病的检疫。保持奶牛体表清洁，做到病健分养。

乳品加工厂的工作人员应保持良好的个人卫生，遵守有关卫生制度，定期进行健康检查，取得健康合格证后方可上岗。对传染病及皮肤病患者应及时调离工作岗位。

奶牛应定期进行预防接种及检疫，如发现病牛应及时隔离饲养，与其相关的工作人员及用具等均须严格分开。

（2）**挤奶的安全卫生要求**　挤奶的操作是否规范，直接影响到奶的卫生质量和品质的优劣。在挤奶前，避免投喂气味浓厚的青饲料；挤奶前半小时，应保持乳畜、畜舍环境清洁卫生，空气新鲜，以避免挤奶时，不良气味吸入奶中；挤奶桶应采用小口桶，可减少外界细菌落入奶中，同时要求奶桶清洁干净，用后必须清洗、消毒和存放专柜备用；凡使用挤奶机挤奶，应在挤奶前，将全部挤奶器拆洗消毒后方可使用，并防止乳房受机械损伤，造成污染；对挤奶员，要求身体健康，双手干净卫生，穿戴清洁的工作服、帽和口罩进行挤奶操作；此外，产犊前15d的胎乳、产犊后7d的初乳、兽药休药期内的乳汁及患乳腺炎病畜的乳汁等应废弃，不得供食用。

挤出的奶应立即进行净化处理，除去奶中的草屑、牛毛、乳块等非溶解性的杂质。净化可采用过滤净化或离心净化等方法。通过净化可降低奶中微生物的数量，有利于奶的消毒。净化后的奶应及时冷却。

（3）鲜乳的储运安全卫生要求　为防止微生物对奶的污染和奶的变质，奶的运输和储存均应低温，并尽量缩短降温所需的时间。运奶的专用隔热容器应便于清洗消毒，且以不锈钢制造的最好，储奶容器应经清洗、消毒后才能使用。运送奶应有专用冷藏车辆，瓶装或袋装消毒奶夏天自冷库取出后应在6h内送到用户，奶温不得高于15℃。

二、奶制品的安全卫生要求

1. 全脂乳粉

仅以牛乳或羊乳为原料，经浓缩、干燥制成的粉状产品为全脂乳粉。其感官性状应为浅黄色、具纯正的乳香味、干燥均匀的粉末，经搅拌可迅速溶于水中不结块。全脂乳粉卫生质量应按照《食品安全国家标准　乳粉》（GB 19644—2010）的要求，当具有苦味、腐败味、霉味、化学药品和石油等气味时禁止食用，作废弃品处理。

2. 炼乳

炼乳为仅以牛乳为原料，经浓缩、灭菌制成的黏稠状液体产品，分为全脂无糖炼乳和全脂加糖炼乳。感官特性为：乳白色或微黄色、有光泽、具有牛乳的滋味、质地均匀、黏度适中的黏稠液体。酸度（°T）≤48，奶中重金属铅≤0.5mg/kg、铜≤4mg/kg、锡≤10mg/kg，微生物指标应达到标准要求。

3. 酸牛乳

以牛乳或复原乳为原料，经巴氏杀菌和冷却后加入纯乳酸菌发酵剂，再经保温发酵而制成的产品为纯酸牛乳。加入调味剂为调味酸牛乳，添加天然果料等辅料即为果料酸牛乳。纯酸牛乳呈乳白色或稍带微黄色，具有纯正的乳酸味，凝块均匀细腻，无气泡，允许少量乳清析出。酸牛乳在出售前应储存在2～8℃的仓库或冰箱内，储存时间不应超过72h。根据GB 19302—2010《食品安全国家标准　发酵乳》，乳酸菌群不得低于1×10^6CFU/mL。

4. 奶油

正常奶油为均匀一致的乳白色或浅黄色，组织状态微柔软、细腻、无孔隙、无析水现象，具有奶油的纯香味。凡有霉斑、腐败、异味（苦味、金属味、鱼腥味等）作废品处理。其他理化指标、微生物指标应达到国家标准的要求。

第四节　食用油脂的安全卫生及管理

食用油脂主要来源于动、植物两大类。来自动物油脂一般称之为脂肪，来自植物的称为油。动物脂肪来自牛、羊、马、猪等动物，植物油有豆油、菜籽油、花生油、芝麻油、棉籽油、红花油、核桃油等。

食用油不仅可以为人体提供热能和必需脂肪酸，并且在烹调过程中可以改变食品的感官性状，使食品种类多样化。

一、食用油脂的主要安全卫生问题

1. 油脂的酸败

（1）**油脂酸败的原因**　油脂如长期储存于不适宜的条件下，在其中就会产生一系列的化学改变，这种改变，即称为油脂酸败。造成油脂酸败的原因可能有两方面：一方面是由于动植物组织残渣和微生物产生的酶引起的酶解过程；另一方面是纯化学过程，即在空气、阳光、水等的作用下发生的水解过程和不饱和脂肪酸的自身氧化。脂肪的自动氧化是油脂和含脂肪高的食品酸败的主要原因。在阳光、空气作用下，经铜、铁等催化，先氧化不饱和脂肪酸成过氧化物，然后再分解为有臭味的醛类及醛酸类等物质。在油脂酸败过程中，生物性的水解和化学性的氧化常同时发生，也可能主要表现为一种，油脂中的残渣、水分，以及阳光、空气、高温及金属离子都能加快酸败过程。

（2）**油脂酸败的营养卫生学意义**　油脂酸败后产生强烈的不愉快味道和气味，改变油脂的感官性状；游离脂肪酸增加，酸价（acid value，AV）升高；过氧化物增加，过氧化值（peroxide value，POV）升高；酸类、酮类增加，羰基价（carbonyl group value，CGV）升高；酸败降低油脂的营养价值，不饱和脂肪酸氧化破坏，脂溶性维生素 A、维生素 D、维生素 E 破坏，用于烹调时其他食物中的易氧化维生素也受到破坏。根据体外组织培养实验观察，酸败过程的氧化产物对一些酶系统，如琥珀酸脱氢酶和细胞色素氧化酶都有破坏作用，油脂酸败的某些产物还有致癌作用。

（3）**防止油脂酸败的措施**　油脂酸败与其本身纯度、加工过程及储存中的各种环境因素有关，防止酸败是保证油脂卫生质量的首要问题，而且贯穿于加工、储存、食用过程的始终。

① 提高油脂纯度　油脂加工过程中，应保证油脂纯度，去除动植物残渣，尽量避免微生物污染并抑制或破坏酶活性；水分是酶表达活性和微生物生长繁殖的必要条件，应控制水分含量在 0.2% 以下。

② 防止自动氧化　自动氧化在油脂酸败中占主导地位，高温会加速不饱和脂肪酸的自动氧化，油脂应尽量低温储藏。阳光、空气对油脂变质有重要影响，光线尤其是紫外线以及紫色、蓝色等光线可加速油脂氧化。长期储油应用密封、隔氧、遮光的容器。Fe、Cu、Mn 等金属离子在整个氧化过程中起着催化剂的作用，加工和储藏过程中应避免接触金属离子。

③ 使用抗氧化剂　任何能防止油脂氧化酸败的物质都可以视为抗氧化剂。抗氧化剂通过清除油脂中的氧或捕获自由基来防止油脂自动氧化，延长其储藏期。常用的有维生素 E、丁基羟基茴香醚（BHA）、二丁基羟基甲苯（BHT）和没食子酸丙酯，但要注意控制用量。

2. 食用油脂污染及天然有害物质

（1）**霉菌毒素**　油料种子被霉菌及其毒素污染后，其毒素可转移到油脂中，最常见的霉菌毒素是黄曲霉毒素。花生最易受黄曲霉毒素污染，其次为棉籽和油菜籽。比较有效的去毒方法是碱炼和吸附。碱炼法耗油较多，操作繁琐且易酸败，用白陶土或活性炭吸附，耗油少且对食用价值无影响。我国规定一般植物油中黄曲霉毒素应不大于 $10\mu g/kg$，花生油应不大于 $20\mu g/kg$。

（2）**多环芳烃**　油脂在生产和使用过程中，可能受到多环芳烃类化合物的污染。其污染来源大致包括三方面：一是油料种子在生长、收获、晾晒过程中受到多环芳烃的污染，如环境中多环芳烃污染严重，使油料种子中多环芳烃含量较高，收获后烟熏晾干，人为地使油料种子中多环芳烃含量增加。二是采用浸出法制油时，浸出法使用的溶剂不符合要求，含有较多的多环芳烃类。如果压榨法使用的润滑油混入，其少量混入就可造成油脂严重污染。三是油脂在使用过程中，因油温过高，而且反复使用，致使油脂在高温下发生热聚合，也可形成多环芳烃类物质。油脂去除多环芳烃的方法可采取一般碱炼、高温脱臭及活性炭吸附，清除率可达 90%，效果比较显著。我国规定食用植物油苯并 [a] 芘不超过 $10\mu g/kg$。

（3）有机溶剂的残留　浸出法制油时，若使用的溶剂不纯或选用的溶剂沸点较高，以及生产过程中蒸发设备和操作技术不良等原因，均可造成溶剂残留过多。油脂中若残留较多的有机溶剂，不但油脂有异味，影响食用价值，而且还含有苯、甲苯、多环芳烃类等有毒有害物质。我国规定浸出油溶剂残留量应不大于 50mg/kg。

（4）天然有害物质

① 棉酚　棉酚是棉籽色素腺体中的有毒物质，包括游离棉酚、棉酚紫、棉酚绿 3 种，在棉籽油加工时可带入油中，长期食用生棉籽油可引起慢性中毒，表现为皮肤灼热、无汗、头晕、心慌、皮肤潮红、气急，还可影响生殖机能。冷榨法生产的棉籽油游离棉酚含量高，不宜直接食用；热榨法的油脂中游离棉酚含量大大降低，一般只有冷榨法的 $1/20 \sim 1/10$。棉酚在碱性溶液中能形成溶于水的钠盐而被除去。我国《棉籽油》（GB/T 1537—2019）规定，成品棉籽油中游离棉酚含量一、二级低于 50mg/kg，三级低于 200mg/kg。

② 芥子苷　芥子普遍存在于十字花科植物，油菜籽中含量较多。芥子苷在植物组织中葡萄糖硫苷酶作用下可水解为硫氰酸酯、异硫氰酸酯和腈。腈的毒性很强，能抑制动物生长或致死；而硫氰化物具有致甲状腺肿作用，主要由于它们可阻断甲状腺对碘的吸收而使甲状腺代偿性肥大，但这些硫化合物大部分为挥发性物质，一般可利用其挥发性加热除去。

③ 芥酸　芥酸是一种二十二碳单不饱和脂肪酸（$C_{22:1}$，$n=9$）。在菜籽油中约占脂肪酸总量的 31%～55%。现在已培育出含芥酸极少的新油菜籽品种，其中的芥酸为油酸所代替。试验证明，大量摄入含芥酸的油脂，动物心肌中脂肪积聚并且大部分为芥酸组成的甘油三酯，最后出现心肌单核细胞浸润导致心肌纤维化。虽然在饲料中芥酸可影响动物生长和导致一些病理变化，但有关对人体毒性作用的报道尚属少见。我国《菜籽油》（GB/T 1536—2021）规定，低芥酸菜籽油的芥酸含量不超过脂肪酸组成的 3%。

二、食用油脂的安全卫生管理

1. 原料的安全卫生

食用油脂的质量好坏与来自动物或植物的原料有着密切关系。因此，对原料质量有一定的卫生要求。动物性的油脂原料应要求来源于健康动物，并无污秽不洁，无其他组织附着，无腐败变质现象，原则上当天原料当天加工。植物性原料要求不得含有有毒杂草籽及异物；不得使用发霉、变质、生虫、出芽或经有毒有害物质处理或接触有毒有害物质的原料；生产食用植物油所用的溶剂必须符合国家有关规定。

2. 工厂设计与设施的安全卫生

食用植物油厂必须建在交通方便，水源充足，无有害气体、烟雾、灰尘、放射性物质及其他扩散性污染源的地区。厂房与设施应根据工艺流程合理布局，并便于卫生管理，便于清扫、消毒。必须结构合理、坚固、完好；经常维修、保养，保持良好状况。必须严格防止鼠、蝇及其他害虫的侵入和隐匿，并应有防烟雾、防灰尘的有效措施。食用与非食用植物油的原料和成品仓库应分别设置，防止交叉污染。

生产（加工）车间必须具有通风、照明设施，车间内地面、墙壁、天花板须平整，门窗须完好、严密，采用不变形的材料制作，必须有防蚊、蝇设施。车间内设备、管道、动力照明线、电缆等必须安装合理，符合有关规定，并便于维修。浸出、炼油、食用油制品车间的地面须稍有坡度，便于清洗。食用油制品车间及包装车间地面铺水磨石、墙根砌白瓷砖或相当的建材；墙角、地角、顶角呈弧形；墙壁、天花板、门窗涂刷无毒的浅色涂料；安装排风扇、抽风机或空调设备；架空构件及其辅助装置必须能防止尘污积聚，便于清洗。浸出车间的设备、管道必须密封良好。油料预处理车间必须安装防尘设施，以保证车间内外粉尘含量符合国家环境保护的规定。生产区与职工生活区应隔开，生产区内不得设职工与家属宿舍。

3. 生产加工过程中的安全卫生

油脂工厂应根据原料的质量、卫生状况，制定相应的工艺技术措施，确保成品达到食用油脂制品有关质量、卫生标准。当更换原料品种或设备使用时间较长时，应将所有输送机、设备、中间容器及管道、地坑中积存的油料或油脂全部清出，防止腐烂的油料重复加工。食用植物油加工车间一般不宜加工非食用植物油，但由于某些原因加工非食用植物油后，还应在加工食用植物油的投料初期抽样检验，符合食用植物油的质量、卫生标准后方能视为食用油；不合格的油脂应作为工业用油。生产过程应防止润滑和矿物油对食用油脂的污染。

4. 成品包装、储藏、运输的安全卫生要求

食用油脂及其制品的包装容器，应采用无毒、耐油的材料制成。包装容器应标明：品名、等级、规格、毛重、净重、生产单位、生产日期等。应按食用油脂的品种、等级分别储存，不得与非食用油脂混储。在露天存放时应有防雨、防晒、防污染措施。储存成品油的专用容器必须定期清理或清洗，如发现油污、水污、异味，必须经认真清洗、消毒、水冲、干燥后才能灌油。运输过程中应有防雨、防晒、防污染措施，不得与有毒、有害物品混运。

三、食用油脂的安全卫生评价

1. 食用植物油

（1）感官指标　具有产品正常的色泽、透明度、气味和滋味，无焦臭、酸败及其他异味。

（2）理化指标　理化指标应符合《食品安全国家标准　植物油》（GB 2716—2018）的规定，见表 11-1。

表 11-1　食用植物油理化指标（GB 2716—2018）

项目	指标			检测方法
	植物原油	食用植物油（包括调和油）	煎炸过程中的食用植物油	
酸价（KOH）/（mg/g）				
米糠油	25			
棕榈（仁）油、玉米油、 　橄榄油、棉籽油、椰子油 ≤	10	3	5	GB 5009.229
其他 ≤	4			
过氧化值/（g/100g）　≤	0.25	0.25	—	GB 5009.227
极性组分/% 　≤	—	—	27	GB 5009.202
溶剂残留量[a]/（mg/kg）　≤		20		GB 5009.262
游离棉酚/（mg/kg）				
棉籽油　≤		200	200	GB 5009.148

注：划有"—"者不做检出。

[a] 压榨油溶剂残留量不得检出（检出值小于 10mg/kg 时，视为未检出）。

2. 食用动物油脂

（1）感官指标　无异味、无酸败味。

（2）理化指标　理化指标应符合《食品安全国家标准　食用动物油脂》（GB 10146—2015）的规定，见表 11-2。

表 11-2　食用动物油脂理化指标（GB 10146—2015）

项目		指标	检测方法
酸价(KOH)/(mg/g)	≤	2.5	GB 5009.229
过氧化值/(g/100g)	≤	0.20	GB 5009.227
丙二醛/(mg/100g)	≤	0.25	GB 5009.181

第五节　冷饮食品的安全卫生及管理

冷饮食品是一类经过加工并直接食用的冷冻饮品和饮料的总称。冷饮食品通常包括冷冻饮品和饮料。冷冻饮品亦称冷食品，是以饮用水、甜味料、乳品、果品、豆品、食用油脂等为主要原料，加入适量的香料、着色剂、乳化剂等食品添加剂经配料、灭菌、凝冻而制成的冷冻固态饮品，包括冰激凌、雪糕、冰棍（棒冰）、冰霜和食用冰等产品。饮料为酒精含量低于 0.5%（质量比）的天然的或人工配制的饮料，又称清凉饮料、无醇饮料。饮料种类很多，我国饮料通则（GB/T 10789—2015）中把饮料分为包装饮用水、果蔬汁类及其饮料、蛋白饮料、碳酸饮料、特殊用途饮料、风味饮料、茶饮料、咖啡饮料、植物饮料、固体饮料及其他类饮料。由于冷饮食品的生产量大，销售面广，而且其原料中又含有多量奶、蛋、糖及淀粉类，故适宜于细菌繁殖。如果在其制造或销售过程中受到污染，就能成为肠道传染病的传播途径之一。

一、冷饮食品的主要安全卫生问题

1. 细菌污染

冷饮食品被细菌污染的环节与途径，主要通过适于细菌繁殖的原料，因此在原料未加热以前污染比较严重，但加热后细菌可骤减。然而在制作过程中，随着操作工序的增多，污染程度又可逐渐增加。细菌可来自空气中杂菌的自然降落、所用的不清洁工具和容器、制作过程不合卫生要求以及工人个人卫生较差和手消毒不够彻底等途径，此外销售过程也是一个极易使产品被污染的环节。

2. 有害化学物质污染

冷饮食品中使用的食品添加剂，如食用色素、食用香料、食用酸、人工甜味剂以及防腐剂等不符合卫生要求，就有可能造成对冷饮食品的污染。含酸较高的冷饮食品有可能从模具或容器上溶出有害重金属，如铅等而污染冷饮食品。

二、冷饮食品原料的安全卫生要求

1. 冷饮食品用水

水是冷饮食品生产中的主要原料，加工冷饮食品用水最好是自来水或深井水，若使用地面水应无污染。原料用水应经沉淀、过滤（砂滤）、消毒，达到国家《生活饮用水卫生标准》（GB 5749—2022）方可使用。此外，饮料用水还必须符合加工工艺的要求，如水的硬度应低于 8 度（以碳酸度计），避免钙、镁等离子与有机酸结合形成沉淀物。人工或天然泉水应按允许开采量开采并避免天然或人为因素的污染。

2. 原辅材料

冷饮食品所用原辅料种类繁多，其质量的优劣直接关系到最终产品的质量，因此冷饮食品生产中所使用的各种原辅料如白砂糖、绵白糖、淀粉糖浆、果葡糖浆、乳及乳制品、蛋及蛋制品、豆类、茶叶和果蔬汁等，必须符合国家相关的卫生标准，不得使用糖蜜或进口粗糖（原糖）、变质乳品、发霉的果汁作为冷饮食品原料。酒精应使用符合蒸馏酒卫生标准的食用级酒精，不得使用工业酒精或医用酒精配制低度酒精饮料。碳酸饮料所使用的二氧化碳，纯度应大于 99%，不应含有 CO、SO_2、NH_3、矿物油等杂质。可乐型碳酸饮料中咖啡因含量不得超过 0.15g/kg。

3. 食品添加剂

冷饮食品使用的食品添加剂种类较多，包括甜味剂、酸味剂、着色剂（天然色素和人工合成色素）、防腐剂、乳化剂、增稠剂和食用香精等。其使用范围和剂量必须符合国家的《食品安全国家标准　食品添加剂使用标准》（GB 2760—2014）的有关规定。

三、冷饮食品生产过程的安全卫生要求

1. 液体饮料

液体饮料的生产工艺因产品不同而有所不同，但一般均有水处理、容器处理、原辅料处理和混料后的均质、杀菌、灌（包）装等工序。液体饮料最易出现质量问题，必须搞好原料、设备、包装容器及车间卫生，同时控制好杀菌工序。

（1）水处理　水是液体饮料的主要成分，其质量好坏直接影响产品的质量和风味。水处理是饮料生产的重要工艺，也是饮料生产卫生的重要技术措施。包括去除悬浮性杂质和溶解性杂质。去除悬浮性杂质常用活性炭吸附和砂滤棒过滤，活性炭可吸附异物、氯离子、三氯甲烷和某些有机物，但不能吸附金属离子，不改变水的硬度；去除溶解性杂质常用的较好的方法有电渗析法和反渗透法。电导率越低说明杂质越少，水的纯度越高。

（2）包装容器　包装容器种类很多，有瓶（玻璃瓶、塑料瓶）、罐（两片罐和三片罐）、盒、袋等形式。包装容器的材料应无毒无害并具有一定的稳定性，耐温、耐酸碱、耐老化。有透气性、强度低的聚乙烯或聚氯乙烯软包装易污染细菌，应限制使用。新包装容器、回收包装容器和一次性包装容器应分类堆放，使用前要消毒、清洗；回收旧瓶要剔除污染严重和不易洗净的并要彻底消毒。

（3）杀菌　杀菌工序是控制原辅材料和终产品微生物污染，延长产品保质期和食用安全的关键。杀菌的方法有很多，应根据生产过程中的危害分析和产品的性状加以选择。

① 巴氏消毒　亦称巴氏杀菌。传统的方法是 63～65℃维持 30min，现在多采用高温巴氏消毒即 72～95℃维持 10～20s，此法可杀灭繁殖型微生物，又不破坏产品的结构和营养成分。

② 加压蒸汽杀菌　适用于非碳酸型饮料，尤其是非发酵型含乳饮料、植物蛋白饮料、果（蔬）汁饮料等，一般蒸汽压为 $1kgf/cm^2$（$1kgf/cm^2=98.0665kPa$），温度为 120℃，持续 20～30min，杀菌后产品可达到商业无菌要求。

③ 超高温瞬间杀菌　即 120～150℃维持 1～3s，可最大限度地减少营养素损失，但所要求的技术和设备条件较高。

④ 紫外线杀菌　紫外线可使繁殖型细菌的蛋白质和核酸变性而起到杀菌作用，适用于原料用水的杀菌。应选择 250～280nm 杀菌峰值波长，水层厚度不超过 2cm，并适当控制水流流速。

⑤ 臭氧杀菌　臭氧是一种强氧化剂和消毒剂，杀菌速率为氯的 30～50 倍，且半衰期短，无残留，因而特别适用于各种瓶装饮用水的杀菌。

（4）灌装　灌装设备、管道、冷却器等要使用食用级不锈钢、塑料、橡胶和玻璃材料，用前要彻底清洗、消毒；管道应无死角、无盲端、无渗漏，便于拆卸清洗；材料应无毒、无异味、耐腐蚀、无吸附性。对无终产品消毒的饮料生产，环境卫生尤其是灌装车间卫生特别重要，要有独立的灌装间；车间要用紫外线或过氧乙酸定期消毒，有条件的企业灌装间最好安装空气净化器，控制菌落总数以每平皿＜30CFU 为宜。

2. 冷冻饮品

冷冻饮品加工过程中的主要卫生问题是微生物污染，由于冷冻饮品原料中的乳、蛋和果品常染有大量微生物，因此原料配制后的杀菌与冷却是产品卫生的关键。一般采用 68～73℃加热 30min 或 85℃加热 15min，能杀灭原辅料中几乎所有的繁殖型细菌，包括致病菌（混合料应该适当提高加热温度或延长加热时间）。杀菌后应迅速冷却，至少要在 4h 内将温度降至 20℃以下，否则就有可能使残留的或外界污染的微生物重新大量繁殖起来。目前冰激凌原料在杀菌后常采用循环水和热交换器进行冷却。冰棍、雪糕普遍采用热料直接灌模，以冰水冷却后立即冷冻成型，这样可以大大提高产品的卫生质量。

冷冻饮品生产过程中所使用设备、管道、模具应保证内壁光滑无痕，便于拆卸和刷洗，其材质应符合国家有关的卫生标准，焊锡纯度应为 99％以上，防止铅对冷饮食品的污染。模具要求完整、无渗漏；在冷水熔冻脱模时，应避免模边、模底上的冷冻液污染冰体。

包装间应有净化措施，班前、班后应采用乳酸或紫外线对空气进行消毒。从事产品包装的操作人员应特别注意个人卫生，包装时手不应直接接触产品，要求以块或支为单位实行小包装，数打或数块应有外包装。产品的包装材料，如纸、盒等接触冷食品的工具容器须经过高压灭菌后方可使用。成品出厂前应做到批批检验。

四、冷饮食品的安全卫生管理

冷饮食品销售量大，涉及人群广，生产和消费多集中在夏秋季，做好冷饮食品卫生管理是预防传染病和食物中毒工作的重要方面。

① 严格执行冷饮食品卫生管理办法的有关规定，实行企业生产经营许可证制度。新企业正式投产前必须获得生产经营许可证后方可生产经营。

② 冷饮食品从业人员，包括销售摊贩每年进行一次健康检查，凡患痢疾、伤寒、病毒性肝炎或病原体携带者、活动型肺结核、化脓性或渗出性皮肤病者均不得直接参与饮食业的生产和销售。同时要建立健全从业人员的培训制度和个人健康档案。

③ 冷饮食品生产企业应远离污染源，周围环境应经常保持清洁。生产工艺和设备布置要合理，原料库和成品库要分开，且设有防蝇、防鼠、防尘设施。生产车间地面、墙壁及天花板应采用防霉、防水、无毒、耐腐蚀、易冲洗消毒的建材，车间内设有不用手开关的洗手设备和洗手用的清洗剂，入口处设有与通道等宽的鞋靴消毒池，门窗应有防蝇、防虫、防尘设施，车间还须安装通风设施，保证空气对流。灌（包）装前后所有的机械设备、管道、盛器和容器等应彻底清洗、消毒。生产过程中所使用的原辅料应符合卫生要求。冷冻饮品企业必须有可容纳三天的专用成品库，以及专有的产品运输车。

④ 冷饮食品企业应有与生产规模和产品品种相适应的质量和卫生检验能力。做到批批检验，确保合格产品出厂。冷冻食品的不合格成品可分情况加工复制，复制后的产品应增加 3 倍采样量复检，若仍不合格应废弃。

⑤ 产品包装要完整严密，做到食品不外露。商品标志应有产品名称、生产厂名、厂址、

生产日期、保存期等标志以便监督检查。

第六节　罐头食品的安全卫生及管理

罐头食品（canned food）是指将加工处理后的食品装入密封容器中，经排气、密封、加热杀菌、冷却等工序达到商业无菌的食品。依据罐头食品的内容物不同，可分为肉类罐头、禽类罐头、水产类罐头、糖水水果类罐头、果汁类罐头、蔬菜类罐头等；依据罐体材料不同可分为金属罐头、玻璃罐头、软罐头等；按罐头酸度不同分为低酸度罐头（pH≥5.0）、中酸度罐头（pH4.6～5.0）、酸性罐头（pH3.7～4.6）、高酸度罐头（pH≤3.7）等。

罐头食品由于易携带，食用方便，不受地区、季节、气候等因素限制，是居家旅游、野外勘探、远洋航海、登山探险的极佳食品。因为罐头是长期储存的食品，而且可以不经烹调直接入口，所以对其卫生情况应有严格要求。

一、罐头食品的主要安全卫生问题

1. 包装材料对内容物的污染

（1）锡、铅的污染　马口铁即镀有纯锡层的低碳钢薄板，利用化学性质不活泼的锡层对钢板起保护作用，但罐壁的锡层仍会受内容物的腐蚀而发生缓慢溶解，称"溶出锡"。大量的溶出锡会引起中毒。番茄酱、酸黄瓜、茄子等少数蔬菜和大部分水果内容物均对罐体有较强的侵蚀力。少量锡虽对人体无明显毒害，但会对内容物性质带来影响：使食品的天然色素变色；果汁罐头的液汁产生白浊、沉淀；发生金属"罐臭"等。为避免上述现象的发生，常在马口铁罐内壁涂上涂料（涂料罐）。铅主要来自镀锡和初焊锡，在镀锡、焊接时要注意原料和焊接工艺的选择。目前为了减少铅污染，三片罐的焊接多采用高频电焊或黏合剂焊接。

（2）封口胶中有害物质的污染　橡胶常使用很多化学配合剂，具有一定毒性，而且可能存在砷、铅、镉等有害元素。尽管罐头底、盖用胶量极少，但要求这种胶必须为食品工业用胶，并且不与产品发生作用。

（3）硫化物的形成　硫化物是指开罐后在内容物与罐壁接触的部位产生的硫化铁（内容物的硫与罐铁作用产生的黑色斑痕）或硫化锡（硫与锡作用形成的紫色色斑）。硫化物的形成又称黑变，大多发生在肉、禽类罐头，也见于鱼蟹、蘑菇、马铃薯等罐头中。黑变由原料不新鲜所致，在介质pH高时容易发生，且受加热温度的影响。所以只有新鲜的原料才适于罐藏。

2. 过量添加硝酸盐和亚硝酸盐的污染

肉类罐头在制作过程中为发色、防止腐败，均不同程度地加入硝酸盐和亚硝酸盐。适量的硝酸盐、亚硝酸盐有防止肉类腐败、抑制肉毒梭菌产毒的作用，但已证明硝酸盐、亚硝酸盐可转化为亚硝胺，后者是一种强致癌物质。故对肉类罐头中硝酸钠和亚硝酸钠的使用必须严格控制。

3. 微生物的污染

成品罐头中的微生物来源于两个方面：一是由原料、设备容器带入后，如果杀菌温度、时间不够（杀菌不彻底），部分耐热的芽孢菌残留在罐内，介质的性质适宜时，这些残留的微生物就可能发育或产毒；另一方面是由于容器密封不严，外界细菌重新侵入，引起腐败变质。

（1）杀菌不彻底造成的微生物污染

① 低酸性食品罐头　在 pH>4.6 的低酸性罐头中残留的芽孢菌，按特征可分为三组：产气而不产 H_2S 的肉毒梭菌；产生平酸败的嗜热脂肪芽孢杆菌；产生 H_2S 致黑的梭状芽孢杆菌。

a. 杀菌不彻底造成的严重后果就是发生肉毒中毒。因其死亡率高、病程长、危害较大，故杀灭肉毒梭菌芽孢是低酸性罐头杀菌最低标准。

b. 平酸菌分解碳水化合物产酸不产气，引起罐头酸败而不胖听。嗜热脂肪芽孢杆菌是引起蔬菜和高淀粉含量制品等低酸性罐头酸败的典型平酸菌。凝结芽孢杆菌是引起酸性食品酸败的典型平酸菌。

c. 除化学因素（硫化铁）形成黑变外，还包含细菌因素。梭状芽孢杆菌能在 121℃ 杀菌条件下残留耐热孢子，孢子在常温下不发育，需经 37~55℃ 培养 10d。此菌能使血清蛋白在不加热的情况下直接分解变黑，有的能同时分解含硫氨基酸产生 H_2S，是一些含血清蛋白的海产罐头变黑或产生 H_2S 的原因。

② 酸性食品罐头　水果、番茄等蔬菜、发酵食品（泡菜、酸菜）等的 pH<4.6，属酸性食品罐头。引起酸性罐头腐败的微生物主要有：a. 嗜热产酸芽孢杆菌，分解糖产气的解糖梭状芽孢杆菌；b. 不形成芽孢的乳酸杆菌属；c. 酵母，耐热性很低，只有在严重杀菌不足的情况下才能引起罐头腐败；d. 霉菌在罐头腐败方面并不重要，但纯黄丝衣霉是一个例外，它比其他霉菌耐热（能耐受 78℃ 30min 或 100℃ 16min），它是引起水果罐头腐败的一个重要因素，破坏果胶、产气。

（2）密封不良造成的微生物污染　罐头密封不良，容易发生漏罐，使一些非芽孢细菌如耐酸菌、酵母菌和霉菌从外界侵入而造成微生物污染。

引起低酸性罐头食品腐败变质的非致病菌有嗜热脂肪芽孢杆菌、嗜热解糖梭菌、致黑脱硫肠状菌、肉毒梭菌、生孢梭菌等。

引起酸性食品腐败变质的非致病菌有凝结芽孢杆菌、巴氏梭菌、乳酸杆菌、明串珠菌、酵母菌和霉菌等。这些腐败菌可引起罐头食品产酸、产气、胀罐、腐败等变化。

二、罐头食品生产的安全卫生

1. 容器的种类及安全卫生要求

罐头容器应为安全无害、密封性能好、具有抗腐蚀性及良好的机械强度，便于加工、运输、储存和销售。

（1）金属罐　主要的材料是镀锡薄钢板（马口铁）、镀铬薄钢板和铝材。

镀锡薄钢板是一种表面镀有锡层的薄钢板，具有良好的耐蚀性、延展性、刚性和加工性能，广泛用于各种罐头的生产中。罐藏用的镀锡薄钢板厚度约为 0.2~0.3mm，锡层厚度约为钢基板的 0.5%，要求所用锡应为含锡量在 99% 以上、含铅 0.04% 以下的纯锡，这层锡的作用是保护钢板免受腐蚀。镀锡薄钢板用来装制带有酸性的番茄酱、果汁等食品或含硫蛋白高的肉、鱼、贝等食品时，易产生腐蚀现象，导致质量问题。在镀锡薄钢板与食品接触面涂一层有机涂料（涂料铁），经烘烤干燥后用来装制食品，可以避免上述问题的发生。可作罐头涂料的有机材料品种很多，常用的有环氧酚醛、酚醛树脂、环氧酯化树脂、乙烯树脂等。加工后形成的涂膜应符合卫生要求，涂膜致密、遮盖性好，具有良好的耐腐蚀性，并且无毒、无害、无味。罐头涂料按作用分为抗酸涂料、抗硫涂料、防粘涂料、冲拔罐涂料等。根据需要还可以采取二次涂印法，以保证涂膜的均匀致密和完整性。

镀铬薄钢板是表面镀有金属铬层和水合氧化铬层的薄钢板，主要用于罐头底盖和皇冠盖，具有与镀锡薄钢板相似的耐腐蚀性，易加工成型，机械强度及涂膜的附着力也较好。

铝材为合金铝，质量轻、不生锈、有一定的耐腐蚀性及良好的延展性，可用于制造小型冲底罐和易拉罐。从卫生学上看，铝材作为食品容器的材料有较好的特性，特别是罐内涂膜后，耐腐蚀性增强，没有溶锡和生锈问题，铝导热率高，易加热。

金属罐按加工工艺有三片罐和两片罐（冲拔罐或易拉罐）之分。分别制成罐身和罐底，然后将罐身和罐底密封成空罐，装入食品后再加罐盖密封，俗称三片罐。为了减少铅污染，三片罐的焊接应采用高频电焊或黏合剂焊接，焊缝应光滑均匀，不能外露，黏合剂须无毒无害。金属材料经模具挤压拉伸而成形，罐身和罐底连成一体，没有接缝，装入食品后加盖密封，俗称为两片罐。制盖所使用的密封填料除应具有良好的密封性能和热稳定性外，还应对人体无毒无害，符合食品卫生要求。

（2）**玻璃罐**　特点是透明、无毒、无臭、无味，化学性质稳定，具有良好的耐腐蚀性，能保持食品的原有风味，无有害金属污染。但也存在机械性能差、易破碎、透光、保存期短、运输困难，且费用高等缺陷。玻璃瓶顶盖部分的密封面、垫圈等材料应为食品工业专用材料。

（3）**软罐头**　塑料复合膜是软罐头的包装材料，这种塑料复合膜由聚酯、铝箔和聚烯烃三种不同材质的薄膜黏合而成。内层聚烯烃直接接触食品，具有良好的耐热性和安全性，无毒、无异味；中层为铝箔，起避光和防透气、防透水的密闭作用；外层的聚酯具有耐高温和加固的作用。各层之间由耐热性好的黏合剂黏合，目前普遍采用聚氨酯型黏合剂黏合。该黏合剂中含有甲苯、二异氰酸酯（TDI），其水解产物 2,4-二氨基甲苯（TDA）具有致癌性，因此必须加强对其检测，要求每平方英寸（$1in^2 = 6.4516 \times 10^{-4} m^2$）面积复合膜溶出量不得大于 $0.05\mu g$。软罐头一般为扁平状，传热效果好，杀菌时间比铁罐头显著缩短。但因包装材料较柔软，易受外力影响而损坏，特别是锋利物体易刺破袋体，因此在加工、储存、运输以及销售等过程中要加以注意。

2. 原料的安全卫生

罐头食品的原料主要包括蔬菜水果类、肉禽类、水产类等；辅料有调味品（糖、醋、盐、酱油等）、食用香料（葱、姜、胡椒等）和食品添加剂（护色剂、防腐剂、食用色素、抗氧化剂等）等。原料的好坏决定了罐头的质量，因此，罐头原料必须为新鲜清洁、无腐烂、无霉变、无异味的优质原材料。各种原料在装罐前，根据罐头种类不同，须经过不同的处理。

蔬果类要进行筛选、洗涤、去皮、修整、漂烫及抽真空处理。通过筛选和洗涤，可以剔除腐烂变质部分和除去果蔬表面的泥砂、尘土及部分微生物；去皮也可除去可能残留于皮上的化学毒物和微生物；漂烫的目的是破坏酶活性、杀死部分附着于原料上的微生物，同时具有脱除水分、稳定色泽、改善食品风味、软化组织、缩小体积、便于携带的作用；抽真空处理可以排除原料组织中的空气，以减少对罐壁的腐蚀和果蔬变色，还可使终产品具有较高的真空度。

畜禽肉类必须经严格检疫，不得使用病畜禽肉和变质肉作为原料。原料应严格修整，去除毛污、血污、淋巴结、粗大血管和伤肉。水产品原料挥发性盐基氮应在 15mg/kg 以下。使用冷冻原料时应缓慢解冻，以保持原料的新鲜度，避免营养成分的流失。

罐头生产除了主要原料外，还需加入香料、调味品和食品添加剂等辅料。生产过程中所用各种辅料均应符合食品卫生要求。生产用水和制冰用水必须符合 GB 5749—2022《生活饮用水卫生标准》的规定。如果水中硝酸盐含量高，可促使罐皮镀锡中锡的溶出。因为硝酸根离子可与锡作用，还原为亚硝酸根离子，使金属锡被氧化为 Sn^{2+} 或 Sn^{4+}。因此，我国《生活饮用水卫生标准》（GB 5749—2022）要求水中硝酸盐含量（以 N 计）在 10mg/L 以下。

3. 加工过程的安全卫生

装罐、排气、密封、杀菌、冷却是罐头生产中的关键环节，直接影响罐头食品的品质和卫生质量。

（1）**装罐**　经预处理的原料或半成品应迅速装罐，以减少微生物污染和繁殖的机会。灌装固体物料时需留出 7～10mm 的顶隙（指食品表面与罐盖间的距离），以免在杀菌或冷却过程中出现鼓盖、胀裂或罐体凹陷。装罐后应立即排气，以使罐内形成部分真空和缺氧条件，减少杀菌时罐内产生的压力，防止罐头变形损坏。此外，在缺氧条件下，可抑制细菌芽孢的生长和发育。真空缺氧还可减缓罐皮的腐蚀作用和防止食品氧化，特别是高脂肪食品的酸败以及营养素的损失，还可减少色、香、味的改变。

（2）**排气**　装罐后应立即排气。常用的排气方法有热力排气、真空排气和喷蒸汽封罐等三种。热力排气是借助水和蒸汽的加热作用达到排气目的，适用于汤浇汁和半液体食品，如蔬菜、水果等罐头，排气温度不宜过高，蔬菜、水果罐头应控制在 60～75℃，肉类在 80～90℃以上；真空排气是利用高速真空封罐机，将除空气与封罐同时进行，多用于肉、鱼等固体食品罐头和受热时间不宜过长的食品（容易软烂的水果罐头等）；喷蒸汽封罐是在封罐时向罐头顶隙内喷射蒸汽，将空气驱走后封罐，一般仅限于氧溶解量和吸收量很低的某些罐头。

（3）**密封**　密封是罐头生产中十分重要的一个环节。罐头经密封后，使内容物与外界完全隔绝，不会被外界微生物污染而便于长期保存。密封后应严格检验，及时剔除漏气的不合格产品。

（4）**灭菌**　罐头食品的杀菌也称商业杀菌，即加热到一定程度后，杀灭罐内存留的绝大部分微生物（包括腐败菌、致病菌、产毒菌等）并破坏食品酶类，以达到长期储存的目的。罐头杀菌一般以杀死 A、B 型肉毒梭菌为基本要求，它们是杀菌程度是否适宜的指示菌。罐头杀菌工艺如能达到抑制肉毒梭菌的效果，则其他的腐败菌和致病菌大多数都会被抑制。

罐头杀菌工艺条件主要由温度、时间等因素组成，常用杀菌公式为：

$$\frac{T_1 - T_2 - T_3}{t}$$

式中，t 表示杀菌温度；T_1 表示加热升温升压时间，min；T_2 表示保持恒温的时间，min；T_3 表示杀菌锅降温降压时间，min。

罐头杀菌因食物的种类、罐内容物、pH 值、热传导性能、微生物污染程度、杀菌前初温和罐型大小等不同，其杀菌的温度和杀菌公式也不同，如肉类罐头的杀菌公式为：

$$\frac{15min - 60min - 20min}{120℃}$$

而蔬菜罐头的杀菌公式为：

$$\frac{10min - 30min - 10min}{116℃}$$

罐头的杀菌常采用常压水杀菌、加压蒸汽杀菌和加压水杀菌。水果类罐头为保持色、形、味，多采用常压水杀菌；加压蒸汽杀菌温度可达 100℃以上，适用于畜肉类和禽肉类罐头；加压水杀菌则适用于水产、肉类的玻璃罐头以及铝罐等。

（5）**冷却**　罐头经杀菌完毕后应迅速冷却，以免罐内食品仍在较高温度下持续加热，影响食品的色泽、风味和组织性状；继续受热会加速酸性食品对罐内壁的腐蚀作用；在高温（50～57℃）阶段停留时间长，还会促进嗜热菌（如平酸菌）繁殖。因此，杀菌后应使罐中心温度短时间内迅速降至 40℃左右，然后自然冷却，使罐头表面水分蒸发，防止生锈和有害微生物污染。常用的冷却方式有喷淋冷却和浸渍冷却，冷却用水应符合生活饮用水标准。

4. 出厂前的安全卫生学检验

应按照国家规定的检验方法（标准）抽样，进行感官、理化和微生物等方面的检验。凡不符合标准的产品一律不得出厂。

（1）**外观检查**　外观检查主要包括容器有无缺口、折裂、碰伤以及有无锈蚀、穿孔、泄漏和胀罐等情况。

（2）**真空度检查**　此为多年来用于鉴别罐头质量的一种简单而行之有效的方法，检查时用特制的棒敲击罐盖和罐底，可以从发出的声音以及传给手上的感觉来鉴别罐头真空度。一般来说坚实清脆的叮叮声是好的，浑浊的扑扑声是差的。产生浊音的原因较多，可能是罐头排气不充分或罐内食物填充较满造成真空度不高；还可能是罐头排气后没有及时封口，罐内温度降低以及真空封罐机调节不当；另外，由于罐头漏气或慢性泄漏，以及罐内因细菌作用或化学作用产生气体等原因，也可以使罐头失去真空度而产生浊音。发现浊音罐应结合其他各种检查情况决定如何处理。真空度的检查在罐头品质控制上至关重要，随着科技水平的不断提高，现已使用了罐头真空计、真空光电检测器、真空声波检测器等。

（3）**保温试验**　保温试验是检查成品杀菌效果的重要手段，肉、禽、水产品罐头应在 37℃±2℃下保温 7d；水果罐头应在不低于 20℃温度下放置 7d。含糖 50％以上的品种，如果酱、糖浆水果罐头类，干制品罐头类可不做保温。

在罐头生产过程中，由于包装材料和结构上的缺陷、排气不充分、封闭不严、杀菌不彻底等原因，可能会出现胀听、漏听等现象，发现后均应剔除。

① 胀听　罐头的一端或两端向外凸出，叩击检查为鼓音称为胀听。根据胀听发生的原因分为物理性胀听、化学性胀听和生物性胀听（表 11-3）。

表 11-3　胀听的检测及处理

类别	原因	鉴别方法			
		叩击	保温试验	穿洞	处理
物理性胀听	内容物过多、真空度过低、排气不充分、低温冻结	实音	胀听消失	无气体逸出	可食用
化学性胀听	受酸性内容物腐蚀	鼓音	胀听不变	有气体逸出、无腐败味	条件可食或禁止食用
生物性胀听	微生物作用产气	鼓音	胀听增大	有气体逸出、有腐败味	禁止食用

注：摘自《营养医学与食品卫生学》，肖荣。

② 漏听　罐头漏听可使其内容物变质，漏听罐头应销毁。检查方法是将罐头擦拭干净后，放入 80℃温水中浸泡 1～2min，如有气泡出现，则说明有漏听。

（4）**理化检验**　包括重金属、亚硝酸盐、防腐剂、酸度等。

（5）**微生物检验**　主要是细菌总数、大肠菌群、致病菌等。一般食品罐头应该达到商业无菌的要求。平酸腐败是罐头食品常见的一种腐败变质，表现为罐头内容物酸度增加而外观完全正常。此种腐败变质由可分解碳水化合物产酸不产气的平酸菌引起。平酸腐败的罐头应销毁，禁止食用。

三、罐头食品的安全卫生管理

为了加强对罐头食品的卫生管理，我国于 1988 年颁布了《罐头厂卫生规范》（现行标准为 GB 8950—2016《食品安全国家标准　罐头食品生产卫生规范》），其中包括了对生产原料的采购、运输、储藏的卫生要求，工厂设计与设施的卫生，工厂的卫生管理，个人卫生与健康要求，罐头加工过程中的卫生，质量记录，成品储藏、运输的卫生及产品出厂前卫生与质量检验管理等。并相继颁布了《食品罐头内壁成膜涂料卫生标准》（现行标准为 GB 4806.10—2016《食品安全国家标准　食品接触用涂料及涂层》）、《水基改性环氧易拉罐内壁涂料卫生标准》（现行标准为 GB 4806.10—2016《食品安全国家标准　食品接触用涂料及涂层》）、《食品罐头内壁环氧酚醛涂料卫生标准》（现行标准为 GB 4806.10—2016《食品安全国家标准　食品接触用涂料及涂层》）以及果蔬类、蘑菇、鱼、肉类、番茄酱罐头等的卫生标准，为卫生行政部门的监督监测以及罐头生产企业的自身管理提供了依据。

1. 工厂设计与设施安全卫生

按照我国罐头厂卫生规范的要求，罐头厂应建在交通方便、水源充足、环境卫生、空气新鲜的场所。厂址选择应避开有污染的工业区；厂区内要设立专门的废料堆放场地，与生产车间离开相当距离，避免污染；厂区内应绿化，主要道路便于冲洗，不易起尘；厂区排水通畅，无积水。

生产车间的地面要求便于冲洗，防水、防滑。墙裙砌 2m 以上浅色瓷砖或相当的材料。墙角、地角呈圆弧形便于清洗。车间有良好的通风和排水系统，有防蝇、防虫、防鼠设施。在车间进口处的适当位置要有洗手设置和鞋靴消毒池。

2. 生产加工安全卫生

罐头食品生产企业必须严格执行食品生产卫生规范以保证食品卫生质量。加工车间所有接触食品的设备、器具、容器等必须采用无毒、无异味、耐腐蚀、易清洗的材料制作并应经常清洗，必要时进行消毒。

3. 包装、储藏、运输安全卫生

包装是罐头生产中的最后一道工序。成品罐头应贴好标签，标签应标明食品名称、配料表、净含量及固形物含量、生产厂家的名称和地址、生产日期、保质期、储藏指南、质量等级、产品标准号及特殊标注。

罐头应在适宜的温度下储藏。仓库温度是影响罐头食品质量的一个重要因素。在一定温度范围内，温度越低，质量变化越小。但储藏温度亦不能过低，如果低到冻结状态时，也会影响罐头质量。控制空气中水汽在罐头表面的凝结，在罐头储藏中是十分重要的，罐头表面水汽凝结主要是温度与湿度在一定条件下共同作用的结果。因此，对仓库温度和湿度的控制是解决这个问题的关键所在。一般认为仓库温度应与罐头温度平衡，或罐温稍高于气温，在露点温度以上。

运输罐头食品的交通工具必须清洁干燥，符合卫生要求；运输中温度应控制在 0～38℃之间，避免温度骤然升降；搬运一般不得在雨天进行；运输过程中，不得接触和靠近潮湿、有腐蚀性的货物，不得与有毒有害货物混放。装运作业要避免强烈震荡、撞击，防止损坏罐头食品。

第七节　酒类的安全卫生及管理

酒类的生产与消费至少已有数千年的历史，已成为人们日常生活不可缺少的饮料，饮酒成为一些国家和地区独特的饮食文化。我国有悠久的酿酒历史，在一些地区是传统的生活必需品和嗜好品。

酒类的主要成分为乙醇，能提供一定的能量，促进血液循环。葡萄酒及其他果酒富含维生素、矿物质、有机酸及其他保健因子，对人体有一定的营养和保健作用，适量饮酒对人体有益。酒的生产经历一系列复杂的生物化学和物理化学过程，原料、菌种、生产工艺及设备、环境等多种因素影响酒的质量，往往会带入或产生一些有毒有害物质，可引起饮用者的急性或慢性中毒，酒的卫生质量直接影响饮用者的身体健康。

酒类按生产工艺大致分为三类：蒸馏酒、发酵酒和配制酒。

一、蒸馏酒的安全卫生问题

蒸馏酒以粮食、薯类和糖蜜为主要原料，在固态或液态下经糊化、糖化、发酵和蒸馏而成，酒精含量较高，一般在40%～60%之间，是一种烈性酒。其主要成分是乙醇，但在生产过程中也可产生多种少量或微量有害产物，如甲醇、杂醇油、醛类和氰化物等。

1. 甲醇

酒中的甲醇来自制酒原辅料（薯干、马铃薯、水果、糠麸等）中的果胶。在原料的蒸煮过程中，果胶中半乳糖醛酸甲酯分子中的甲氧基分解生成甲醇。黑曲霉中果胶酶活性较高，以黑曲霉作糖化发酵剂时酒中的甲醇含量常常较高。此外，糖化发酵温度过高、时间过长也会使甲醇含量增加。

甲醇在体内分解缓慢并有蓄积作用，对机体组织细胞有直接毒害作用。主要侵害视神经，导致视网膜受损、视神经萎缩、视力减退和双目失明。甲醇中毒的个体差异很大，一次摄入5mL可致严重中毒，40%甲醇10mL可致失明，40%甲醇30mL为人的最小致死剂量。长期少量摄入可导致慢性中毒，除头痛、头晕、消化功能紊乱外，特征性临床表现为视野缩小及不能矫正的视力减退。

2. 杂醇油

杂醇油是在制酒过程中由蛋白质、氨基酸和糖类分解而成的有强烈气味的高级醇类。包括丙醇、异丁醇、异戊醇等，以异戊醇为主。它们是组成酒的芳香气味的成分，但它们的毒性及麻醉力比乙醇强，易使中枢神经系统充血。醇类的毒性随着分子量的增大而加剧，杂醇油以异丁醇和异戊醇的毒性为主。杂醇油在体内氧化速度比乙醇慢，且在机体内时间较长，因此饮入含杂醇油高的酒易头痛及大醉。

3. 醛类

酒中醛类主要来自糠麸和谷壳等原料，是相应醇类的氧化产物，包括甲醛、乙醛、糠醛和丁醛等。醛类毒性大于相应的醇类，其中毒性较大的是甲醛，属于细胞原浆毒，可使蛋白质变性和酶失活。其浓度在30mg/100mL时即可产生黏膜刺激症状，出现灼烧感和呕吐等，10g甲醛可使人致死。由于醛类可利用蒸馏时的低温排醛过程大部分去除，因此我国关于蒸馏酒卫生标准中对醛类未作限量规定。

4. 氰化物

以木薯或果核为原料制酒时原料中的氰苷经水解后产生氢氰酸，由于氢氰酸分子量低，具有挥发性，因此能够随水蒸气一起进入酒中。氰化物有剧毒，人口服50～100mg几乎可立即呼吸停止，造成猝死。

5. 铅

酒中铅的来源主要是蒸馏器、冷凝导管和储酒容器中含有的铅。蒸馏酒在发酵过程中可产生少量的有机酸（如丙酸、丁酸、酒石酸和乳酸等），含有机酸的高温酒蒸气可使蒸馏器和冷凝管壁中的铅溶出。总酸含量高的酒，铅含量往往也高。铅在人体内的蓄积性很强，长期饮用含铅量高的酒可导致慢性中毒。现普遍认为铅与认知和行为异常有关，并提出铅可能是一种潜在致癌物。

6. 锰

高锰酸钾是氧化剂，可以去除酒中的醛类、不良气味和其他还原性物质。因此用高锰酸钾处理铁浑浊的白酒或甲醛含量高的酒时，如高锰酸钾的用量及作用条件掌握不当，又未经过重蒸馏，可使酒中残留较高的锰。一般对用高锰酸钾处理的酒，应经过重蒸，以确保产品质量。尽管锰属于人体必需的微量元素，但因其安全范围窄，长期过量摄入仍有可能引起慢性中毒。

二、发酵酒的安全卫生问题

发酵酒指原料经糖化和发酵后不再蒸馏而制成的酒类，乙醇含量较低，一般在 20 度以下，由于原料和具体工艺的不同，可分为果酒、啤酒和黄酒。果酒主要以水果为原料，经发酵酿造而成，具有水果的风味和色泽，常见的有葡萄酒；啤酒以大麦芽为主要原料，加入啤酒花，接种啤酒酵母，再经后发酵产生大量二氧化碳而成，成品为生啤酒（或称鲜啤酒），装瓶巴氏消毒后即为熟啤酒；黄酒以大米、玉米等粮食为原料，经蒸煮，加麦曲、酒药、酒母，糖化发酵而成。

1. N-二甲基亚硝胺

酒类中的亚硝胺主要存在于啤酒中。作为啤酒生产主要原料的大麦芽，如果在制麦过程中，采用直火烘干，就会使含酪氨酸的大麦碱被烟气中的气态氮氧化物（NO 和 NO_2）亚硝基化而形成二甲基亚硝胺。由于二甲基亚硝胺属强致癌物，因此应避免用直火烘干大麦芽，以减少二甲基亚硝胺的产生。

2. 黄曲霉毒素

啤酒、果酒和黄酒是发酵后不经蒸馏的酒类，如果原料受到黄曲霉毒素和其他非挥发性有毒物质的污染，这些有毒物质将全部保留在酒体中。因此，酿造发酵酒的原料必须良好，不得使用霉变、腐烂的原料，以防霉菌毒素的污染。

3. 发酵酒的微生物污染

发酵酒酒精度低，特别是生啤酒仅在煮麦芽汁时有一次消毒过程，此后则不再经其他杀菌过程，微生物污染和繁殖的机会较多。因此，为保证啤酒的质量，首先应有足够的发酵期，其次是严格执行有关的卫生要求，注意灌装设备、管道及酒瓶的清洗和消毒等。一般认为，随着发酵时间的延长和酒精度的增高，细菌数量可大大减少。

4. 二氧化硫残留

在果酒生产中，为净化发酵体系、延长储存期及保持酒质常加入适量的二氧化硫，以起到杀菌、澄清、增酸和护色的作用。加入的二氧化硫一般在发酵过程中会自动消失，若使用量不当或发酵时间短，就会造成二氧化硫残留。

三、配制酒的安全卫生问题

配制酒是用发酵酒或蒸馏酒作为酒基，添加允许使用的香精、色素、食用糖、水果汁配制而成；还有以食用酒精浸泡中草药或野生动植物所制的配制酒。配制酒所使用的原辅材料必须符合相关的卫生要求，特别是香精、色素应符合我国《食品添加剂使用标准》的规定。酒基必须符合我国《食品安全国家标准 蒸馏酒及其配制酒》（GB 2757—2012）或《食品安全国家标准 发酵酒及其配制酒》（GB 2758—2012），不得使用工业酒精和医用酒精作为配制酒的原料。另外，不得滥用中药。

四、酒类的安全卫生管理

为了规范对酒类的安全卫生管理，应按照《食品安全国家标准 蒸馏酒及其配制酒》（GB 2757—2012）和《食品安全国家标准 发酵酒及其配制酒》（GB 2758—2012）具体的规定和要求执行。

1. 原料

酿酒用原粮必须符合国家的粮食的安全卫生标准或有关规定，不得使用霉烂变质或含有毒、有害物及被有毒、有害物污染的原料；水果应新鲜成熟。用于酒类生产的添加剂应符合GB 2760—2014《食品添加剂使用标准》。生产用水符合 GB 5749《生活饮用水卫生标准》。使用酒精为原料时，应符合《食用酒精质量要求》（GB/T 10343—2023）要求。制曲的菌种必须经卫生部门鉴定，并应定期检查，保证菌种优良健壮。

2. 生产加工

培菌室、曲种室、制曲车间、酒母间及所使用的一切设备、器具等必须定期冲洗消毒；培养器皿、容器、培养基在使用前，必须严格消毒灭菌，以保证接种操作在无菌条件下进行；制曲、酵母工艺须严格控制培养微生物所需要的温度及湿度。蒸馏设备、管道及储酒容器应尽量采用无锡材料，若采用镀锡材料，锡纯度要高。固态法制酒必须严格掐头去尾、量质摘酒，以降低甲醇和杂醇油含量；液态法制酒采用甲醇分馏塔或精馏可以有效降低甲醇含量。做好厂区、车间、酒窖的清洁卫生，发酵酒所用设备、容器和管道及时清洗消毒，生产使用的消毒剂、添加剂必须符合安全卫生标准。

3. 包装、储存

盛放酒类的容器材料必须符合食品安全法的有关规定，抗腐蚀、能严格密封。灌装前容器必须彻底清洗、消毒。灌装后应及时压盖，保证密封良好。成品应在干燥、通风良好的库房内储存，在正常储存期内不得变质。

第八节　调味品的安全卫生及管理

调味品是指能调节食品的色、香、味等感官性状的食品。广义上讲，包括咸味剂、甜味剂、酸味剂、鲜味剂和辛香剂及由多种调味原料配合而成的复合调味品等。常用的调味品有酱油、酱、食醋、味精和食盐等。

一、酱油类调味品的安全卫生及管理

酱油是以含蛋白质较丰富的植物性食物（大豆或豆粕）或动物性食物（鱼、虾、蟹等）为原料，经蒸煮、接种曲霉菌种，发酵酿造，再过滤，添加适量的食盐和色素勾兑而成。酱油种类繁多，风味各异，但都是以鲜、咸为其主要特点。其鲜味是由于微生物的酶类分解蛋白质，生成一些低分子含氮浸出物（如氨基酸、核苷酸等），此类物质具有特殊风味和鲜味，品种越好的酱和酱油中，其含量越高。以大豆为原料生产的称为酱油或酱；以虾、蟹为原料制成的分别称为虾油、虾酱和蟹油、蟹酱。

1. 酱油的种类

（1）**酱油类** 酱油按生产工艺分为发酵酱油和化学酱油，发酵酱油又有天然发酵和人工发酵两种。发酵酱油是以大豆或豆粕为原料，经清洗浸泡、蒸煮后，以传统固定的工艺制曲发酵配制，经压榨或淋油，再添加食盐、色素调味而成；人工发酵与天然发酵的不同之处在于在发酵时接种专用曲霉，有控制地进行发酵酿制。化学酱油是以盐酸水解大豆蛋白质，经抽滤，添加食盐、色素勾兑调味而成。

（2）水产类调味品　以小虾、小蟹、小鱼为原料经腌制、发酵、抽滤、提炼加工制成的鲜咸味调味品，分别称为虾酱或虾油、蟹酱或蟹油以及鱼露；以鲜牡蛎为原料，经温水浸泡、抽提、煮制提炼而制成蚝油。

（3）酱类　以大豆或豆粕、面粉等为原料，经蒸煮、制曲、制成酱坯，再加盐水天然发酵，利用微生物酶分解蛋白质制成黄豆酱、面酱、豆瓣酱等。

2. 酱油的安全卫生及管理

酱油常作烹调或餐桌佐餐，因此，食品卫生监督机构应根据中华人民共和国国家标准《食品安全国家标准　酱油生产卫生规范》（GB 8953—2018），对生产经营者进行经常性的卫生监督，以保证食用者安全。

（1）原料　用于酱油类调味品生产的植物原料应无霉变、无杂质、无虫蛀，大豆、脱脂大豆、小麦、麸皮等原料必须符合《食品安全国家标准　粮食》（GB 2715—2016）的规定。生产用水应符合《生活饮用水卫生标准》。用于生产水产调味品的原料如鱼、虾、蟹等应新鲜而不应腐败变质。

人工发酵酱油所用菌种应选用蛋白酶活力强、不产毒、不变异的优良菌种，防止杂菌污染，菌种应由专门机构引进并定期鉴定，一旦发现变异或污染应立即停止使用。使用新菌种前应按《新食品原料安全性审查管理办法》进行审批后方可使用。

（2）食品添加剂　酱油生产中使用的防腐剂和色素必须符合《食品安全国家标准　食品添加剂使用标准》（GB 2760—2014）。焦糖色素是构成酱色的主要物质，传统的制作方法是食糖经加热聚合生成，因此是安全的。如果生产焦糖色素时加入铵盐（硫酸铵）作为催化剂以加速反应，则不可避免地产生 4-甲基咪唑，这是一种可引起人和动物惊厥的物质，因此，严格禁止使用加铵法生产的焦糖色素。酱色无营养价值，又掩盖了产品质量，故最好不用酱色，欧盟限制第三类焦糖色素中 4-甲基咪唑含量小于 200mg/kg（以颜色当量计），第四类焦糖色素中 4-甲基咪唑含量小于 250mg/kg（以颜色当量计）。美国食品用化学法典（FCC V-2004）规定，焦糖色中 4-甲基咪唑含量不超过 0.025%（即 250mg/kg）。

调味品中允许使用的防腐剂有苯甲酸、山梨酸及其盐类，最大用量为 1g/kg。以化学法生产的酱油主要卫生问题是关于使用的盐酸，严格禁止使用工业盐酸。工业盐酸中含有大量的砷、铅、汞等有害物质。因此，我国规定酱油中砷（以 As 计）≤0.5mg/L，铅（以 Pb 计）≤1mg/L。

（3）防腐与消毒　酱油类常作为烹调的佐料或直接用于生食，微生物污染直接关系到人体健康。微生物污染的酱油，含氮物质被分解，糖被发酵成有机酸，使产品质量下降，甚至失去食用价值；在细菌污染的同时可能引起相应的肠道传染病或食物中毒。因此，在酱油生产过程中的消毒和灭菌极为重要。酱油消毒可采用高温巴氏消毒法（85～90℃瞬间）；所有管道、设备、用具、容器等都应严格按规定定期进行洗刷和消毒。提倡不使用回收瓶而使用一次性独立小包装。适当的食盐浓度可抑制微生物、寄生虫的生长繁殖。

二、食醋的安全卫生及管理

1. 食醋的种类

食醋是酸性调味品，是以粮食（高粱、大米、薯干、谷糠等）为原料，经蒸煮冷却后，接种麦曲、麸曲等菌种为糖化剂，经淀粉糖化、酒精发酵后，再利用醋酸杆菌进行有氧发酵而成。按生产工艺不同可分为陈醋、熏醋、米醋、水果醋等。

普通米醋是指以大米为原料，谷糠为辅料，经微生物发酵而成。醋醅加火熏烤两周后淋醋即制成熏醋。普通米醋陈酿一年为陈醋。不同的食醋具有不同的芳香和风味，其芳香气味主要是由发酵过程中形成的醋酸乙酯和有机酸共同作用所致。人工合成醋是未经发酵而直接用冰醋酸配制或勾兑的醋，除不含有芳香味道之外，还可能含有对人体有害的物质，我国禁止生产和销售此类醋。

2. 食醋的安全卫生及管理

食醋生产的卫生及管理按《食品安全国家标准　食醋生产卫生规范》（GB 8954—2016）执行。成品须符合规定方可出厂销售。

（1）**原料卫生**　生产食醋的粮食类原料须干燥、无杂质、无污染、无霉变，各项指标均应符合《食品安全国家标准　粮食》的规定。生产用水需符合《生活饮用水卫生标准》。

食醋生产过程中允许使用某些食品添加剂，如为了抑制耐酸的霉菌在醋中生长并形成霉膜，以及为防止生产过程中污染醋虱、醋鳗等需要添加防腐剂。添加剂的使用剂量和范围应严格执行 GB 2760—2014《食品添加剂使用标准》。

（2）**菌种管理**　发酵菌种必须选择蛋白酶活力强、不产毒、不易变异的优良菌种，并对发酵菌种进行定期筛选、纯化及鉴定。种曲要储藏于通风、干燥、低温清洁的房间，防止霉变。

（3）**容器、包装卫生**　食醋具有一定的腐蚀性，不应用金属容器或不耐酸的塑料包装储存，以免溶出有害物质而污染食醋。盛装食醋的容器必须是无毒、耐腐蚀、易清洗、结构坚固，具有防雨、防污染措施，并经常保持清洁、干燥。灌装前包装容器应彻底清洗消毒，灌装后封口要严密，不得漏液，防止二次污染。

三、食盐的安全卫生及管理

食盐是以氯化钠为主要成分，以海盐、地下矿盐或以天然卤水制得的盐，不包括由其他资源生产的盐，特别是化学工业的副产品除外，除含氯化钠外，同时含有少量水分和杂质及铁、磷、碘等元素。

1. 食盐的来源

食盐按来源不同可分为海盐、湖盐、井盐和矿盐。

（1）**海盐**　海盐是我国食盐中产量最多的盐，占食盐总产量的 $75\%\sim80\%$。根据加工方法不同，分为原盐、洗粉盐及精盐。原盐是海水经日晒蒸发结晶析出，其颗粒粗大。洗粉盐是将原盐用饱和盐水冲洗、粉碎、甩干而成。精盐是将原盐溶解，经沉淀去杂质、过滤、蒸发再结晶而成。

（2）**湖盐**　在内蒙古、甘肃、陕西、青海、新疆、宁夏等地区的居民以湖盐为主要食用盐。

（3）**井盐、矿盐**　井盐以含盐卤水直接制成；矿盐是从矿石中获得卤原，再经脱硝、蒸发、脱水、干燥而成。

2. 食盐的安全卫生管理

我国矿盐中硫酸钠含量较高，使食盐具苦涩味道，并影响食物的消化吸收，应经脱硝法去除；矿盐、井盐含有可溶性钡盐，一次大量摄入可引起急性中毒死亡，长期少量摄入可引起慢性中毒，临床表现为全身麻木刺痛、四肢乏力，严重时可出现迟缓性瘫痪。另外有些地区的矿盐、井盐中含氟较多。食盐的固结问题一直困扰着食盐的生产、储运，也给使用造成了极大的不便，抗结剂的使用为解决这一难题提供了有效措施。我国一直沿用亚铁氰化钾作为抗结剂，该物质由于氰根与铁牢固结合，因此被认为是低毒的，我国规定其最大使用量为 $0.01g/kg$。

由于食盐的稳定性及摄入量恒定，被认为是安全而有效的营养素强化载体。我国营养强化食盐除了全民推广的碘盐外，尚有铁、锌、钙、硒、核黄素等强化盐。营养强化盐的卫生管理应严格依据《调味品卫生管理办法》及《食品安全国家标准　食品营养强化剂使用标准》（GB 14880—2012）执行。

第九节　转基因食品的安全卫生及管理

一、转基因食品的概述

基因工程（gene engineering）指利用 DNA 体外重组或 PCR 扩增技术，从某种生物基因组中分离出目标基因，或通过人工合成的方法获取，然后经过一系列切割、加工修饰、连接反应形成重组 DNA 分子，再将其转入适当的受体细胞，以期获得基因表达的过程。这种工程所使用的分子生物技术通常称为转基因技术。

转基因生物（genetically modified organism，GMO），又称遗传修饰生物体，一般是指利用转基因技术将一种生物的基因转入到另一生物体内，从而使接受外来基因的生物获得它本身所不具有的新特征，这种获得外源基因的生物称为转基因生物。

转基因食品（genetically modified food，GMF），又称基因修饰食品，作为一种新兴的食品类型，是基因技术的产物。是指含有转基因生物成分或者利用转基因生物（如转基因植物、转基因动物或转基因微生物）生产加工的食品。

转基因食品的种类通常有转基因植物食品、转基因动物食品和转基因微生物食品。

（1）**转基因植物食品**　目前已被批准商业化生产的转基因食品中 90％以上为转基因植物食品。主要产品有转基因小麦、玉米、大豆、水稻、土豆、番茄等。其优点主要有延缓成熟、耐极端环境、抗虫害、抗病毒、抗枯萎等性能及不同脂肪酸组成、多蛋白质等特点。

（2）**转基因动物食品**　就是通过转入适当的外源基因或修饰自身的基因以培育的转基因动物（如牛、兔、猪、鸡和鱼类）。1994 年 Devlin 将红大麻哈鱼生长激素基因转入银大麻哈鱼中，得到了比正常对照组的鱼要大 3～11 倍的"超级转基因鱼"。我国科研人员也将大麻哈鱼的生长激素基因导入黑龙江野鲤，选育出超级鲤。2015 年 11 月，美国 FDA 批准一种转基因三文鱼用于人类食用。其优点主要有：生长速度快、抗病性强、营养价值更高。

（3）**转基因微生物食品**　将编码动植物活性蛋白和营养功能成分的基因或调控基因导入微生物细胞中，利用微生物的快速繁殖来改造有益微生物，用以生产食用酶和天然活性物质等。如将人类母乳中存在的微量活性蛋白——乳铁蛋白的基因克隆到工程菌酵母中使之稳定表达，获得人乳铁蛋白等。

二、转基因食品的安全性

1946 年，科学家首次发现 DNA 可以在生物间转运。1983 年，世界上第一例转基因植物——含有抗生素药类抗体烟草问世。1992 年，我国首先在大田生产种植抗黄瓜花叶病毒转基因烟草，成为世界上第一个商品化种植转基因作物的国家。1994 年，美国 FDA 允许转基因番茄在市面销售。此后，抗虫棉花、玉米、大豆和油菜等 10 余种转基因植物获准商品化生产并上市销售。2000 年，黄金大米诞生。2012 年，全球转基因作物种植面积达到约 1.7 亿公顷。按照种植面积统计，全球约 81％的大豆、35％的玉米、30％的油菜和 81％的棉花是转基因产品。

转基因食品在给人类带来巨大利益的同时，转基因食品的安全性问题受到了世界各国的重视。

基于转基因食品与传统食品的差别，其安全性问题可能涉及以下方面。

（1）毒性问题　如转基因食品中导入的外源基因本身或蛋白质具有毒性，或外源基因导致原有基因突变引起致癌、致畸作用。外源基因特别是来自细菌、病毒等生物的基因及其表达产物的毒性作用研究，目前只有一些相关的动物实验报道，尚无人体的研究报告。

（2）致敏性问题　转基因可能将供体过敏原的特性转移到受体动植物体内。如为增加大豆含硫氨基酸的含量，将巴西坚果中的清蛋白基因转入大豆中，而清蛋白具有过敏性，导致原本没有过敏性的大豆对某些人群产生过敏反应，最终该转基因大豆被禁止商品化生产。

（3）抗生素抗性问题　转基因操作中常用抗生素抗性基因作为标记基因，致使抗生素耐药性被引入到转基因生物中，可能会对环境、动物及人类产生不良作用。抗生素抗性基因有可能通过转基因食品传递给人肠道内正常的微生物，引起菌群失调或致使微生物产生耐药性，对疾病治疗造成不同程度的影响。

（4）食品营养成分的改变　外源基因可能以无法预期的方式改变食物的营养价值和营养素的含量，引起抗营养因子的改变，对人群膳食营养产生影响，造成体内营养素平衡紊乱。有关食用植物和动物中营养成分改变对营养的相互作用、营养基因的相互作用、营养素的生物利用率、营养的潜能和营养代谢等方面的作用，目前介绍的资料很少。

三、转基因食品安全性评价的原则

对转基因食品安全性评价的主要依据是风险效益平衡原则、实质等同性原则、预先防范原则、个案评价原则、逐步评价原则、熟悉性原则等。

（1）风险效益平衡原则　发展转基因技术就是因为该技术可以带来巨大的经济和社会效益。但作为一项新技术，该技术可能带来的风险也是不容忽视的。因此，在对转基因食品进行评估时，应该采用风险效益平衡原则，综合进行评估，在获得最大利益的同时，将风险降到最低。

（2）实质等同性原则　实质等同性原则是世界经济合作与发展组织（Organization for Economic Co-operationand Development，OECD）于 1993 年在重组 DNA 的安全考虑文件中提出的，主要用于转基因生物及其产品的食品安全评价。即生物技术产生的食品及食品成分，如果与一种现有的食物或食物成分在实质上是相当的，则可以认为是安全的；否则便需进行严格的安全性评价，包括对转基因产物的结构、功能和专一性的评价及由转基因产物催化产生的其他物质（脂肪、碳水化合物或小分子化合物）的安全性评价。若某一转基因食品和传统食品不具有实质等同性，则需要从营养性和安全性等各方面进行更全面的评价和分析。

强调转基因食品安全性的目的，不是要了解该食品的绝对安全性，而是评价它与非转基因食品的同类食品比较的相对安全性。

根据产品的不同情况可分为：

转基因产品与传统产品具有实质等同性；

转基因产品与传统产品除某一个插入的特定性状外，具有实质等同性；

转基因产品与传统产品之间无实质等同性。

（3）预先防范原则　预先防范原则也称为"预防原则""警惕原则"，对转基因食品可能带来的生物安全及风险有充分的预见性而采取必要的安全评价和防范措施。在目前无法充分证明转基因食品安全性时，通过预防性措施将可能的风险消除或降至可接受的程度之内。

（4）**个案评价原则** 个案评价原则即个案分析原则。由于转基因生物的受体生物种类不同，转入的外源基因其来源、功能、表达的产物，以及转基因操作的方式均不相同。同时，转基因生物释放的环境也可能存在较大的差异。因此，必须对不同的转基因生物以及在不同的释放环境中的生物安全性进行逐个评价，不能一概而论。

（5）**逐步评价原则** 转基因生物及其产品的研究开发包括实验室研究、中间试验、环境释放、生产性试验和商业化生产等环节，该原则就是要求在每个环节上对转基因生物及其产品进行风险评估。根据逐步评价的原则，每一步的生物安全评价均可能有三种结果：①转基因生物可以进入下一阶段的评价；②转基因生物暂不能进入下一阶段的评价，需要进一步在本阶段补充必要数据和信息；③转基因生物由于生物安全性问题不能继续进行评价。

（6）**熟悉性原则** 转基因生物及其产品的风险评价工作既可以在短期内完成，也可能需要长期监测。这主要取决于人们对转基因生物及其产品的有关性状、同其他生物或环境的相互作用、预定用途等背景知识的熟悉程度等。

四、转基因食品安全性评价的内容

（1）**引入物质的安全性评价** 引入物质的安全性评价应确定此物质在转基因生物可食用部分的含量，包括其变异范围和均值；也应考虑到其在不同人群当前膳食中的暴露和可能产生的效应。以蛋白质为例，对其潜在毒性的评价应集中于待测蛋白质与已知蛋白质毒素和抗营养因子的氨基酸序列相似性，对热加工的稳定性以及对适宜、典型的胃肠模型降解的稳定性。

（2）**毒性评价** 对于转基因食品应判断其与现有食品是否为实质等同，对于关键营养素、毒素及其他成分应进行重点比较。若受体生物具有潜在毒性，还应检测其毒素成分有无变化，插入基因是否导致毒素含量的增加或产生了新的毒素。

（3）**致敏性评价** 当食品中含有插入基因所产生的蛋白质时，应对新表达蛋白质的致敏性进行评价，评估其在所有情况下的潜在致敏性。

五、我国对转基因食品的管理

转基因食品管理体系包括安全性认证、品种管理和强制性标签三部分。

转基因食品安全性认证一般可以从以下三个方面来考虑：①生产商提供证明；②国际上的接受程度；③进口国官方机构的评估。品种管理是转基因食品管理的基础，对转基因生物原料品种的管理，对确定最终产品中是否含有转基因成分具有十分现实的意义。强制性标签是指针对各类转基因食品或含转基因成分的食品，应实行标签制度，标签内容应包括：转基因生物的来源、过敏性、伦理学考虑、不同于传统食品（如成分、营养价值、效果）。

20世纪末，我国对转基因食品的监管初步形成。21世纪初，我国将转基因安全性管理提升到法律层面。2001年，国务院发布了《农业转基因生物安全管理条例》，对我国境内从事农业转基因生物的研究、试验、生产、加工、经营和进口、出口活动进行了规定，建立了许可审批和标识管理制度，这标志了我国对农业转基因生物开始实施全面管理。2015年新修订并实施的《食品安全法》对食品安全的风险检测与评估、许可、记录、标签以及跟踪、召回制度和法律责任等都作了详细规定，也对转基因食品标识及法律适用等问题进行了明确规定，为我国转基因食品安全的监管和保障提供了宏观依据。我国也建立了转基因生物安全管理技术支撑体系，设立国家农业转基因生物安全委员会，负责转基因生物安全评价和开展转基因生物安全咨询工作。另外，我国还建立了转基因生物安全监管体系。国务院建立了由农业、科技、环保、卫生、食品药品、检验检疫等 12 个部门组成的农业转基因生物安全管理部际联席会议制度，负责研究和协调农业转基因生物安全管理工作中的重大问题。农业农村部设立了农业转基因生物安全管理办公室，负责农业转基因生物安全评价管理工作。县级以上地方各级人民政府农业行政主管部门负责本行政区域内的农业转基因生物安全的监督管理工作。县级以上各级人民政府有关部门依照《食品安全法》的有关规定，负责转基因食品安全的监督管理工作。

 ## 案例分析

▶ 案例 ◀

王某用 34t 甲醇加水后勾兑成散装白酒 57.5t 出售，批发商明知道这些散装白酒甲醇含量严重超标（经测定，每升含甲醇 361g，超过国家标准 902 倍），但为了牟取暴利，铤而走险，短短数日内，因喝制售的假酒，造成多人伤亡的严重后果。

问题：

1. 纯粮酿造酒中含有甲醇吗？酿酒工艺中如何去除甲醇？
2. 什么是配制酒？案例中犯罪嫌疑人勾兑的散装白酒是所谓配制酒吗？

分析：

问题 1：粮食及水果酿造的酒中都含有极微量的甲醇。在酿酒过程中，果胶在酶或高温的作用下脱甲酯变为果胶酸与甲醇。如果选用果胶质含量较高的原料，如过熟或腐败的水果、薯类以及野生植物等，酒中甲醇含量会高。用黑曲作糖化剂时，由于黑曲霉所含果胶酶较多，成品酒中甲醇含量也会高。甲醇对人体的毒性作用较大，4～10g 即可引起严重中毒。甲醇在体内的代谢产物是甲酸和甲醛，其毒性更大于甲醇，所以极少量的甲醇也能引起慢性中毒。国家标准规定以粮谷类为原料的白酒中甲醇含量不得超过 0.6g/L，以其他原料生产的白酒中甲醇含量不得超过 2.0g/L（甲醇指标按 100% 酒精度折算）。

酿酒工艺中去除甲醇：

1) 选择质量高的原辅料，避免使用腐败变质果胶含量高的原辅料，果胶是产生甲醇的物质基础；控制蒸煮压力不要过高，如果采取间歇蒸煮，则可以考虑放汽阀的操作方式，以排出醪液中的甲醇。

2) 固态法以薯干为原料时，同样也可以采用在蒸粮时敞盖排汽的方法降低甲醇含量。

3) 在酒精与水溶液中，甲醇的精馏系数随酒精含量的增高而增大。所以甲醇在酒精浓度高时，有易于分离的特点，可以通过提高回流比的方法，提高酒精浓度，把甲醇从酒精中分离出来。

4) 选用果胶酶少的菌种及菌株作糖化剂。

5) 对含有较多果胶质的原辅料进行预处理时，可采用蒸汽闷料，如谷壳汽蒸 30 分钟，可去掉谷壳中的甲醇；其次是降低原料的蒸汽压力、增加排汽量及原料经浸泡处理，可除去一部分可溶性果胶；还有是采用能吸附甲醇的天然沸石或分子筛处理，可减少成品酒中的甲醇含量。因为甲醇沸点为 64.7℃，低于酒精沸点 78.3℃，所以酒头中的甲醇含量较高，在蒸酒时采用缓慢蒸酒、多去酒头的工艺或设置甲醇分馏塔，可减少成品酒中甲醇的含量。

6）在固态法酿酒蒸馏过程中，甲醇既可以是头级杂质，也可以是尾级杂质，所以严格采取截头去尾的方法，可以略为降低其含量。当成品酒中甲醇含量超标时，可选用吸附甲醇的天然沸石或人造分子筛进行处理，甲醇的排除率可达35.7%～81.6%。

问题2：配制酒，是以发酵酒、蒸馏酒或者食用酒精为酒基，加入可食用的花、果、动植物或中草药，或以食品添加剂为呈色、呈香及呈味物质，采用浸泡、煮沸、复蒸等不同工艺加工而成的改变了其原酒基风格的酒。配制酒分为植物类配制酒、动物类配制酒、动植物配制酒及其它配制酒。如味美思酒的主要成分是葡萄酒，约占80%，以干白葡萄酒为酒基，另一种主要成分是各种各样的配制香料。Dubonnet（杜宝内），产于法国巴黎，它主要采用金鸡纳皮，浸于白葡萄酒，再配以其他草药。酒色深红，药香突出，苦中带甜，风格独特。

案例中犯罪嫌疑人自己勾兑的散装白酒并不是配制酒，他们是用甲醇加散白酒加水勾兑的，甲醇并不是可食用原料，也不是食品添加剂，他们的行为属于违法行为。

 ## 思考题

1. 粮豆的主要卫生问题是什么？
2. 简述蔬菜、水果的主要卫生问题。
3. 由新鲜肉到腐败肉分哪几个阶段？在此过程中起主要作用的是什么？
4. 简述乳的消毒方法。
5. 简述油脂酸败的原因和过程。
6. 简述油脂污染和天然存在的有害物质。
7. 简述冷饮食品的杀菌方法有哪些。
8. 简述蒸馏酒酿造过程中可能存在的不安全因素及它们的毒性。
9. 如何使食醋实现安全生产？

第十二章
食品安全质量的监督与管理

 课前小提问

> 食品安全是世界各国共同关注的重要公共政策问题。我国对食品安全同样日益重视。2019年2月中办国办印发了《地方党政领导干部食品安全责任制规定》。十八大以来，党和国家高度重视食品安全问题，食品安全治理新政不断推出，食品安全形势总体稳定向好，正在建立健全更高质量的食品安全生态环境，以确保"舌尖上的安全"。通过以上材料请谈谈你对食品安全的现状及未来的看法。

"民以食为天"，食品是人类赖以生存的物质基础。食品安全，是指食品无毒、无害，符合应当有的营养要求，对人体健康不造成任何急性、亚急性或者慢性危害。由此可见，食品的安全是食品必须具备的基本要求。然而随着社会不断进步、科技水平的迅速发展，人们发现食品存在着越来越多的不安全因素。食品的安全问题有其特殊性，随着食品生产的机械化和集中化，以及化学品和新技术的广泛使用，新的食品安全问题将会不断涌现。因此，食品安全的监督与管理是一项长期任务。

第一节　食品安全风险分析

在食品质量管理过程中，食品安全风险主要是食品中给人体健康带来严重威胁的因素。食品安全风险分析包含风险评估、风险管理和风险交流，主要是在人体摄入食物中的一些非健康因素分析的基础上，通过科学对策，降低其对人体健康造成的不良影响。其中，风险评估是食品安全风险分析的主要内容，有着不可替代的重要性。风险交流的内容对于食品安全具有直接影响，一般涉及评估人员、管理人员和群众，以及相关机构和组织。风险管理是指与各利益相关方磋商后，权衡各种政策方案，考虑风险评估结果和其他保护消费者健康、促进公平贸易有关的因素，并在必要时选择适当预防和控制方案的过程。对于有待继续跟踪研究的风险，制定管理方案，明确需要给予的条件，继续研究的方向和侧重点，研究期望及达到的预期成果，并评价风险管理绩效。

一、风险分析基本概念

国际食品法典委员会（CAC）对风险分析的相关术语的定义如下。

（1）危害（hazard）：　食品中潜在的将对人体健康产生不良作用的生物/化学或物理

性因子。

（2）风险（risk）：　将对人体健康或环境产生不良效果的可能性和严重性称为风险，这种不良效果是由食品中的一种危害所引起的。

（3）风险源（risk source）：　主要指具有潜在的引发不良效果的药剂、媒介物、商业/工业加工过程、加工步骤或加工场地。

（4）风险分析（risk analysis）：　指对可能存在危害的预测，并在此基础上采取规避或降低危害影响的措施，是由风险评估、风险管理和风险交流三部分共同构成的一个过程。

（5）风险评估（risk assessment）：　在特定条件下，当风险源暴露时，将评估对人体健康和环境产生不良效果的事件发生的可能性。风险评估过程包括：危害识别、危害描述、暴露评估和风险描述。

（6）风险描述（risk characterization）：　在危害识别、危害描述和暴露评估的基础上，定量或定性估计（包括伴随的不确定性）在特定条件下相关人群发生不良影响的可能性和严重性。

（7）风险管理（risk management）：　根据风险评估的结果，对备选政策进行权衡，并且在需要时选择和实施适当的控制，包括管理和监控过程。

（8）风险交流（risk communication）：　在风险评估人员、风险管理人员、消费者和其他有关的团体之间就与贯穿风险分析整个过程中与风险有关的信息和意见进行相互交流。

二、食品安全风险分析的主要内容

1. 食品安全风险评估

食品安全风险评估就是科学地评价已知的和潜在的由于人类暴露于食源性的危害因素而引发的有害于健康的效应。食品安全风险评估的定义包括定量的风险评估，它强调的是用数值表达方式评估风险，也包括定性的风险表达方式，以及伴随的不确定性的指标。食品安全风险评估包括以下步骤：

① 危害因素的识别：识别出与某一特定因素有关的已知或潜在的健康效应。

② 危害因素的描述：对食品中生物性、化学性和物理性因素所引发的有害健康的性质进行定性的或定量的评价。对于化学性因素，要进行剂量-效应的评估，如果能获得生物性和物理性因素的剂量-效应数据，则应进行剂量-效应的评估。

③ 暴露剂量的估计：对可能出现的摄入量进行定性的或定量的评价。

④ 风险特征的描述：通过对危害因素的识别、危害因素的描述和暴露剂量的估计的综合分析，得出对给定人群可能产生的不利影响的评估，包括伴随的不确定性影响的评估。

2. 食品安全风险管理

风险管理就是对已评估的风险采取接受、尽量降低或减少的政策权衡过程以及选择并实施适当选项的过程。风险评估框架由4个部分组成。

（1）最初的风险管理活动：　构成了风险管理的起始过程，包括建立风险预测，通过风险管理活动促进在某一特殊背景下问题的思考以及提供尽可能多的信息，以指导下一步的行动作为这一过程的结果，风险管理者要把风险评估作为一项科学独立过程来指导决策。

（2）风险管理选项的评价：　就是根据风险和其他因素的科学信息对管理食品安全问题的现有选项进行权衡，包括在适当的水平上对消费者的保护做出决定，按照效率、效益、技术可行性和实用的原则，在整个食物链上的各个环节上实现食品安全控制措施的最优化。

（3）风险管理决定的执行：　通常要有规范的食品安全管理措施。

（4）监测与评价： 就是收集和分析数据以便给出食品安全和消费者健康的概况，新的食品安全问题一出现，食品污染物监测系统和食源性疾病监测系统应能够识别出来，哪里有证据表明公共卫生的目标没有实现，哪里就需要重新设计食品安全措施。

3. 食品安全风险交流

食品安全风险交流就是在风险评估人员、风险管理人员和其它利益者之间所进行的有关风险的信息和建议的相互交流过程。

风险交流是风险分析过程中的完整、连续不断的部分，最好从一开始所有利益相关者都参与其中风险交流，也是利益相关者对风险评估的每个阶段认识了解的过程，这将有助于保证风险评估的逻辑性、结果、意义和局限性，能够被所有的利益相关者清晰地理解，还可从利益相关者那里获得有关信息。例如企业的利益相关者可能拥有对风险评估人员未公开的关键数据，而这些未公开的数据可能是风险评估所需数据中的重要部分。作为风险分析过程的一个完整部分，重要的信息要向利益相关者提供特殊利益集团及其代表的识别应成为整个风险交流计划的一部分。为确保双向交流的开展，应在风险评估的早期，讨论并确定风险评估人员和风险管理人员之间的风险交流计划，这种计划应当包括谁向公众发布信息及发布信息的方式。风险交流的决定，包括交流什么、向谁交流和怎样交流，如果风险交流以系统的方式进行，并从一开始就普遍地收集所关注的风险问题的信息，那么风险交流就是最有效的。因此风险管理和风险评估人员必须能够简短而明了地概括出风险问题所包含的内容。

在风险交流的早期阶段，为了争取利益和利益相关者的投入，风险交流必须在整个风险分析过程中持续不断地进行，一旦用现有的信息完全可以确定危害因素，并可对风险做出适当的决定和评估，那么，就要做好发布这一信息的准备，而后与利益相关者进一步商讨，并做出必要的更改、修正和补充，最终形成风险评估和风险分析报告。

三、食品安全风险分析的作用

食品安全风险分析涉及的范围较广，无论是食品生产，还是保存运输，又或者食品管理都属于风险分析范畴，需要相关人员根据自身工作要求，进行精准分析，将食品风险控制在合理范畴。一方面，风险分析工作的开展能够为食品标准的制定提供支持。因为食品标准当中需要对食品安全数量和风险因子的类型提出明确要求，才能保证群众饮食安全。另一方面，风险分析还可以辅助食品管理体系的建立，流程为先对特定食品展开风险分析，之后确认风险管理的关键点，设定管理限值。对于食品的生产、加工等环节存在的风险因素全面分析，制定食品安全管理体系。由此可见，风险分析工作的开展能够将风险管理相关理念和管理实践深度融合。当前，我国食品安全管理体系逐渐完善，食品的安全风险分析工作起到了重要作用，对于食品风险的管控和食品质管体系的建立具有推动作用。

四、食品安全风险分析在食品安全管理中的应用

1. 食品安全风险分析应用于标准制定

在风险分析工作开展阶段，利用其分析结果能够辅助食品安全标准的制定，保护消费者生命健康。因为食品安全标准的制定需要科学合理，才能发挥其对食品质量的管理效力。具体而言，通过风险分析能够找到食品当中存在的不同风险因素，具体包括添加剂、农药残留等信息，通过专业人员展开分析以后，评价以上内容是否会影响食品安全，最终根据分析结果制定管理标准，保证食品安全。由世贸组织颁发的协议《卫生与植物检疫措施》当中明确要求，所有国家在食品的安全管理工作开展阶段，需要依照风险分析的结果完成安全标准制定，如此可以确保贸易公平，兼顾食品安全。在风险分析阶段，能够总结出食品安全的标准

数据，依托数据完成风险评估，保证分析过程的有效性，为食品安全标准的制定提供支持。与此同时，食品标准制定过程应该将影响食品安全的各类风险因子种类和数量明确指出，才能最大限度保证消费者生命健康。风险分析过程能够对危险因子最高摄入量、无害剂量等进行确认，保证标准设计的科学性和合理性。按照国际食品法典委员会（CAC）发布信息，其中提出在风险分析工作开展阶段，已经成功制定了250项食品安全标准，并对1000余种添加剂的使用计量进行评估。当前，我国在食品安全领域的风险分析工作不断发展，可以借鉴CAC中的标准，探索和我国食品管理相适应的风险分析方法，完善我国现有食品安全标准内容。

2. 食品安全风险分析应用于食品质控

食品质控工作的开展，风险分析至关重要。在风险分析过程中，选择对食品安全有重要影响的风险因素展开分析，能够对食品质量有全方位的了解，并采取有效控制措施，对于食品加工、原料筛选都具有指导作用。具体而言，依托风险分析能够辅助相关人员掌握食品组成结构和具体成分，因为部分食品单纯通过外观难以对其质量进行评判，此时利用风险分析方式，可通过规范的检查方式，借助实验对于食品质量进行准确测评，为食品质量控制和管理提供有力支撑。当前，风险分析主要应用于加工类食品的质控工作当中，生产企业可以利用此方法对于加工产品品质是否合乎食品安全要求进行评价，及时筛选出高质量的食品，预防不合格食品流入市场。为了发挥风险分析在食品生产管理方面的质控作用，还需要相关主体树立质量意识，在参与食品生产工作当中，应该以食品质量和安全作为最终目标。从食品安全管理机构角度分析，需要在社会当中加强食品安全宣传，督促从事食品生产领域的主体高度重视食品安全风险的控制，营造良好的社会氛围；从生产主体角度分析，应该做好人员的培训工作，特别是质量安全的教育培训，营造优良的文化氛围，将食品安全理念向不同部门渗透。在食品生产过程，充分运用风险分析手段，规范化展开食品的安全管理，为公众提供更多安全优质的食品。

3. 食品安全风险分析应用于食品立法监管

风险分析不但能够辅助食品管理主体制定食品安全标准，而且还能应用在立法方面，完善外部监管，为食品安全管理提供法律依据。近年来，食品安全问题的频发，使得与食品监管相关的立法工作受到高度关注。社会上出现了茶饮、酒类和奶粉等多种类型食品安全问题，反映出食品质量的监管、食品管理立法方面还有待完善。对此，可通过风险分析，判断食品安全性。在分析过程中，重点检测食品内部成分，分析其毒性和致癌物含量，为相关部门展开食品安全监管提供有力支撑。食品立法方面，同样可以利用风险分析的方式，将食品风险问题排除，并对食品成分的有害程度进行分析，辅助立法部门制定与食品管理相适应的法律法规。除此之外，还可通过风险分析，将食品管理体系加以完善，不断提高管理水平。食品质量管理体系的完善性是指导食品生产企业规范参与生产的重要依托，需要从国家层面发布食品安全管理标准，利用风险分析成果，建立管控体系，保障食品安全，在法律方面对于违反食品安全生产要求的企业惩罚措施加以明确，将社会当中常见的食品安全问题纳入司法管理，配合行政措施，颁发对应标准，对于食品生产细节进行监管，发挥风险分析的价值，及时找到影响食品安全的细节问题，提前防范，提高食品安全管理水平。

4. 食品安全风险分析应用于安全预警

合理运用风险分析能够辅助食品安全领域预警工作开展。因为在食品的质量管理体系当中，预警机制属于重要一环。当前，市场经济繁荣发展，部分不法商家受到利益驱使可能会触碰食品安全红线，对此，设置预警机制能够对食品安全进行有效处理。对食品安全问题展开风险分析既为安全预警的关键措施，又可为预警工作提供重要依据。通过风险排查、风险因子分析等，能够找到某种食品、某类食品当中是否存在有毒物质或者有害因子，准确评估食品是否存在危险性，提前预警，防止不合格食品流入市场，对公众生命安全造成影响。比如，在新冠疫情暴发期间，管理部门利用风险分析措施成功检测出冷链食品当中存在病毒成分，并通过及时预警，避免了病毒通过冷链途径传播，威胁公众生命安全。由此可见，风险分析应用于食品的安全预警方面，价值显著。

第二节　食品安全的法治管理

食品安全的法治管理是指通过法律、法规、条例等，规定有关食品供求双方当事人在法律上的权利与义务，并且对违反者追究法律责任。

一、食品法律法规的制定

食品法的制定是指国家机关依照法定的权限和程序，制定、认可、修改、补充或废止规范性食品相关法律文件的活动，又称为食品立法活动。

狭义的食品法制定是指全国人大及其常委会制定食品法律的活动。广义的食品法制定，不仅包括狭义的食品法的制定，还包括国务院制定食品行政法规、国务院有关部门制定食品部门规章、地方人大及其常委会制定地方性食品法规、地方人民政府制定地方政府食品规章、民族自治地方的自治机关制定食品自治条例和单行条例、特别行政区的立法机关制定食品法律文件等活动。食品法的制定具有权威性、职权性、程序性、综合性的特点。

二、食品法律法规的分类

食品安全法律法规体系由食品安全法律、食品安全法规、食品安全规章及其他规范性文件组成。目前我国已经初步形成了以《中华人民共和国食品安全法》为核心，其他专门法律为支撑，并且与产品质量、检验检疫等法律法规相衔接的综合性食品安全法律法规体系。

1. 食品安全法律

法律由全国人民代表大会审议通过、国家主席签发，其法律效力最高，也是制定相关法规、规章及其他规范性文件的依据。目前我国的食品安全相关法律主要包括《中华人民共和国食品安全法》（2021年修正版）、《中华人民共和国农产品质量安全法》（2022年修订版）和《中华人民共和国标准化法》（2017修订）等。其中《中华人民共和国食品安全法》，是国家强制实施的对食品生产、经营实行卫生监督管理的法律规范。它是我国食品安全最基本的法规，不仅规定了我国食品安全法的目的、任务和食品安全工作的基本法律制度，而且全面规定了食品安全工作的要求和措施、管理办法和标准的制定，以及食品安全管理、食品安全监督、法律责任等。

2009年2月28日中华人民共和国第十一届全国人民代表大会常务委员会第七次会议通过了《中华人民共和国食品安全法》，2015年4月24日第十二届全国人民代表大会常务委员会第十四次会议修订。2018年12月29日第十三届全国人民代表大会常务委员会第七次会议《关于修改〈中华人民共和国产品质量法〉等五部法律的决定》第一次修正，2021年4月29日第十三届全国人民代表大会常务委员会第二十八次会议第二次修正。

《食品安全法》包括总则、食品安全风险监测和评估、食品安全标准、食品生产经营、食品检验、食品进出口、食品安全事故处置等内容。《食品安全法》规定食品安全工作实行预防为主、风险管理、全程控制、社会共治，建立科学、严格的监督管理制度。食品生产经营者对其生产经营食品的安全负责。食品生产经营者应当依照法律、法规和食品安全标准从事生产经营活动，保证食品安全，诚信自律，对社会和公众负责，接受社会监督，承担社会责任。国务院设立食品安全委员会，其职责由国务院规定。国务院食品安全监督管理部门依照本法和国务院规定的职责，对食品生产经营活动实施监督管理。国务院卫生行政部门依照本法和国务院规定的职责，组织开展食品安全风险监测和风险评估，会同国务院食品安全监督管理部门制定并公布食品安全国家标准。国务院其他有关部门依照本法和国务院规定的职责，承担有关食品安全工作。此外，还包括：①建立食品安全全程追溯制度。通过建立出厂检验记录制度、进货查验记录制度、批发企业的销售记录制度等方式，使食品、食品添加剂、食用农产品全程可追溯。②加强特定标识监管。保健食品的标签应声明"本品不能代替药物"。生产经营转基因食品应当按照规定显著标示。食品、食品添加剂的生产日期、保质期等事项应当显著标注，容易辨识。③强化食品、食品添加剂生产经营关联主体的义务和责任。规定集中交易市场的开办者、柜台出租者、展销会的举办者的资质审查、检查、报告义务，食用农产品批发市场的抽样检验义务和报告义务，网络食品交易第三方平台的实名登记、审查许可证义务。不履行义务的，要承担连带责任，还要受处罚。④特殊食品严格监管。保健食品、特殊医学用途配方食品和婴幼儿配方食品纳入特殊食品，严格监管。不得以分装方式生产婴幼儿配方乳粉，同一企业不得用同一配方生产不同品牌的婴幼儿配方乳粉。⑤为赔偿设置最低限额。生产不符合食品安全标准的食品或者经营明知是不符合食品安全标准的食品，消费者除要求赔偿损失外，还可以向生产者或者经营者要求支付价款十倍或者损失三倍的赔偿金；增加赔偿的金额不足 1000 元的，为 1000 元。食品的标签、说明书存在不影响食品安全且不会对消费者造成误导的瑕疵的除外。⑥全面加大处罚力度。大部分违法行为的处罚起点由过去的 2000 元提升到 5 万元，较严重的违法行为起点为 10 万元。一年内累计三次违反食品安全法受到处罚的，责令停产停业，直至吊销许可证。⑦提供场所要受罚。明知未经许可从事食品生产经营等违法行为而为其提供场所或其他条件的，要受到处罚并承担连带责任。⑧重拳整治虚假广告。发布食品虚假广告要受罚，广告经营者、发布者承担连带责任。社会团体或其他组织、个人在虚假广告或其他虚假宣传中向消费者推荐食品的，承担连带责任。⑨剧毒、高毒农药有禁区。禁止将剧毒、高毒农药用于蔬菜瓜果、茶叶和中草药材等国家规定的农作物。国家对农药的使用实行严格的管理制度，加快淘汰剧毒、高毒、高残留农药，推动替代产品的研发和应用，鼓励使用高效低毒低残留农药。⑩网络食品交易第三方平台提供者应当对入网食品经营者进行实名登记。消费者合法权益受到损害的，可以向入网食品经营者或者食品生产者要求赔偿。网络食品交易第三方平台提供者不能提供入网食品经营者的真实名称、地址和有效联系方式的，由网络食品交易第三方平台提供者赔偿。⑪食品召回制度。对不符合食品安全标准或者有证据证明可能危害人体健康的食品，其生产者应当立即停止生产，召回已经上市销售的食品，通知相关生产经营者和消费者，并记录召回和通知情况；其食品经营者要立即停止经营，通知相关生产经营者和消费者，并记录停止经营和通知情况。食品生产经营者应当对召回的食品采取无害化处理、销毁等措施，防止其再次流入市场。但是，对因标签、标志或者说明书不符合食品安全标准而被召回的食品，食品生产者在采取补救措施且能保证食品安全的情况下可以继续销售；销售时应当向消费者明示补救措施。食品生产经营者应当将食品召回和处理情况向所在地县级人民政府食品安全监督管理部门报告；需要对召回的食品进行无害化处理、销毁的，应当提前报告时间、地点。食品安全监督管理部门认为必要的，可以实施现场监督。如果食品生产经营者未依照本条规定召回或者停止经营的，县级以上人民政府食品安全监督管理部门可以责令其召回或者停止经营。

2. 食品安全法规

食品安全法规的法律效力低于食品安全法律，高于食品安全规章。食品安全法规包括国务院制定的行政法规，如《中华人民共和国食品安全法实施条例》《中华人民共和国标准化法实施条例》，还包括地方人民代表大会及其常务委员会制定的地方性法规，如《辽宁省畜禽产品质量安全管理条例》等。

3. 食品安全规章

食品安全规章包括部门规章和地方规章。如《特殊医学用途配方食品注册管理办法》《食品经营许可管理办法》《保健食品注册与备案管理办法》《北京市药品医疗器械保健食品化妆品监督抽验管理的暂行规定》等。

4. 其他规范性文件

在食品安全法律体系中，还有一类既不属食品安全法律、法规和规章，也不属于食品安全标准的规范性文件。如省、自治区、直辖市人民政府食品药品监管部门和卫生行政部门制定的食品安全相关管理办法、规定等。此类规范性文件也是依据《食品安全法》授权制定的、属于委任性的规范文件，故也是食品安全法律法规体系中的一部分。

三、食品行政执法与监督

1. 概述

食品行政执法是指国家食品行政机关、法律法规授权的组织依法执行适用法律，实现国家食品管理的活动。食品行政执法是食品行政机关进行食品管理、适用于食品法律法规的最主要的手段和途径。

食品行政执法主体是指依法享有国家食品行政执法权力，以自己的名义从事食品行政执法活动，并独立承担由此引起的法律责任的组织。食品行政执法主体是组织而非个人。

我国行政执法主体主要有：食品监督管理机关、食品卫生行政机关、食品质量技术监督检验机关、工商行政主管机关、联合执法主体等。

食品行政执法监督是指权力机关、社会团体和公民个人等，依法对食品行政机关及其执法人员的行政执法活动是否合法、合理进行监督的法律制度。

2. 食品质量安全市场准入

市场准入制度是指为保证食品的质量安全，各国政府或授权机构对生产、销售者及其商品（或资本）进入市场所规定的基本条件，以及相应的管理制度。它是一项行政许可制度。我国的食品安全市场准入制度是国家质检总局在 2002 年推出的，最初实施食品质量安全市场准入制度的食品，出厂前必须加（印）贴 QS 标志，没有该标志的，不得出厂销售。食品生产企业要获得 QS 标志必须经过国家质量监督部门审批。2015 年 10 月 1 日后，取消 QS，改为 SC（Sheng Chan 的缩写），食品生产企业必须取得 SC 证（食品生产许可证）后才能生产。但不需要在食品包装上标识 QS 或 SC 标识。"SC"主要内容包括：①对食品生产企业实施生产许可证制度；②对企业生产的食品实施强制检验制度；③对实施食品生产许可制度的食品实行质量安全市场准入标志制度。"QS"体现的是由政府部门担保的食品安全，"SC"体现了食品生产企业在保证食品安全的主体地位，监管部门从单纯发证，变成了事前事中事后的持续监管。

根据《食品生产许可管理办法》规定，食品生产许可证编号应由 SC（"生产"的汉语拼音字母缩写）和 14 位阿拉伯数字组成（见图 12-1），有效期从 3 年延长至 5 年。许可证载明的事项增多，包括日常监管机构、日常监管人员、投诉举报电话、签发人、二维码等信息，副本还要载明外设仓库。编号 14 个数字从

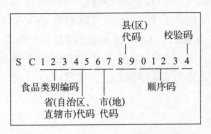

图 12-1　食品生产许可证编号构成

左至右依次为：3位食品类别编码、2位省（自治区、直辖市）代码、2位市（地）代码、2位县（区）代码、4位顺序码、1位校验码。食品、食品添加剂类别编码用第1~3位数字标识，具体为第1位数字代表食品、食品添加剂生产许可识别码，阿拉伯数字"1"代表食品、阿拉伯数字"2"代表食品添加剂。第2、3位数字代表食品、食品添加剂类别编号。其中食品类别编号按照《食品生产许可管理办法》第十一条所列食品类别顺序依次标志，即"01"代表粮食加工品，"02"代表食用油、油脂及其制品，"03"代表调味品，以此类推，"27"代表保健食品，"28"代表特殊医学用途配方食品，"29"代表婴幼儿配方食品，"30"代表特殊膳食食品，"31"代表其他食品；而食品添加剂类别编号标识为："01"代表食品添加剂，"02"代表食品用香精，"03"代表复配食品添加剂。

3. 食品安全监管历程

新中国成立以来，我国食品安全监管体制，从单一事后消费环节的食品卫生监管到从"田间到餐桌"的全过程食品安全综合监管，经历了从国家卫生部门为主监管食品卫生时期到多部门分段式监管食品安全时期，又到大部门全过程统一监管食品安全时期三个阶段。

（1）国家卫生部门为主监管食品卫生时期（1949年—2004年）。 这一时期有关食品安全的规定，多是针对某一种或某一类食品所做出的规章、所制定的标准，围绕着某种、某类食品所出现的突出问题进行监督管理，随着各种规定、办法越来越多，更多的食品得到了有效的安全保障。比如，卫生部1953年颁布的《关于统一调味粉含麸酸钠标准的通知》《清凉饮食物管理暂行办法》，1954年下发的《关于食品中使用糖精含量的规定》，1957年下发的《关于酱油中使用防腐剂问题》。自1965年国务院批转了卫生部、商业部等五部委制定的《食品卫生管理试行条例》起，直至《食品卫生管理条例》（1979年）、《中华人民共和国食品卫生法（试行）》（1982年）、《中华人民共和国食品卫生法》（1995年）等法律法规，都把监督执行卫生法令、负责对本行政区内食品卫生进行监督管理及抽查检验等食品卫生监管职能明确赋予了卫生部门。《食品卫生法》规定，国务院卫生行政部门主管全国食品卫生监督管理工作；国务院有关部门在各自的职责范围内负责食品卫生管理工作。

（2）多部门分段式监管食品安全时期（2004年—2013年）。 2003年十届人大一次会议后，食品安全监管体制进行了重大改革，设立了国家食品药品监督管理局，赋予其承担食品、保健品、化妆品安全管理的综合监督、组织和协调、开展重大食品安全事故查处的职责，但并未履行过具体食品安全职责。2004年，《国务院关于进一步加强食品安全工作的决定》提出新要求，"按照一个监管环节由一个部门监管的原则，采取分段监管为主，品种监管为辅的方式，进一步理顺食品安全监管职能"，对农业、质检、卫生、工商、食品药品、发展改革和商务等部门的职责进行了划分。同时，商务、出入境、公安、城管等部门也分别承担了一些相关职责，形成了"多部门分段式"食品安全监管体制。其好处在于，职责简单而明确，有利于各司其职，然而弊端也显而易见，造成了多头执法或是监管链条断裂，"几个部门都管不了一头猪，十几个部门也管不了一桌菜"的现实让这种监管体制颇受诟病；"三鹿奶粉三聚氰胺事件"爆发，虽然找到了非法添加三聚氰胺的源头，但原奶收购这一奶制品生产中的重要环节，却不知道归哪个部门监管，奶粉生产的源头，在监管上竟然是个空白点。按照《食品安全法》（2009年）规定，2010年2月6日设立了国务院食品安全委员会，主要职责是分析食品安全形势，研究部署、统筹指导工作，提出重大监管政策措施，督促落实食品安全监管责任，并没有改变多部门分段式食品安全监管体制。

（3）大部门全过程统一监管食品安全时期（2013年至今）。 2013年3月22日，国家食品药品监督管理局（2003年设立）更名为国家食品药品监督管理总局，意味着食品安全多头分段管理的"九龙治水"局面结束。2018年3月13日，十三届全国人大一次会议审议国务院机构改革方案，组建国家市场监督管理总局，不再保留国家食品药品监督管理总局。这既标志着市场监管进入了一个新阶段，也是食品安全监管进入了一个新阶段，不再由各部门各管一段，而是建立了从农产品种养殖、生产、储藏、流通直至餐饮环节的全过程严格监管机制，全面推进食品安全监管法治化、标准化、专业化、信息化建设。实行"预防为主、风险管理、全程控制、社会共治"的食品安全基本原则，明确规定了市场监督管理局以及卫生、工商等部门的职责，强化了食品安全的基层监管。强调食品生产经营者的主体责任、食品安全的源头治理，以及社会媒体和广大人民群众作为监督食品安全的重要补充，共同参与到食品安全监管，弥补行政监督的不足和滞后。

我国食品安全监管的范围和体制变迁，由最初仅限事后消费环节的食品卫生管理，逐步转向贯穿于事前、事中、事后从"田间到餐桌"的全过程食品安全风险管控，从"粮食安全，解决温饱"，到"粮食安全，解决温饱，逐步保障食品安全"，再到"粮食安全与食品安全"，从更多侧重消费环节，到侧重生产、加工环节，再到侧重生产、加工、流通、销售与消费一体化的监管模式，我国的食品安全监管范围和内容也不断得到完善。

第三节　食品安全标准

我国食品安全标准体系是从无到有逐渐建立与完善的。数千年的人类发展史上，进入现代社会之前是没有食品标准的，那时生产力低下，田间、牧场、作坊产出什么吃什么。进入现代社会之后，适应现代社会生活节奏的加快，法律法规的健全，人们对食品有了更高更新的要求，食品标准化从无到有，从重点食品到一般食品，从卫生标准到食品安全质量标准、检验方法标准等全面展开，成为食品企业的指南，成为民众吃得美味、吃得安心的保障。依据《中华人民共和国食品安全法》，食品是指供人食用、饮用的各种成品、原料，以及那些按照传统既属于食品又属于中药材，但不包括以治疗为目的的物品。而标准则是通过标准化活动，按照规定的程序经协商一致制定，为各种活动或其结果提供规则、指南或特性，供共同使用和重复使用的文件。我国食品标准随着国家标准化发展而不断发展，可以分为食品卫生标准和食品安全标准两个阶段。

一、食品标准国家标准化发展阶段

1. 食品卫生标准阶段

食品卫生标准阶段（1949 年至 1979 年）。自新中国诞生我国就开展了标准化工作，1949 年 10 月成立中央技术管理局下设标准化规划处。1957 年，国家技术委员会设立了标准局。1962 年，国务院发布《工农业产品和工程建设技术标准管理办法》，成为我国第一个标准化管理法规。"食品卫生标准"概念，1965 年，在我国第一个食品卫生领域的行政法规《食品卫生管理试行条例》中被首次提出。

2. 食品安全标准阶段

食品安全标准推进阶段（1979 年至今）。1979 年，国务院颁布《中华人民共和国标准化管理条例》。1988 年，国家技术监督局成立，统一管理全国标准化工作。1989 年，《中华人民共和国标准化法》正式实施，从此，我国标准化工作开始走向依法管理的快车道。随着《食品卫生管理条例》《食品卫生法》《产品质量法》和《食品安全法》等法律法规的颁布实施，我国食品标准也在不断地出台和完善，从食品卫生标准阶段走向食品安全阶段。我国食品安全标准按层级分为国家标准、行业标准、地方标准、团体标准、企业标准；按性质分为强制性标准、推荐性标准、指导性技术文件；按内容分为通用标志、产品标准、生产经营规范标准和检验方法标准等。国家鼓励食品生产企业制定严于食品安全国家标准、地方标准的企业标准，鼓励行业协会制定严于食品安全国家标准的团体标准。按照我国现行食品标准体系，已完成了对 5000 余项食品标准的清理整合，审查修订了 1000 多项标准，并发布了1000 多项食品安全国家标准。

二、食品添加剂使用标准

食品添加剂是指为改善食品品质和色、香、味，以及为防腐和加工工艺的需要而加入食品中的化学合成或者天然物质。营养强化剂、食品用香料、胶基糖果中基础剂物质、食品工业用加工助剂也包括在内。食品添加剂本身不是以食用为目的，也不是作为食品的原料物质，其自身并不一定含有营养物质，但是，它在增强食品营养功能、延长食品食用期等方面具有重要作用。

我国于 2015 年 5 月 24 日实施的 GB 2760—2014《食品添加剂使用标准》包括食品添加剂的定义、分类、通用要求和食品添加剂清单及其使用要求。该标准代替 GB 2760—2011《食品安全国家标准　食品添加剂使用标准》。GB 2760—2014 与 GB 2760—2011 相比，主要变化为：增加了卫生部 2010 年 16 号公告至国家卫计委 2014 年 17 号公告的关于食品添加剂规定的内容；将食品营养强化剂和胶基糖果中基础剂物质及其配料名单调整由其他相关标准进行规定，修改了 3.4 带入原则，增加了 3.4.2；修改了附录 A、B、C、D、F 中的部分内容；增加了"附录 A 中食品添加剂使用规定索引"。这次食品添加剂使用标准的修订特点主要体现在三个方面。一是新修订的食品添加剂使用标准更加增强科学性，调整了食品添加剂的使用范围及用量；二是新修订的食品添加剂使用标准更加跟进行业发展，明确了"预混料"作为食品添加剂的新的使用方向；三是新修订的食品添加剂使用标准更加结合实际，对部分食品缺乏工艺必要性的食品添加剂使用规定进行了修订，进一步完善了食品添加剂使用类别。

GB 2760—2014 对含铝的食品添加剂的使用范围进行了调整。近年，在我国居民食品评估报告中显示，我国居民面食中铝含量最高，而且馒头、面粉、油条等食品对我国居民饮食铝暴露量的贡献率是最高的。新修订的食品添加剂使用标准对食品中硫酸铝钾和硫酸铝铵的使用范围和含量都进行了略微调整。新标准删除了共 7 种合成着色剂铝色淀作为食品添加剂在膨化食品中的使用规定。

GB 2760—2014 对无工艺必要性的食品添加剂进行了梳理。在标准新修订过程中，根据近年的食品行业调查发现，在 2011 版的食品添加剂标准中共有 28 种食品添加剂的 34 条规定并没有工艺必要性，因此在新的标准中删除了这些规定。

GB 2760—2014 对预混料中食品添加剂的使用进行了明确。新修订的食品添加剂使用标准 3.4.2 条中指出："当某食品配料作为特定终产品的原料时，批准用于上述特定终产品的添加剂允许添加到这些食品配料中，同时该添加剂在终产品中的量应符合本标准要求。在所述特定食品配料标签上应明确标示该食品配料用于上述特定食品的生产。"例如，某种植物油生产的食物是某种蛋糕的原料，为了便于蛋糕（终产品）的生产，在该植物油中添加了一些在蛋糕生产过程中使用的 β-胡萝卜素，这种 β-胡萝卜素属于脂溶性色素，在使用时将其在植物油中分散均匀，起到着色作用。然而，根据 GB 2760—2014 的有关规定，β-胡萝卜素是不允许在植物油中使用的，但是可作为着色剂在焙烤食品中使用，从这个角度看，蛋糕又属于焙烤食品，所以 β-胡萝卜素可在蛋糕中使用，而且 GB 2760—2014 对最大使用量进行了规定，为 1.0g/kg。由此可判断，β-胡萝卜素在蛋糕中的添加量按照有关标准应该不超过1.0g/kg，该情况符合新修订的食品添加剂使用标准带入原则的 3.4.2。新修订的食品添加剂使用标准表 B.1 "不得添加食品用香料、香精的食品名单"，增加了食品类别包括 "茶叶和咖啡"。新修订的食品添加剂使用标准表 B.2 "允许使用的食品用天然香料名单"——八角茴香、丁香、甘草根、众香子、牛至、中国肉桂、莳萝籽已列入食品香辛料名单，属食品调味料，不宜作为香料品种，故在新修订的食品添加剂使用标准表中删除了上述品种；同时，新修订的食品添加剂使用标准规范部分香料名称，有的进行了必要的完善和说明，比如将传统的 "杭白菊油" 修改为 "杭白菊花油"，又比如，将传统的 "茶树油" 修改为 "茶树油（又名互叶白千层油）"。新修订的食品添加剂使用标准表 C.1 规定，"可以在各类的食品加工生产过程中进行使用，食品中添加剂残留量不需要限定的加工助剂名单（不含酶制剂）"，在添加剂品种中增加了过氧化氢品种。新修订的食品添加剂使用标准修订了附录 F "食品分类系统"。新标准修订了 46 个食品类别，具体的修订内容包括分类、分类的具体描述、分类依据等。其中，2011 版中规定的 "包衣的坚果和籽类" 在新版的标准中分类被取消了，将其标准涵盖在已有食品类别中，新标准可以使用的食品添加剂也相应地发生了具体改变。该标准的修订出台，有利于规范食品添加剂使用企业行为，加强食品安全食品添加剂使用标准修订的管理，为老百姓创造更为安全的食品使用环境。

对未列入《食品添加剂使用标准》的其他食品添加剂如需要在食品生产中使用时，要按《食品添加剂新品种管理办法》规定的审批程序经批准后方可使用。其审批程序是：应由生产、应用单位及其主管部门提出生产工艺、理化性质、质量标准、毒理试验结果、应用效果（应用范围、最大应用量）等有关资料，由当地省、自治区、直辖市的主管和卫生部门提出初审意见，由全国食品添加剂卫生标准协作组预审，通过后再提交全国食品添加剂标准化技术委员会审查。通过后的品种报国家卫生健康委员会和国家市场监督管理总局审核批准发布。

三、主要农药最大残留限量标准

农药残留指使用农药后残留于生物体、农副产品和环境中的微量农药及其有毒的代谢物的总量。20 世纪 90 年代，每年防治病虫草鼠害面积约 49 亿亩，可挽回 15% 左右的农产品损失，大约挽回粮食损失 6500 多万吨。因此农药是必不可少的重要农业生产资料。农药残留量超标已经成为社会关注的一个热点问题，也是我国农产品食品出口的一大障碍，设法减少农药残留量是一项利国利民的大事。

2009 年《食品安全法》颁布实施前，我国农药残留限量标准主要由原卫生部和原农业部制定，截至 2009 年底，农药残留限量仅有 870 多项，存在标准缺失、重复和矛盾等诸多问题。根据《国务院办公厅关于印发食品安全整顿工作方案的通知》（国办发〔2009〕8 号）和《卫生部、农业部关于印发 2010 年食品安全国家标准清理工作方案的通知》要求，原农业部对农药残留相关国家和行业标准进行了清理，2012 年将相关标准统一合并后发布为 2012 版 GB 2763，实现了农药残留食品安全国家标准的统一发布，提高了标准的系统性和实用性。此后，2014 年、2016 年、2018 年、2019 年和 2021 年先后五次进行修订。2021 年 3 月，国家卫健委、农业农村部和市场监管总局联合发布《食品安全国家标准 食品中农药最大残留限量》（GB 2763—2021）（以下称 2021 版 GB 2763），该标准于 2021 年 9 月 3 日起正式实施。2021 版 GB 2763 规定了 2,4-滴丁酸等 564 种农药在 376 种（类）食品中 10092 项残留限量标准。其中，谷物、油料和油脂、蔬菜、干制蔬菜、水果、干制水果、坚果、糖料、饮料类、食用菌、调味料、药用植物、动物源食品的限量总数分别为 1415、758、3226、55、2468、152、148、180、196、70、360、161、903 项。

2021 版 GB 2763 标准的主要变化：

① 新增部分农药残留限量 2985 项。与 2019 版 GB 2763 相比，2021 版 GB 2763 的农药残留限量标准数量增加 2985 项。其中，蔬菜、水果等居民日常消费的重点农产品的限量标准数量增长明显，分别增加了 960 项和 615 项，占新增限量总数的 32.2% 和 20.6%，两类限量总数分别占 2021 版 GB 2763 食品限量总数的 32.0% 和 24.5%。

② 修订农药残留限量 194 项。由于实施禁限用管理政策、获得新的农药登记残留试验数据或规范统一残留物定义等原因，基于膳食风险评估结果，对 2,4-滴丁酸等 46 种农药在玉米等 106 种（类）食品中 194 项残留限量标准进行了修订。同时，由于推荐增补了配套农药残留检测方法，将 2 甲 4 氯（钠）等 17 种农药的 176 项限量由临时限量修改为正式限量；由于缺乏配套检测方法，将噻草酮等 3 种农药的 19 项限量由正式限量修改为临时限量。需要重点关注的是，此次制修订涉及的胺苯磺隆等 7 种禁用农药和毒死蜱等 9 种限用农药，均按照检测方法的定量限水平设定限量值，实现了对相应禁限用范围食品种类的全覆盖。

③ 新增农药品种 81 种。与 2019 版 GB 2763 相比，2021 版 GB 2763 新增了 81 种农药，相应增加限量标准 1343 项。其中，42 种农药已在我国批准登记，39 种农药尚未在我国取得登记。

④ 修订部分农药残留物监测定义和每日允许摄入量（ADI）。为保证膳食风险评估数据的科学性，参考 FAO/WHO 农药残留专家联席会议（JMPR）评审结果，2021 版 GB 2763 修订了 2,4-滴异辛酯、吡氟禾草灵和精吡氟禾草灵、氟噻草胺、甲基碘磺隆钠盐、井冈霉素、喹禾灵和精喹禾灵、螺虫乙酯、氰霜唑、三唑醇、噻唑锌等 12 种农药残留物监测定义及表述，修订了丁苯吗啉、氟苯脲、喹禾灵和精喹禾灵等 4 种农药每日允许摄入量（ADI）。

⑤ 新增或修订食品名称。根据农产品商品形态、主要用途以及相关残留限量制定等情况，2021 版 GB 2763 修订了规范性附录 A（食品类别及测定部位），增加了小麦全粉、黄花菜（干）、番茄干、马铃薯干、香瓜茄、柑橘肉（干）、苹果干、茉莉花、蒌叶、马郁兰、夏香草、番茄酱、贝母（鲜）、贝母（干）、百合（干）、三七花（干）、哺乳动物脂肪（乳脂肪除外）、鸡脂肪、鸭脂肪、鹅脂肪等 20 种食品名称，修订了小茴香、莲子、人参、三七、白术、百合、元胡、石斛、黄花菜、菊花、浆果和其他小型水果、热带和亚热带类水果、羊肉、羊脂肪、羊乳等 15 种食品名称，并将枸杞（干）的食品类别从干制水果调整为药用植物的花及果实类。

⑥ 调整部分配套农药残留检测方法。根据农药残留限量标准制修订情况，2021 版 GB 2763 增加了 GB 23200.116、GB 23200.117、NY/T 1721、SN/T 1971、SN/T 4066、SN/T 4591、SN/T 4655 共 7 项农药残留检测方法标准；由于检测方法标准进行了修订，对引用的 2 项检测方法标准表述作了相应更新，即更新后的《出口水果中克菌丹残留量的检测　气相色谱法和气相色谱-质谱/质谱法》（SN/T 0654）和《进出口植物性产品中氰草津、氟草隆、莠去津、敌稗、利谷隆残留量检验方法　液相色谱-质谱/质谱法》（SN/T 1605）；由于前处理要求使用危险化学品等原因，不再推荐《植物性食品中氯氰菊酯、氰戊菊酯和溴氰菊酯残留量的测定》（GB/T 5009.110）和《食品安全国家标准　食品中苯酰胺类农药残留量的测定　气相色谱-质谱法》（GB 23200.72）等 2 项检测方法标准。

四、预包装食品营养标准

食品营养标签属于食品标签的一部分，按照国际食品法典委员会（CAC）定义，营养标签是指向消费者提供食品营养特性的一种描述，包括营养成分标识和营养补充信息。卫生部于 2011 年 11 月 2 日，公布了我国第一个食品营养标签《食品安全国家标准　预包装食品营养标签通则》（GB 28050—2011），指导和规范营养标签标示。营养标签预包装食品标签上向消费者提供食品营养信息和特性的说明，包括营养成分表、营养声称和营养成分功能声称，营养标签是预包装食品标签的一部分。我国预包装食品营养标签须符合《食品安全国家标准　预包装食品营养标签通则》（GB 28050—2011）的规定。根据国家营养调查结果，我国居民既有营养不足，又有营养过剩的问题，特别是脂肪和钠（食盐）的摄入较高，是引发慢性病的主要因素。通过实施营养标签标准，要求预包装食品必须标示营养标签内容，一是有利于宣传普及食品营养知识，指导公众科学选择膳食；二是有利于促进消费者合理平衡膳食和身体健康；三是有利于规范企业正确标示营养标签，科学宣传有关营养知识，促进食品产业健康发展。

《食品安全国家标准　预包装食品营养标签通则》（GB 28050—2011）用于预包装食品营养标签上营养信息的描述和说明，不适用于保健食品及预包装特殊膳食用食品的营养标签标示。特殊膳食用食品是指为满足特殊的身体或生理状况和（或）满足疾病、紊乱等状态下的特殊膳食需求，专门加工或配方的食品，主要包括婴幼儿配方食品、婴幼儿辅助食品、特殊医学用途配方食品以及其他特殊膳食用食品。这类食品营养素和（或）其他营养成分的含量与可类比的普通食品显著不同。特殊膳食用食品的标签应符合《食品安全国家标准　预包装特殊膳食用食品标签》（GB 13432—2013）的要求。保健食品是指根据我国相关规定，取得保健食品许可并带有国家允许使用的保健食品标记的一类食品，其标签标识应遵循保健食品的相关标示要求。

五、国外食品安全标准

1. 欧洲食品安全标准

欧洲标准和欧共体各成员国国家标准是欧共体标准体系中的两级标准，其中欧洲标准是欧共体各成员国统一使用的区域性标准，对国际贸易有着重要的作用。为了扩大经济领域的合作，1967 年欧洲三个共同体，即欧洲经济共同体、欧洲煤钢共同体和欧洲原子能共同体，执行机构合并，建立了欧洲共同体，也就是欧共体（EC）。1975 年欧洲标准化委员会（CEN）成立，其目的是促进成员国之间的标准协作。1990 年欧共体委员会在《关于发展欧洲标准化的绿皮书》中指出："统一的共同市场只有在欧洲一级而不是在国家一级逐步制定出通用的技术标准后，才能成为现实。"这就导致欧洲标准的产生。1992 年 2 月，欧共体成员国签署了《欧洲同盟条约》，条约的主要目标是建立欧洲同盟，即欧盟（EU）。欧盟 15 个成员国，包括法国、德国、意大利、比利时、荷兰、卢森堡、英国、爱尔兰、希腊、西班牙、葡萄牙、奥地利、丹麦、瑞典和芬兰，要实现各成员国的最佳经济效益，统一技术要求的欧洲标准是十分重要的。

（1）CEN 食品标准　欧洲标准主要有欧洲标准化委员会（CEN）、欧洲电工标准化委员会（CENELEC）和欧洲电信标准协会（ETSI）三个组织，是按照 83/189/EEC 指令正式认可的标准化组织，分别负责不同领域的标准化工作。其中 CEN 的制定标准范围最大，食品标准、卫生保健等就在其中。CEN 的组织体系由全体会员大会、管理局、技术局、认证局、技术委员会和管理中心构成。截至 2002 年 12 月底 CEN 共设有 239 个技术委员会，制定欧洲标准 7650 个、协调文件 4 个、暂行标准 395 个，在欧盟各成员国的国家标准中，欧洲标准所占的比例高达 80％以上。目前 CEN 的目标是尽可能地使其制定的标准成为国家标准，使欧洲标准有广阔的前景和市场。40％的 CEN 标准被 ISO 采用为国际标准。

CEN 已经发布了 260 多项欧洲食品标准，主要用于取样和分析方法，这些标准分别由 7 个技术委员会制定。如：

TC 174　水果和蔬菜汁——分析方法；

TC 194　与食品接触的器具；

TC 275　食品分析——协调方法；

TC 302　牛奶和乳制品——取样和分析方法；

TC 307　含油种子、蔬菜及动物脂肪和油以及其副产品的取样和分析方法；

TC 327　动物饲料——取样和分析方法；

TC 338　谷物和谷类产品。

TC 275　技术委员会制定了 50 多个标准，主要包括微生物方法（沙门氏菌、李斯特氏菌的检测和计算）、重金属残留、亚硫酸盐等添加剂的测定方法和辐照食品检测，如 EN 1784—1996 食品——含有脂肪的辐照食品的检测——碳氢化合物气相色谱法；EN 1785—1996 食品——含有脂肪的辐照食品的检测——2-烷基环丁酮气相色谱分析法等。

可见，欧盟各成员国在采用欧洲标准方面有许多成熟的经验，这也是欧盟在直接采用国际标准方面的一大优势。

（2）欧盟对进口水产品的质量标准　欧盟委员会专门制定水产品投放市场的卫生条件（91/493/EC 指令），而且要求向欧盟市场输出水产品的加工企业必须获得欧盟注册。欧盟对进口水产品质量和卫生要求越来越严，而且必须从原料生产开始，保证生产过程的各个环节达到质量要求，从而确保最终产品的质量，即建立一个完整的质量保证体系，全面推行 HACCP 制度。欧盟对进口水产品的检查包括新鲜度化学指标、自然毒素、寄生虫、微生物指标、环境污染的有毒化学物质和重金属、农药残留、放射性等 63 项，其中氯霉素、呋喃西林、孔雀石绿、结晶紫、呋喃唑酮、多氯联苯等不得检出；六六六、DDT、组胺、麻痹贝类毒素等有严格的限量指标，而且有越来越严格的趋势。按照欧盟 2001/466/EC 指令要求，鱼中镉、汞、铅的最大残留限量由原来 1000mg/kg 分别改为 50mg/kg、500mg/kg 和 200mg/kg。对致病菌，细菌总数要求控制在 $5 \times 10^5/g$（30℃），其中沙门氏菌、金黄色葡萄球菌、单核细胞增生李斯特氏菌、霍乱弧菌、副溶血性弧菌、大肠杆菌不得检出。

2. 美国食品卫生标准

（1）美国食品安全体系　美国负责食品安全的主要执法机构有卫生部（DHHS）的食品和药物管理局（FDA）、美国农业部（USDA）的食品安全检验署（FSIS）和动物卫生检验署（APHIS）及美国环境保护署（EPA）。

FDA 负责保护消费者免受掺杂、不完全和虚假标贴的食品危害，管辖的食品范围是除 FSIS 管辖范围之外的所有食品。FSIS 则负责确保肉、禽和蛋制品安全、卫生和正确标识。EPA 的任务包括保护消费者免受农药带来的危害，改善有害生物管理的安全方式。任何食品或饲料中含有 FDA 不允许的食品添加剂或兽药残留，或含有 EPA 没有规定限量的农药残留或农药残留限量超过规定的，法规都不允许其上市。而 APHIS 在美国食品安全网中的主要角色是防止植物和动物的有害生物污染和疾病。

美国有关食品安全的主要法规包括：《联邦食品、药品和化妆品法》（EFDCA）、《联邦肉检验法》（FMIA）、《禽肉制品检验法》（PPIA）、《蛋制品检验法》（EPIA）、《食品质量保护法》（FQPA）和《公共健康服务法》、《联邦杀虫剂、杀真菌剂和灭鼠剂法》。《联邦食品、药品和化妆品法》是美国食品安全法律的核心，它为美国食品安全的管理提供了基本原则和框架。它要求美国食品和药物管理局（FDA）管辖除肉、禽和部分蛋类以外的国产和进口食品的生产、加工、包装、储存。

（2）美国肉类微生物控制方法与标准

① 检验标准　USDA 推荐使用 AOAC 第 16 版上规定的相关微生物检验方法，同时

USDA 认可在科学杂志上发表，并经过多家实验验证的方法。

② 科学化的抽样水平和合理的判定依据　USDA 对于确定加工原料肉、乳制品中病原微生物的限量标准是比较科学合理的，其基本做法是在全国范围内通过收集对某一种肉类制品中不同病原性微生物污染情况的调查，运用统计学技术提出该品种某种病原微生物的抽样检测方案和操作限量标准，对大肠菌群、沙门氏菌的监控操作限量标准。

③ 美国对进出口水产品安全要求　各种致病微生物均不得检出（沙门氏菌、金黄色葡萄球菌、单核细胞增生李斯特氏菌、霍乱弧菌、副溶血性弧菌、大肠杆菌等），禁止使用氯霉素、克伦特罗、己烯雌酚、二甲硝咪唑、其他硝基咪唑类、异烟酰咪唑、呋喃西林、呋喃唑酮、磺胺类药、氟乙酰苯醌和糖肽、二氧化硫（100mg/kg）。还必须通过 HACCP 认证和美国 FDA 抽查合格。

3. 日本食品卫生标准

（1）日本进口检疫与食品卫生

① 动物检疫　日本从国外进口动物以牛、马、猪、兔等为主。

日本动物检疫的指导原则是《家畜传染病预防法》，以及依据国际兽疫事务局（OIE）等有关国际机构发表的世界动物疫情通报制定该法的实施细则（即禁止进口的动物及其产地名录）。凡属该细则规定的动物及其制品，即使有出口国检疫证明也一概禁止入境。牛、羊、猪等偶蹄动物，因易感染口蹄疫，日本对其进口十分警惕。

日本进口商自海外进口动物及其产品，须提前向动物检疫所申报。一般牛、马、猪等需提前 90～120 天申报，鸡、鸭、狗等提前 40～70 天申报。动物进口时，由检疫人员登船检查确认，检查无问题后，检疫所发给进口商"进口检疫证明书"，作为进口申报书的附件办理进口申报手续。

② 植物防疫　日本进口植物防疫的指导原则是《植物防疫法》。与动物检疫类似，日本依据有关国际机构或学术界有关报告了解世界植物病虫害分布情况，制定《植物防疫法实施细则》（即禁止进口的植物及其产地名录）。凡属日本国内没有的病虫害，来自或经过其发生国家的有关植物和土壤均严禁进口。

货物经植物防疫所检查确认无病虫害后，颁发"植物检查合格证明书"。获准进口时，日本进口商须将进口许可书寄送给出口商，令其粘贴在该商品上。入境时，与一般植物同样办理检疫。对于某些仅凭进口时的检疫无法判断病虫害的植物，日本要求置于专门场所隔离栽培一定时间接受检查。

③ 食品卫生防疫　日本的进口食品卫生检疫主要有命令检查、监测检查和免疫。

命令检查即强制检查，是对某些易于残留有害物质或易于沾染有害生物的食品要逐批进行 100% 的检验。

监测检查是指由卫生检疫部门根据自行制订的计划，按照一定的时间和范围对不属于命令检查的进口食品进行的一种日常抽检，由卫生防疫部门自负费用、自行实施。若在监测检验中发现来自某国的某种食品含有违禁物质，以后来自该国的同类食品必须接受命令检查。

进口食品添加剂、食品器具、容器、包装等也必须同样接受卫生防疫检查。

（2）日本对进口水产品安全要求　各种致病微生物（沙门氏菌、金黄色葡萄球菌、单核细胞增生李斯特氏菌、霍乱弧菌、副溶血性弧菌、大肠杆菌等）均不得检出。氯霉素（0.05mg/kg）、磺胺甲基嘧啶（0.02mg/kg）、磺胺二甲嘧啶（0.01mg/kg）、磺胺-6-甲氧嘧啶（0.03mg/kg）、磺胺二甲氧嘧啶（0.04mg/kg）、磺胺喹噁啉（0.05mg/kg）、噁喹酸（喹菌酮 0.05mg/kg）、乙胺嘧啶（0.05mg/kg）、基夫拉松（别那松 0.1mg/kg）、尼卡巴嗪

（0.02mg/kg）等均有限量要求。鳗鱼中总汞为 0.4mg/kg、甲基汞为 0.3mg/kg。

（3）日本禁用的食品添加剂　2005 年 8 月，日本将 38 种非合成食品添加剂从现有食品添加剂目录中删除。与此同时，含有这 38 种食品添加剂的食品在日本境内也被禁止销售，此举主要是为了确保食品安全，防止对消费者健康产生不良影响。

日本被禁用的 38 种食品添加剂：消色肽酶、产气单胞菌胶、巴拉塔树胶、大麦壳提取物、甜菜皂苷、槟榔子提取物、防己提取物、柑橘子提取物、食用大麻提取物、麦芽六糖内切水解酶、麦芽五糖内切水解酶、槐树皂角苷、肠杆菌胶、鸭肠杆菌胶、欧文菌胶、无花果叶提取物、冷杉香脂、金钟花提取物、古塔胶、竹提取物、新西兰琥珀胶、曲酸、古萨基色素、L-岩藻糖、竹皮提取物、厚朴提取物、奇异果提取物、莫耐林甜蛋白、唾液酸酶、腈水解酶、去甲二氢愈创木酸、粮油种子蜡、花生皮红、鲸蜡、覆盆子叶提取物、巴西棕榈树叶提取物、黄单胞杆菌冰核蛋白和酮戊二酸提取物。

此次日本禁令提醒相关企业，对天然提取物应予以重新认识和评价。虽然食品添加剂开发的趋势是天然、营养、多功能，但并不是所有的天然提取物都是安全的。有的天然提取物，特别是可作药物的天然提取物，毒性可能比合成的还要大。随着研究的不断深入，今后还可能会有更多的产品因为安全问题而被禁用。

第四节　食品质量管理体系

近年来，随着国际市场竞争的日趋激烈，质量认证已被越来越多的国家所重视和采用。经过质量认证的产品，不但提高了消费者购买产品的安全感，也在对外合作中提高了与合作伙伴的信任度。国际标准化组织（International Organization for Standardization，ISO）于 1987 年发布了 ISO 9000 族国际标准，将产品质量以最终检验与试验的最终把关转化为对产品全过程加以管理和实施监督。2005 发布了适合审核食品安全管理体系的标准《ISO22000—食品安全管理体系要求》。

HACCP（危害分析和关键控制点）是一种科学、简便、实用的预防性食品安全质量控制体系。它的实施相容于 ISO 9000 质量管理体系，是在质量管理体系下管理食品安全的一种系统方法。HACCP 作为一个完整的预防性食品安全质量控制体系，是建立在良好操作规范（GMP）和卫生标准操作程序（SSOP）的基础上的。

GMP 是一种特别注重制造过程中产品质量与卫生安全的自主性管理制度，充分有效的 GMP 将简化 HACCP 计划，而且会确保 HACCP 计划的完整性及加工产品的安全性。

一、ISO 9000 质量管理体系认证

ISO 是国际标准化组织（International Organization for Standardization）的简称，是一个全球性的非政府组织，是国际标准化领域中一个十分重要的组织。其成员由来自世界上 100 多个国家的国家标准化团体组成，代表中国参加 ISO 的国家机构是中国国家技术监督局（CSBTS）。

改革开放以来，我国开始实行有计划的商品经济，国内市场和国际贸易都得到迅速发展，但由于我国没有建立符合国际惯例的认证制度，我们自己采用的一些产品监督形式得不到国际上的承认。在国际贸易中面临着在经济上蒙受损失和受到设置技术壁垒的限制，我国的工业企业，由于不了解各国认证制度的要求，许多出口商品无法进入国际市场，即使进入了国际市场，其价格也远远低于所在国通过认证的产品。一些了解认证的企业每年也不得不花费大量外汇去申请国外认证和由国外认证机构出具检验报告。所以，建立我国的认证制

度，开展产品质量认证和体系认证工作，是我国质量认证工作的当务之急，是最终消除我国与其他国家之间存在的技术壁垒的根本途径。

我国从 1991 年起正式开展认证工作。1991 年 5 月，国务院颁发了《中华人民共和国产品认证管理条例》，标志着我国产品质量认证工作走入法治轨道。1993 年 1 月 1 日，我国正式由等效采用改为等同采用 ISO 9000 系列标准，建立了符合国际惯例的认证制度。我国质量认证工作取得长足的发展。对我国企业而言，通过公正独立的第三方认证获得质量认证证书，是产品质量信得过的证明，是产品、服务进入国际市场的通行证，企业获得认证证书后，将向国内外公告。

质量认证证书可以带来以下益处：

① 提供满足顾客一般或特定需要的产品或服务，开拓占领市场，充分利用非价格因素提高竞争力。

② 扩大销售渠道和销售量，实现优质优价，获得更大利润。

③ 有助于树立全球经济意识，提高企业发展战略的基点，抓住机遇，赢得未来，这符合时代的选择、民族的利益。

④ 促进建立体系化的、严谨的经营管理模式；优化组织结构，完善经营管理；建立减少、消除，特别是预防质量缺陷的机制。

⑤ 带动服务和产品的结构调整，推动技术改造，增强自身实力。

⑥ 表明尊重消费者和对社会负责，提高企业、产品和服务的信誉，树立良好的企业形象。

⑦ 打破国际贸易中的技术壁垒，进入国际市场，扩大出口。

⑧ 有助于形成名牌，保障部分企事业单位的合法权益。

⑨ 避免重复抽查和检验，节省用于检验的时间、人力、物力和财力。

二、 ISO 22000 食品安全管理体系

1. ISO 22000 概述

ISO 22000：2005《食品安全管理体系要求》于 2005 年 9 月 1 日正式发布，由国际标准化组织农产食品技术委员会（ISO/TC 34）成立了 WG8 工作组，参照 ISO 9000 和 ISO 14001 的框架起草制定。将 HACCP 原理作为方法应用于整个体系；明确了危害分析作为安全食品实现策划的核心，并将国际食品法典委员会（CAC）所制定的预备步骤中的产品特性、预期用途、流程图、加工步骤和控制措施和沟通作为危害分析及其更新的输入；同时将 HACCP 计划及其前提条件-前提方案动态、均衡地结合。本标准可以与其他管理标准相整合，如质量管理体系标准和环境管理体系标准。

ISO 22000：2005 标准既是描述食品安全管理体系要求的使用指导标准，又是可供食品生产、操作和供应的组织认证和注册的依据。

ISO 22000：2005 表达了食品安全管理中的共性要求，而不是针对食品链中任何一类组织的特定要求。该标准适用于在食品链中所有希望建立保证食品安全体系的组织，无论其规模、类型和其所提供的产品。它适用于农产品生产厂商、动物饲料生产厂商、食品生产厂商、批发商和零售商。它也适用于与食品有关的设备供应厂商、物流供应商、包装材料供应厂商、农业化学品和食品添加剂供应厂商、涉及食品的服务供应商和餐厅。

2. ISO 22000 标准的特点

ISO 22000 系列国际标准由以下几个标准构成：一是 ISO 22000：2005《食品安全管理体系——食品链中各类组织的要求》；二是 ISO/TC 22003《食品安全管理体系——对实施食品安全管理体系认证和审核的机构的要求》；三是 ISO/TC 22004《食品安全管理体系——

ISO 22000：2005 的应用指南》；四是 ISO 22005《食品供应链的可追溯性——体系设计开发的通用原则和指南》。

ISO 22000 标准的主要特点是：

（1）食品安全管理范围延伸至整个食品链，对于生产、制造、处理或供应食品的所有组织，食品安全的要求是首要的。认识到组织在食品链所处的角色和地位，是确保在食品链内有效地相互沟通，供给最终消费者安全食物产品所必需的。

（2）管理领域先进理念与 HACCP 原理的有效融合，过程方式、系统管理及持续改进是现代管理领域先进理念的核心内容。ISO 22000 将这些管理的先进理念与 HACCP 原理有效融合，建立一个系统，以最有效的方法实现组织的食品安全方针和目标。

（3）强调交互式沟通的重要性，在食品链中沟通是必需的，以确保在食品链各环节中的所有相关食品危害都得到识别和充分控制。

（4）满足法律法规要求是食品安全管理体系的前提。

（5）风险控制理论在食品安全管理体系中的体现，最高管理者应考虑能够影响组织有关食品安全的潜在紧急情况和事故并表明如何管理，结果应包括在管理评审的输入中。

三、 HACCP

HACCP 即"危害分析和关键控制点"，是 Hazard Analysis Critical Control Point 的缩写。它是一种科学、简便、实用的预防性食品安全控制体系。HACCP 是以科学为基础，通过系统性地确定具体危害及其控制措施，以保证食品安全性的体系。HACCP 的控制体系着眼于预防而不是依靠产品的检验来保证食品的安全。HACCP 是一个适用于各类食品企业的简便、易行、合理、有效的控制体系。

1. HACCP 的基本术语

危害（hazard）：指对健康有潜在不利影响的生物、化学或物理性因素或条件。

关键限值（critical limits，CL）：是指在某一关键控制点上将物理的、生物的、化学的参数控制到最大或最小水平，从而可防止或消除所确定的食品安全危害发生，或将其降低到可接受水平。

关键控制点（critical control point，CCP）：指能够实施控制措施的步骤。该步骤对于预防和消除一个食品安全危害或将其减少到可接受水平非常关键。

纠正措施（corrective action）：当监控表明偏离关键界限或不符合关键界限，而采取的程序或行动。

监测（monitor）：为评估关键控制点（CCP）是否得到控制，而对控制指标进行有计划地连续观察或检测。

2. HACCP 的基本原理

（1）**危害分析** 危害分析（HA）是 HACCP 系统方法的基本内容和关键步骤，通过以往资料分析，现场实地观测，实验采样检测等方法，对食品生产中食品污染发生发展的各种因素进行系统分析，发现和确定食品中的有害污染物以及影响其发生发展的各种因素。危害包括：

① 生物性污染物 各种致病性细菌或食品腐败菌、病毒、寄生虫、霉菌、细菌毒素、霉菌毒素及其代谢产物。

② 化学性污染物 农药残留，兽药残留，有害元素，工业污染物，加工过程形成的有毒有害物质（包括与安全相关的腐败分解物），滥用的食品添加剂，清洗剂等。

③ 物理性污染物 放射性污染和异物等。

通过危害鉴定确定其危害性和危险性。危害性指危害所致后果的严重程度，而危险性指危害发生的可能性。

（2）**确定关键控制点**　关键控制点是能够对一个或多个危害因素实施控制措施的环节，通过这一环节可以预防和消除食品安全中的某一危害或将其降低到可以接受的水平。这可为食品生产加工过程中的某一操作方法或工艺流程，也可为食品生产加工的某一场所或设备。依其产生控制作用的性质与强弱，可以分为 CCP1 和 CCP2。CCP1 为经此关键控制点能完全消除危害因素（如巴氏消毒工艺），CCP2 为经此关键控制点可减轻但不能完全消除危害因素。

（3）**确定关键限值，保证关键控制点受到控制**　这是通过关键控制点对危害因素控制与否判定的技术依据。对每个关键控制点确定一个临界限制指标（关键限值）作为控制标准，以保证每个关键控制点限制在安全值范围内。所用指标可以是物理性的（如时间或温度），也可以是化学性的（如盐或醋酸的浓度、pH 等），还可以是生物性或感官性状的。最常用的包括温度、时间等物理性能，水分或水分活性，pH，有效氯等。为了有可操作性与可比性应尽量设置定量指标。

（4）**确定关键控制点的监控措施**　须对控制措施的实施过程进行监控，来判定其是否达到控制标准并达预期效果。监控是有计划、有顺序地对已确定关键控制点进行现场观察（检查），半成品或成品的感官评价或物理学测定，化学检验以及微生物学检验等，将结果与关键限值（临界指标）进行比较，以判定关键控制点是否处于控制之中（得到完全控制，还是发生失控）。从监控观点看，在被控制的关键控制点上有一个发生失误就成为一个关键缺陷，即导致消费者危害和不安全的缺陷。

（5）**确定校正措施**　通过监控显示原有控制措施未达到控制标准时需立即采用的替代措施。一旦出现偏离临界值的现象，就应该立即采取纠正措施。具体的纠正偏离措施必须能够说明关键控制点已经得到控制。

（6）**建立审核 HACCP 计划正常运转的评价程序（验证）**　要确认 HACCP 系统是否正常运行，可由质检人员和卫生管理机构的人员共同参加，验证内容：是否已查出所有危害和抓住有效的关键控制点，控制措施是否正确，标准是否合理，监控程序在评价工作中是否有效等。

（7）**确定有效记录的保持程序**　要求将确定的危害性质、关键控制点、关键限值的书面 HACCP 计划的准备、执行、监控、记录保持和其他措施等与执行 HACCP 计划的有关信息、数据记录完整地保存下来。

3. HACCP 的六个特点

（1）**针对性**　针对性强，主要针对食品的安全卫生，是为了保证食品生产系统中任何可能出现的危害或有危害危险的地方得到控制。

（2）**预防性**　是一种用于保护食品防止生物、化学和物理危害的管理工具，它强调企业自身在生产全过程的控制作用，而不是最终的产品检测或者是政府部门的监管作用。

（3）**经济性**　设立关键控制点控制食品的安全卫生，降低了食品安全卫生的检测成本，同以往的食品安全控制体系比较，具有较高的经济效益和社会效益。

（4）**实用性**　已在世界各国得到了广泛的应用和发展。

（5）**强制性**　被世界各国的官方所接受，并被用来强制执行。同时，也被国际食品法典委员会（CAC）认同。

（6）**动态性**　HACCP 中的关键控制点随产品、生产条件等因素改变而改变，企业如果出现设备/检测仪器/人员等的变化，都可能导致 HACCP 计划的改变。

虽然，HACCP 是一个预防体系，但绝不是一个零风险体系。

4. HACCP 的益处

① 在问题出现之前就可采取纠正措施，积极主动地控制；

② 通过对易于监控的特性如时间、温度和外观实施控制，监控方法简单、直观、可操作、快速；

③ 只要需要就能采取及时的纠正措施，迅速进行控制；

④ 与依靠化学分析、微生物检验进行控制相比，费用低廉；

⑤ 由直接专注于食品加工的人员控制生产操作；

⑥ 由于控制集中于生产操作的关键点，可以对每批产品采取更多的保证措施；

⑦ 通过监测结果趋向，能用于潜在危害的预告；

⑧ 涉及与产品安全性有关的各层次人员，包括非技术人员，即全员参与。

5. HACCP 的使用范围

① HACCP 是可广泛应用于简单和复杂操作的一种管理体系，用来保证食品的所有阶段的安全。

② 在实施 HACCP 时，组织不仅必须检查其产品和生产环节，还必须将 HACCP 应用于原材料供应，直到成品储存，并考虑发售环节，直到消费终点。

③ HACCP 体系可同样用于新产品或现有产品，引入 HACCP 对新产品、新生产工艺或方法都是很方便的。

6. HACCP 体系认证的意义

HACCP 体系的认证就是：由经国家相关政府机构认可的第三方认证机构依据经认可的认证程序，对食品生产企业的食品安全管理体系是否符合规定的要求进行审核和评价，并依据评价结果，对符合要求的食品企业的食品安全管理体系给予书面保证。

HACCP 从生产角度来说是安全控制系统，是使产品从投料开始至成品保证质量安全的体系，如果使用了 HACCP 的管理系统，最突出的优点是：

① 使食品生产对最终产品的检验（即检验是否有不合格产品）转化为控制生产环节中潜在的危害（即预防不合格产品）；

② 应用最少的资源，做最有效的事情。

HACCP 是决定产品安全性的基础，食品生产者利用 HACCP 控制产品的安全性比利用传统的最终产品检验法要可靠，实施时也可作为谨慎防御的一部分。HACCP 作为控制食源性疾患最为有效的措施得到了国际和国内的认可，并被 FDA 和国际食品法典委员会批准。

7. 在食品供应的各环节如何应用 HACCP 体系

对大多数成功使用 HACCP 的企业来说，它可用于从农场到餐桌的任何环节——始于农场，止于酒店或家庭的个人食物准备。在农场上，可以采用多种措施使农产品免受污染。例如，监测好种子、保持好农场卫生、对养殖的动物做好免疫工作等。在食品加工厂里的屠宰和加工过程中也应做好卫生工作，当肉制品和家禽制品离开工厂时，还应做好运输、储存和分发等方面的控制工作。在批发商店里，确保合适的卫生设施、冷藏、存储和交付活动免受污染。最后，在餐馆、食品服务机构和家庭厨房等地方也应做好食品的储藏、加工和烹饪的工作，确保食品安全。

四、 GMP

1. GMP 体系简介

GMP 是良好操作规范（Good Manufacturing Practice）的简称，是一种安全和质量保证体系。其宗旨在于确保在产品制造、包装和储藏等过程中的相关人员、建筑、设施和设备均能符合良好的生产条件，防止产品在不卫生的条件下，或在可能引起污染的环境中操作，以保证产品安全和质量稳定。因为 GMP 的内容是在不断完善和补充着的，所以有时称其为 CGMP（Current Good Manufacturing Practice）。

GMP 大致分为三种类型：由国家政府机构颁布的 GMP、行业组织制定的 GMP、食品企业自定的 GMP。

根据 GMP 的法律效力分为强制性 GMP 和指导（推荐）性 GMP。

2. GMP 体系起源、发展及现状

20 世纪以来，人类发明了很多具有划时代意义的重要药品，如阿司匹林、青霉素、胰岛素等，然而同时由于对药物的认识不充分而引起的不良反应也让人类付出了沉重的代价。尤其是 50～60 年代发生的 20 世纪最大的药物灾难——"反应停"事件，让人们充分认识到建立药品监督法的重要意义。

1963 年经美国国会的批准正式颁布了 GMP 法案。美国 FDA 经过几年的实践后，证明 GMP 确有实效。故 1967 年 WHO 在《国际药典》（1967 年版）的附录中收录了该制度，并在 1969 年的第 22 届世界卫生大会上建议各成员国采用 GMP 体系作为药品生产的监督制度，以确保药品质量。同年 GMP 也被国际食品法典委员会（CAC）采纳，并作为国际规范推荐给 CAC 各成员国政府。1979 年第 28 届世界卫生大会上 WHO 再次向成员国推荐 GMP，并确定为 WHO 的法规。此后 30 年间，日本、英国以及大部分的欧洲国家都先后建立了本国的 GMP 制度。到目前为止，全世界共有 100 多个国家颁布了有关 GMP 的法规。

3. GMP 体系的基本内容

GMP 法规是一种对生产、加工、包装、储存、运输和销售等加工过程的规范性要求。其内容包括：厂房与设施的结构、设备与工器具、人员卫生、原材料管理、加工用水、生产程序管理、包装与成品管理、标签管理以及实验室管理等方面。其重点在于：

（1）**人员卫生**　经体检或监督观察，凡是患有或似乎患有疾病、开放性损伤、疖或感染性创伤，或可成为食品、食品接触面或食品包装材料的微生物污染源的员工，直至消除上述病症之前均不得参与作业，否则会造成污染。凡是在工作中直接接触食物、食物接触面及食品包装材料的员工，在其当班时应严格遵守卫生操作规范，使食品免受污染。负责监督卫生或食品污染的人员应当受过相关教育或具有经验，或两者皆具备，这样才有能力生产出洁净和安全的食品。

（2）**建筑物与设施**　操作人员控制范围之内的食品厂的四周场地应保持卫生，防止食品受污染。厂房建筑物及其结构的大小、施工与设计应便于以食品生产为目的的日常维护和卫生作业。工厂的建筑物、固定灯具及其他有形设施应在卫生的条件下进行保养，并且保持维修良好。对用具和设备进行清洗和消毒时，应防止食品、食品接触面或食品包装材料受到污染。食品厂的任何区域均不得存在任何害虫。所有食品接触面，包括用具及接触食品的设备的表面，都应尽可能经常地进行清洗，以免食品受到污染。每个工厂都应配备足够的卫生设施及用具，包括：供水、输水设施，污水处理系统，卫生间设施，洗手设施，垃圾及废料处理系统等。

（3）**设备**　工厂的所有设备和用具的设计，采用的材料和制作工艺，应便于充分地清洗和适当地维护。这些设备和用具的设计、制造和使用，应能防止食品中掺杂污染源。接触食物的表面应耐腐蚀，它们应采用无毒的材料制成，能经受侵蚀作用。接触食物的表面的接缝应平滑，而且维护得当，能尽量减少食物颗粒、脏物及有机物的堆积，从而将

微生物生长繁殖的机会降低到最小限度。食品加工、处理区域内不与食品接触的设备应结构合理，便于保持清洁卫生。食品的存放、输送和加工系统的结构应能使其保持良好的卫生状态。

（4）生产和加工控制　食品的进料、检查、运输、分选、预制、加工、包装、贮存等所有作业都应严格按照卫生要求进行。应采用适当的质量管理方法，确保食品适合人们食用，并确保包装材料是安全适用的。工厂的整体卫生应由一名或数名指定的称职的人员进行监督。应采取一切合理的预防措施，确保生产工序不会构成污染源。必要时，应采用化学的、微生物或外来杂质的检测方法去验明卫生控制的失误或可能发生的食品污染。凡是污染已达到界定的掺杂程度的食品都应一律退回，或者，如果允许的话，经过处理加工以消除其污染。

GMP 的重点是：确认食品生产过程安全性；防止异物、毒物、微生物污染食品；有双重检验制度，防止出现人为的损失；建立完善的标签发放使用，生产记录、报告的存档等管理制度。

推行食品 GMP 的主要目的：提高食品的品质与卫生安全；保障消费者与生产者的权益；强化食品生产者的自主管理体制；促进食品工业的健全发展。

4. 一部分国家和地区的食品 GMP

美国在食品 GMP 的执行和实施方面做了大量的工作，1996 年版的美国 CGMP 第 110 节内容包括：定义、现行良好生产规范、人员、厂房及地面、卫生操作、卫生设施和设备维护、生产过程及控制、仓库与运销、食品中天然的或不可避免的危害控制等。除了上述基本准则外，美国还制定有各类食品的 GMP，如熏鱼的 GMP（part 112）；低酸性罐头食品的 GMP（part 113）；酸性食品的 GMP（part 114）；冻结原虾（经处理）的 GMP（part 123）；瓶装饮用水的加工与罐装的 GMP（part 129）；辐照食品的 GMP（part 179）等。

日本管理食品的行政部门较多，有厚生省、农林水产省、公平交易委员会等，主要为前两者。厚生省主管食品卫生，依食品卫生法实施监督指导。1975 年，厚生省参照美国食品 GMP 制定了食品的卫生规范，但在执行上仅起到技术性行政指导作用，在法律上不具约束力，仅作为推动企业自身管理的技术指引。而农林水产省主管食品品质，依照《农林产品规格化与质量指示合格化》（又称 JAS 制度）进行管理，它包括 JAS 规格制度与质量指示基准制度两种。前者属自愿性，后者则具有强制性质。对日常生活用品可能存在有安全性问题的产品，日本实行安全认证制度。

我国食品质量管理备受重视，尤其改革开放以后发展迅速。1979 年 7 月 31 日国务院颁发了《标准化管理条例》，到 1992 年底，已发布有关食品标准 1374 项，其中国家标准占 62％。1982 年 11 月 29 日五届人大第 25 次会议通过《中华人民共和国食品卫生法》，对食品、食品添加剂、食品容器、包装材料和食品用工具、设备的卫生、食品卫生标准和管理办法的制定、食品卫生管理、食品卫生监督、法律责任等作出规定，是我国食品生产必须遵守的法律。1998 年我国制定出《膨化食品良好生产规范》（GB 17404—1998）和《保健食品良好生产规范》（GB 17404—1998），于 1999 年 1 月 1 日开始实施，是我国两个具体的 GMP。保健食品的 GMP 对生产具有特定保健功能的食品企业的人员、设计与设施、原料、生产过程、成品贮存与运输及品质和卫生管理方面的基本要求作出规定，以法规形式对保健功能食品进行强制管理。

GMP 在确保食品安全性方面是一种重要的保证措施。GMP 强调食品生产过程（包括生产环境）和贮运过程的品质控制，尽量将可能发生的危害从规章制度上加以严格控制。可以说，GMP 是执行 HACCP 的基础。

5. 食品 GMP 的管理要素

① 人员（man） 要由最合适的人员来生产与管理。

② 原料（material） 要选用优质的原材料来生产。

③ 设备（machine） 要采用标准的厂房和机器设备。

④ 方法（method） 要遵照标准组织生产。

6. 食品 GMP 认证的一般程序

食品良好生产规范是一种自主性的质量保证制度，为了提高消费者对食品良好操作规范的认知和信赖，一些国家和地区开展了食品良好操作规范的自愿认证工作。

食品 GMP 认证工作程序包括申请受理、资料审查、现场勘验评审、产品抽验、认证公示、颁发证书、跟踪考核等步骤。

食品企业应递交申请书。申请书包括产品类别、名称、成分规格、包装形式、质量、性能，并附公司注册登记复印件、工厂厂房配置图、机械设备配置图、技术人员学历证书和培训证书等。

第五节 食品安全溯源

"食品溯源"是"食品质量安全溯源体系"的简称，最早是 1997 年欧盟为应对"疯牛病"问题而逐步建立并完善起来的食品安全管理制度。食品安全管理制度由政府进行推动，覆盖食品生产基地、食品加工企业、食品终端销售等整个食品产业链条的上下游，通过类似银行取款机系统的专用硬件设备进行信息共享，服务于最终消费者。一旦食品质量在消费者端出现问题，可以通过食品标签上的溯源码进行联网查询，查出该食品的生产企业、食品的产地、具体农户等全部流通信息，明确事故方相应的法律责任。建立可追溯制度对当人类健康或环境构成危险时，可以及时有效地从市场上撤出有问题的产品；能够对危害环境和人类与动物健康的无意识的、长期的影响进行识别与监测；有助于对标识管理进行统一控制。可追溯制度与标识管理有着不同的目标，但二者又是互相联系、互为补充的关系。可追溯制度能够提供进行标识的信息，良好的标识管理有助于可追溯制度的实施。《中华人民共和国食品安全法》第四十二条规定，国家建立食品安全全程追溯制度。食品生产经营者应当依照本法的规定，建立食品安全追溯体系，保证食品可追溯。国家鼓励食品生产经营者采用信息化手段采集、留存生产经营信息，建立食品安全追溯体系。国务院食品安全监督管理部门会同国务院农业行政等有关部门建立食品安全全程追溯协作机制。

一、食品安全溯源体系

食品安全溯源体系是一种旨在加强食品安全信息传递、控制食源性疾病危害、保障消费者利益的食品安全信息管理体系，目的是解决食品自生产到消费过程的质量安全问题。所谓溯源（traceability），又称为追溯，ISO8042 标准中定义为"通过登记的识别码，对商品或行为的历史和使用或位置予以追踪的能力"。欧盟《通用食品法》（EC178/2002）对食品可溯源性的定义是"食品、畜产品、饲料及其原料在生产、加工，以及流通等环节所具备的跟踪、追溯其痕迹的能力"，认为"食品可溯源系统"是追踪食品从生产到流通全过程的信息系统，目的在于食品质量控制和出现问题时召回。食品标准委员会对食品可溯源性的定义是"追溯食品在生产、加工、储运、流通等任何过程的能力，以保持食品供应链信息流的完整性和持续性"。在我国，《质量管理体系基础和术语》（GB/T 19000—2008）将可溯源性界定为：追溯所考虑对象的历史、应用情况或所处场所的能力。产品的可溯源性包括原材料和零部件的来源，加工过程的历史，以及产品交付后的分布和场所。

食品安全可溯源体系需充分涵盖食品原材料生产、产品加工、储运、销售等食品供应链各个环节，通过对整个链条、各环节业务流程的分析，采用 HACCP 原理及方法，研究提出食品溯源链各环节的质量安全要素及关键控制点，采用国家及行业的相关编码标准，设计食品安全溯源链编码体系，并利用信息采集、数据交换等技术获取食品溯源链上的相关信息，构建食品生产过程、加工过程、储运过程、消费过程质量安全信息管理系统，并在此基础上构建食品安全可溯源平台，除满足企业日常管理及内部溯源的需要外，开发基于网站、短信、电话的服务接口，研发移动溯源终端，提供面向消费者、监管部门的服务。

与此同时，食品安全可追溯系统还可从信息采集、信息处理、信息服务三个层面对整体架构进行分解。信息采集层的主要功能是依据 HACCP 原理及方法确定的食品追溯链各环节质量安全要素，采用生产环境信息实时在线采集技术、生产履历信息现场快速采集技术、冷链设施环境实时采集技术等，实现对食品生产、产品加工、储运及消费环节的相关质量安全信息获取，为实现食品安全溯源提供数据支持；信息处理层主要通过信息编码技术、信息交换、数字化技术，构建食品生产、加工、储运、消费环节质量安全信息管理系统，实现食品安全信息自产地至销售的有序、规范管理；在信息服务层，通过构建食品安全可追溯平台，通过短信、电话、网络平台、移动溯源终端等多种方式为消费者、监管者提供质量安全信息查询服务（如图 12-2）。

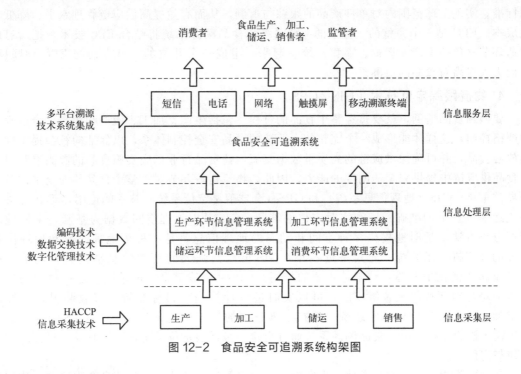

图 12-2　食品安全可追溯系统构架图

二、食品溯源技术

建立和完善多级互联互通的可追溯网络，要大量开发可追溯终端，满足各种环境下的使用和应用，特别是要加快开发和推广便携性终端。食品溯源技术包括 RFID 信息技术采集、WSN 物联网技术、EPC 全球产品电子代码体系、物流跟踪定位技术（GIS/GPS）。

1. RFID信息技术采集

食品追溯管理系统将利用RFID先进的技术并依托网络技术及数据库技术，实现信息融合、查询、监控，为每一个生产阶段以及分销到最终消费领域的过程中提供针对每件货品安全性、食品成分来源及库存控制的合理决策，实现食品安全预警机制。RFID技术贯穿于食品安全始终，包括生产、加工、流通、消费各环节，全过程严格控制，建立了一个完整的产业链的食品安全控制体系，形成各类食品企业生产销售的闭环生产，以保证向社会提供优质的放心食品，并可确保供应链的高质量数据交流，让食品行业彻底实施食品的源头追踪以及在食品供应链中提供完全透明度的能力。

2. WSN物联网技术

WSN（无线传感器网络）就是由部署在监测区域内大量的廉价微型传感器节点组成，通过无线通信方式形成的一个多跳的自组织的网络系统，其目的是协作地感知、采集和处理网络覆盖区域中被感知对象的信息，并发送给观察者。传感器、感知对象和观察者构成了无线传感器网络的三个要素。而构成WSN网络的重要技术，zigbee技术以其低复杂度、自组织、低功耗、低数据速率、低成本的优势，逐渐被市场所接受。

3. EPC全球产品电子代码体系

EPC的全称是Electronic Product Code，中文称为产品电子代码。EPC的载体是RFID电子标签，并借助互联网来实现信息的传递。EPC旨在为每件单品建立全球的、开放的标识标准，实现全球范围内对单件产品的跟踪与追溯，从而有效提高供应链管理水平、降低物流成本。EPC是一个完整的、复杂的综合系统。食品溯源系统将结合EPC技术，把所有的流通环节（包括生产、运输、零售）统一起来，组成一个开放的、可查询的EPC物联网，从而大大提高对食品的追溯。

4. 物流跟踪定位技术（GIS／GPS）

要做到食品追溯，就要贯穿整个食品的过程，包括生产、加工、流通和销售，全过程必须严格控制，这样才能形成一个完整的产业链的食品安全控制体系，以保证向社会提供优质的放心食品，并可确保供应链的高质量数据交流，让食品行业彻底实施食品的源头追踪以及在食品供应链中提供完全透明度的能力。因此，物流运输环节对于整个食品的安全来说就显得异常重要。GIS（地理信息系统）和GPS（全球卫星定位系统）技术的运用，正好解决了物流运输过程中的准确跟踪和实时定位的难题。GIS是以地理空间数据为基础，采用地理模型分析方法，适时地提供多种空间和动态的地理信息，是一种为地理研究和地理决策服务的计算机技术系统。尤其是近些年，GIS更以其强大的地理信息空间分析功能，在GPS及路径优化中发挥着越来越重要的作用。GPS（全球卫星定位系统）是一种利用地球同步卫星与地面接收装置组成的，可以实时进行计算当前目标装置（接收装置）的经纬度坐标，以实现定位功能的系统。现在越来越多的物流系统采用GIS与GPS结合，以确定运输车辆的运行状况。食品溯源系统通过组建一张运输定位系统，可以有效地对食品进行监控与定位。

食品溯源能够实现对生产地、批发市场、超市等流通环节的食品信息全程记录，达到环环相扣、有据可查的效果；采用zigbee等物联网技术，使各环节紧密地衔接在一起，避免食品流通过程中的数据丢失或人为干预流通，保障食品安全可信赖；整个系统通过计算机互联网等技术，每一个消费者、管理者能够很方便快捷地了解到食品的来源与运输过程，提高对食品的安全监护。

国内现行的食品质量安全溯源技术大致有三种：一种是RFID无线射频技术，在食品包装上加贴一个带芯片的标识，产品进出仓库和运输就可以自动采集和读取相关的信息，产品的流向都可以记录在芯片上；另一种是二维码，消费者只需要通过带摄像头的手机扫二维码，就能查询到产品的相关信息，查询的记录都会保留在系统内，一旦产品需要召回就可以直接发送短信给消费者，实现精准召回；还有一种是条码加上产品批次信息（如生产日期、生产时间、批号等），采用这种方式食品生产企业基本不增加生产成本。

 案例分析

▶ **案例 1** ◀

　　某公司销售的抹茶板栗饼（280 克/袋，生产日期为 2022 年 3 月 17 日），2022 年 4 月 2 日，省市场监督管理局委托某检测技术有限公司对上述单位的上述食品进行了监督抽检，经检验产品不合格，上述食品共进货 40 袋，截至检验报告送达当日，剩余 16 袋；该商业有限公司履行了进货查验制度并如实说明了上述食品的来源。

　　问题：

　　1. 当获知上述食品不合格后，当事人应该采取哪些措施补救？

　　2. 对上述案件行政执法部门会进行怎样处理？

　　分析：

　　问题 1：根据《中华人民共和国食品安全法》第一百三十六条的规定，当获知上述食品不合格后，当事人应该立即采取补救措施，开展召回并在营业场所显著位置张贴召回公告。

　　问题 2：行政执法部门对此案件进行调查取证，并依据《中华人民共和国食品安全法》的相关规定进行处罚同时没收不符合食品安全标准的板栗饼。

▶ **案例 2** ◀

　　某食品批发经销部购进"网红海盐瓜子"。省市场监督管理局委托省质量监督检测研究院依法对上述"网红海盐瓜子"进行抽样检验，经抽样检验，过氧化值（以脂肪计）项目不符合 GB 19300—2014《食品安全国家标准　坚果与籽类食品》要求，检验结论为不合格。当事人对检验结果无异议，不要求复检。

　　问题：

　　根据材料分析该食品批发经销部的行为违反了《中华人民共和国食品安全法》的哪些规定？

　　分析：

　　当事人销售不符合食品安全标准的"网红海盐瓜子"的行为违反了《中华人民共和国食品安全法》第三十四条第（十三）项的规定，禁止生产经营下列食品、食品添加剂、食品相关产品：（十三）"其他不符合法律、法规或者食品安全标准的食品、食品添加剂、食品相关产品"。应依据《中华人民共和国食品安全法》第一百二十四条第二款"除前款和本法第一百二十三条、第一百二十五条规定的情形外，生产经营不符合法律、法规或者食品安全标准的食品、食品添加剂的，依照前款规定给予处罚"的规定进行处罚。

思考题

1. 食品安全风险分析包括哪几个方面，具体内容是什么？
2. 食品安全标准的意义有哪些？
3. 简述我国食品安全法律体系的构成。
4. 采用 HACCP 的动机包括哪几个方面？
5. 简述 HACCP 的基本原理。
6. 食品良好生产规范（GMP）的基本内容有哪些？
7. 食品中良好生产规范的意义是什么？
8. 简述 HACCP、GMP 两者之间的关系。
9. 食品溯源技术包括哪些内容？

附录

附录一　中国居民膳食营养素参考摄入量（DRI）

附表 1　能量和蛋白质的 RNI 及脂肪供能比

年龄/岁	能量[#]				蛋白质 RNI/g		脂肪占能量 百分比/%
	RNI/MJ		RNI/kcal				
	男	女	男	女	男	女	
0~	0.4MJ/kg		95kcal/kg[*]		1.5~3g/(kg·d)		45~50
0.5~	0.4MJ/kg		95kcal/kg[*]		1.5~3g/(kg·d)		35~40
1~	4.60	4.40	1100	1050	35	35	
2~	5.02	4.81	1200	1150	40	40	30~35
3~	5.64	5.43	1350	1300	45	45	
4~	6.06	5.83	1450	1400	50	50	
5~	6.70	6.27	1600	1500	55	55	
6~	7.10	6.67	1700	1600	55	55	
7~	7.53	7.1	1800	1700	60	60	25~30
8~	7.94	7.53	1900	1800	65	65	
9~	8.36	7.94	2000	1900	65	65	
10~	8.80	8.36	2100	2000	70	65	
11~	10.04	9.20	2400	2200	75	75	
14~	12.00	9.62	2900	2400	85	80	25~30
18~							20~30
体力活动 PA1▲							
轻	10.03	8.80	2400	2100	75	65	
中	11.29	9.62	2700	2300	80	70	
重	13.38	11.30	3200	2700	90	80	
孕妇		+0.84		+200		+5,+15,+20	
乳母		+2.09		+500		+20	
50~							20~30
体力活动 PA1▲							
轻	9.62	8.00	2300	1900			
中	10.87	8.36	2600	2000			
重	13.00	9.20	3100	2200			
60~					75	65	20~30
体力活动 PA1▲							
轻	7.94	7.53	1900	1800			
中	9.20	8.36	2200	2000			
70~					75	65	20~30
体力活动 PA1▲							
轻	7.94	7.10	1900	1700			
中	8.80	8.00	2100	1900			
80~	7.74	7.10	1900	1700	75	65	20~30

注：[#] 各年龄组的能量的 RNI 值与其 EAR 值相同。

[*] 为 AI 值，非母乳喂养应增加 20%。

PA1▲，体力活动水平。

（凡表中数字缺如之处表示未制定该参考值）

年龄/岁	钙 Ca AI /mg	磷 P AI /mg	钾 K AI /mg	钠 Na AI /mg	镁 Mg AI /mg	铁 Fe AI /mg	碘 I RNI /μg	锌 Zn RNI /mg	硒 Se RNI /μg	铜 Cu AI /mg	氟 F AI /μg	铬 Cr AI /μg	锰 Mn AI /μg	钼 Mr AI /μg
0～	300	150	500	200	30	0.3	50	1.5	15(AI)	0.4	0.1	10		
0.5～	400	300	700	500	70	10	50	8	20(AI)	0.6	0.4	15		
1～	600	450	1000	650	100	12	50	9	20	0.8	0.6	20		15
4～	800	500	1500	900	150	12	90	12	25	1	0.8	30		20
7～	800	700	1500	1000	250	12	90*	13.5	35	1.2	1	30		30
11～	1000	1000	1500	1200	350	男16 女18	120	男18 女15	45	1.8	1.2	40		50
14～	1000	1000	2000	1800	350	男20 女25	150	男19 女15.5	50	2	1.4	40		50
18～	800	700	2000	2200	350	男15 女20	150	男15 女11.5	50	2	1.5	50	3.5	60
50～	1000	700	2000	2200	350	15	150	11.5	50	2	1.5	50	3.5	60
孕妇 早期	800	700	2500	2200	400	15	200	11.5	50	50				
中期	1000	700	2500	2200	400	25	200	16.5	50	50				
晚期	1200	700	2500	2200	400	35	200	16.5	50	50				
乳母	1200	700	2500	2200	400	25	200	21.5	65	65				

（凡表中数字缺如之处表示未制定该参考值）

附表 3 脂溶性和水溶性维生素的 RNI 或 AI

年龄/岁	维生素A RNI(以RE计)/μg 男	女	维生素D RNI/μg	维生素E AI(以α-TE*计)/mg	维生素B₁ RNI/mg 男	女	维生素B₂ RNI/mg 男	女	维生素B₆ AI/mg	维生素B₁₂ AI/μg	维生素C RNI/mg	泛酸 AI/mg	叶酸RNI(以DFE计)/μg	烟酸RNI(以NE计)/mg 男	女	胆碱 AI/mg	生物素 AI/μg
0~	400(AI)		10	3	0.2(AI)		0.4(AI)		0.1	0.4	40	1.7	65(AI)	2(AI)		100	5
0.5~	400(AI)		10	3	0.3(AI)		0.5(AI)		0.3	0.5	50	1.8	80(AI)	3(AI)		150	6
1~	500		10	4	0.6		0.6		0.5	0.9	60	2.0	150	6		200	8
4~	600		10	5	0.7		0.7		0.6	1.2	70	3.0	200	7		250	12
7~	700		10	7	0.9		1.0		0.7	1.2	80	4.0	200	9		300	16
11~	700		5	10	1.2		1.2		0.9	1.8	90	5.0	300	12		350	20
14~	800	700	5	14	1.5	1.2	1.5	1.2	1.1	2.4	100	5.0	400	15	12	450	25
18~	800	700	5	14	1.4	1.3	1.4	1.2	1.2	2.4	100	5.0	400	14	13	500	30
50~	800	700	10	14	1.3		1.4		1.5	2.4	100	5.0	400	13		500	30
孕妇 早期	800		5	14	1.5		1.7		1.9	2.6	100	6.0	600	15		500	30
中期	900		10	14	1.5		1.7		1.9	2.6	130	6.0	600	15		500	30
晚期	900		10	14	1.5		1.7		1.9	2.6	130	6.0	600	15		500	30
乳母	1200		10	14	1.8		1.7		1.9	2.8	130	7.0	500	18		500	35

注: * α-TE＝α-生育酚当量。
（凡表中数字缺如之处表示未制定该参考值）

附表 4　某些微量营养素的 UL

年龄/岁	钙 Ca/mg	磷 P▲/mg	镁 Mg/mg	铁 Fe/mg	碘 I/µg	锌 Zn/mg	硒 Se/µg	铜 Cu/mg	氟 F/mg	铬 Cr/µg	锰 Mn/mg	钼 Mo/µg	维生素A(以RE计)/µg	维生素D/µg	维生素B_1/mg	维生素C/mg	叶酸(以DFE#计)/µg	烟酸(以NE*计)/mg	胆碱/mg
0~				10			55		0.4							400			600
0.5~		3000		30		13	80		0.8							500			800
1~	2000	3000	200	30		23	120	1.5	1.2	200		80			50	600	300	10	1000
4~	2000	3000	300	30		23	180	2.0	1.6	300		110	2000	20	50	700	400	15	1500
7~	2000	3000	500	30	800	28	240	3.5	2.0	300		160	2000	20	50	800	400	20	2000
11~	2000	3500	700	50	800	男37　女34	300	5.0	2.4	400		280	2000	20	50	900	600	30	2500
14~	2000	3500	700	50	800	男42　女35	360	7.0	2.8	400		280	2000	20	50	1000	800	30	3000
18~	2000	3500	700	50	1000	男45　女37	400	8.0	3.0	500	10	350	3000	20	50	1000	1000	35	3500
50~	2000	3500·	700	50	1000	男37　女37	400	8.0	3.0	500	10	350	3000	20	50	1000	1000	35	3500
孕妇	2000	3000	700	60	1000	35	400						2400	20		1000	1000		3500
乳母	2000	3500	700	50	1000	35	400							20		1000	1000		3500

注:＊NE＝烟酸当量。
＃DFE＝膳食叶酸当量。
▲60 岁以上磷的 UL 为 3000mg。
(凡表中数字缺如之处表示未制定该参考值)

附表5　蛋白质及某些微量营养素的EAR

年龄 /岁	蛋白质 /(g/kg)	锌Zn /mg		硒Se /µg	维生素A (以RE[#]计) /µg	维生素D /µg	维生素B_1 /mg		维生素B_2 /mg		维生素C /mg	叶酸 (以DFE计) /µg
		男	女				男	女	男	女		
0~	2.25~1.25	1.5			375	8.88[*]						
0.5~	1.25~1.15	6.7			400	13.8[*]						
1~		7.4		17	300		0.4		0.5		13	320
4~		8.7		20			0.5		0.6		22	320
7~		9.7		26	700		0.5		0.8		39	320
11~		13.1	10.8	36	700			0.7		1		320
14~		13.9	11.2	40			1	0.9	1.3	1	13	320
18~	0.92	13.2	8.3	41			1.4	1.3	1.2	1	75	320
孕妇												
早期		8.3		50							66	520
中期		5		50								
晚期		5		50								
乳母	0.18	10		65			1.3		1.45		96	450
50~	0.92										75	320

注：[*]0~2.9岁南方8.88µg，北方地区为13.8µg。

[#]RE为视黄醇当量。

（凡表中数字缺如之处表示未制定该参考值）

附录二 各种活动的能量消耗率

动作名称	能量消耗率 /[kJ/(m² · min)]	动作名称	能量消耗率 /[kJ/(m² · min)]
日常生活		洒水	0.445(1.863)
睡眠	0.136(0.569①)	提水	0.881(3.688)
整理内务、擦地板	0.500(2.094)	搬运器具	0.757(3.169)
铺被(准备睡觉)	0.441(1.844)	站岗放哨	0.299(1.250)
穿脱衣服	0.393(1.644)	坐着吃东西	0.202(0.844)
梳头	0.359(1.500)	开会	0.194(0.813)
刮脸	0.374(1.563)	打电话	0.269(1.125)
洗脸	0.246(1.031)	骑自行车(平地一般速度)	0.718(3.006)
洗澡	0.290(1.214)	坐火车	0.293(1.225)
大小便	0.234(0.981)	骑马(走)	0.368(1.538)
休息(躺)	0.187(0.781)	骑马(跑)	0.980(4.100)
休息(站)	0.258(1.081)	骑马(跳跃)	1.135(4.750)
谈话(站)	0.266(1.113)	学习、运动和娱乐	
谈话	0.251(1.050)	室内听课	0.215(0.900)
散步	0.356(1.488)	听课(有时记笔记)	0.224(0.938)
步行(中等速度)	0.400(1.675)	听课(经常记笔记)	0.228(0.956)
跑步	1.328(5.556)	上自习(看书)	0.202(0.844)
上下楼梯	1.076(4.500)	坐着写字	0.255(1.069)
刷靴子	0.317(1.325)	念书	0.284(1.188)
收拾衣、鞋	0.426(1.781)	卧床看书	0.193(0.806)
洗、晒东西	0.493(2.063)	抄黑板报	0.234(0.981)
做菜、做饭	0.381(1.594)	站立听讲	0.236(0.988)
擦洗食具	0.512(2.144)	站立绘画	0.309(1.294)
揉面	0.444(1.856)	小组讨论	0.222(0.930)
给人理发	0.347(1.450)	体操(立正)	0.403(1.688)
剪指甲	0.221(0.925)	体操(头部运动)	0.299(1.250)
打扫院子	0.356(1.488)	体操(胸部运动)	0.357(1.494)
清扫沟道	0.862(3.606)	体操(臀部运动)	0.374(1.563)
擦洗玻璃	0.459(1.919)	体操(腹部运动)	0.399(1.669)

动作名称	能量消耗率 /[kJ/(m² · min)]	动作名称	能量消耗率 /[kJ/(m² · min)]
体操(腿部运动)	0.456(1.906)	室外混合运动	0.511(2.138)
体操(脚部运动)	0.495(2.069)	射箭	0.672(2.813)
体操(背运动)	0.512(2.144)	打排球(练习)	0.451(1.888)
体操(平衡运动)	0.323(1.350)	打排球(比赛)	0.974(4.075)
体操(弯体运动)	0.451(1.888)	棒球(接球)	0.503(2.106)
体操(上肢、跳跃等运动)	0.864(3.513)	打棒球	0.775(3244)
男子吊环规定联合动作	4.980(20.836)	男子网球单打比赛	1.348(5.639)
男子双杠规定联合动作	5.642(23.605)	男子网球单线定位技术训练	1.336(5.590)
男子单杠规定联合动作	7.720(32.303)	男子网球多球技术训练	1.898(7.942)
男子自由体操规定徒手全套动作	2.350(9.833)	女子网球单打比赛	1.438(6.016)
男子自由体操技巧动作	17.816(74.543)	女子网球单线定位技术训练	1.371(5.737)
男子跳马规定动作	11.385(47.636)	女子网球网前技术训练	1.460(6.107)
男子鞍马规定联合动作	9.392(39.295)	女子网球底线移动技术训练	1.552(6.493)
女子平衡木规定全套动作	2.001(8.374)	女子网球发球	0.831(3.477)
女子平衡木技巧动作	3.707(15.509)	打篮球(练习)	0.792(3.313)
女子自由体操规定徒手全套动作	0.586(10.082)	打篮球(比赛)	1.382(5.781)
女子自由体操技巧动作	5.892(24.653)	男子自行车准备活动	1.090(4.559)
女子高低杠基本动作	2.562(10.719)	男子自行车中速运动	1.683(7.040)
女子跳马规定动作	12.273(51.350)	女子自行车准备活动	1.100(4.604)
广播体操	0.662(2.769)	女子自行车中速运动	1.555(6.508)
跳绳	0.493(2.063)	踢足球	1.149(4.806)
跳箱	1.213(5.075)	单双杠	0.804(3.362)
跳舞	0.607(2.538)	划船(51m/min)	0.551(2.306)
摔跤	1.219(5.100)	划船(69m/min)	0.859(3.594)
游泳(自由式)	0.969(4.056)	划船(97m/min)	1.506(6.300)
仰泳	0.768(3.213)	看电影	0.193(0.806)
侧泳(3656m/rain)	1.207(5.050)	下棋(军棋)	0.359(1.500)
蛙泳	1.261(5.275)	坐着吹笛	0.317(1.325)
越野赛跑	1.424(5.956)	坐着拉手风琴	0.284(1.188)
攀登坡度(10kg 负荷)	1.326(5.550)	坐着弹钢琴	0.359(1.500)
滑雪(平地硬雪、中等速度)	1.655(6.925)	坐着拉提琴	0.388(1.625)

动作名称	能量消耗率 /[kJ/(m² · min)]	动作名称	能量消耗率 /[kJ/(m² · min)]
唱歌（站）	0.542(2.269)	割麦	0.775(3.244)
跳集体舞	0.963(4.031)	搬运稻草	0.871(3.644)
集体游戏	0.698(2.919)	舂米	0.766(3.206)
坐着打扑克	0.329(1.375)	抬筐	0.951(3.981)
坐着弹风琴	0.462(1.931)	铲土	0.904(3.781)
坐着打鼓	0.577(2.413)	驾驶汽车	0.376(1.575)
站着指挥演奏	0.336(1.406)	汽车冲洗	0.617(2.581)
站着指挥唱歌	0.632(2.643)	收拾摩托车	0.648(2.713)
生产劳动		收拾工具	0.270(1.131)
磨镰刀	0.538(2.250)	打扫车库	0.886(3.706)
推手推车（载重 100kg）	0.666(2.788)	装卸车轮胎	0.493(2.063)
推手推车（载重 150kg）	0.940(3.931)	用起重机吊汽车	0.672(2.813)
打裸麦	0.671(2.806)	混合水泥	0.630(2.638)
捆扎小麦	1.016(4.250)	清洗马体	0.704(2.944)
搭禾堆	0.822(3.438)	切饲料	0.524(2.194)
耕荒地（人拉）	1.510(6.319)	机械锯木	0.345(1.444)
耕熟地（人拉）	1.471(6.156)	锯软质木	0.940(3.931)
耕地（用牛）	0.935(3.913)	硬木钻孔	1.008(4.219)
驾驶拖拉机耕地	0.627(2.625)	锯硬木	1.007(4.213)
打稻子	1.231(5.050)	打扫车库	0.886(3.706)
插秧	0.807(3.375)	刨软质木	1.087(4.550)
培土	1.143(4.781)	刨硬木	1.222(5.113)
播种	0.807(3.375)	装车	1.383(5.788)
堆肥	1.126(4.713)	推车	1.663(6.956)
园内挖土	1.155(4.831)	掘坑	0.961(4.019)
种花生	0.497(2.081)	包装（装箱）	0.599(2.506)
用手拔草	0.711(2975)	包装（捆箱）	0.919(3.844)
用镰刀割草	0.967(4.044)	用斧砍木	1.076(4.500)
锄草	0.711(2.975)		

① 括号内数据单位为 kcal/(m² · min)。

附录三 食物一般营养成分

编码	食物名称	食部/%	水分/g	能量/kcal	能量/kJ	蛋白质/g	脂肪/g	碳水化合物/g	膳食纤维/g	胆固醇/mg	灰分/g	维生素A(以RE计)/μg	胡萝卜素/μg	视黄醇/μg	硫胺素/mg	核黄素/mg	烟酸/mg	维生素C/mg	维生素E/mg	α-E/mg	(β+γ)-E/mg	δ-E/mg	钙/mg	磷/mg	钾/mg	钠/mg	镁/mg	铁/mg	锌/mg	硒/mg	铜/mg	锰/mg	备注
一、谷类及制品																																	
01-1-201	小麦粉(标准粉)	100	12.7	344	1439	11.2	1.5	73.6	2.1		1				0.28	0.08	2		1.8	1.59	0.21		31	188	190	3.1	50	3.5	1.64	5.36	0.42	1.56	
01-1-202	小麦粉(富强粉,特一粉)	100	12.7	350	1464	10.3	1.1	75.2	0.6		0.7				0.17	0.06	2		0.73	0.51	0.22		27	114	128	2.7	32	2.7	0.97	6.88	0.26	0.77	
01-1-302	挂面(标准粉)	100	12.4	344	1439	10.1	0.7	76	0.6		0.8				0.19	0.04	2.5		1.11	0.21	0.9		14	153	157	150	51	3.5	1.22	9.9	0.44	1.28	
01-1-303	挂面(富强粉)	100	12.4	347	1452	9.6	0.6	76	0.3		1.1				0.2	0.04	2.4		0.88	0.62	0.18	0.08	21	112	122	110.6	48	3.2	0.74	11.1	0.4	0.68	
01-1-403	烙饼(标准粉)	100	36.4	255	1067	7.5	2.3	52.9	1.9		0.9				0.02	0.04			1.03	0.3	0.73		20	146	141	149.3	51	2.4	0.94	7.5	0.15	1.15	北京
01-1-405	馒头(标准粉)	100	40.5	233	975	7.8	1	49.8	1.5		0.9				0.05	0.04			0.86	0.35	0.51		18	136	129	165.2	39	1.9	1.01	9.7	0.14	1.27	北京
01-1-407	烧饼(加糖)	100	25.9	293	1226	8	2.1	62.7	2.1		1.3				Tr	0.07	1.1		0.39	0.21	0.18		51	105	122	62.5	26	1.6	0.36	12.16	0.15		武汉
01-1-409	油条	100	21.8	386	1615	6.9	17.6	51	0.9		2.7				0.01	0.07			13.72	12.21	1.38	0.13	46	124	106	572.5	13	2.3	0.97	10.6	0.27	0.71	北京
01-2-001	稻米(大米)	100	13.3	346	1448	7.4	0.8	77.9	0.7		0.6				0.11	0.05	1.9		0.46				13	110	103	3.8	34	2.3	1.7	2.23	0.3	1.29	
01-2-202	籼米(标准米)[机米]	100	12.6	347	1452	7.9	0.6	78.3	0.8		0.6				0.09	0.04	1.4		0.54	0.43	0.11		12	112	109	1.7	28	1.6	1.47	1.99	0.29	1.27	
01-2-212	黑米	100	14.3	333	1393	9.4	2.5	72.2	3.9		1.6				0.33	0.13	7.9		0.22	0.22			12	356	256	7.1	147	1.6	3.8	3.2	0.15	1.72	
01-2-301	糯米[江米]	100	12.6	348	1456	7.3	1	78.3	0.8		0.8				0.11	0.04	2.3		1.29	0.87	0.42		26	113	137	1.5	49	1.4	1.54	2.71	0.25	1.54	
01-2-403	籼米饭(蒸)	100	71.1	114	477	2.5	0.2	26	0.4		0.2				0.02	0.03	1.7						6		21	1.7	10	0.3	0.47	0.31	0.04	0.31	北京
01-3-103	玉米面(黄,干)	100	13.2	335	1402	8.7	3.8	73	6.4		1.3	17	100		0.21	0.13	2.5		3.89	0.77	3.03	0.09	14	218	300	3.3	96	2.41	1.7	3.52	0.25	0.48	
01-5-101	小米	100	11.6	358	1498	9	3.1	75.1	1.6		1.2	17	100		0.33	0.1	1.5		3.63				41	229	284	4.3	107	5.1	1.87	4.74	0.54	0.89	
01-9-007	莜麦面	100	11	366	1531	12.2	7.2	67.8	4.6		1.8	3	20		0.39	0.04	3.9		7.96			3.63	27	35	319	2.2	146	13.6	2.21	0.5	0.89	3.86	河北
二、薯类、淀粉及制品																																	
02-1-101	马铃薯(土豆,洋芋)	94	79.8	76	318	2	0.2	17.2	0.7		0.8	5	30		0.08	0.04	1.1	27	0.34	0.08	0.1	0.16	8	40	342	2.7	23	0.8	0.37	0.78	0.12	0.14	

编码	食物名称	食部/%	水分/g	能量/kcal	能量/kJ	蛋白质/g	脂肪/g	碳水化合物/g	膳食纤维/g	胆固醇/mg	灰分/g	维生素A(以RE计)/µg	胡萝卜素/µg	视黄醇/µg	硫胺素/mg	核黄素/mg	烟酸/mg	维生素C/mg	维生素E/mg	α-E/mg	(β+γ)-E/mg	δ-E/mg	钙/mg	磷/mg	钾/mg	钠/mg	镁/mg	铁/mg	锌/mg	硒/mg	铜/mg	锰/mg	备注
02-1-201	甘薯(白心)[红皮山芋]	86	72.6	104	435	1.4	0.2	25.2	1		0.6	37	220		0.07	0.04	0.6	24	0.43	0.43			24	46	174	58.2	17	0.8	0.22	0.63	0.16	0.21	
02-2-105	藕粉	100	6.4	372	1556	0.2		93	0.1		0.4					0.01	0.4						8	9	35	10.8	2	17.9	0.15	2.1	0.22	0.28	杭州
02-201	粉丝	100	15	335	1402	0.8	0.2	83.7	1.1		0.3				0.03	0.02	0.4						31	16	18	9.3	11	6.4	0.27	3.39	0.05	0.15	
三 干豆类及制品																																	
03-1-101	黄豆	100	10.2	359	1502	35	16	34.2	15.5		4.6	37	220		0.41	0.2	2.1		18.9	0.9	13.39	4.61	191	465	1503	2.2	199	8.2	3.34	6.16	1.35	2.26	
03-1-103	青豆(青大豆)	100	9.5	373	1561	34.5	16	35.4	12.6		4.6	132	790		0.41	0.18	3		10.09	0.4	6.89	2.8	200	395	718	1.8	128	8.4	3.18	5.62	1.38	2.25	
03-1-301	豆腐	100	82.8	81	339	8.11	3.7	4.2	0.4		1.2				0.04	0.03	0.2		2.71		1.02	1.69	18	5	107	2.8	28	0.9	0.49	Tr	0.26		
03-1-305	豆腐脑[老豆腐]	100	96.7	15	63	1.9	0.8	0			0.2	15	90		0.04	0.02	0.4		10.46				10	30	48	3	9	0.5	0.24	0.14	0.07	0.25	河北
03-1-401	豆浆	100	96.4	14	59	1.8	0.7	1.1	1.1		0.2	5	30		0.02	0.02	0.1		0.8		0.48	0.32	313	309	94	20.6	80	6.4	2.52	1.75	0.46	1.96	
03-1-509	千张(百页)	100	52	260	1088	24.5	16	5.5	1		2	22	130		0.04	0.05	0.2		23.38	0.94	10.42	12	308	273	140	76.5	64	4.9	1.76	0.02	0.77	1.31	
03-1-510	豆腐干	100	65.2	140	586	16.2	3.6	11.5	0.8		3.5	13	80		0.03	0.07							81	337	787	3.2	125	6.5	2.18	4.28	1.08	1.11	
03-2-101	绿豆	100	12.3	316	1322	21.6	0.8	62	6.4		3.3	8	50		0.25	0.11	2		10.95		10.66	0.29	74	305	860	2.2	138	7.4	2.2	3.8	0.64	1.33	
03-3-101	小豆(红小豆,赤豆)	100	12.6	309	1293	20.2	0.6	63.4	7.7		3.2	10	60		0.16	0.11	2		14.36		6.01	8.35	49	339	992	21.2	113	2.9	4.76	4.29	0.64	1	
03-5-102	蚕豆(带皮)	93	11.5	304	1272	24.6	1.1	59.9	10.9		2.9				0.13	0.23	2.2		4.9	0.84	3.8	0.26	40	344	737	6.8	36	7.1	3.04	5.74	2.1	1.07	
03-9-202	豇豆	100	10.9	322	1347	19.3	1.2	65.6	7.1		3				0.16	0.08	1.9		8.61	5.34	3.27												
03-9-301	豌豆	100	10.4	313	1310	20.3	1.1	65.8	10.4		2.4	42	250		0.49	0.14	2.4		8.47		8.28	0.19	97	259	823	9.7	118	4.9	2.35	1.69	0.47	1.15	
四 蔬菜类及制品																																	
04-1-102	卜萝卜[红皮萝卜]	94	91.6	27	113	1.2	0.1	6.4	1.2		0.7	3	20		0.03	0.04	0.6	24	1.8	1.8			45	33	167	68	22	0.6	0.29	1.07	0.04	0.1	
04-1-107	萝卜(青萝卜)	95	91	31	130	1.3	0.2	6.8	0.8		0.7	10	60		0.04	0.06		14	0.22				40	34	232	69.9	12	0.8	0.34	0.59	0.02	0.12	

编码	食物名称	食部/%	水分/g	能量/kcal	能量/kJ	蛋白质/g	脂肪/g	碳水化合物/g	膳食纤维/g	胆固醇/mg	灰分/g	维生素A(以RE计)/µg	胡萝卜素/µg	视黄醇/µg	硫胺素/mg	核黄素/mg	烟酸/mg	维生素C/mg	维生素E/mg	α-E/mg	(β+γ)-E/mg	δ-E/mg	钙/mg	磷/mg	钾/mg	钠/mg	镁/mg	铁/mg	锌/mg	硒/µg	铜/mg	锰/mg	备注
04-1-201	胡萝卜[红][金笋,丁香萝卜]	96	89.2	37	155	1	0.2	8.8	1.1		0.8	688	4130		0.04	0.03	0.6	13	0.41	0.36	0.05		32	27	190	71.4	14	1	0.23	0.63	0.08	0.24	
04-2-101	扁豆[月亮菜]	91	88.3	37	155	2.7	0.2	8.2	2.1		0.6	25	150		0.04	0.07	0.9	13	0.24		0.24		38	54	178	3.8	34	1.9	0.72	0.94	0.12	0.34	
04-2-102	蚕豆	31	70.2	104	435	8.8	0.4	19.5	3.1		1.1	52	310		0.37	0.1	1.5	16	0.83	0.03	0.75	0.05	16	200	391	4	46	3.5	1.37	2.02	0.39	0.55	
04-2-104	豆角	92	89	36	151	3.1	0.3	7	1.8		0.6	37	220		0.05	0.07	0.9	18	2.24	0.23	1.74	0.27	29	55	207	3.4	35	1.5	0.54	2.16	0.15	0.41	
04-2-110	四季豆[菜豆]	96	91.3	28	117	2	0.4	5.7	1.5		0.6	35	210		0.04	0.07	10.4	6	1.24	0.42	0.64	0.18	42	51	123	8.6	27	1.5	0.23	0.43	0.11	0.18	
04-2-111	豌豆(带荚)[回回豆]	42	70.2	105	439	7.4	0.3	21.2	3		0.9	37	220		0.43	0.09	2.3	14	1.21	0.64	0.51	0.06	21	127	332	1.2	43	1.7	1.29	1.74	0.22	0.65	
04-2-117	豇豆(长)	98	90.8	29	121	2.7	0.2	5.8	1.8		0.5	20	120		0.07	0.07	0.8	18	0.65		0.13	0.52	42	50	145	4.6	43	1	0.94	1.4	0.11	0.39	上海
04-2-201	发芽豆	83	66.1	128	536	12.4	0.7	19.4	1.3		1.4	8	50		0.3	0.17	2.3	4	2.8	1.43	1.31	0.06	41	134	179	3.9	1	5	0.72	0.73	0.32	0.37	
04-2-202	黄豆芽	100	88.8	44	184	4.5	1.6	4.5	0.8		0.6	5	30		0.04	0.07	0.6	8	0.8		0.4	0.4	21	74	160	7.2	21	0.9	0.54	0.96	0.14	0.34	
04-2-203	绿豆芽	100	94.6	18	75	2.1	0.1	2.9	0.8		0.3	3	20		0.05	0.05	0.5	6	0.19		0.17	0.02	9	37	68	4.4	18	0.6	0.35	0.5	0.1	0.1	
04-3-101	茄子	93	93.4	21	88	1.1	0.2	4.9	1.3		0.4	8	50		0.02	0.04	0.6	5	1.13	1.13			24	23	142	5.4	13	0.5	0.23	0.48	0.1	0.13	
04-3-105	番茄[西红柿]	97	94.4	19	79	0.9	0.2	4	0.5		0.5	92	550		0.03	0.03	0.6	19	0.57	0.18	0.13	0.26	10	23	163	5	9	0.4	0.13	0.15	0.06	0.08	
04-3-109	辣椒(红,小)	80	88.8	32	134	1.3	0.4	8.9	3.2		0.6	232	1390		0.03	0.06	0.8	144	0.44	0.37	0.07		37	95	222	2.6	16	1.4	0.3	1.9	0.11	0.18	
04-3-110	辣椒[青,尖]	84	91.9	23	96	1.4	0.3	5.8	2.1		0.6	57	340		0.03	0.04	0.5	62	0.88	0.74	0.14		15	33	209	2.2	15	0.7	0.22	0.62	0.11	0.14	
04-3-111	甜椒[灯笼椒,柿子椒]	82	93	22	92	1	0.2	5.4	1.4		0.4	57	340		0.03	0.03	0.9	72	0.59	0.49	0.05	0.05	14	20	142	3.3	12	0.8	0.19	0.38	0.09	0.12	
04-3-113	茄子	85	92.2	27	113	0.7	0.1	6.8	0.9		0.2	163	980		0.01	0.06	0.7	29	1.14				49	27	73	1.2	10	0.5	0.56	4.4	0.87		甘肃
04-3-202	菜瓜[生瓜,白瓜]	88	95	18	75	0.6	0.2	3.9	0.4		0.3	3	20		0.02	0.01	0.3	12	0.03		0.03		20	14	136	1.6	15	0.5	0.1	0.63	0.03	0.03	
04-3-204	冬瓜	80	96.6	11	46	0.4	0.2	2.6	0.7		0.2	13	80		0.01	0.01	0.3	18	0.08	0.03	0.01	0.04	19	12	78	1.8	8	0.2	0.07	0.22	0.07	0.03	
04-3-212	苦瓜[凉瓜,癞瓜]	81	93.4	19	79	1	0.1	4.9	1.4		0.6	17	100		0.03	0.03	0.4	56	0.85	0.61	0.24		14	35	256	2.5	18	0.7	0.36	0.36	0.06	0.16	

编码	食物名称	食部/%	水分/g	能量/kcal	能量/kJ	蛋白质/g	脂肪/g	碳水化合物/g	膳食纤维/g	胆固醇/mg	灰分/g	维生素A(以RE计)/µg	胡萝卜素/µg	视黄醇/µg	硫胺素/mg	核黄素/mg	烟酸/mg	维生素C/mg	维生素E/mg	α-E/mg	(β+γ)-E/mg	δ-E/mg	钙/mg	磷/mg	钾/mg	钠/mg	镁/mg	铁/mg	锌/mg	硒/mg	铜/mg	锰/mg	备注
04-3-213	南瓜[笋瓜 香芋瓜]	85	93.5	22	92	0.7	0.1	5.3	0.8		0.4	148	890		0.03	0.04	0.4	8	0.36	0.29	0.07		16	24	145	0.8	8	0.4	0.14	0.46	0.03	0.08	
04-3-216	丝瓜	83	94.3	20	84	1	0.2	4.2	0.6		0.3	15	90		0.02	0.04	0.4	5	0.22	0.06	0.05	0.11	14	29	115	2.6	11	0.4	0.21	0.86	0.06	0.06	
04-3-218	西葫芦	73	94.9	18	75	0.8	0.2	3.8	0.6		0.3	5	30		0.01	0.03	0.2	6	0.34	0.4			15	17	92	5	9						
04-4-101	大蒜[蒜头]	85	66	126	527	4.5	0.2	27.6	1.1		1.1	5	30		0.04	0.06	0.5	7	1.07	1.07			39	117	302	19.6	19	1.2	0.88	3.09	0.22	0.29	
04-4-201	大葱	82	91	30	126	1.7	0.3	6.5	1.3		0.5	10	60		0.03	0.05	0.5	17	0.3	0.27		0.03	29	38	144	4.8	15	0.7	0.4	0.67	0.08	0.28	
04-4-303	葱头[洋葱]	90	89.2	39	163	1.1	0.2	9	0.9		0.5	3	20		0.03	0.03	0.3	8	0.14				24	39	147	4.4	25	0.6	0.23	0.92	0.05	0.14	
04-4-401	韭菜	90	91.8	26	109	2.4	0.4	4.6	1.4		0.8	235	1410		0.02	0.09	0.8	24	0.96	0.8	0.16		42	38	247	8.1	12	1.6	0.43	0.76	0.1	0.17	
04-4-402	韭黄[韭芽]	88	93.2	22	92	2.3	0.2	3.9	1.2		0.4	43	260		0.03	0.04	0.7	15	0.34	0.34			25	48	192	6.9	12	1.7	0.33	0.33		0.21	
04-5-103	大白菜[青白口]	83	95.1	15	63	1.4	0.1	3	0.9		0.4	13	80		0.03	0.04	0.8	47	0.92	0.52	0.2	0.2	69	30	130	89.3	17	0.5	0.21	0.33	0.03		
04-4-104	青蒜	84	90.4	30	126	2.4	0.3	6.2	1.7		0.7	98	590		0.06	0.04	0.6	16	0.8	0.78	0.02		24	25	168	9.3	22	0.8	0.23	1.27	0.06		
04-4-106	蒜苗	82	88.9	37	155	2.1	0.4	8	1.8		0.6	47	280		0.11	0.08	0.6	18	0.52	0.41	0.1												
04-5-112	油菜	87	92.9	23	96	1.8	0.5	3.8	1.1		1	103	620		0.04	0.11	0.7	36	0.88	0.71	0.17		108	39	210	55.8	12	1.2	0.33	0.79	0.04	0.23	
04-5-201	甘蓝[圆白菜 卷心菜]	86	93.2	22	92	1.5	0.2	4.6	1		0.5	12	70		0.03	0.03	0.4	40	0.5	0.21	0.21	0.08	49	26	124	27.2	18	0.6	0.25	0.96	0.05	0.18	
04-5-202	菜花(花椰菜)	82	92.4	24	100	2.1	0.2	4.6	1.2		0.7	5	30		0.03	0.08	0.6	61	0.43	0.19	0.19	0.05	23	47	200	31.6		1.1	0.38	0.73	0.1	0.17	
04-5-301	菠菜[赤根菜]	89	91.2	24	100	2.6	0.3	4.5	1.7		0.7	487	2920		0.04	0.11	0.6	32	1.74	1.46	0.28		66	47	311	85.2	58	2.9	0.85	0.97	0.09	0.66	
04-5-311	芹菜(白茎)[旱芹 药芹]	66	94.2	14	59	0.8	0.1	3.9	1.4		1	10	60		0.01	0.08	0.4	12	2.21	1.27	0.41	0.53	48	50	154	73.8	10	0.8	0.46	0.47	0.03	0.17	
04-5-315	生菜(叶用莴苣)	94	95.8	13	54	1.3	0.3	2	0.7		0.6	298	1790		0.03	0.06	0.4	13	1.02	0.43	0.42	0.17	34	27	170	32.2	18	0.9	0.27	1.15		0.13	
04-5-317	香菜[芫荽]	81	90.5	31	130	1.8	0.4	6.2	1.2		1.1	193	1160		0.04	0.14	2.2	48	0.8	0.68	0.12		101	49	272	48.5	33	2.9	0.45	0.53	0.21	0.28	
04-5-320	苋菜(紫)[红苋]	73	88.8	31	130	2.8	0.4	5.9	1.8		2.1	248	1490		0.03	0.1	0.6	30	1.54	0.88	0.66		178	63	340	42.3	38	2.9	0.7	0.09	0.07	0.35	

编码	食物名称	食部/%	水分/g	能量/kcal	能量/kJ	蛋白质/g	脂肪/g	碳水化合物/g	膳食纤维/g	胆固醇/mg	灰分/g	维生素A(以RE计)/μg	胡萝卜素/μg	视黄醇/μg	硫胺素/mg	核黄素/mg	烟酸/mg	维生素C/mg	维生素E/mg	α-E/mg	(β+γ)-E/mg	δ-E/mg	钙/mg	磷/mg	钾/mg	钠/mg	镁/mg	铁/mg	锌/mg	硒/μg	铜/mg	锰/mg	备注
04-5-321	茼蒿	82	93	21	88	1.9	0.3	3.9	1.2		0.9	252	1510		0.04	0.09	0.6	18	0.92	0.46	0.33	0.13	73	36	220	161.3	20	2.5	0.35	0.6	0.06	0.28	
04-5-322	茴香菜[小茴香]	86	91.2	24	100	2.5	0.4	4.2	1.6		1.7	402	2410		0.06	0.09	0.8	26	0.94	0.31	0.63		154	23	149	186.3	46	1.2	0.73	0.77	0.04	0.31	
04-5-324	莴笋[莴苣]	62	95.5	14	59	1	0.1	2.8	0.6		0.6	25	150		0.02	0.02	0.5	4	0.19	0.08	0.08	0.03	23	48	212	36.5	19	0.9	0.33	0.54	0.07	0.19	
04-5-326	蕹菜[空心菜,藤菜]	76	92.9	20	84	2.2	0.3	3.6	1.4		1	253	1320		0.03	0.08	0.8	25	1.09	0.31	0.19	0.59	99	38	243	94.3	29	2.3	0.39	1.2*	0.1	0.67	
04-5-401	竹笋	63	92.8	19	79	2.6	0.2	3.6	1.8		0.8				0.08	0.08	0.6	5	0.05	0.03	0.02		9	64	389	0.4	1	0.5	0.33	0.39	0.11		
04-6-004	藕[莲藕]	88	80.5	70	293	1.9	0.2	16.4	1.2		1	3	20		0.09	0.03	0.3	44	0.73	0.21	0.23	0.29	39	58	243	44.2	19	1.4	0.23	0.7	0.07	1.3	
04-6-008	荸荠[马蹄,地栗]	78	83.6	59	247	1.2	0.2	14.2	1.1		0.8	3	20		0.02	0.02	0.7	7	0.65	0.15	0.28	0.22	4	44	305	15.7	12	9.6	0.34	0.7	0.07	0.11	
04-7-102	豆薯[凉薯,地瓜,沙葛]	91	85.2	55	230	0.9	0.1	13.4	0.8		0.7				0.03	0.03	0.3	13	0.85	0.32	0.45	0.09	21	24	111	5.5	20	0.6	0.23	0.16	0.24	0.19	
04-7-104	山药[薯蓣,粉薯]	83	84.3	56	234	1.9	0.2	12.4	0.8		0.7	3	20		0.05	0.02	0.3	5	0.24	0.24			16	34	213	18.6	20	0.3	0.27	10.55	0.24	0.12	
04-7-201	芋头(芋艿,毛芋)	84	78.6	79	331	2.2	0.2	18.1	1		0.9	27	160		0.06	0.05	0.7	6	0.45	0.45			36	557	378	33.1	23	1	0.49	1.45	0.37	0.3	
04-7-301	姜[黄姜]	95	87	41	172	1.3	0.6	10.3	2.17		0.8	28	170		0.02	0.03	0.8	4					27	25	295	14.9	44	1.4	0.34	0.56	0.14	3.2	
04-8-073	荞菜[野荞]	65	95.6	11	46	0.7	0.2	2.7	1.2		0.8	48	290		0.02	0.02	1.8	5	0.27	0.03	0.24		89	26	262	109.4	9	1.1	0.42	1.5	0.05	0.19	

五、菌藻类

05-1-011	蘑菇(鲜蘑)	99	92.4	20	84	2.7	0.1	4.1	2.1		0.7	2	10		0.08	0.35	4	2	0.56	0.27	0.29		6	94	312	8.3	11	1.2	0.92	0.55	0.49	0.11	
05-1-013	木耳(干)[黑木耳]	100	15.5	205	858	12.1	1.5	65.6	29.9		5.3	17	100		0.17	0.44	2.5		11.34	3.65	5.46	2.23	247	292	757	48.5	152	97.4	3.18	3.72	0.32	8.86	
05-1-020	香菇(干)[香蕈,冬菇]	100	91.7	19	79	2.2	0.3	5.2	3.3		0.6				Tr	0.08	2	1					2	53	20	1.4	11	0.3	0.66	2.58	0.12	0.25	上海
05-1-024	银耳(干)[白木耳]	96	14.6	200	837	10	1.4	67.3	30.4		6.7	8	50		0.05	0.25	5.3		1.26		0.96	0.3	36	369	1588	82.1	54	4.1	3.03	2.95	0.08	0.17	
05-2-002	海带[江白菜]	100	94.4	12	50	1.2	0.1	2.1	0.5		2.2				0.02	0.15	1.3		1.85	0.92	0.93		46	22	1246	8.6	25	0.9	0.16	9.54		0.07	青岛

编码	食物名称	食部/%	水分/g	能量/kcal	能量/kJ	蛋白质/g	脂肪/g	碳水化合物/g	膳食纤维/g	胆固醇/mg	灰分/g	维生素A(以RE计)/μg	胡萝卜素/μg	视黄醇/μg	硫胺素/mg	核黄素/mg	烟酸/mg	维生素C/mg	维生素E/mg	α-E/mg	(β+γ)-E/mg	δ-E/mg	钙/mg	磷/mg	钾/mg	钠/mg	镁/mg	铁/mg	锌/mg	硒/mg	铜/mg	锰/mg	备注
05-2-008	紫菜(干)	100	12.7	207	866	26.7	1.1	44.1	21.6		15.4	228	1370		0.27	1.02	7.3	2	1.82	1.61	0.21		264	350	1769	710.5	105	54.9	2.47	7.22	1.68	4.32	
	六、水果类及制品																																
06-1-101	苹果	76	85.9	52	218	0.2	0.2	13.5	1.2		0.2	3	20		0.06	0.02	0.2	4	2.12	1.53	0.48	0.11	4	12	119	1.6	4	0.6	0.19	0.12	0.06	0.03	
06-1-103	国光苹果	78	85.9	54	226	0.3	0.3	13.3	0.8		0.2	10	60		0.02	0.03	0.3	4	0.11		0.11		8	14	83	1.3	7	0.3	0.14	0.1	0.07	0.03	
06-1-110	黄香蕉苹果	88	85.6	49	205	0.3	0.2	13.7	2.2		0.2	3	20			0.03	0.3	4	0.79	0.79			10	7	84	0.8	5	0.3	0.02		0.16	0.03	
06-1-201	梨	82	85.8	44	184	0.4	0.2	13.3	3.1		0.3	6	33			0.06	0.3	6	1.34	0.44	0.54	0.36	9	14	92	2.1	8	0.5	0.46	1.14	0.62	0.07	
06-1-301	红果[山里红,大山楂]	76	73	95	397	0.5	0.6	25.1	3.1		0.8	17	100		0.01	0.02	0.4	53	7.32	3.15	2.05	2.12	52	24	299	5.4	19	0.9	0.28	1.22	0.11	0.24	
06-2-101	桃	86	86.4	48	201	0.9	0.1	12.2	1.3		0.4	3	20		0.02	0.03	0.7	7	1.54		1.32	0.22	6	20	166	5.7	7	0.8	0.34	0.24	0.05	0.07	
06-2-204	杏	91	89.4	36	151	0.9	0.1	9.1	1.3		0.5	75	450		0.06	0.03	0.6	4	0.95	0.95			14	15	226	2.3	11	0.6	0.2	0.2	0.11	0.06	
06-2-301	枣(鲜)	87	67.4	122	510	1.1	0.3	30.5	1.9		0.7	0.4	240			0.09	0.9	243	0.78	0.42	0.26	0.1	22	23	375	1.2	25	1.2	1.52	0.8	0.06	0.32	
06-3-101	葡萄	86	88.7	43	180	0.5	0.2	10.3	0.4		0.3	8	50		0.04	0.02	0.2	25	0.7	0.15	0.55		5	13	104	1.3	8	0.4	0.18	0.2	0.09	0.06	
06-3-301	柿	87	80.6	71	297	0.4	0.1	18.5	1.4		0.4	20	120		0.02	0.02	0.3	30	1.12	1.03	0.09		9	23	151	0.8	19	0.2	0.08	0.24	0.06	0.5	
06-3-910	草莓[洋莓,凤阳草莓]	97	91.3	30	126	1	0.2	7.1	1.1		0.4	5	30		0.02	0.03	0.3	47	0.71	0.54		0.09	18	27	131	4.2	12	1.8	0.14	0.7	0.04	0.49	
06-4-101	橙	74	87.4	47	197	0.8	0.2	11.1	0.6		0.5	27	160		0.05	0.04	0.3	33	0.56	0.51	0.05		20	22	159	1.2	14	0.4	0.14	0.31	0.03	0.05	
06-4-203	柑橘子[蜜皮桔]	78	88.6	43	180	0.8	0.1	10.2	0.5		0.3	82	490		0.04	0.04	0.3	35	1.22	0.74	0.32	0.16	24	24	128	0.8	14	0.2	0.13	0.7	0.11	0.03	
06-4-204	柑橘	77	86.9	51	213	0.7	0.2	11.9	0.4		0.3	148	890		0.08	0.04	0.4	28	0.92	0.92			35	18	134	1.4	11	0.2	0.08	0.3	0.04	0.14	
06-4-301	柚[文旦]	69	89	41	172	0.8	0.2	9.5	0.4							0.03	0.3	23					4	24	119	3	4	0.3	0.4	0.7	0.18	0.08	
06-5-002	菠萝[凤梨,地菠萝]	68	88.4	41	172	0.5	0.1	10.8	1.3		0.6	10	60		0.04	0.02	0.12	18					12	9	113	0.8	8	0.6	0.14	0.24	0.07	1.04	
06-5-014	香蕉[甘蕉]	59	75.8	91	381	1.4	0.2	22	1.2						0.02	0.04	0.7	8	0.24	0.24			7	28	256	0.8	43	0.4	0.18	0.87	0.14	0.65	

续表

编码	食物名称	食部/%	水分/g	能量/kcal	能量/kJ	蛋白质/g	脂肪/g	碳水化合物/g	膳食纤维/g	胆固醇/mg	灰分/g	维生素A(以RE计)/µg	胡萝卜素/µg	视黄醇/µg	硫胺素/mg	核黄素/mg	烟酸/mg	维生素C/mg	维生素E/mg	α-E/mg	(β+γ)-E/mg	δ-E/mg	钙/mg	磷/mg	钾/mg	钠/mg	镁/mg	铁/mg	锌/mg	硒/mg	铜/mg	锰/mg	备注
06-6-108	甜瓜	78	92.9	17	71	0.7	0.2	22	1.2							0.03	0.3	15	0.47	0.11	0.07	0.29	14	17	139	8.8	11	0.7	0.09	0.4	0.04	0.04	
06-6-201	西瓜	56	93.3	25	105	0.6	0.1	5.8	0.3		0.20	75	450		0.02	0.03	0.2	6	0.1	0.06	0.01	0.03	8	9	87	3.2	8	0.3	0.1	0.17	0.05	0.05	
七、坚果、种子类																																	
07-1-003	核桃(鲜)	43	49.8	328	1372	12.8	29.2	6.1	4.3		1.4				0.07	0.14	1.4	10	41.17														甘肃
07-1-009	栗子(干)	73	13.4	345	1443	5.3	1.7	78.4	1.2		1.2	5	30		0.08	0.15	0.8	25	11.45						547	8.5	56	1.2	1.32		1.34	1.14	河北
d7-2-004	花生仁(生)	100	6.9	563	2356	24.8	44.3	21.7	5.5		2.3	5	30		0.72	0.13	4.5		79.09	74.5	4.44	0.15	15	604	562	5	287	2.9	0.5	5.78	0.56	1.07	上海
07-2-006	葵花子(生)	50	2.4	597	2498	23.9	49.9	19.1	6.1		4.7	5	30		0.36	0.2	4.8		34.53	31.47	2.93	0.13	72	238	846	5.5	264	5.7	6.03	1.21	2.51	1.95	甘肃
07-2-009	莲子(干)	100	9.5	344	1439	17.2	2	67.2	3		4.1				0.16	0.08	4.2	5	2.71	0.93	1.78		97	550		5.1	242	3.6	2.78	3.36	1.33	8.23	
07-2-011	南瓜子(炒)[白瓜子]	68	4.1	574	2402	36	46.1	7.9	4.1		5.9				0.08	0.16	3.3		27.28	1.1	9.75	16.43	37	765	672	15.8	376	6.5	7.12	27.03	1.44	3.85	
07-2-013	西瓜子(炒)	43	4.3	573	2397	32.7	44.8	14.2	4.5		4				0.04	0.08	3.4		1.23	1.23			28		612	187.7	448	8.2	6.76	23.4	1.82	1.82	
07-2-016	芝麻(白)	100	5.3	517	2163	18.4	39.6	31.5	9.8		5.2				0.36	0.26	3.8		38.28		37.2	1.06	620	513	266	32.2	202	14.1	4.21	4.06	1.41	1.17	
八、畜肉类及制品																																	
08-1-110	猪肉(瘦)	100	71	143	598	20.3	6.2	1.5		81	1	44		44	0.54	0.1	5.3		0.34	0.29	0.05		6	189	305	57.7	25	3	2.99	5	0.11	0.03	
08-1-208	猪脊[猪腰子]	93	78.8	96	402	15.4	3.2	1.4		354	1.2	41		41	0.31	1.14	8	13	0.34	0.34			12	215	217	134.2	22	6.1	2.56	111.77	0.58	0.16	
08-1-301	腊肉(生)	100	31.1	498	2084	11.8	48.8	2.9		123	5.4	96		96	0.04	0.13	3.3		6.23				22	249	416	763.9	35	7.5	3.49	23.5	0.08	0.05	甘肃
08-1-314	猪肉松	100	9.4	369	1657	23.4	11.5	49.7		111	6	44		44		0.04	5.7		10.02	1.34	2	6.68	41	162	313	469	55	6.4	4.28	8.77	0.13	0.6	
08-1-407	广东香肠	100	33.5	433	1812	18	37.3	6.4		94	4.8				0.42	0.07	2.3						5	173	356	1477.9	24	2.8	2.62	7.02	0.07	0.04	
08-1-409	火腿肠	100	57.4	212	887	14	10.4	15.6		57	2.6	5		5	0.26	0.43			0.71	0.71			9	187	217	771.2	22	4.5	3.22	9.2	0.36	0.14	
08-1-413	香肠	100	19.2	508	2125	24.1	40.7	11.2		82	4.8				0.48	0.11	4.4		1.05				14	198	453	2309.2	52	5.8	7.61	8.77	0.31	0.36	
08-1-421	金华火腿	100	48.7	318	1331	16.4	28	0.1		98	6.8	20		20	0.51	0.18	4.8		0.81	0.18			9	125	389	233.4	23	2.1	2.26	13	0.1	0.05	浙江

编码	食物名称	食部/%	水分/g	能量/kcal	能量/kJ	蛋白质/g	脂肪/g	碳水化合物/g	膳食纤维/g	胆固醇/mg	灰分/g	维生素A(以RE计)/μg	胡萝卜素/μg	视黄醇/μg	硫胺素/mg	核黄素/mg	烟酸/mg	维生素C/mg	维生素E/mg	α-E/mg	(β+γ)-E/mg	δ-E/mg	钙/mg	磷/mg	钾/mg	钠/mg	镁/mg	铁/mg	锌/mg	硒/mg	铜/mg	锰/mg	备注
08-2-108	牛肉(瘦)	100	75.2	106	444	20.2	2.3	1.2		58	1.1	6		6		0.13	6.3		0.35	0.35			9	172	284	53.6	21	2.8	3.71	10.55	0.16	0.04	
08-2-109	牛蹄筋	100	62	151	632	34.1	0.5	2.6			0.8				0.07	0.13	0.7						5	150	23	153.6	10	3.2	0.81	1.7			
08-2-301	酱牛肉	100	50.7	246	1029	31.4	11.9	3.2		76	2.8	11		11	0.05	0.22	4.4		1.25	0.99	0.19	0.07	20	178	148	869.2	27	4	7.12	4.35	0.14	0.25	北京
08-2-303	牛肉干	100	9.3	550	2301	45.6	40	1.9		120	3.2				0.06	0.26	15.2						43	464	510	412.4	107	15.6	7.26	9.8	0.29	0.19	内蒙古
08-3-101	羊肉(肥,瘦)	90	65.7	203	849	19	14.1	0		92	1.2	22		22	0.05	0.14	4.5		0.26	0.05	0.09	0.12	6	146	232	80.6	20	2.3	3.22	1.33	0.75	0.02	
08-3-303	羊肉串(电烤)	100	52.8	234	979	26.4	11.6	6		93	3.2	42		42	0.03	0.32	5.8		1.8	1.18	0.62		52	230	430	796.3	54	6.7	4.94	6.73	0.16	0.3	北京
08-4-301	驴肉(酱)	100	61.4	160	669	33.7	2.8	0		116	2.1			0.26	0.02	0.11	1.4						8	197	185	228.6	9	4.2	4.63	3.4	0.19	0.01	北京
08-9-004	兔肉	100	76.2	102	427	19.7	2.2	0.9		59	1	26			0.11	0.1	5.8		0.42	0.16	0.05	0.21	12	165	284	45.1	15	2	1.3	10.93	0.12	0.04	
九、禽肉类																																	
09-1-101	鸡	66	69	167	699	19.3	9.4	1.3		106	1	48		48	0.05	0.09	5.6		0.67	0.57	0.05	0.05	9	156	251	63.3	19	1.4	1.09	11.8	0.07	0.03	
09-1-108	鸡胸脯肉	100	72	133	556	19.4	5	2.5		82	1.1	16		16	0.07	0.13	10.8		0.22	0.22			3	214	338	34.4	28	0.6	0.51	10.5	0.06	0.01	
09-1-109	鸡翅	69	65.4	194	812	17.4	11.8	4.6		113	0.8	68		68	0.01	0.11	5.3		0.25	0.25			8	161	205		34	1.5	1.12	12.4	0.09	0.03	
09-1-110	鸡腿	69	70.2	181	757	16	13	0		162	0.8	44		44	0.02	0.14	6		0.03				6	172	242	64.4	14	1.7	1.38	3.84	0.1	0.11	
09-1-302	烤鸡	73	59	240	1004	22.4	16.7	0.1		99	1.8	37		37	0.05	0.19	3.5		0.22		0.12	0.1	25	136	142	472.3	28	2.2	1.66	11.2	0.11	0.12	
09-1-303	肯德基(炸鸡)	70	49.4	279	1167	20.3	17.3	10.5		198	2.5	23		23	0.03	0.17	16.7		6.44	0.8	3.68	1.96	109	530	232	755	14	2.2	1.33	12.3	0.21	0.06	北京
09-2-101	鸭	68	63.9	240	1004	15.5	19.7	0.2		94	0.7	52		52	0.08	0.22	4.2		0.27	0.17	0.1		6	122	191	69	13	2.4	1.25	10.32	0.12		
09-2-301	烤鸭	80	38.2	436	1824	16.6	38.4	6			0.8	36		36	0.04	0.32	4.5		0.97	0.09	0.82		35	175	247	83	14	0.7	2.04	15.4	0.32	0.05	
09-2-306	盐水鸭(熟)	81	51.7	313	1310	16.6	26.1	2.8		81	2.8	35		35	0.07	0.21	2.5		0.42	0.22	0.14	0.06	10	112	218	15575	18	3.8	1.36	17.7	0.43	0.04	上海
09-3-101	鹅	63	61.4	251	1050	17.9	19.9	0		74	0.8	42		42	0.07	0.23	4.9		0.22	0.22			4	144	232	58.8							
09-4-101	火鸡腿	100	77.8	91	381	20	1.2	0		58	1				0.06	0.06	8.3		0.07			0.07	12	470	708	168.4	49	5.2	9.26	15.5	0.45	0.04	山东
09-9-001	鹌	42	66.6	201	841	16.5	14.2	1.7		99	1	53		53	0.06	0.2	6.7		0.99	0.7	0.29		30	136	334	63.6	27	3.8	0.82	11.1	0.24	0.05	

编码	食物名称	食部/%	水分/g	能量/kcal	能量/kJ	蛋白质/g	脂肪/g	碳水化合物/g	膳食纤维/g	胆固醇/mg	灰分/g	维生素A(以RE计)/μg	胡萝卜素/μg	视黄醇/μg	硫胺素/mg	核黄素/mg	烟酸/mg	维生素C/mg	维生素E/mg	α-E/mg	(β+γ)-E/mg	δ-E/mg	钙/mg	磷/mg	钾/mg	钠/mg	镁/mg	铁/mg	锌/mg	硒/mg	铜/mg	锰/mg	备注
十 乳类及制品																																	
10-1-101	牛乳	100	89.8	54	226	3	3.2	3.4		15	0.6	24		24	0.03	0.14	0.1	1	0.21	0.1	0.07	0.04	104	73	109	37.2	11	0.3	0.42	1.94	0.02	0.03	
10-1-103	牛乳粉(强化维生素A、维生素D)	100	89	51	213	2.7	2	5.6			0.7	66		66	0.02	0.08	0.1	3					140	60	130	42.6	14	0.2	0.38	1.36	0.04	0.03	
10-1-301	人乳	100	87.6	65	272	1.3	3.4	7.4		11	0.3				0.01	0.05	0.2	5					30	13			32	0.1	0.28		0.03		北京
10-3-001	酸奶	100	84.7	72	301	2.5	2.7	9.3		15	0.8	26		26	0.03	0.15	0.2	1	0.12	0.12			118	85	150	39.8	12	0.4	0.52	1.71	0.03	0.02	
10-3-004	酸奶(中脂)	100	85.8	64	268	2.7	1.9	9		12	0.6	32		32	0.02	0.13	0.1	1	0.13	0.13			81	59	130	13	10	Tr	0.68	0.74	0.01	0.01	上海
10-4-001	奶酪[干酪]	100	43.5	328	1372	25.7	23.5	3.5		11	3.8	152		152	0.06	0.91	0.6		0.6	0.6			799	326	75	584.6	57	2.4	6.97	1.5	10.13	0.16	
十一 蛋类及制品																																	
11-1-102	鸡蛋(白皮)	87	75.8	138	577	12.7	9	1.5		585	1	310		310	0.09	0.31	0.2		1.23	0.9	0.33		48	176	98	94.7	14	2	1	16.55	0.06	0.03	
11-2-101	鸭蛋	87	70.3	180	753	12.6	13	3.1		565	1	261		261	0.17	0.35	0.2		4.98	4.02	0.96		62	226	135	106	13	2.9	1.67	15.7	0.11	0.04	
11-2-201	松花蛋(鸭)[皮蛋]	90	68.4	171	715	14.2	10.7	4.5		608	2.2	215		215	0.06	0.18	0.1		3.05	2.8	0.25	0.18	63	165	152	524.7	13	3.3	1.48	25.24	0.12	0.06	
11-2-202	咸鸭蛋	88	61.3	190	795	12.7	12.7	6.3		647	7	134		134	0.16	0.33	0.1		6.25	5.68	0.57		118	231	184	2706.1	30	3.6	1.74	24.04	0.14	0.1	
11-4-101	鹌鹑蛋	86	73	160	669	12.8	11.1	2.1		515	1	337		337	0.11	0.49	0.1		3.08	1.67	1.23	0.18	47	180	138	106.6	11	3.2	1.61	25.5	0.09	0.04	
十二 鱼虾蟹类																																	
12-1-107	黄鳝[鳝鱼]	67	78	89	372	18	1.4	1.2		126	1.4	50		50	0.06	0.98	3.7		1.34	1.34			42	206	263	70.2	18	2.5	1.97	34.56	0.05	2.22	
12-1-111	鲤鱼[鲤拐子]	54	76.7	109	456	17.6	4.1	0.5		84	1.1	25		25	0.03	0.09	2.7		1.27	0.35	0.44	0.48	50	204	334	53.7	33	1	2.08	15.38	0.06	0.05	
12-1-115	青鱼[鲭鱼、青鳞鱼、青混]	63	73.9	118	494	20.1	4.2	0		108	2.4	42		42	0.03	0.07	2.9		0.81	0.67	0.06	0.08	31	184	325	47.4	32	0.9	0.96	37.69	0.06	0.04	
12-1-116	乌鳢[黑鱼、石斑鱼、生鱼]	57	78.7	85	356	18.5	1.2	0		91	1.6	26		26	0.02	0.14	2.5		0.97	0.97			152	232	313	48.8	33	0.7	0.8	25.6	0.05	0.06	
12-1-122	鲑鱼[白鲑]	61	77.4	104	435	17.8	3.6	0		99	1.2	20		20	0.03	0.07	2.5		1.23	0.75	0.48		53	190	277	57.5	23	1.4	1.17	15.68	0.06	0.09	

续表

编码	食物名称	食部/%	水分/g	能量/kcal	能量/kJ	蛋白质/g	脂肪/g	碳水化合物/g	膳食纤维/g	胆固醇/mg	灰分/g	维生素A(以RE计)/μg	胡萝卜素/μg	视黄醇/μg	硫胺素/mg	核黄素/mg	烟酸/mg	维生素C/mg	维生素E/mg	α-E/mg	(β+γ)-E/mg	δ-E/mg	钙/mg	磷/mg	钾/mg	钠/mg	镁/mg	铁/mg	锌/mg	硒/μg	铜/mg	锰/mg	备注
12-1-123	鲥鱼	54	75.4							130	1	17			0.04	0.09	2.5		0.68	0.35	0.16	0.17	79	193	290	41.2	41	1.3	1.94	14.31	0.08	0.06	
12-10124	鲅鱼[雪鲅]	57	77.7	95	397	18.4	2.1	0.7		86	1.1	125		125	0.01	0.04	3		1.54	0.33	0.21		31	176	317	40.1	22	0.9	0.83	48.1	9.04	0.02	
12-1-128	鳙鱼[胖头鱼,塌佳鱼,花鲢]	61	76.5	100	418	15.3	2.2	4.7		112	1.3	34		34	0.04	0.11	2.8		2.65	2.65			82	180	229	60.6	26	0.8	0.76	19.47	0.07	0.08	
12-1-203	带鱼[白带鱼,刀鱼]	76	73.3	127	531	17.7	4.9	3.1		76	1.3				0.02	0.06	2.8		0.82			0.08	28	191	280	150.1	43	1.2	0.7	36.57	0.08	0.17	
12-1-211	黄鱼(大黄鱼)	66	77.7	97	406	17.7	2.5	0.8		86	1.2	29		29	0.03	0.05	1.9		1.13	0.2	0.72	0.21	53	174	260	120.3	39	0.7	0.58	42.6	0.04	0.02	
12-1-215	绿鳍马面鲀[面包鱼,橡皮鱼]	52	78.9	83	347	18.1	0.6	1.2		45	1.9	10		10	0.02		3		1.03	0.25	0.78		54	185	291	80.5	27	0.9	1.44	38.18	0.07	0.1	
12-1-225	鲟[片口鱼,比目鱼]	68	75.9	112	469	20.8	3.2	0		81		15		15	0.11	Tr	4.5		0.5	0.16	0.34		55	178	317	66.7	55	1	0.53	37	0.02	0.04	
12-1-301	鱼片干	100	20.2	303	1268	46.1	3.4	22		307	8.3	Tr		Tr	0.11	0.39	5		0.88	0.88			106	308	251	2320.6	60	4.4	2.94	0.37	0.16	0.17	
12-2-107	海虾	51	79.3	79	331	16.8	0.6	1.5		117	1.8				0.01	0.05	1.9		2.97	0.33	2.38		146	196	228	302.2	46	3	1.44	56.41	0.44	0.11	
12-2-109	基围虾	60	75.2	101	423	18.2	1.4	3.9		181	1.3				0.02	0.07	2.9		1.69	1.4	0.29		83	139	250	172	45	2	1.18	39.7	0.5	0.05	广东
12-2-115	虾皮	100	42.4	153	640	30.7	2.2	2.5		428	22.2	Tr		Tr	0.02	0.14	3.1		0.92	0.42	-		555	666	550	4891.9	236	11	3.82	75.4	2.33	0.77	
12-2-201	虾米[海米,虾仁]	100	37.4	198	828	43.7	2.6	0		525	17	19		19	0.01	0.12	5		1.46	1.46			231	159	214	270	41	1.8	2.15	33.3	1.33	0.31	
12-3-005	蟹肉	100	84.4	62	259	11.6	1.2	1.1		65	1.7	21		21	0.03	0.09	4.3		2.91	2.91			131	115	200	462.1	65	7.1	9.39	86.6	8.13	0.85	
12-4-108	牡蛎[海蛎子]	100	82	73	305	5.3	2.1	8.2		100	2.4	Tr		Tr	0.01	0.13	1.4		0.81	0.81				166	226	120	31	0.7	2.08	53.4	0.33	0.33	
12-4-113	鲜贝	100	80.3	77	322	15.7	0.5	2.5		116	1	27		27	Tr	0.21	2.5		1.46	1.46			28	128	140	425.7	78	109	2.38	54.31	0.12	0.44	
12-4-202	蛤蜊	39	84.1	62	259	10.1	1.1	2.8		156	1.9	21		21	0.01	0.31	1.5		2.41	1.79	0.48	0.14	133									
12-9-003	海参(水浸)	100	93.5	25	105	6	0.1	3.8		8	15.7					0.05	0.2															
12-9-004	海蜇皮	100	76.5	33	138	3.7	0.3			10	12.9				0.03		0.3		2.13	0.25	1.81	0.07	150	30	160	325	124	4.8	0.55	15.5	0.12	0.44	
12-9-004	海蜇头	100	69	74	310	6	0.3	11.8				14		14	0.07	0.04			2.82	2.17	0.65		120	22	331	467.7	114	5.1	0.42	16.6	0.21	1.76	

326 —————— 食品营养与安全卫生学 第二版

编码	食物名称	食部/%	水分/g	能量/kJ	能量/kcal	蛋白质/g	脂肪/g	碳水化合物/g	膳食纤维/g	胆固醇/mg	灰分/g	维生素A(以RE计)/μg	胡萝卜素/μg	视黄醇/μg	硫胺素/mg	核黄素/mg	烟酸/mg	维生素C/mg	维生素E α-E/mg	(β+γ)-E/mg	δ-E/mg	钙/mg	磷/mg	钾/mg	钠/mg	镁/mg	铁/mg	锌/mg	硒/mg	铜/mg	锰/mg	备注
12-9-006	墨鱼[曼氏无针乌贼]	69	79.2	347	83	15.2	0.9	3.4		226	1.3				0.02	0.04	1.8		1.49	1.49			15	165	400	165.5	39	1	1.34	37.5	0.69	0.1	
12-9-010	鱿鱼(水浸)	98	81.4	314	75	17	0.8	0			0.8	16		16		0.03			0.94	0.94			43	60	16	134.7	61	0.5	1.36	13.7	0.2	0.06	
十三、婴幼儿食品																																
13-1-001	母乳化奶粉	190	2.9	2134	510	14.5	27.1	51.9	1		3.6	303		303	0.35	1.16	0.5	5	0.18	0.15		0.03	251	354	643	168.7	69	8.3	1.82	71.1	0.03	0.11	
13-3-005	乳儿糕	100	10.3	1527	365	11.7	2.7	74.1	0.6		1.2				0.27	0.07	2	1					143	272	232	122.6	66	3.4	1.5	3.2	0.18	0.97	
13-3-007	婴儿喜养粉["婴宝"5410配方]	100	6	1782	426	17	12.8	60.8			3.4	540		540	0.6	0.9	4	20	3.8				668	490	696	95	97	5.9	1.08		0.36	1.4	
十四、小吃、甜品																																
14-1-005	春卷	100	23.5	1937	463	6.1	33.7	34.8	1		1.9				0.01	0.01	3		3.89	0.71	1.86	1.32	10	94	89	485.5	36	1.9	0.83	6.4	0.07	0.33	北京
14-1-007	粉皮	100	84.3	255	61	0.2	0.3	15	0.6		0.2				0.03	0.01							5	2	15	3.9	2	0.5	0.27	0.5	0.38	0.03	
14-1-013	凉粉	100	90.5	155	37	0.2	0.3	8.9	0.6		0.1				0.02	0.01	0.2						9	1	5	2.8	3	1.3	0.24	0.73	0.06	0.01	
14-1-018	美味香酥卷	100	10.7	1540	368	7.5	3.6	76.7	0.4		1.5	18		18	0.12	0.52	1.6		4.54	2.06	2.35	0.13	112	112	152	185.8	56	2.4	1.36	18.5	0.44	0.6	北京
14-1-022	年糕	100	60.9	644	154	3.3	0.6	34.7	0.8		0.5				0.03	0.03	1.9		1.15		0.32	0.83	31	52	81	56.4	43	1.6	1.36	2.3	1.14	0.38	北京
14-2-106	奶油蛋糕	100	21.9	1582	378	7.2	13.9	56.5	0.6	161	0.5	175	370	113	0.13	0.11	1.4		3.31	1.49	1.68	0.14	38	90	67	80.7	19	2.3	1.88	8.06	0.17	1.19	
14-2-202	月饼(豆沙)	100	11.7	1695	405	8.2	13.6	65.6	3.1		0.9	7	40	0	0.05	0.05	1.9		8.06	2.57	4.64	0.86	64	95	211	22.4	43	3.1	0.64	7.1	0.21	0.47	北京
14-2-302	蛋黄酥	100	613	1615	386	11.7	3.9	76.9	0.8		1.2	33	200	0	0.15	0.04	4.2		1.08	0.57	0.51		47	181	105	100	38	3	1.46	11.7	0.53	0.64	
14-2-324	起酥	100				8.7									0.07	0.015	1.8		5.73	1.26	4.28	0.19	68	68	73	493.9	24	2.5	0.46	6.63	0.08	0.31	北京
14-2-327	桃酥	100	5.4	2013	481	7.1	21.8	65.1	1.1		0.6				0.02	0.05	2.3		14.14	7.73	5.96	0.45	48	87	90	33.9	59	3.1	0.69	15.74	0.27	0.84	
十五、速食食品																																
15-2-103	燕麦片	100	9.2	1536	367	15	6.7	66.9	5.3		2.2				0.3	0.13	1.2		3.07	2.54		0.53	186	291	214	3.7	177	7	2.59	4.31	0.45	3.36	
15-2-201	方便面	100	3.6	1975	472	9.5	21.1	61.6	0.7		4.2				0.12	0.06	0.9		2.28	2.01	0.27		25	80	134	1144	38	4.1	1.06	10.5	0.29	0.79	
15-2-301	面包	100	27.4	1305	312	8.3	5.1	58.6	0.5		0.6				0.03	0.06	1.7		1.66	0.38	0.36	0.92	49	1107	88	230.4	31	2	0.75	3.15	0.27	0.37	

编码	食物名称	食部/%	水分/g	能量/kcal	能量/kJ	蛋白质/g	脂肪/g	碳水化合物/g	膳食纤维/g	胆固醇/mg	灰分/g	维生素A(以RE计)/µg	胡萝卜素/µg	视黄醇/µg	硫胺素/mg	核黄素/mg	烟酸/mg	维生素C/mg	维生素E/mg	α-E/mg	(β+γ)-E/mg	δ-E/mg	钙/mg	磷/mg	钾/mg	钠/mg	镁/mg	铁/mg	锌/mg	硒/µg	铜/mg	锰/mg	备注
15-2-402	VC饼干	100	5.5	572	2393	10.8	39.7	43.2	0.3		0.8				0.08	0.04	1.6	5	4.27	1.79	1.91	0.57		95	99	113.5	54	1.9	0.9	22.7	0.23	0.71	北京
15-2-412	曲奇饼	100	1.9	546	2284	6.5	31.6	59.1	0.2		0.9				0.06	0.06	1.3		6.04	3.26	2.36	8.42		64	67	174.6	19	1.9	0.31	12.8	0.12	0.29	北京
15-2-413	苏打饼干	100	5.7	408	1707	8.4	7.7	76.2			2				0.03	0.01	0.4		1.01	0.63	0.38		45	69	82	312.2	20	1.6	0.35	39.3	0.18		武汉
15-3-003	马铃薯片(油炸)[油炸土豆]	100	4.1	612	2561	4	48.4	41.9	1.9		1.6	8	50		0.09	0.05	6.4		5.22	4.9	0.35		11	88	620	60.9	34	1.2	1.42	0.4	0.28	0.18	
十六、饮料类																																	
16-2-003	鲜橘汁(纸盒)	100	92.5	30	126	0.1		7.4			0.2	3	20										7		3	4.2	1	0.1	0.01				北京
16-2-004	橘子汁	100	70.1	119	498		0.1	29.6			0.2	2	10		0.04	0.02		2					4		6	18.6	2	0.01	0.03				北京
16-2-002	杏仁露	100	89.7	46	192	0.9	1.1	8.1		52					Tr			1			2.67		4	1	1	9.2	1	0.02	0.02			0.17	河北
16-5-103	红茶	100	7.3	294	1230	26.7	1.1	59.2	14.8		5.7	645	3870		0.06	0.17	6.2	8	5.47	2.8	2.67		378	390	1934	13.6	183	28.1	3.97	56	2.56	49.8	
16-6-104	花茶	100	7.4	281	1176	27.1	1.2	58.1	17.7		6.2	885	5310		0.02	0.17		26	12.73	10.59	2.14		454	338	1643	8	192	17.8	3.98	8.35	2.08	16.95	
16-6-106	绿茶	100	7.5	296	1238	34.2	2.3	50.3	15.6		5.7	967	5800		0.05	0.35	8	19	9.57	5.41	3.91	0.25	325	191	1661	28.2	196	14.4	4.34	3.18	1.74	32.6	
16-7-004	可可粉	100	7.5	320	1339	20.9	8.4	54.5	14.3		8.7	22		22	0.01	0.16	1.4		6.33	3.72	2.61		74	623	360	23	5	1	1.12	3.98	1.45	0.15	上海
16-8-001	冰棍	100	88.3	47	197	0.8										0.01	0.2		0.11	0.11			31	13	13	20.4		0.9	0.25		0.02	0.1	
16-8-003	冰淇淋	100	74.4	127	531	2.4	5.3	17.3			0.6	48		48	0.01	0.03	0.2		0.24	0.24			126	67	125	54.2	12	0.5	0.37	1.73	0.02	0.05	
十八、糖蜜饯类																																	
18-1-002	绵白糖	100	0.9	396	1657	0.1		98.9			0.1				Tr		0.2						6	3	2	2	2	0.2	0.07	0.38	0.02	0.08	
18-1-004	红糖	100	1.9	389	1628	0.7		96.9			0.8				0.01		0.3						157	11	240	18.3	54	2.2	0.35	4.2	0.15	0.27	
18-1-006	蜂蜜	100	22	321	1343	0.4	1.9	75.6			0.1				0.01	0.05	0.1	3					4	3	28	0.3	2	1	0.37	0.15	0.03	0.07	
18-2-002	胶姆糖	69	7.7	368	1540	0.1	0.1	91.9							0.04	0.07	0.5						22	5	4		7		0.09		0.02		
18-2-007	巧克力	100	7.7	586	2452	4.3					0.3				0.06	0.08	1.4		1.62	1.14		0.48	111	114	254	111.8	56	1.7	1.02	1.2	0.23	0.61	

续表

编码	食物名称	食部/%	水分/g	能量/kcal	能量/kJ	蛋白质/g	脂肪/g	碳水化合物/g	膳食纤维/g	胆固醇/mg	灰分/g	维生素A(以RE计)/μg	胡萝卜素/μg	视黄醇/μg	硫胺素/mg	核黄素/mg	烟酸/mg	维生素C/mg	维生素E/mg	α-E/mg	(β+γ)-E/mg	δ-E/mg	钙/mg	磷/mg	钾/mg	钠/mg	镁/mg	铁/mg	锌/mg	硒/mg	铜/mg	锰/mg	备注
18-3-008	杏脯	100	15.3	329	1377	0.8	0.3								0.012	0.09	0.6	6	0.61	0.61			68	22	266	213.3	12	4.8	0.56	1.69	0.26	0.13	
18-3-009	金糕	100	55	177	714	0.2		44	0.6		0.5	3	20		0.18	0.07	0.1	4	0.42	0.29	0.05	0.08	49	9	93	34.3	7	1.8	0.1	0.3	0.07	0.04	北京
十九、油脂类																																	
19-1-001	牛油	100	6.2	853	3494		92	1.8		153		54		54					1.08	1.08			9	9	3	9.4	1	3	0.79		0.01		北京
19-1-004	羊油	100	4	824	3448		88	8		110		33		33					1.08	1.08				18	12	13.2	1	1			0.06		北京
19-1-006	猪油[板油]	100	4	827	3460		88.7	7.2		110	0.1	89		89					0.63	0.63			10	14	138.5	1	2.1	0.8		0.05	0.63	
19-2-001	菜籽油[青油]	100	0.1	899	3761		99.9	0									Tr		21.83	0.63	15	6.2	9	9	3	7	3	3.7	0.54		0.81	0.11	
19-2-004	豆油	100	0.1	889	3761		99.9	0								Tr	Tr		60.89	11.87	57.6	11.9	13	7	3	4.9	3	2	1.09		0.16	0.43	
19-2-007	花生油	100	0.1	889	3761		99.9	0								Tr	Tr		93.08	19.31	38.2	35.53	12	15		3.5	2	2.9	0.48		0.15	0.33	
19-2-013	棉籽油	100	0.1	889	3761		99.8	0.1									Tr		42.06	17.45	19.31	5.3	17	16		4.5	1	2	0.74		0.08		
19-2-014	色拉油	100	0.2	898	3757		99.8	0		64							Tr		86.45	19.31	67.1	2.11	18	1		5.1	1	1.7	0.23		0.05	0.01	
19-2-017	芝麻油[香油]	100	0.1	898	3757		99.7	0.2											24.01	9.25	12.4	2.36	9	4		1.1	3	2.2	0.17		0.05	0.76	
二十、调味品类																																	
20-1-001	酱油	100	67.3	63	264	5.6	0.1	10.1	0.2		16.9				0.05	0.13	1.7						66	204	337	5757	156	8.6	1.17	1.39	0.06	1.11	
20-2-001	醋	100	90.6	31	130	2.1	0.3	4.9			2.1				0.03	0.05	1.4						17	96	351	262.1	13	6	1.25	2.43	0.04	2.97	
20-3-102	豆瓣酱(辣酱)	100	47.9	184	770	7.9	5.9	27	2.2		11.3				0.04	0.26	1.3		18.2	7.31	8.85	2.04	66	104	549	2201.5	84	9.9	1.43	0.52	0.28	0.74	杭州
20-3-107	辣椒酱[辣椒糊]	100	71.2	31	130	0.8	2.8	3.2	2.6		22	132	790		0.01	0.09	1.1		2.87	2.18	0.27	0.42	117	30	222	8027.16	91	3.8	0.26	5.81	0.12	0.3	
20-3-111	甜面酱	100	53.9	136	569	5.5	0.6	28.5	1.4		11.5	5	30		0.03	0.14	2	1	2.16	2.03	0.13		29	76	189	2097.2	26	3.6	1.38	4.86	0.12	0.73	
20-3-114	芝麻酱	100	0.3	618	2586	19.2	52.7	22.7	5.9		5.1	17	100		0.16	0.22	5.8		35.09	9.57	23.21	2.31	1170	626	342	38.5	238	50.3	4.01	1.1	0.97	1.64	北京
20-3-201	草莓酱	100	32.5	269	1125	0.8	0.2	66.3	0.2		0.2				0.15	0.1	0.2		0.49	0.49			44	8	52	8.7	4	2.1	0.5	0.4	0.09	0.13	北京
20-3-202	番茄酱	100	75.8	81	339	4.9	0.2	16.9	2.1		2.2				0.03	0.03	5.6		4.45	4.2	0.25		28	117	989	37.1	37	1.1	0.7	1.51	0.33	0.28	北京
20-4-001	腐乳(白)[酱豆腐]	100	68.3	133	556	10.9	8.2	4.8	0.9		7.8	22	130		0.03	0.04	1		8.4	0.06	5.47	2.87	61	74	84	2460	75	3.8	0.69		0.16	0.69	北京

续表

编码	食物名称	食部/%	水分/g	能量/kJ	能量/kcal	蛋白质/g	脂肪/g	碳水化合物/g	膳食纤维/g	胆固醇/mg	灰分/g	维生素A(以RE计)/μg	胡萝卜素/μg	视黄醇/μg	硫胺素/mg	核黄素/mg	烟酸/mg	维生素C/mg	维生素E/mg	α-E/mg	(β+γ)-E/mg	δ-E/mg	钙/mg	磷/mg	钾/mg	钠/mg	镁/mg	铁/mg	锌/mg	硒/mg	铜/mg	锰/mg	备注
20-4-003	腐乳(红)[酱豆腐]	100	61.2	632	151	12	8.1	8.2	0.6		10.5	15	90		0.02	0.21	0.5		7.24	0.72	3.68	2.84	87	171	81	3091	78	11.5	1.67	6.73	0.2	1.16	北京
20-5-001	八宝菜	100	72.3	301	72	4.6	1.4	13.4	3.2		8.3				0.17	0.03	0.2		1.11				100	77	109	2843.2	38	4.8	0.53	2.2	0.18	0.5	
20-5-008	酱大头菜	100	74.8	151	36	2.4	3	8.4	2.4		14.1				0.03	0.08	0.8	5	0.16	0.15		0.01	77	41	268	4623.7	57	6.7	0.78	1.4	0.14	0.57	
20-5-029	榨菜	100	75	121	29	2.2	0.3	6.5	2.1		16	82	490		0.03	0.06	0.5	2					155	41	363	4252.6	54	3.9	0.63	1.93	0.14	0.35	
20-7-102	精盐	100	0.1	0	0				0		99.9		99.9										22		141	393111	2	1	0.24	1	0.14	0.29	
二十一、药食两用食物及其它																																	
21-1-015	菊花[怀菊花]	100	19.2	1013	242	6	3.31	63	15.9		8.5				0.09	0.51	9.2	1	1.61	1.07		0.54	234	88	132	20.5	256	78	2.42	11.08	0.77	3.47	河北
21-1-023	桃仁	100	7.8	1795	429	0.1	37.6	51.4	28.9		3.1				0.35	0.46	4	48	1.86	1.37		0.49		63	434	252.1	96	5.4	1.48	13.25	0.98	0.87	
21-1-033	枸杞子	98	16.7	1079	258	13.9	1.5	64.1	16.9		3.8	1625	9750		0.07	0.14	3.3		1.88	1.88			60	209	196	96.9	15	2.8	2.31	15.19	0.12	0.05	
21-9-001	甲鱼[鳖]	70	75	494	118	17.8	4.3	2.1		101	0.8	139		139	0.26	0.28	9		0.55	0.55			70	114	280	11.8	20	1.5	1.15	16.1	0.05	0.04	
21-9-002	田鸡[青蛙]	37	79.4	389	93	20.5	1.2	0		40	1	7		7	0.06	0.15	5.4		0.49				127	200	248	90.8	25	3	3.21	13.1	0.05	0.04	
21-9-008	蛇	36	78.4	356	85	15.1	0.5	5			1	18		18									29	82							0.12	0.04	

编码	食物名称	酒精(体积分数)/%	酒精质量/g	能量/kJ	能量/kcal	蛋白质/g	灰分/g	硫胺素/mg	核黄素/mg	钠/mg	镁/mg	铁/mg	锌/mg	铜/mg	镉/mg	锰/mg	备注
十七、含酒精饮料																	
17-1-101	啤酒	5.3	0.16875	134	32	0.4	0.2	0.15	0.04	11.4	6	0.4	0.3	0.64	0.03	0.01	
17-1-201	葡萄酒	12.9	10.2	301	72	0.1	0.1	0.02	0.03	1.6	5	0.6	0.08	0.12	0.05	0.04	
17-1-202	白葡萄酒	11.9	9.4	275	66	0.1	0.1	0.01	0.04	1.6	0.3	2	0.02	0.06	0.06	0.01	
17-1-203	红葡萄酒	13.2	10.5	310	74	0.1	0.1	0.04	0.01	1.7	8	0.2	0.08	0.11	0.07		
17-1-301	黄酒	10	8.6	266	66	1.6	0.3	0.02	0.05	5.2	15	0.6	0.52	0.66	0.07	0.27	
17-2-104	二锅头(58度)	58	50.1	1473	351		0.2	0.05		0.5	1	0.1	0.04		0.02		北京

附录四　食品营养强化剂使用标准（GB 14880—2012）

营养强化剂	食品分类号	食品类别(名称)	使用量
		维生素类	
维生素 A	01.01.03	调制乳	600μg/kg～1000μg/kg
	01.03.02	调制乳粉（儿童用乳粉和孕产妇用乳粉除外）	3000μg/kg～9000μg/kg
		调制乳粉（仅限儿童用乳粉）	1200μg/kg～7000μg/kg
		调制乳粉（仅限孕产妇用乳粉）	2000μg/kg～10000μg/kg
	02.01.01.01	植物油	4000μg/kg～8000μg/kg
	02.02.01.02	人造黄油及其类似制品	4000μg/kg～8000μg/kg
	03.01	冰淇淋类,雪糕类	600μg/kg～1200μg/kg
	04.04.01.07	豆粉、豆浆粉	3000μg/kg～7000μg/kg
	04.04.01.08	豆浆	600μg/kg～1400μg/kg
	06.02.01	大米	600μg/kg～1200μg/kg
	06.03.01	小麦粉	600μg/kg～1200μg/kg
	06.06	即食谷物,包括碾轧燕麦(片)	2000μg/kg～6000μg/kg
	07.02.02	西式糕点	2330μg/kg～4000μg/kg
	07.03	饼干	2330μg/kg～4000μg/kg
	14.03.01	含乳饮料	300μg/kg～1000μg/kg
	14.06	固体饮料类	4000μg/kg～17000μg/kg
	16.01	果冻	600μg/kg～1000μg/kg
	16.06	膨化食品	600μg/kg～1500μg/kg
β-胡萝卜素	14.06	固体饮料类	3mg/kg～6mg/kg
维生素 D	01.01.03	调制乳	10μg/kg～40μg/kg
	01.03.02	调制乳粉（儿童用乳粉和孕产妇用乳粉除外）	63μg/kg～125μg/kg
		调制乳粉（仅限儿童用乳粉）	20μg/kg～112μg/kg
		调制乳粉（仅限孕产妇用乳粉）	23μg/kg～112μg/kg
	02.02.01.02	人造黄油及其类似制品	125μg/kg～156μg/kg
	03.01	冰淇淋类,雪糕类	10μg/kg～20μg/kg
	04.04.01.07	豆粉、豆浆粉	15μg/kg～60μg/kg
	04.04.01.08	豆浆	3μg/kg～15μg/kg
	06.05.02.03	藕粉	50μg/kg～100μg/kg

营养强化剂	食品分类号	食品类别(名称)	使用量
维生素 D	06.06	即食谷物,包括碾轧燕麦(片)	12.5μg/kg～37.5μg/kg
	07.03	饼干	16.7μg/kg～33.3μg/kg
	07.05	其他焙烤食品	10μg/kg～70μg/kg
	14.02.03	果蔬汁(肉)饮料(包括发酵型产品等)	2μg/kg～10μg/kg
	14.03.01	含乳饮料	10μg/kg～40μg/kg
	14.04.02.0214.06	风味饮料	2μg/kg～10μg/kg
	14.06	固体饮料类	10μg/kg～20μg/kg
	16.01	果冻	10μg/kg～40μg/kg
	16.06	膨化食品	10μg/kg～60μg/kg
维生素 E	01.01.03	调制乳	12mg/kg～50mg/kg
	01.03.02	调制乳粉(儿童用乳粉和孕产妇用乳粉除外)	100mg/kg～310mg/kg
		调制乳粉(仅限儿童用乳粉)	10mg/kg～60mg/kg
		调制乳粉(仅限孕产妇用乳粉)	32mg/kg～156mg/kg
	02.01.01.01	植物油	100mg/kg～180mg/kg
	02.02.01.02	人造黄油及其类似制品	100mg/kg～180mg/kg
	04.04.01.07	豆粉、豆浆粉	30mg/kg～70mg/kg
	04.04.01.08	豆浆	5mg/kg～15mg/kg
	05.02.01	胶基糖果	1050mg/kg～1450mg/kg
	06.06	即食谷物,包括碾轧燕麦(片)	50mg/kg～125mg/kg
	14.0	饮料类(14.01、14.06 涉及品种除外)	10mg/kg～40mg/kg
	14.06	固体饮料	76mg/kg～180mg/kg
	16.01	果冻	10mg/kg～70mg/kg
维生素 K	01.03.02	调制乳粉(仅限儿童用乳粉)	420μg/kg～750μg/kg
		调制乳粉(仅限孕产妇用乳粉)	340μg/kg～680μg/kg
维生素 B_1	01.03.02	调制乳粉(仅限儿童用乳粉)	1.5mg/kg～14mg/kg
		调制乳粉(仅限孕产妇用乳粉)	3mg/kg～17mg/kg
	04.04.01.07	豆粉、豆浆粉	6mg/kg～15mg/kg
	04.04.01.08	豆浆	1mg/kg～3mg/kg
	05.02.01	胶基糖果	16mg/kg～33mg/kg
	06.02	大米及其制品	3mg/kg～5mg/kg
	06.03	小麦粉及其制品	3mg/kg～5mg/kg
	06.04	杂粮粉及其制品	3mg/kg～5mg/kg
	06.06	即食谷物,包括碾轧燕麦(片)	7.5mg/kg～17.5mg/kg
	07.01	面包	3mg/kg～5mg/kg
	07.02.02	西式糕点	3mg/kg～6mg/kg
	07.03	饼干	3mg/kg～6mg/kg

营养强化剂	食品分类号	食品类别（名称）	使用量
维生素 B$_1$	14.03.01	含乳饮料	1mg/kg～2mg/kg
	14.04.02.02	风味饮料	2mg/kg～3mg/kg
	14.06	固体饮料	9mg/kg～22mg/kg
	16.01	果冻	1mg/kg～7mg/kg
维生素 B$_2$	01.03.02	调制乳粉（仅限儿童用乳粉）	8mg/kg～14mg/kg
		调制乳粉（仅限孕产妇用乳粉）	4mg/kg～22mg/kg
	04.04.01.07	豆粉、豆浆粉	6mg/kg～15mg/kg
	04.04.01.08	豆浆	1mg/kg～3mg/kg
	05.02.01	胶基糖果	16mg/kg～33mg/kg
	06.02	大米及其制品	3mg/kg～5mg/kg
	06.03	小麦粉及其制品	3mg/kg～5mg/kg
	06.04	杂粮粉及其制品	3mg/kg～5mg/kg
	06.06	即食谷物，包括碾轧燕麦（片）	7.5mg/kg～17.5mg/kg
	07.01	面包	3mg/kg～5mg/kg
	07.02.02	西式糕点	3.3mg/kg～7.0mg/kg
	07.03	饼干	3.3mg/kg～7.0mg/kg
	14.03.01	含乳饮料	1mg/kg～2mg/kg
	14.06	固体饮料类	9mg/kg～22mg/kg
	16.01	果冻	1mg/kg～7mg/kg
维生素 B$_6$	01.03.02	调制乳粉（儿童用乳粉和孕产妇用乳粉除外）	8mg/kg～16mg/kg
		调制乳粉（仅限儿童用乳粉）	1mg/kg～7mg/kg
		调制乳粉（仅限孕产妇用乳粉）	4mg/kg～22mg/kg
	06.06	即食谷物，包括碾轧燕麦（片）	10mg/kg～25mg/kg
	07.03	饼干	2mg/kg～5mg/kg
	07.05	其他焙烤食品	3mg/kg～15mg/kg
	14.0	饮料类（14.01、14.06 涉及品种除外）	0.4mg/kg～1.6mg/kg
	14.06	固体饮料	7mg/kg～22mg/kg
	16.01	果冻	1mg/kg～7mg/kg
维生素 B$_{12}$	01.03.02	调制乳粉（仅限儿童用乳粉）	10μg/kg～30μg/kg
		调制乳粉（仅限孕产妇用乳粉）	10μg/kg～66μg/kg
	06.06	即食谷物，包括碾轧燕麦（片）	5μg/kg～10μg/kg
	07.05	其他焙烤食品	10μg/kg～70μg/kg
	14.0	饮料类（14.01、14.06 涉及品种除外）	0.6μg/kg～1.8μg/kg
	14.06	固体饮料类	10μg/kg～66μg/kg
	16.01	果冻	2μg/kg～6μg/kg

营养强化剂	食品分类号	食品类别（名称）	使用量
维生素C	01.02.02	风味发酵乳	120mg/kg～240mg/kg
	01.03.02	调制乳粉（儿童用乳粉和孕产妇用乳粉除外）	300mg/kg～1000mg/kg
		调制乳粉（仅限儿童用乳粉）	140mg/kg～800mg/kg
		调制乳粉（仅限孕产妇用乳粉）	1000mg/kg～1600mg/kg
	04.01.02.01	水果罐头	200mg/kg～400mg/kg
	04.01.02.02	果泥	50mg/kg～100mg/kg
	04.04.01.07	豆粉、豆浆粉	400mg/kg～700mg/kg
	05.02.01	胶基糖果	630mg/kg～13000mg/kg
	05.02.02	除胶基糖果以外的其他糖果	1000mg/kg～6000mg/kg
	06.06	即食谷物，包括碾轧燕麦（片）	300mg/kg～750mg/kg
	14.02.03	果蔬汁（肉）饮料（包括发酵型产品等）	250mg/kg～500mg/kg
	14.03.01	含乳饮料	120mg/kg～240mg/kg
	14.04	水基调味饮料类	250mg/kg～500mg/kg
	14.06	固体饮料类	1000mg/kg～2250mg/kg
	16.01	果冻	120mg/kg～240mg/kg
烟酸（尼克酸）	01.03.02	调制乳粉（仅限儿童用乳粉）	23mg/kg～47mg/kg
		调制乳粉（仅限孕产妇用乳粉）	42mg/kg～100mg/kg
	04.04.01.07	豆粉、豆浆粉	60mg/kg～120mg/kg
	04.04.01.08	豆浆	10mg/kg～30mg/kg
	06.02	大米及其制品	40mg/kg～50mg/kg
	06.03	小麦粉及其制品	40mg/kg～50mg/kg
	06.04	杂粮粉及其制品	40mg/kg～50mg/kg
	06.06	即食谷物，包括碾轧燕麦（片）	75mg/kg～218mg/kg
	07.01	面包	40mg/kg～50mg/kg
	07.03	饼干	30mg/kg～60mg/kg
	14.0	饮料类（14.01、14.06涉及品种除外）	3mg/kg～18mg/kg
	14.06	固体饮料类	110mg/kg～330mg/kg
叶酸	01.01.03	调制乳（仅限孕产妇用调制乳）	400μg/kg～1200μg/kg
	01.03.02	调制乳粉（儿童用乳粉和孕产妇用乳粉除外）	2000μg/kg～5000μg/kg
		调制乳粉（仅限儿童用乳粉）	420μg/kg～3000μg/kg
		调制乳粉（仅限孕产妇用乳粉）	2000μg/kg～8200μg/kg
	06.02.01	大米（仅限免淘洗大米）	1000μg/kg～3000μg/kg
	06.03.01	小麦粉	1000μg/kg～3000μg/kg
	06.06	即食谷物，包括碾轧燕麦（片）	1000μg/kg～2500μg/kg
	07.03	饼干	390μg/kg～780μg/kg

营养强化剂	食品分类号	食品类别(名称)	使用量
叶酸	07.05	其他焙烤食品	$2000\mu g/kg\sim7000\mu g/kg$
	14.02.03	果蔬汁(肉)饮料(包括发酵型产品等)	$157\mu g/kg\sim313\mu g/kg$
	14.06	固体饮料类	$600\mu g/kg\sim6000\mu g/kg$
	16.01	果冻	$50\mu g/kg\sim100\mu g/kg$
泛酸	01.03.02	调制乳粉(仅限儿童用乳粉)	$6mg/kg\sim60mg/kg$
		调制乳粉(仅限孕产妇用乳粉)	$20mg/kg\sim80mg/kg$
	06.06	即食谷物,包括碾轧燕麦(片)	$30mg/kg\sim50mg/kg$
	14.04.01	碳酸饮料	$1.1mg/kg\sim2.2mg/kg$
	14.04.02.02	风味饮料	$1.1mg/kg\sim2.2mg/kg$
	14.05.01	茶饮料类	$1.1mg/kg\sim2.2mg/kg$
	14.06	固体饮料类	$22mg/kg\sim80mg/kg$
	16.01	果冻	$2mg/kg\sim5mg/kg$
生物素	01.03.02	调制乳粉(仅限儿童用乳粉)	$38\mu g/kg\sim76\mu g/kg$
肌醇	01.03.02	调制乳粉(仅限儿童用乳粉)	$210mg/kg\sim250mg/kg$
	14.02.03	果蔬汁(肉)饮料(包括发酵型产品等)	$60mg/kg\sim120mg/kg$
	14.04.02.02	风味饮料	$60mg/kg\sim120mg/kg$
矿物质类			
铁	01.01.03	调制乳	$10mg/kg\sim20mg/kg$
	01.03.02	调制乳粉(儿童用乳粉和孕产妇用乳粉除外)	$60mg/kg\sim200mg/kg$
		调制乳粉(仅限儿童用乳粉)	$25mg/kg\sim135mg/kg$
		调制乳粉(仅限孕产妇用乳粉)	$50mg/kg\sim280mg/kg$
	04.04.01.07	豆粉、豆浆粉	$46mg/kg\sim80mg/kg$
	05.02.02	除胶基糖果以外的其他糖果	$600mg/kg\sim1200mg/kg$
	06.02	大米及其制品	$14mg/kg\sim26mg/kg$
	06.03	小麦粉及其制品	$14mg/kg\sim26mg/kg$
	06.04	杂粮粉及其制品	$14mg/kg\sim26mg/kg$
	06.06	即食谷物,包括碾轧燕麦(片)	$35mg/kg\sim80mg/kg$
	07.01	面包	$14mg/kg\sim26mg/kg$
	07.02.02	西式糕点	$40mg/kg\sim60mg/kg$
	07.03	饼干	$40mg/kg\sim80mg/kg$
	07.05	其他焙烤食品	$50mg/kg\sim200mg/kg$
	12.04	酱油	$180mg/kg\sim260mg/kg$
	14.0	饮料类(14.01及14.06涉及品种除外)	$10mg/kg\sim20mg/kg$
	14.06	固体饮料类	$95mg/kg\sim220mg/kg$
	16.01	果冻	$10mg/kg\sim20mg/kg$

营养强化剂	食品分类号	食品类别(名称)	使用量
钙	01.01.03	调制乳	250mg/kg～1000mg/kg
	01.03.02	调制乳粉(儿童用乳粉除外)	3000mg/kg～7200mg/kg
		调制乳粉(仅限儿童用乳粉)	3000mg/kg～6000mg/kg
	01.06	干酪和再制干酪	2500mg/kg～10000mg/kg
	03.01	冰淇淋类、雪糕类	2400mg/kg～3000mg/kg
	04.04.01.07	豆粉、豆浆粉	1600mg/kg～8000mg/kg
	06.02	大米及其制品	1600mg/kg～3200mg/kg
	06.03	小麦粉及其制品	1600mg/kg～3200mg/kg
	06.04	杂粮粉及其制品	1600mg/kg～3200mg/kg
	06.05.02.03	藕粉	2400mg/kg～3200mg/kg
	06.06	即食谷物,包括碾轧燕麦(片)	2000mg/kg～7000mg/kg
	07.01	面包	1600mg/kg～3200mg/kg
	07.02.02	西式糕点	2670mg/kg～5330mg/kg
	07.03	饼干	2670mg/kg～5330mg/kg
	07.05	其他焙烤食品	3000mg/kg～15000mg/kg
	08.03.05	肉灌肠类	850mg/kg～1700mg/kg
	08.03.07.01	肉松类	2500mg/kg～5000mg/kg
	08.03.07.02	肉干类	1700mg/kg～2550mg/kg
	10.03.01	脱水蛋制品	190mg/kg～650mg/kg
	12.03	醋	6000mg/kg～8000mg/kg
	14.0	饮料类(14.01、14.02及14.06涉及品种除外)	160mg/kg～1350mg/kg
	14.02.03	果蔬汁(肉)饮料(包括发酵型产品等)	1000mg/kg～1800mg/kg
	14.06	固体饮料类	2500mg/kg～10000mg/kg
	16.01	果冻	390mg/kg～800mg/kg
锌	01.01.03	调制乳	5mg/kg～10mg/kg
	01.03.02	调制乳粉(儿童用乳粉和孕产妇用乳粉除外)	30mg/kg～60mg/kg
		调制乳粉(仅限儿童用乳粉)	50mg/kg～175mg/kg
		调制乳粉(仅限孕产妇用乳粉)	30mg/kg～140mg/kg
	04.04.01.07	豆粉、豆浆粉	29mg/kg～55.5mg/kg
	06.02	大米及其制品	10mg/kg～40mg/kg
	06.03	小麦粉及其制品	10mg/kg～40mg/kg
	06.04	杂粮粉及其制品	10mg/kg～40mg/kg
	06.06	即食谷物,包括碾轧燕麦(片)	37.5mg/kg～112.5mg/kg
	07.01	面包	10mg/kg～40mg/kg
	07.02.02	西式糕点	45mg/kg～80mg/kg

营养强化剂	食品分类号	食品类别(名称)	使用量
锌	07.03	饼干	45mg/kg～80mg/kg
	14.0	饮料类(14.01及14.06涉及品种除外)	3mg/kg～20mg/kg
	14.06	固体饮料类	60mg/kg～180mg/kg
	16.01	果冻	10mg/kg～20mg/kg
硒	01.03.02	调制乳粉(儿童用乳粉除外)	140μg/kg～280μg/kg
		调制乳粉(仅限儿童用乳粉)	60μg/kg～130μg/kg
	06.02	大米及其制品	140μg/kg～280μg/kg
	06.03	小麦粉及其制品	140μg/kg～280μg/kg
	06.04	杂粮粉及其制品	140μg/kg～280μg/kg
	07.01	面包	140μg/kg～280μg/kg
	07.03	饼干	30μg/kg～110μg/kg
	14.03.01	含乳饮料	50μg/kg～200μg/kg
镁	01.03.02	调制乳粉(儿童用乳粉和孕产妇用乳粉除外)	300mg/kg～1100mg/kg
		调制乳粉(仅限儿童用乳粉)	300mg/kg～2800mg/kg
		调制乳粉(仅限孕产妇用乳粉)	300mg/kg～2300mg/kg
	14.0	饮料类(14.01及14.06涉及品种除外)	30mg/kg～60mg/kg
	14.06	固体饮料类	1300mg/kg～2100mg/kg
铜	01.03.02	调制乳粉(儿童用乳粉和孕产妇用乳粉除外)	3mg/kg～7.5mg/kg
		调制乳粉(仅限儿童用乳粉)	2mg/kg～12mg/kg
		调制乳粉(仅限孕产妇用乳粉)	4mg/kg～23mg/kg
锰	01.03.02	调制乳粉(儿童用乳粉和孕产妇用乳粉除外)	0.3mg/kg～4.3mg/kg
		调制乳粉(仅限儿童用乳粉)	7mg/kg～15mg/kg
		调制乳粉(仅限孕产妇用乳粉)	11mg/kg～26mg/kg
钾	01.03.02	调制乳粉(仅限孕产妇用乳粉)	7000mg/kg～14100mg/kg
磷	04.04.01.07	豆粉、豆浆粉	1600mg/kg～3700mg/kg
	14.06	固体饮料类	1960mg/kg～7040mg/kg
其他			
L-赖氨酸	06.02	大米及其制品	1g/kg～2g/kg
	06.03	小麦粉及其制品	1g/kg～2g/kg
	06.04	杂粮粉及其制品	1g/kg～2g/kg
	07.01	面包	1g/kg～2g/kg
牛磺酸	01.03.02	调制乳粉	0.3g/kg～0.5g/kg
	04.04.01.07	豆粉、豆浆粉	0.3g/kg～0.5g/kg
	04.04.01.08	豆浆	0.06g/kg～0.1g/kg

营养强化剂	食品分类号	食品类别（名称）	使用量
牛磺酸	14.03.01	含乳饮料	0.1g/kg～0.5g/kg
	14.04.02.01	特殊用途饮料	0.1g/kg～0.5g/kg
	14.04.02.02	风味饮料	0.4g/kg～0.6g/kg
	14.06	固体饮料类	1.1g/kg～1.4g/kg
	16.01	果冻	0.3g/kg～0.5g/kg
左旋肉碱（L-肉碱）	01.03.02	调制乳粉（儿童用乳粉除外）	300mg/kg～400mg/kg
		调制乳粉（仅限儿童用乳粉）	50mg/kg～150mg/kg
	14.02.03	果蔬汁(肉)饮料（包括发酵型产品等）	600mg/kg～3000mg/kg
	14.03.01	含乳饮料	600mg/kg～3000mg/kg
	14.04.02.01	特殊用途饮料（仅限运动饮料）	100mg/kg～1000mg/kg
	14.04.02.02	风味饮料	600mg/kg～3000mg/kg
	14.06	固体饮料类	6000mg/kg～30000mg/kg
γ-亚麻酸	01.03.02	调制乳粉	20g/kg～50g/kg
	02.01.01.01	植物油	20g/kg～50g/kg
	14.0	饮料类（14.01、14.06 涉及品种除外）	20g/kg～50g/kg
叶黄素	01.03.02	调制乳粉（仅限儿童用乳粉，液体按稀释倍数折算）	1620μg/kg～2700μg/kg
低聚果糖	01.03.02	调制乳粉（仅限儿童用乳粉和孕产妇用乳粉）	≤64.5g/kg
1,3-二油酸-2-棕榈酸甘油三酯	01.03.02	调制乳粉（仅限儿童用乳粉，液体按稀释倍数折算）	24g/kg～96g/kg
花生四烯酸（AA 或 ARA）	01.03.02	调制乳粉（仅限儿童用乳粉）	≤1%（占总脂肪酸的百分比）
二十二碳六烯酸(DHA)	01.03.02	调制乳粉（仅限儿童用乳粉）	≤0.5%（占总脂肪酸的百分比）
		调制乳粉（仅限孕产妇用乳粉）	300mg/kg～1000mg/kg
乳铁蛋白	01.01.03	调制乳	≤1.0g/kg
	01.02.02	风味发酵乳	≤1.0g/kg
	14.03.01	含乳饮料	≤1.0g/kg
酪蛋白钙肽	06.0	粮食和粮食制品，包括大米、面粉、杂粮、淀粉等（06.01 及 07.0 涉及品种除外）	≤1.6g/kg
	14.0	饮料类（14.01 涉及品种除外）	≤1.6g/kg（固体饮料按冲调倍数增加使用量）
酪蛋白磷酸肽	01.01.03	调制乳	≤1.6g/kg
	01.02.02	风味发酵乳	≤1.6g/kg
	06.0	粮食和粮食制品，包括大米、面粉、杂粮、淀粉等（06.01 及 07.0 涉及品种除外）	≤1.6g/kg
	14.0	饮料类（14.01 涉及品种除外）	≤1.6g/kg（固体饮料按冲调倍数增加使用量）

参考文献

[1] 郭阳，高明坤，包怡红，卢卫红，马莺．食物基质及脂质分子结构对体内消化吸收的影响机制［J］．中国食品学报，2021，21（08）：391-395.

[2] GUO Q，YE A，BELLISSIMO N，et al. Modulating fat digestion through food structure design［J］．Progress in Lipid Research，2017，68：109-118.

[3] NEWBERRY C，MCKNIGHT L，SARAV M，et al. Going gluten free：The history and nutritional impli-cations of today's most popular diet［J］．Current Gas-troenterology Reports，2017，19（11）：54.

[4] 黄艳芳，阮海健，李少华．油脂营养特性及其对肠道健康影响的研究进展［J］．中国油脂．https：//kns.cnki.net/kcms/detail/61.1099. TS. 20220117. 1619. 018. html.

[5] 李诺，张东杰，张桂芳，鹿保鑫．体外模拟消化技术研究进展［J］．食品与机械，2021，03（36）：201-204.

[6] 李金宝．胆汁酸在脂肪消化吸收中的作用［J］．广东饲料，2012，21（04）：25-26.

[7] 腾飞，杨林，马莺．乳甘油三酯的组成结构及其消化吸收和代谢特性［J］．食品安全质量检测学报，2019，10（05）：1109-1117.

[8] 范志红．原汤如何化原食［J］．家庭医学（下半月），2010，（10）：39.

[9] 康如彤．饮料孩子食欲差的元凶［J］．家庭医学（下半月），2010，（12）：24.

[10] 郭泰鸿．素食之于健康，意味着什么？［J］．杭州（周刊），2017，（21）：58-59.

[11] 中国营养学会．中国居民膳食指南（2022）［M］．北京：人民卫生出版社，2022.

[12] 吴朝霞，张建友．食品营养学［M］．北京：中国轻工业出版社，2020.

[13] 余桂恩．食品营养与卫生［M］．2版．北京：高等教育出版社，2019.

[14] 刘学波，车会莲．食品营养与健康科学［M］．北京：中国林业出版社，2022.

[15] 刘秋艳，连欣悦，容格清，等．膳食纤维生理功能研究进展［J］．粮食与食品工业，2021，28（04）：25-28.

[16] 宁建红，张杰，李霞．膳食纤维的生理功能、制备方法和改性技术的研究进展［J］．中国食物与营养，2019，25（01）：43-45.

[17] 孙玲，吴俊俊．中链脂肪酸研究进展及应用现状［J］．中国食品添加剂，2022，33（12）：50-55.

[18] 王宏亮．维生素的概述及研究进展［J］．临床药物治疗杂志，2022，20（12）：40-45.

[19] 王玉婷，张召锋．维生素与老年人衰弱的相关性研究进展［J］．中国食物与营养，2022，28（10）：68-72.

[20] 韩飞．传统食物蛋白质营养评价体系面临的挑战与建议［J］．粮油食品科技，2022，30（01）：126-133.

[21] 霍军生．营养学［M］．北京：中国林业出版社，2008.

[22] 中国营养学会．中国居民膳食营养素参考摄入量（2013版）［M］．北京：科学出版社，2015.

[23] GB 26878—2011 食品安全国家标准　食用盐碘含量．

[24] 周才琼，周玉林．食品营养学［M］．北京：中国计量出版社，2006.

[25] 王亚伟．食品营养与检测［M］．北京：高等教育出版社，2005.

[26] 马冠生，朱文丽．营养与食品卫生学教程［M］．北京：北京大学医学出版社，2020.

[27] 孙远明，柳春红．食品营养学［M］．北京：中国农业大学出版社，2019.

[28] 卢卫红．功能性食品与中国药膳［M］．哈尔滨：哈尔滨工业大学出版社，2009.

[29] 白新鹏．功能性食品设计与评价［M］．北京：中国计量出版社，2009.

[30] GB 16740—2014 食品安全国家标准　保健食品．

[31] 韩璐，朱力杰，王勃，等．发芽糙米食品研究现状及展望［J］．食品工业科技，2017，38（13）：324-329.

[32] 徐桂云，王喜琼．鸡蛋风味物质研究现状及存在问题［J］．中国家禽，2017，39（23）：1-4.

[33] 刘芳芳，杨少玲，林婉玲，等．七种海水鱼背部肌肉营养成分及矿物元素分布与健康评价［J］．水产学报，2019，43（11）：2413-2423.

[34] 田明，王玉伟，冯军，等．我国功能性食品与保健食品的比较研究［J］．食品科学，2023：1-10.

[35] 胡艳丽，李瑞雪，井丽巍．牛磺酸的研究进展［J］．黑龙江医药，2015，28（04）：728-730.

[36] 刘晶，骈跃斌，杨杰，等．木耳营养保健功能及食品加工研究现状［J］．食品安全导刊，2021，（18）：71-72.

[37] 杨晓光，王晓黎．中国居民膳食指南2022准则—食物多样，合理搭配［J］．中国食物与营养，2022，28（08）：2.

[38] 尹俊，宋雪梅．合理膳食，有助脑血管病后遗症患者康复［J］．家庭医药．快乐养生，2022（06）：14.

[39] 王美华．膳食要健康 "模式" 很重要［N］．人民日报海外版，2022-05-13（009）．

[40] 熊苗．什么膳食结构符合我们——地中海膳食模式值得推荐［J］．餐饮世界，2022（03）：42-43.

[41] 刘琪，黄忻，史祖民，等．膳食模式评价方法的研究进展［J］．营养学报，2021，43（06）：615-618.

[42] 魏潇琪，赵丽云，于冬梅，等．国内外老年人膳食模式及影响因素相关研究进展［J］．中国食物与营养，2022，28

(02)：58-65.

[43] 杨宇祥，于冬梅，赵丽云 . 老年膳食指数研究与应用 [J]. 卫生研究，2022, 51 (01)：131-138.

[44] 高旖旎，王燕，苏勇，等 . 老年 2 型糖尿病患者膳食结构及营养状况的影响分析 [J]. 中国食物与营养，2021, 27 (11)：84-88.

[45] 杨晓辉 ."东方健康膳食模式"值得你关注 [J]. 家庭医学（下半月），2022 (07)：24.

[46] 彭兆伟，彭兆彤 . 食品营养与健康研究 [J]. 食品安全导刊，2021 (30)：107-108.

[47] 高永清，吴小南 . 营养与食品卫生学（案例版）[M]. 2 版 . 北京：科学出版社，2008.

[48] 李华文，邵继红 . 营养与食品卫生学实习指导 [M]. 北京：科学出版社，2012.

[49] 宋莉娜，束莉 . 营养教育与健康咨询对血脂异常人群血脂和膳食结构的影响 [J]. 蚌埠医学院学报，2021, 46 (09)：1271-1275.

[50] 曾佐珍，罗佐阳 . 膳食结构和血糖负荷食物交换法对老年糖尿病患者的血糖控制效果研究 [J]. 糖尿病新世界，2021, 24 (17)：174-176.

[51] 孙秀艳 .《中国居民膳食指南（2022）》发布 [J]. 食品界，2022 (06)：22-24.

[52] 张聪 . 中国营养学会发布《中国居民膳食指南（2022）》[J]. 食品安全导刊，2022 (14)：4.

[53] 曹清明，王蔚婕，等 . 中国居民平衡膳食模式的践行——《中国居民膳食指南（2022）》解读 [J]. 食品与机械，2022, 38 (06)：22-29.

[54] 郭蕾 . 中国人的膳食宝典更新了 [J]. 江苏卫生保健，2022 (07)：54-55.

[55] 韩松妍 . 营养专家喊中国居民践行膳食指南 [J]. 食品安全导刊，2022 (15)：4-5.

[56] 马冠生 . 专家解读——《中国学龄儿童膳食指南（2022）》核心推荐 [J]. 中国食物与营养，2022, 28 (06)：89.

[57] 柳勇 . 关注饮食与健康，科学膳食需要五效原则 [J]. 食品安全导刊，2022 (16)：12.

[58] 朱美乔 . 新版膳食指南中奶及奶制品推荐摄入量为何增加了？[J]. 食品安全导刊，2022 (15)：6.

[59] 念安 . 解读中国居民平衡膳食宝塔（2022）[J]. 中国食品工业，2022 (10)：82-83.

[60] 中国营养学会 .《中国居民膳食指南（2022）》一图读懂 [J]. 粮油食品科技，2022, 30 (03)：54.

[61] 陶婷婷 . 读懂新版膳食指南 养成健康饮食习惯 [N]. 上海科技报，2022-05-20 (008).

[62] 毛德倩，杨丽琛，朴建华，杨晓光，夏弈明 . 中国居民膳食营养素参考摄入量研究之历史与发展 [J]. 卫生研究，2021, 50 (05)：705-707.

[63] 程义勇 .《中国居民膳食营养素参考摄入量》的历史与发展 [J]. 营养学报，2021, 43 (02)：105-110.

[64] 中国营养学会 .《中国居民膳食营养素参考摄入量》（2013 版）修订工作启动 [J]. 营养学报，2020, 42 (06)：536.

[65] 《中国学校卫生》编辑部 . 中国居民膳食营养素参考摄入量行业标准发布 [J]. 中国学校卫生，2017, 38 (11)：1717.

[66] 姚滢秋 . 中国营养学会发布《中国居民膳食营养素参考摄入量》2013 年修订版 [J]. 营养学报，2014, 36 (04)：308.

[67] 程义勇 .《中国居民膳食营养素参考摄入量》2013 修订版简介 [J]. 营养学报，2014, 36 (04)：313-317.

[68] 姜牧悦 . 中国营养学会发布新版《中国居民膳食营养素参考摄入量》[J]. 食品安全导刊，2014 (13)：14.

[69] 中国营养学会 . 新版《中国居民膳食营养素参考摄入量》发布 [J]. 粮食科技与经济，2014, 39 (03)：38.

[70] 沙怡梅，黄梨煜，王睿煊，赵耀 . 2016—2017 年北京市学龄儿童维生素 D 营养状况 [C]. 中国营养学会第十五届全国营养科学大会论文汇编，2022：633.

[71] 王晨阳 . 矮小症患儿血清维生素 D 营养状况及临床价值分析 [D]. 延安：延安大学，2022.

[72] 王丹丹，燕净，郑春茜，等 . 北京市海淀区 0～3 岁婴幼儿血清 25-羟基维生素 D 水平及膳食调查分析 [J]. 解放军预防医学杂志，2019, 37 (11)：151-153.

[73] 王汐蕊，余晓丹，张丽珊，许磊，袁谊春 . 健康学龄前 351 名儿童 25-羟基维生素 D 水平及影响因素 [J]. 中国儿童保健杂志，2020, 28 (10)：1101-1105.

[74] 廖文强 . 老年原发性骨质疏松症中医证型与骨代谢指标的相关性研究 [D]. 福州：福建中医药大学，2022.

[75] 黄馨懿，章轶立，孙凯，刘宁，等 . 社区老年人维生素 D 水平调查及其与健康相关生命质量的相关性研究 [J]. 中国全科医学，2022, 25 (36)：4515-4521.

[76] 秦锐 . 中国儿童钙营养专家共识（2019 年版）[J]. 中国妇幼健康研究，2019, 30 (03)：262-269.

[77] 中华预防医学会儿童保健分会 . 中国儿童维生素 A、维生素 D 临床应用专家共识 [J]. 中国儿童保健杂志，2021, 29 (01)：110-116.

[78] 魏凌峰，贾继来，周娇娇，程水源，蔡杰 . 纳米硒强化食品的开发与抗肿瘤生物效应研究进展 [J]. 食品科技，2022, 47 (03)：23-29.

[79] 韩菲 . 浅谈食品营养增补的意义与营养强化的方法 [J]. 食品安全导刊，2020, (33)：180.

[80] 马志远, 路旭辉, 宫可心, 韩张鹏, 郝越, 王向红. 维生素 A 微胶囊在营养强化食品中的应用 [J]. 食品工业, 2020, 41 (08): 327-330.

[81] 程音. 营养强化食品在营养增补中的应用 [J]. 食品安全导刊, 2020, (12): 96, 98.

[82] 周晓雨, 郭燕枝, 徐海泉, 孙君茂. 国内外食品营养强化法规标准的比较研究 [J]. 食品研究与开发, 2019, 40 (11): 219-224.

[83] 赵娜. 食品营养强化与营养增补探析 [J]. 中国卫生产业, 2018, 15 (30): 139-141.

[84] 伍学选. 食品营养强化与人类健康 [J]. 健康之路, 2018, 17 (10): 172-173.

[85] Nikooyeh Bahareh, Zahedirad Maliheh, Kalayi Ali, Shariatzadeh Nastaran, Hollis Bruce W, Neyestani Tirang R. Improvement of vitamin D status through consumption of either fortified food products or supplement pills increased hemoglobin concentration in adult subjects: Analysis of pooled data from two randomized clinical trials [J]. Nutrition and Health, 2022.

[86] Chiba Tsuyoshi, Tanemura Nanae, Nishijima Chiharu. The Perception of Vitamins and Their Prevalence in Fortified Food and Supplements in Japan [J]. Nutrients, 2021, 13 (9).

[87] Machamba Almeida Abudo Leite, Priore Silvia Eloiza, Macedo Mariana de Souza, Franceschini Sylvia do Carmo Castro. Ingestion of supplements and fortified food with iodine on the breast milk iodine concentration in deficiency areas: a systematic review [J]. African Health Sciences, 2021, 21 (3).

[88] 中国营养学会. 中国居民膳食营养素参考摄入量. 北京: 中国轻工业出版社, 2000.

[89] 李凤林, 张忠. 食品营养学. 北京: 化学工业出版社, 2009.

[90] 郑建仙. 功能性食品学. 北京: 中国轻工业出版社, 2006.

[91] 李菊花. 公共营养学. 杭州: 浙江大学出版社, 2005.

[92] 冯磊. 基础营养学. 杭州: 浙江大学出版社, 2005.

[93] 孙远明. 食品营养学. 北京: 科学出版社, 2006.

[94] 蔡美琴. 医学营养学. 上海: 上海科学技术文献出版社, 2007.

[95] 田克勤. 食品营养与卫生. 3 版. 大连: 东北财经大学出版社, 2007.

[96] 曾翔云. 食品营养与卫生. 上海: 华中师范大学出版社, 2006.

[97] 徐丽. 营养顾问. 厦门: 鹭江出版社, 2007.

[98] 田呈瑞. 现代饮食营养与健康. 北京: 中国计量出版社, 2006.

[99] 李静. 人体营养与社会营养学. 北京: 中国轻工业出版社, 1993.

[100] 贾利蓉, 赵志峰. 保健食品营养. 成都: 四川大学出版社, 2006.

[101] 王彦. 纳豆将拯救人类. 长春: 吉林科学技术出版社, 2005.

[102] 李嗣生. 营养与膳食. 南京: 东南大学出版社, 2006.

[103] 刘艳杰. 营养与膳食. 北京: 中国医药科技出版社, 2006.

[104] 陈静, 范存欣. 营养与公众保健. 武汉: 华中科技大学出版社, 2006.

[105] 牛永霞. 营养与健康教育. 太原: 山西出版集团山西人民出版社, 2007.

[106] 丁利君. 食品营养及食疗保健学. 北京: 中国农业科学技术出版社, 2005.

[107] 陈仁惇. 什么食物营养好 营养专家讲食物. 北京: 人民军医出版社, 2005.

[108] 王玉芬. 食品营养化学. 郑州: 中原农民出版社, 2006.

[109] Padayatty S, Katz A, Wang Y, Eck P, Kwon O, Lee J, Chen S, Corpe C, Dutta A, Dutta S, Levine M. Vitamin C as an antioxidant: evaluation of its role in disease prevention. J Am Coll Nutr, 2003, 22 (1): 18-35.

[110] Levine M, Rumsey S C, Wang Y, Park J B, Daruwala R. Vitamin C//Stipanuk M H (ed). Biochemical and Physiological Aspects of Human Nutrition. Philadelphia: W B Saunders, 2000: 541-567.

[111] Levine M, Dhariwal K R, Washko P, Welch R, Wang Y H, Cantilena C C, Yu R. Ascorbic acid and reaction kinetics in situ: a new approach to vitamin requirements. J Nutr Sci Vitaminol (Tokyo) Spec, 1992, 38 (Special): 169-172.

[112] Institute of Medicine. Food and Nutrition board. Dietary Reference Intakes: Vitamin C, Vitamin E, Selenium, and Carotenoids. Washington, DC: National Academy Press, 2000.

[113] 彭智华, 等. 蛋白质的营养评价及其在食用菌营养评价上的应用 [J]. 食用菌学报, 1996, (3): 56-64.

[114] 朱圣陶, 吴坤. 蛋白质营养价值评价——氨基酸比值系数法 [J]. 营养学报, 1988, (2): 187-190.

[115] 葛可佑, 等. 平衡膳食合理营养促进健康——解读《中国居民膳食指南 (2007)》 [J]. 中国食物与营养, 2008, (5): 58-61.

[116] 黄群, 等. 畜禽血液血红蛋白的开发利用 [J]. 肉类工业, 2003, (10): 19-20.

[117] 张廷伟, 等. 食用畜血浆的制取及在食品中的应用 [J]. 肉类研究, 2003, (3): 41-43.

[118] 国文. 畜禽血液的综合利用 [J]. 四川畜牧, 2000, (7): 33.

[119] 张长贵, 等. 畜禽副产品的开发利用 [J]. 肉类工业, 2006, (3): 20-23.

[120] 冯颖, 等. 食用昆虫营养价值评述 [J]. 林业科学研究, 1999, (6): 662-668.

[121] 何洪英, 等. 食用资源昆虫的利用及研究进展 [J]. 食品科技, 2002, (7): 29-31.

[122] 郭亚建, 等. 昆虫的营养价值与开发利用 [J]. 中国食物与营养, 2008, (1): 29-31.

[123] 庞广昌. 初乳中生物活性物质的开发与应用 [J]. 食品科学, 2007, (9): 575-585.

[124] 李延华, 等. 牛初乳的营养保健功能及其生物活性成分的开发利用 [J]. 食品科学, 2007, (7): 265-268.

[125] 李忠秋, 等. 牛初乳中生长因子及抗菌因子的生物活性及其功能研究进展 [J]. 中国奶牛, 2006, (8): 43-45.

[126] 刘润平. 谷物杂粮食品构建国民膳食营养体系新格局 [J]. 食品开发, 2009, (1): 13-15.

[127] 李荣和, 等. 大豆新功效成分研究与振兴大豆加工业的关系 [J]. 中国食物与营养, 2008, (2): 23-25.

[128] 李辉尚, 等. 中国纳豆食品工业发展现状及其展望 [J]. 农业工程技术（农产品加工）, 2007, (11): 25-29.

[129] 唐春江, 等. 大豆低聚糖的研究进展 [J]. 农产品加工·学刊, 2008 (2): 33-37.

[130] 赵秀玲. 甘薯的营养成分与保健作用 [J]. 中国食物与营养, 2008, (10): 58-60.

[131] 夏水平, 等. 魔芋的生理功能及在军事领域的应用展望 [J]. 食品研究与开发, 2008, (5): 174-176.

[132] Ekhard E Ziegler, Filer L J. 现代营养学. 闻芝梅, 陈君石主译. 7 版. 北京: 人民卫生出版社, 1999.

[133] 陈炳卿. 营养与食品卫生学. 4 版. 北京: 人民卫生出版社, 2000.

[134] 曹劲松, 王晓琴. 食品营养强化剂. 北京: 中国轻工业出版社, 2002.

[135] 吕莹. 营养与食品卫生学. 开封: 河南大学出版社, 1999.

[136] 蔡东联. 实用营养师手册. 上海: 第二军医大学出版社, 1998.

[137] 王尔茂. 食品营养与卫生. 北京: 中国轻工业出版社, 1998.

[138] 吴坤. 营养与食品卫生. 5 版. 北京: 人民卫生出版社, 2006.

[139] 何计国. 食品卫生学. 北京: 中国农业大学出版社, 2003.

[140] 金龙飞. 食品与营养学. 北京: 中国轻工业出版社, 1999.

[141] 武汉医学院. 营养与食品卫生学. 北京: 人民卫生出版社, 1985.

[142] 钟耀广. 食品安全学. 北京: 化学工业出版社, 2019.

[143] 王光慈. 食品营养学. 2 版. 北京: 中国农业出版社, 2006.

[144] 刘志皋. 食品营养学. 2 版. 北京: 中国轻工业出版社, 2008.

[145] 李清亚. 营养卫生知识. 北京: 人民军医出版社, 1999.

[146] 张建新. 食品质量安全标准法规应用指南. 北京: 科学技术文献出版社, 2002.

[147] 曾庆孝, 许喜林. 食品生产的危害分析与关键控制点（HACCP）原理与应用. 广州: 华南理工大学出版社, 2000.

[148] 潘贤. 卫生监督执法全书: 上卷. 北京: 中国人民公安出版社, 1999.

[149] 吴永宁. 现代食品安全科学. 北京: 化学工业出版社, 2003.

[150] 江汉湖. 食品安全性与质量控制. 北京: 中国轻工业出版社, 2002.

[151] Fighth Sizer, et al. Nutrition Concepts and controversies. 北京: 清华大学出版社, 2001.

[152] Adams C A. Nutricince: Food component in health and nutrition. Nottingham University Press, 1999.

[153] Melvin H Williams. Nutrition: Science & Sport. Fourth Edition. Brown & Benchmark Publishers, 1995.

[154] 余世荣, 刘江. 展青霉素研究进展 [J]. 国外医学: 卫生学分册, 1996, 23 (1): 40-47.

[155] 刘宁, 任志鸿. T-2 毒素致 DNA 损伤研究 [J]. 中国地方病学杂志, 1998, 17 (2): 72-74.

[156] 孟昭赫. 真菌毒素分子生物学进展 [J]. 国外医学: 卫生学分册, 1991, 18 (3): 147-153.

[157] 杨洁彬, 王晶, 王伯琴, 等. 食品安全性. 北京: 中国轻工业出版社, 1999.

[158] 郭红卫. 营养与食品安全. 上海: 复旦大学出版社, 2005.

[159] 肖荣. 营养医学与食品卫生学. 北京: 中国协和医科大学出版社, 2003.

[160] 《食品卫生学》编写组. 食品卫生学. 北京: 中国轻工业出版社, 2000.

[161] 史贤明. 食品安全与卫生. 北京: 中国农业出版社, 2003.

[162] 曲径. 食品卫生与安全控制学. 北京: 化学工业出版社, 2007.

[163] Julie Miller Jones. Food Safety [M]. St Paul. USA, 1994.

[164] 李群伟, 王绍萍, 鲍文生. 真菌霉素与人类疾病的研究进展与展望 [J]. 中国地方疾病防治杂志, 2001, 16 (1): 24-25.

[165] GB/T 27341—2009 危害分析与关键控制点（HACCP）体系食品生产企业通用要求.

[166] GB/T 22000—2006 食品安全管理体系食品链中各类组织的要求.

[167] 王君, 刘秀梅. 部分市售食品中总黄曲霉毒素污染的监测结果 [J]. 中华预防医学杂志, 2006, 40 (1): 33-37.

[168] 刘浩宇．饮食营养与卫生．天津：南开大学出版社，2005.

[169] 张群，等．发芽糙米——稻谷加工的新一代产品［J］．粮食科技与经济，2004，（6）：41-42.

[170] 张小莺，殷文正．食品安全学．2版．北京：科学出版社，2017.

[171] 王际辉，叶淑红．食品安全学．北京：中国轻工业出版社，2020.

[172] 杨月欣．中国食物成分表2022第六版/第2册标准版．北京：北京大学医学出版社，2022.

[173] 孙长颢．营养与食品卫生学．8版．北京：人民卫生出版社，2020.

[174] 高永清，吴小南．营养与食品卫生学．北京：科学出版社，2021.

[175] 纵伟．食品安全学．北京：化学工业出版社，2016.

[176] 国家认监委CNCA-N-008：2011危害分析与关键控制点（HACCP）体系认证实施规则．

[177] 李杰．食品安全风险分析在食品质量管理中的应用［J］．食品安全导刊，2022，360（31）：53-55. DOI：10.16043/j.cnki.cfs.2022.31.053.

[178] 张孝松．浅析食品质量管理中食品安全风险分析的作用［J］．食品安全导刊，2022，350（21）：18-21. DOI：10.16043/j.cnki.cfs.2022.21.056.

[179] 王颖．食品安全风险分析在食品质量管理中的应用研究［J］．食品界，2022，105（04）：104-106.

[180] 潘立炜．食品质量管理中的食品安全风险分析［J］．中国食品，2021，827（19）：86-87.